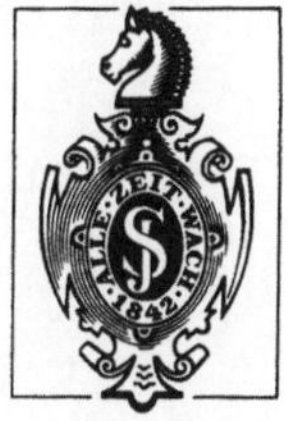

K.F.R. Neufang   D. Beyer

Digitale Subtraktions-angiographie
in Klinik und Praxis

Unter Mitarbeit von
F. Christ, W. Gross-Fengels und G. P. Krestin

Geleitwort von G. Friedmann

Mit 175 Abbildungen in 430 Einzeldarstellungen

Springer-Verlag
Berlin Heidelberg New York
London Paris Tokyo

ISBN-13: 978-3-642-93359-2   e-ISBN-13: 978-3-642-93358-5
DOI: 10.1007/978-3-642-93358-5

CIP-Titelaufnahme der Deutschen Bibliothek:

Neufang, Karl F. R.: Digitale Subtraktionsangiographie in Klinik und Praxis / K. F. R. Neu-
fang ; D. Beyer. Mit Beitr. von F. Christ ... - Berlin ; Heidelberg ; New York ; London ; Paris ;
Tokyo : Springer, 1988
   ISBN-13: 978-3-642-93359-2

NE: Beyer, Dieter:

Reproduktion der Abbildungen: Graphische Kunstanstalt G. Dreher, Stuttgart
Satz, Druck und Bindearbeiten: Druckerei Appl, Wemding
2121/3130-543210

Adressenverzeichnis

Priv.-Doz. Dr. med. KARL FRIEDRICH RUDOLF NEUFANG
Radiologisches Institut der Universität zu Köln
Zentralklinikum Ebene 6, Joseph-Stelzmann-Str. 9
D-5000 Köln 41

Prof. Dr. med. DIETER BEYER
Radiologisches Institut
Krankenhaus Porz am Rhein, Urbacher Weg 19
D-5000 Köln 90

Priv.-Doz. Dr. med. FRIEDRICH CHRIST
Radiologische Universitätsklinik
D-5300 Bonn-Venusberg

Dr. med. WALTER GROSS-FENGELS
Radiologisches Institut der Universität zu Köln
Zentralklinikum Ebene 6, Joseph-Stelzmann-Str. 9
D-5000 Köln 41

Dr. med. GABRIEL PAUL KRESTIN
Radiologisches Institut der Universität zu Köln
Zentralklinikum Ebene 6, Joseph-Stelzmann-Str. 9
D-5000 Köln 41

Geleitwort

Gefäßerkrankungen führen in zunehmendem Maße zur vorzeitigen Arbeitsunfähigkeit. Diagnostik und Therapie sind bemüht, dieses Stadium möglichst hinauszuzögern; die Diagnostik, indem sie die Folgen der arteriellen Verschlußkrankheit frühzeitig und in einer gut reparablen Phase zu erfassen versucht, die Therapie, indem sie aufgrund der verbesserten Diagnostik die Entscheidung, ob von einer konservativen, operativen oder interventionellen Behandlung der beste Erfolg zu erwarten ist, sicherer treffen kann.

Durch die Digitale Subtraktionsangiographie ist es möglich geworden, manche Frage mittels der intravenösen Kontrastmittelinjektion und somit für den Patienten schonend und verhältnismäßig risikoarm zu beantworten, andererseits aber durch die intraarterielle Untersuchung die peripheren Gefäßprovinzen besser und übersichtlicher darzustellen, in ihrer Wandbeschaffenheit fraglich veränderte Gefäße in mehreren Ebenen zu untersuchen und auf relativ einfache Weise das Behandlungsergebnis zu überprüfen.

Da die einzelnen Indikationen zur noch erforderlichen klassischen Angiographie, zur möglichen intravenösen oder notwendigen intraarteriellen Digitalen Subtraktionsangiographie heute weitgehend festliegen und diese Entwicklung zu einem gewissen Abschluß gelangt ist, wurden die in mehrjähriger enger Kooperation mit den klinischen Disziplinen gewonnenen Erfahrungen in dem vorliegenden Buch zusammengefaßt.

Es ist den Autoren aus meiner Sicht gelungen, einen ausgezeichneten Überblick über alle Anwendungsbereiche der Digitalen Subtraktionsangiographie zu geben und herauszuarbeiten, auf welche Weise die sich aus Anamnese und klinischer Symptomatik ergebenden Fragen angiographisch am besten zu klären sind. Das instruktive und sorgfältig ausgewählte Bildmaterial weist viel Bezug zur Klinik auf und zeigt die Grenzen und Möglichkeiten aber auch die Fehlerquellen des Verfahrens auf.

Ich hoffe, daß viele Kollegen Nutzen aus diesem Buch für ihre eigene Arbeit ziehen können und wünsche ihm eine gute Aufnahme durch den Leser.

G. FRIEDMANN

Vorwort

Gefäßerkrankungen tragen in erheblichem Maße zur vorzeitigen Arbeitsunfähigkeit bei. Ihre Diagnostik hat in den vergangen Jahren durch die Sonographie mit Dopplerverfahren eine wachsende Bedeutung gewonnen. Dennoch ist die klassische Angiographie bis heute der „Goldene Standard" geblieben, an dem sich alle anderen Verfahren messen müssen.

Mit der raschen Entwicklung der Computertechnologie beginnt die digitale Bildtechnik auch in der Radiologie Fuß zu fassen. Ein Schritt in diese Richtung ist die Digitale Subtraktionsangiographie (DSA). Dabei stand zunächst der Einsatz als ambulante „venöse DSA" im Vordergrund. Die Hoffnung, sie könnte die bisherige arterielle Kathetertechnik in allen Fragestellungen ersetzen, erfüllte sich jedoch nicht. In der Folge gewann daher die Verbindung der DSA mit der herkömmlichen arteriellen Kathetertechnik als „arterielle DSA" zunehmende Bedeutung, so daß heute zwischen zwei unterschiedlichen Anwendungskonzepten gewählt werden kann.

In den vergangenen 6 Jahren haben sich in Zusammenarbeit mit den klinischen Disziplinen die Möglichkeiten, aber auch die Grenzen der DSA gezeigt. Dieses Manual faßt den aktuellen Stand dieser Erfahrungen zusammen und bietet sich so dem Radiologen für seine tägliche Arbeit an, indem es die den jeweiligen Fragestellungen angemessene Untersuchungstechnik beschreibt und auf Fehler- und Irrtumsmöglichkeiten aufmerksam macht. Darüber hinaus setzt es sich kritisch mit den Indikationen auseinander und ordnet die DSA in das Spektrum bekannter radiologischer und nichtradiologischer Untersuchungsverfahren ein. Das Buch wendet sich daher in gleichem Maße auch an die Kollegen, die mit der Behandlung von Gefäßerkrankungen befaßt sind und die Indikationen zu angiographischen Untersuchungen stellen.

Für die Unterstützung bei klinischen Studien und experimentellen Untersuchungen danken wir den Direktoren und Mitarbeitern der Kliniken, die uns Einsicht in die Krankenakten ermöglichten, Herrn Prof. Dr. K. Ewen, Düsseldorf, für seinen Rat bei den Untersuchungen zur Strahlenexposition, und Herrn Dr. P. Marhoff, Siemens Erlangen, für die Durchsicht des Kapitels über physikalisch-technische Grundlagen. Geholfen haben uns auch Frau U. Neufang beim Lesen der Korrekturen, Herr F. Textoris bei der fotografischen Bearbeitung des Bildmaterials, und Frau L. Milo und Frau H. Rahbar als Sekretärinnen.

Im Winter 1987/1988   K. F. R. NEUFANG
                                             D. BEYER

Inhaltsverzeichnis

1 Physikalisch-technische Grundlagen der DSA

1.1 Röntgenphysik und Apparatetechnik

K. F. R. NEUFANG

1.1.1 Prinzip und Methoden der Subtraktion

Prinzip der DSA ist die elektronische Subtraktion von kontrastmittelfreien „Masken-" und Kontrastmittel enthaltenden „Füllungsbildern" mit dem Ziel der
- möglichst vollständigen Elimination aller nicht durch jodhaltiges Röntgenkontrastmittel hervorgerufenen Bildsignale, und der
- Hervorhebung und Verstärkung des Jodkontrastes (Abb. 1 und 2).

Zeitliche Subtraktionsverfahren

Gemeinsames Prinzip: Es werden Bilder während der Kontrastmittelpassage mit konstanten Aufnahmeparametern gewonnen.

Einfache Maskensubtraktion („konventionelle" DSA)
Prinzip: Von einer Maske wird eine Folge von Füllungsbildern subtrahiert, und umgekehrt. Zur Zeit häufigste Form der DSA.
Problem: Anfälligkeit für Bewegungsartefakte, v.a. bei der intravenösen DSA, da hier wegen des langen Kontrastmittelbolus der zeitliche Abstand zwischen Maske und Füllungsbild nicht beliebig verkürzt werden kann.

Zeit-Intervall-Differenz-Subtraktion (Time-interval-difference = TID)
Prinzip: Maske und Füllungsbild haben einen konstanten Abstand voneinander (Abb. 3 a).
Ergebnis: Analyse rascher Bewegungsabläufe wird erleichtert.
Problem: Setzt schnelles An- und Abfluten des Kontrastmittels im Gefäß voraus.

Matched filtering, Recursive filtering
Prinzip: Maske und Füllungsbild werden durch gewichtete Integration von Einzelbildern berechnet.

Ergebnis: Verringerung des Rauschens durch zeitliche Tiefpaßfilterung. Als „gewichtete Mittelwertbildung" bei im kontinuierlichen Betrieb arbeitenden Anlagen on line im Einsatz.

Problem: „Matched filtering" setzt die Kenntnis der jeweiligen Dichte-Zeit-Kurve des Kontrastmittelbolus im Zielgebiet voraus, ist daher nur nachträglich off-line möglich, aufwendig.

Spektrale Subtraktionsverfahren

Prinzip: Es werden Bilder zu (fast) gleichem Zeitpunkt mit unterschiedlichen Photonenenergien (z. B. 70 kV und 130 kV) erzeugt – Zwei-Energie-Subtraktion. Ausgenutzt wird die Energie- und Materialabhängigkeit der Strahlenabsorption (Abb. 4 und 5).

Problem: Keine vollständige Isolierung des Kontrastmittelsignals möglich, geringes Signal-Rausch-Verhältnis. Daher höhere Strahlenexposition des Patienten, höhere Röhrenbelastung und/oder niedrigere Bildfrequenz.

Hybride Subtraktionsverfahren

Prinzip: Kombination von zeitlicher und spektraler Subtraktion („klassische" Hybridsubtraktion) (Abb. 5b), oder von zeitlicher Subtraktion und Verwischungstomographie (Tomosynthese).

1.1.2 Abbildungseigenschaften der DSA

Wie bei allen bildgebenden Verfahren hängt auch bei der DSA die Ortsauflösung u. a. vom Kontrast zwischen darzustellenden Strukturen und Umgebung ab.

Merke: Die Detailerkennbarkeit ist proportional zum Signal-Rausch-Verhältnis. Signal: gewünschte Information, hier die Strahlenabsorption durch Jod; Rauschen: alle störenden Einflüsse.

Jodsignal

Das Jodsignal ist proportional

- der Kontrastmittelkonzentration im Gefäß (mg Jod/ml),
- dem Gefäßdurchmesser (Schichtdicke),
- der Ordnungszahl von Jod (Theoretisch sind Kontrastmittel mit höherer Ordnungszahl denkbar).

Das Signal ist umgekehrt proportional zur Aufnahmespannung (kV), da der Massenschwächungskoeffizient (-absorptionskoeffizient) mit steigender Photonenenergie abnimmt (Abb. 4).

Merke: Bei niedriger Aufnahmespannung ist die Signalausbeute höher.
Der Patientenkörper ist physikalisch betrachtet ein inhomogener Streukörper.
Bei örtlich stark unterschiedlicher Schwächung, Streuung und Absorption der
Röntgenstrahlung liegt der Streuanteil an der bildwirksamen Strahlung meist
über 50%. Es ist daher mit einer regional unterschiedlichen Verfälschung des
Jodsignals über Luft, Weichteil-, Knochen- und Metallstrukturen und der Aus-
bildung entsprechender Bildstörungen und Artefakte zu rechnen.

Rauschen

- Quantenrauschen: nicht eliminierbar.
- Technisches Rauschen: geht z. B. aus von Detektoren, Fernsehkette, Digitalisie-
  rungsprozeß; kann durch leistungsfähige Systemkomponenten im Vergleich
  zum Quantenrauschen weitgehend unterdrückt werden.

„Zentrale Gleichung" der DSA (vereinfacht)

$$\frac{S}{N} = \Delta\mu \cdot d \cdot c_{KM} \sqrt{R} \tag{1}$$

S/N Signal-Rausch-Verhältnis,
S Signal,
N Quantenrauschen,
$\Delta\mu$ Differenz der Massenabsorptionskoeffizienten von Kontrastmittel und
  Untergrund, proportional der Ordnungszahl des Kontrastmittels,
d Gefäßdurchmesser im Verlauf der Röntgenstrahlung („Schichtdicke"),
c_{KM} Kontrastmittelkonzentration,
R Strahlendosis.

Merke: Der Störabstand ist ein zentraler Parameter für die Bildqualität. Die
Ortsauflösung wird vom Störabstand mitbestimmt.

Aus der „zentralen Gleichung" läßt sich ablesen, daß ein Gefäß besser erkennbar
wird,
- wenn der Gefäßdurchmesser zunimmt: große Gefäße sind besser beurteilbar als
  kleine Gefäße oder kleine Gefäßdetails;
- wenn die Kontrastmittelkonzentration im Gefäß zunimmt: i. a. DSA ist der i. v.
  DSA überlegen, da bei arteriellem Vorgehen höhere und besser steuerbare Jodkonzentration des Kontrastmittels;
- wenn die Strahlendosis zunimmt: eine Verdopplung des Störabstandes erfordert
  die vierfache Strahlendosis;
- wenn Kontrastmittel mit höherer Ordnungszahl verfügbar wäre.

Merke: Eine Verdopplung des Störabstandes kann erzielt werden
1. durch Verdopplung der Jodkonzentration im Gefäß (nur bei i.a. DSA möglich),
2. durch Vervierfachung der Strahlendosis im Bild (bei der i.v. DSA mit optimierter Injektions- und Aufnahmetechnik einzige Möglichkeit).

1.1.3 Aufbau der DSA-Anlage / Systemkomponenten

Angiographieanlage

Die Angiographieanlage besteht aus den typischen Bauteilen und weist folgende Besonderheiten auf:

- Idealerweise sollten Röhre und Bildverstärker an einem „L-C-Arm" in 2 Ebenen frei drehbar angeordnet sein, besonders wenn kardiale oder neuroradiologische Untersuchungen in größerer Zahl durchgeführt werden. Dadurch ist die größte Freiheit in der Wahl der Projektionen (z.B. Doppelangulation) am ruhenden, entspannten Patienten gewährleistet.
- Feinfokusröhre mit hoher thermischer Belastbarkeit,
- leistungsfähiger Generator,
- hochauflösende Fernsehkette,
- großer Bildverstärker mit 35 oder 40 cm Eingangsfeld, elektronisch umschaltbar auf kleinere Formate von etwa 25 und 17 cm. Größere Bildverstärkerformate (bis zu 57 cm) sind meist nicht erforderlich. Sie verschaffen zwar einen größeren Überblick (gesamter Thorax, Abdomen und Becken zusammen), doch nimmt die Ortsauflösung bei voll genutztem Feld und den derzeit verfügbaren Matrizen unter 1 Linienpaar/mm ab, so daß diagnosewichtige Details nicht mehr erfaßt werden können (Abb.6).

Wenn auch arterielle Angiographien mit hoher Detailauflösung durchgeführt werden sollen, empfiehlt sich derzeit eine Anlagenkonfiguration, die sowohl analoge (herkömmliche Blattfilm- oder Mittelformattechnik) als auch digitale Angiographien zuläßt. Dies gilt vor allem für Krankenhäuser.
In Praxen oder kleineren Krankenhäusern kann die DSA-Anlage an einem geeigneten Durchleuchtungsarbeitsplatz angeschlossen werden. Vereinzelt ist elektrische Tischverschiebung möglich. Für neuroradiologische Fragestellungen ist simultaner 2-Ebenen-Betrieb wünschenswert.

Digitales System

Die wichtigsten funktionellen Einheiten des digitalen Systems sind der Analog-Digital-Wandler, die Arbeitsspeicher, der Rechner zur Durchführung der Bildsubtraktion und Nachverarbeitung, sowie der Digital-Analog-Wandler (Abb.2).
Die zeitliche Subtraktion kann bei der „konventionellen" DSA nach vorab

gewählten Parametern im Echtzeitbetrieb (on line) erfolgen. Weitere Bildnachverarbeitung und die Extraktion funktioneller Parameter können nachträglich (off line) erfolgen.

1.1.4 Betriebsarten

Die für ein Subtraktionsbild erforderliche Bilddosis kann mit gepulster Strahlung (gepulster Betrieb – Pulse mode) oder mit kontinuierlicher Strahlung (kontinuierlicher Betrieb -Continuous mode) erzielt werden.

Gepulster Betrieb

- Mit gepulster Röntgenstrahlung werden Einzelbilder erzeugt,
- Belichtungszeit, abhängig von der gewählten Bildfrequenz, zwischen einigen und mehreren hundert Millisekunden/Bild (B); typisch sind 200–300 ms/B bei Bildraten bis 2 B/s,
- Strahlendosis hinter Raster am Bildverstärkereingang typischerweise zwischen 1 und 10 µGy/B, vereinzelt bis 20 µGy/B,
- häufigstes verwendetes Verfahren.

Kontinuierlicher Betrieb

- Aus der kontinuierlichen Durchleuchtung heraus werden mit 50 oder 60 Hz Fernsehteilbilder ausgelesen und durch gewichtete Mittelwertbildung zu Masken- und Füllungsbildern aufaddiert (integriert),
- Typisches Gerät: Angiotron (Siemens), als Wahlbetrieb auch bei anderen Geräten möglich,
- Belichtungszeit: Integrationsstufen wählbar von etwa 100–2000 ms/B. Bei 50 Hz entsprechen 8, 16, 32 Fernsehteilbilder/Bild jeweils einer Belichtungszeit von 160, 320, 640 ms/B. Hohe Integrationsstufen verbessern den Störabstand, führen aber bei stärker pulsierenden Gefäßen durch die lange Belichtungszeit zu Bewegungsunschärfen; etwa 300 ms/B sollten nicht überschritten werden.
- Strahlendosis hinter Raster am Bildverstärkereingang: 0,5–10 µGy/s. Bei einer typischen Belichtungszeit von 320 ms/B bleibt die resultierende Dosis im integrierten Bild meist unter der im Pulsbetrieb erzielbaren Bilddosis.
- Variable Bildfrequenzen innerhalb einer Bildserie und EKG-Triggerung sind nicht möglich.

Belichtungsautomatik

Sofern eine Belichtungsautomatik vorliegt, sollte diese zur optimalen Nutzung des bei der i.v. DSA ohnehin geringen Jodsignals zunächst die niedrigste mögliche Aufnahmespannung vorwählen und sie erst bei Erreichen der Leistungsgrenze des

Generators für Röhrenstrom und Belichtungszeit den aktuellen Gegebenheiten am Patienten entsprechend erhöhen.

Merke: Eine höhere Aufnahmespannung wird erforderlich bei:
- dicken Patienten,
- höherer Bildfrequenz,
- zusätzlicher Filterung.

Unter diesen Bedingungen verschlechtert sich die Signalausbeute, und kann die Bildqualität abnehmen.

1.1.5 Bildfrequenz und EKG-Triggerung

Die zu wählende Bildfrequenz richtet sich nach dem darzustellenden Gefäßgebiet und der Art der DSA. Ziel ist, die Wahrscheinlichkeit paßgenauer Masken- und Füllungbilder zu erhöhen.

Grundsätzlich gilt:

- i.v. DSA: langer KM-Bolus, niedrige Bildrate (0,5–2 B/s),
- i.a. DSA: kurzer KM-Bolus, hohe Bildrate (2–4 B/s).

Bei stark pulsierenden Gefäßen (thorakale, zervikale, renale Gefäße) kann die Wahrscheinlichkeit der Paßgenauigkeit von Masken- und Füllungsbild erhöht werden
- bei der i.v. DSA durch EKG-Triggerung (resultierende Bildrate je nach Herzfrequenz meist zwischen 1 und 2 B/s),
- bei der i.a. DSA durch eine höhere Bildfrequenz (mehr als 4 B/s sind nicht erforderlich).

Nachteile höherer Bildfrequenzen

Bei Bildraten über 2 B/s

- nimmt die Belichtungszeit pro Bild ab,
- kann die Aufnahmespannung ansteigen,
- kann dadurch die Ausbeute des Jodsignals abnehmen (Abb. 9).

Merke: Die Nachteile einer höheren Bildfrequenz können bei der i.v. DSA eine merkliche Qualitätseinbuße bewirken. Sie fallen bei der i.a. DSA hingegen kaum ins Gewicht, da der infolge einer höheren Aufnahmespannung abnehmende Störabstand durch die höhere, steuerbare Jodkonzentration wieder ausgeglichen werden kann.

Technische Durchführung der EKG-Triggerung

- Triggersignal ist die R-Zacke des EKG,
- Getriggert wird auf die T-Welle (Diastole),
- Die QT-Zeit ist abhängig von der Herzfrequenz und wird als „Delay" (Verzögerung) individuell am Trigger-Zusatzgerät eingestellt und ggf. unter der Untersuchung korrigiert. Häufig initial höherer Puls (Aufregung des Patienten!). Buscopanwirkung (Tachykardie) bei Abdomenserien berücksichtigen!

Vorteile der EKG-Triggerung

Die EKG-Triggerung hat gegenüber der Wahl höherer Bildfrequenzen eine Reihe von Vorteilen (Abb. 23):

- geringere Strahlenexposition durch geringere Zahl von Aufnahmen,
- alle Aufnahmen in der gleichen Herzphase,
- größere Paßgenauigkeit der Bilder,
- bewegungsartefaktfreie Bildintegration,
  sowie eventuell
- größerer Störabstand durch niedrigere Aufnahmespannung,
- bessere Detailauflösung durch verbessertes Signal-Rausch-Verhältnis.

Nachteile der EKG-Triggerung

- Zusatzgerät erforderlich,
- (geringer) zusätzlicher Zeitaufwand,
- nicht bei allen Patienten möglich (Arrhythmie, Blockbilder, Bradykardie, low voltage),
- bei kontinuierlichem Betrieb nicht möglich.

Merke: Hauptanwendungsgebiet der EKG-Triggerung ist die i.v. DSA der Lungenstrombahn, der thorakalen Aorta und der brachiozephalen Äste, ggf. auch der Nieren- und Beckenarterien.
Die EKG-Triggerung ist bei der i.a. DSA wegen des sehr kurzen arteriellen KM-Bolus in der Regel nicht einsetzbar.

Variable Bildfrequenz

Gezielte Erhöhung der Bildfrequenz während der maximalen Kontrastmittelkonzentration im Zielgebiet unter Sichtkontrolle während der Serie; niedrige Bildrate in der An- und Abflutphase des Kontrastmittels („Burst mode").

Merke: Mit variablen Bildfrequenzen kann die Zahl der Aufnahmen und damit die Strahlenexposition verringert werden.

1.1.6 Bildfeldgröße

Bildverstärker mit einem Eingangsfeld von maximal 35–40 cm und elektronischem Zooming auf etwa 25–17 cm Eingangsfeldgröße sind ein guter Kompromiß zwischen ausreichend großem Bildfeld und noch ausreichend hoher Ortsauflösung bei heute verfügbarer Matrixgröße.

Merke: Beim „Zoomen"
- verkleinert sich der Bildausschnitt,
- wird die Pixelgröße bei gleichbleibender Matrix kleiner,
- steigt die rechnerische Ortsauflösung an,
- nimmt die erforderliche Strahlendosis (bei gleichem Störabstand) zu,
- kann die Aufnahmespannung ansteigen,
- kann der Jodkontrast besonders am Körperstamm (Nierenarterien!) wieder abnehmen,
- können damit Ortsauflösung und Konturschärfe abnehmen (Abb. 6).

1.1.7 Matrixgröße

Die Matrix besteht aus Bildpunkten (picture element = Pixel). Bei gleichem Bildausschnitt nehmen mit steigender Matrixgröße die Breite und Höhe der Bildpunkte ab: Zunahme der rechnerischen maximalen Ortsauflösung (Tabelle 1). Verdopplung der Matrixkantenlänge bedeutet Vervierfachung der Bildpunktzahl: entsprechende Zunahme der zu verarbeitenden Daten, der Rechenzeit, -kapazität, Kosten, aber meist auch der Strahlenexposition. Die „Tiefe" eines Pixels entspricht seinem Grauwertumfang.

Zur morphologischen Diagnostik werden z. Zt. meist $512 \times 512 \times 10$, zur kardiologisch-funktionellen Diagnostik überwiegend $128 \times 128 \times 8$ oder $256 \times 256 \times 8$ Matrizen verwendet.

Es ist zur Zeit umstritten, ob mit $1024 \times 1024 \times 10$ Matrizen mit heutigen Systemen eine wahrnehmbare Verbesserung der Detailauflösung gegenüber $512 \times 512 \times 10$ Matrizen zu erzielen ist; hohe Kontrastmittelkonzentration (i. a. DSA!) ist Voraussetzung.

Tabelle 1. Grenzauflösung des digitalen Systems

Matrix	Pixelbreite (mm)/Ortsfrequenz (LP/mm) in Abhängigkeit vom Eingangsdurchmesser des Bildverstärkers[a]			
	17 cm	25 cm	35 cm	57 cm
256^2	0,6 /0,8	0,9 /0,6	1,3 /0,4	2,2 /0,2
512^2	0,3 /1,7	0,45/1,1	0,65/0,8	1,1 /0,5
1024^2	0,15/3,3	0,22/2,3	0,33/1,5	0,55/0,9

[a] Das nutzbare Feld des Bildverstärkers ist etwa 2 cm kleiner als die Nenngröße. Das Kreisfeld wird der quadratischen Matrix einbeschrieben.

Merke: Matrixgröße und Bildfrequenz stehen im Echtzeitbetrieb in einem umgekehrt proportionalen Verhältnis zueinander: hohe Bildrate – kleine Matrix, große Matrix – niedrige Bildrate.

1.1.8 Bildnachverarbeitung

Bildnachverarbeitung („post-processing") erfolgt off line nach Abruf der Bilddaten vom digitalen oder analogen Speicher.

Nachmaskieren („Remasking")

Wahl eines neuen Masken- und/oder Füllungsbildes aus dem Bilddatenbestand (Abb. 12, 13, 17, 21).

Phasensubtraktionsbild

Darstellung einer zeitlich unterschiedlichen Perfusion von Gefäßregionen und Organabschnitten in einem Bild. Hoher Gefäßkontrast auf der Maskenaufnahme – weiß, hoher Gefäßkontrast auf der Füllungsaufnahme – schwarz.
Anwendungen: Subclavian-steal-Syndrom, arterielle und portale Phase bei der Leberangiographie, seitenungleicher Fluß in Becken- und Extremitätengefäßen, Analyse und Darstellung komplizierter Flußphänomene (vor allem i. a. DSA).

Bildintegration

Gewichtete oder ungewichtete Addition von mehreren Bildern in das Masken- und/oder Füllungsbild: „integrated mask", „composed mask", „composed image" (Abb. 3 b).
Die Strahlendosis im integrierten Bild ist höher als im Einzelbild, dadurch größerer Störabstand (Abb. 14, 15).
Integration von „Leerbildern" über mehrere Sekunden (unscharfe Maske, „blurred mask") verringert den störenden Einfluß eines bewegten Bildhintergrundes: Hauptanwendung im Thorax (Herz, Lunge, thorakale Aorta), weniger im Abdomen (Abb. 3 c).
Nachteilig ist die längere effektive Belichtungszeit, dadurch unscharfe Darstellung bewegter Gefäße, Fehlinterpretationen (vorgetäuschte Stenosen) möglich. Der Gewinn an Störabstand steht in diesem Fall in keinem Verhältnis zur resultierenden Bewegungsunschärfe: betrifft vor allem Aortenbogen, Karotiden und Nierenarterien. Dieser Effekt ist bei EKG-Triggerung nicht zu erwarten!

Elektronische Bildrasterverschiebung („Pixel shift")

Verschiebung von Masken- und Füllungsbild um 1, $\frac{1}{10}$, $\frac{1}{20}$ oder $\frac{1}{100}$ Bildpunktbreite.
Eliminiert lineare Bewegungsartefakte, vor allem durch Knochenkanten an Schädelbasis, Orbita, Kehlkopfskelett, Wirbelsäule und Extremitäten.
Vor allem für die i. v. DSA unerläßlich (Abb. 22).

Kantenbetonung („Edge enhancement")

Hochpaßfilterung mit wählbarer Steilheit (Ortsfrequenzhochpaß), betont Kontrastsprünge z. B. an Gefäßkonturen. Einsatz nur bei ausreichend hohem Gefäßkontrast sinnvoll, da auch das (hochfrequente) Rauschen verstärkt wird (Abb. 24).

Mischen

Gewichtete Addition von Leerbild und Subtraktionsbild macht Bildhintergrund, insbesondere Knochenstrukturen, erkennbar und erleichtert so die Orientierung.

Fenstertechnik

Dient ausschließlich der kontrastangepaßten Bildwiedergabe (Abb. 10–12).
Hoher Kontrast im Gefäß: weites Fenster, Gefäß erscheint „transparent", durch überlagernde Gefäße kann „hindurchgesehen" werden.
Geringer Kontrast im Gefäß: enges Fenster, „Körnigkeit" des Bildhintergrundes („Rauschen") nimmt zu.

Merke: Die DSA ist artefaktanfälliger als die konventionellen, analogen angiographischen Verfahren, wobei der Einfluß von Bildstörungen um so größer ist,

- je geringer die Jodkonzentration im darzustellenden Gefäß ist, und
- je kleiner das darzustellende Gefäß und die darzustellenden Strukturen sind.

Die i. v. DSA ist daher störanfälliger als die i. a. DSA.

Rekursive Filterung

(s. S. 1 f.)

1.1.9 Bildstörungen und Artefakte

Merke: Die DSA ist artefaktanfälliger als die konventionellen, analogen angiographischen Verfahren, wobei der Einfluß von Bildstörungen um so größer ist,

- je geringer die Jodkonzentration im darzustellenden Gefäß ist, und
- je kleiner das darzustellende Gefäß und die darzustellenden Strukturen sind.

Die i.v. DSA ist daher störanfälliger als die i.a. DSA.

Quellen von Bildstörungen und Artefakten sind

- Verhalten und Eigenschaften des Patienten, meist unerwünschte Bewegungsabläufe,
- Eigenschaften der DSA-Anlage, die zu röntgenphysikalisch oder technisch erklärbaren Bildstörungen führen.

1.1.9.1 Bildstörungen durch Patientenbewegungen

Bewegungen des Patienten oder im Patienten

- führen zu Deckungsungleichheit von Maske und Füllungsbild,
- können durch jede Änderung von Lokalisation, Dicke und Dichte von Knochen, Weichteilen, Luft, Fremdkörpern und eingebrachtem Kontrastmittel (*Cave* Barium!) hervorgerufen werden (Abb. 16, 36, 44),
- sind die häufigste Quelle von Artefakten bei zeitlichen Subtraktionsverfahren.

Pulsationen von Herz und Gefäßen

Pulsationen führen zu rhythmischen Bewegungsartefakten.
Herznahe an den elastischen Gefäßen treten komplexe Bewegungsabläufe, peripher meist lineare Bewegungen auf.
Besonders betroffen sind: thorakale Aorta, supraaortale Gefäßabgänge und Karotisgabeln (Abb. 17, 18, 41).

Spontane Bewegungen

Atmung, Schlucken, Peristaltik, allgemeine Körperbewegungen führen meist zu komplexen, in der Peripherie aber häufig auch linearen Bewegungsmustern, und sind nicht vorhersehbar.
Besonders betroffen sind: Karotisgabeln, Schädelbasis, Orbitaränder, Karotiskanal, Fremdkörper wie Zahnfüllungen, metalldichte Implantate, OP-Clips, Projektile, Barium (Abb. 19, 20, 42, 44, 45).

Merke: Von verkalkten Plaques ausgehende Bildartefakte können besonders bei der i.v. DSA hämodynamisch wirksame Stenosen sowohl vortäuschen als auch verdecken.

Prävention von Bewegungsartefakten

- Lagerung des Patienten: ruhige Lage des Patienten in Rückenlage; wird erleichtert durch freie Projektionsmöglichkeit bei „L-C-Arm", sowie durch Lagerungshilfen und gute Kompression des Abdomens bei allen abdominalen Untersuchungen durch einen breiten Leibgurt, der zu starke Atemexkursionen verhindert.
- Führung des Patienten: wird erleichtert durch die Anwesenheit des Arztes im Untersuchungsraum während der gesamten DSA-Untersuchung; erhöht aber die Strahlenexposition des Untersuchers. Zuvoriges Atemtraining und Hyperventilation verlängern die Apnoephase.
- enger zeitlicher Abstand von Maske und Füllungsbild bei zeitlicher Subtraktion; bei i.v. DSA schwerer zu erreichen als bei i.a. DSA.
- Kurze Belichtungszeit: entspricht im kontinuierlichen Betrieb einer möglichst kurzen Integrationszeit; sollte möglichst 300 ms nicht überschreiten.
- EKG-Triggerung: verringert bei der i.v. DSA Artefakteinflüsse durch Herz- und Gefäßpulsationen.
- Hybridsubtraktion: derzeit weitgehend experimenteller Ansatz, Nutzen in Relation zum Aufwand fraglich.

Elimination von Bewegungsartefakten

Nichtunterdrückbare Bewegungsartefakte können durch Nachverarbeitung („post-processing") nachträglich in ihrer Wirkung verringert oder beseitigt werden (s. S. 9f.).

- Nachmaskieren,
- Integration,
- Pixel shift,
- rekursive Filterung (Abb. 17, 20–22, 41).

1.1.9.2 Bildstörungen durch Systemeigenschaften

Nur ein Teil der Amplitude des analogen Videosignals (Helligkeitswerte am Bildverstärkerausgang) kann in numerische Grauwerte übertragen werden. Außerhalb liegende Helligkeitswerte werden konstant dargestellt („Über-/Untersättigung") und heben sich bei der Subtraktion auf. Die Folge sind meist irreguläre, fleckförmige „Stanzdefekte" („burn outs", Sättigungsartefakte). Diese treten bevorzugt an sehr inhomogenen, besonders schlanken oder dichten Körperregionen auf: Hals, Kehlkopf, Schädelbasis, Thorax, Aortenbogen, Körperränder. Sie werden durch eine niedrige Aufnahmespannung begünstigt. Sie entsprechen einer Über- bzw. Unterbelichtung bei konventionellen Röntgenuntersuchungen (Abb. 36, 45).

Merke: Auch auf scheinbar artefaktfreien DSA-Bildern können durch Sättigungsartefakte Stenosen und Verschlüsse vorgetäuscht werden.

Sättigungsartefakte lassen sich begrenzen oder vermeiden durch eine stärkere Homogenisierung des Bildsignals (Abb. 7 und 8).

- Ausgleichskörper am Patienten: Reismehlbeutel o. ä.,
- Ausgleichskörper am Strahler: Plastilinkörper oder Metallblenden an der Tiefenblende; variable, elektromotorisch steuerbare Filterblenden („DSA-Filter"),
- Erhöhung der Aufnahmespannung durch direkte Anwahl oder zusätzliche Röhrenfilterung mit Kupfer- oder Aluminiumeinschub.

1.1.10 Quantitative DSA

An neueren DSA-Geräten stehen halbautomatische Auswerteprogramme zur Verfügung (Abb. 25).

Geometrische Stenosegradbestimmung

Das Gefäßprofil vor und in der Stenose wird analysiert. Da Stenosen überwiegend exzentrisch und asymmetrisch im Querschnitt sind, ist bei alleiniger geometrischer Stenosegradbestimmung sowohl eine Über- wie Unterschätzung möglich. Die kissenartige Verzeichnung des Bildverstärkers zum Rand hin erschwert eine exakte Entfernungsmessung.

Videodensitometrische Stenosegradbestimmung

Die Schwächung des Jodsignals vor und in der Stenose wird analysiert. Bei ausreichend hohem intravasalem Jodgehalt (i. a. DSA!) sehr gute Korrelation der Meßergebnisse mit dem wahren Stenosegrad. Besonders bei geringem Jodgehalt (i. v. DSA!) kann das Jodsignal durch Aufhärtung, Streuung und Absorption im sehr inhomogenen Patientenkörper verfälscht werden.

Zeit-Dichte-Kurve

Beschreibung des zeitlichen Kontrastmitteldurchganges in einem Zielgebiet mit ROI- („Region of interest"-)Technik nach Art einer Indikatorverdünnungskurve. Ergibt einen Anhalt für die regionale Perfusion (Anstiegswinkel, Anstiegszeit, Maximum der Kurve). Wird überwiegend für wissenschaftliche Fragestellungen eingesetzt, z.B. Analyse von Einflußgrößen der arteriellen KM-Boluskonfiguration nach intravenöser Injektion, Maß für die Hirn-/Nierendurchblutung (Abb. 52).

Kardiologische Funktionsparameter (s. S. 152 ff.)

1.1.11 „Pfadfindertechnik" („road mapping")

Erleichtert bei der i.a. DSA, insbesondere bei radiologischen Interventionen (S. 291 ff.), die selektive und superselektive Katheterpositionierung. Ein zuvor angefertigtes Subtraktionsbild wird dem aktuellen Durchleuchtungsbild unterlegt und zeigt den „Weg", so daß der Katheter leichter zum gewünschten Punkt vorgeführt werden kann. Die sonst erforderlichen Markierungen am Patienten oder auf dem Durchleuchtungsmonitor können weitgehend entfallen. Voraussetzung ist, daß der Patient nach Anfertigung des ersten Subtraktionsbildes während der folgenden Durchleuchtung seine Lage nicht mehr verändert. Anderenfalls können eine Dissektion und extravasale Katheterlage vorgetäuscht werden (Abb. 26, 150). Erfolgt mit geringerer Strahlendosis als die üblichen DSA-Serien.

1.1.12 Bildwiedergabe

Üblich ist eine „hardcopy" auf transparentem Film.
Herkömmliche Abbildung erfolgt mit Linsenoptik fotografisch von einem Fernsehmonitor.
Laser-Imager belichten den Film fortlaufend durch einen punktförmigen Laserstrahl in etwa 0,5 min; versprechen bei digitaler Signalübertragung eine höhere Signaltreue und damit möglicherweise höhere Zeichenschärfe, weil das digitale Bildsignal verwendet werden kann (Schnittstelle!).
Durch ein ausreichend großes Bildformat (z.B. 24 × 30 cm) wird die Demonstration von Befunden erleichtert, und die Akzeptanz der DSA deutlich verbessert.

1.1.13 Bildspeicherung

Die Speicherung großer Datenmengen in digitaler Form ist weiterhin noch nicht befriedigend gelöst.

- Kurzzeitspeicherung: RAM, Winchester disk (digital),
- Mittel- und längerfristige Speicherung: künftig mit digitaler Laserplatte, Laserplattenwechsler („juke box").
- Ungeeignet zur routinemäßigen Speicherung sind Floppy disks: unzureichende Kapazität, archivieren nur wenige Einzelbilder (meist 2–5).

Eine analoge Speicherung kann auf Videoband erfolgen. Vorteilhaft sind die relativ große Kapazität und die geringen Kosten, nachteilig der in Kauf zu nehmende

Qualitätsverlust durch Datenkonversion und zusätzliches Bandrauschen, sowie die vergleichsweise langen Suchzeiten.

Ausblick: Integration der DSA in ein Digitales Archivierungs- und Kommunikationssystem (PACS); z. Zt. erste Pilotprojekte.

Literatur

Brody WR (1984) Digital radiography. Raven Press, New York

Burbank FH, Enzmann D, Keyes GS et al. (1984) Hybrid intravenous digital subtraction angiography of the carotid bifurcation. Radiology 152: 725–729

Busch HP, Hoevels J, Prager P et al. (1985) Möglichkeiten der Fehldiagnose mit der DSA und ihre Ursachen. RöFo 143: 521–526

Harrington DP, Boxt LM, Murray PD (1982) Digital subtraction angiography: overview of technical principles. AJR 139: 781–786

Herter M, Harder T, Lackner K (1984) Verbesserung der Bildqualität bei der digitalen Subtraktionsangiographie mittels einer variablen Filterblende. Röntgen-Bl. 37: 245–248

Herter W, Lackner K (1985) Quantifizierung von Gefäßstenosen mit der DSA. RöFo 143: 650–655

Kelly WM, Brant-Zawadzki M, Schardt MA et al. (1985) Intra-arterial DSA: early experience with a 1024^2 matrix. Neuroradiol 27: 70–76

Küper K, Kaulich T., Müller E (1986) Zur Notwendigkeit einer EKG-Triggerung bei der Digitalen Subtraktionsangiographie (DSA). RöFo 144, 300–301

Levin DC, Schapiro FM, Boxt LM (1984) Digital subtraction angiography: principles and pitfalls of image improvement techniques. AJR 143: 447–454

Levy JM, Hessel SJ (1985) Digital subtraction angiography in the community hospital. Radiol Clin North Am 23: 363–373

Lindner P, Thelen M (1987) Charakterisierung der Hirndurchblutung durch Bestimmung der vaskulären mittleren Transitzeit von Hirngewebe mit der DSA. RöFo 146: 72–76

Nelson JA (1985) Newer subtraction and filtration techniques. Radiol Clin North Am 23: 185–192

Nelson JA, Kruger RA (1984) Digital angiography. Radiologe 24: 149–154

Neufang KFR (1986) Zur Geometrie exzentrischer Gefäßstenosen bei unterschiedlichen Projektionen – Bedeutung für die angiographische Beurteilung des Stenosegrades, insbesondere mit der digitalen Subtraktionsangiographie. Digit Bilddiagn 4: 187–191

Neufang KFR, Born HJ, Pfeiler M (1986) Optimierung der Bildqualität bei der DSA mit Hilfe variabler Filteranordnungen (DSA-Filter). Electromedica 54: 153–157

Ovitt TW, Fisher III HD (1983) Ideal configuration for intravenous digital subtraction angiography machine. Cardiovasc Intervent Radiol 6: 300–302

Pfeiler M, Marhoff P, Koch R (1985) Probleme der speziellen Röntgentechnik oder: Das röntgenologische Umfeld der digitalen Radiographie. In: Riemann HE, Kollath HJ (Hrsg) Digitale Radiographie. Schnetztor, Konstanz

Riederer SJ, Kruger RA (1983) Intravenous digital subtraction angiography: a summary of recent developments. Radiology 147: 633–638

Schlolaut KH, Franken T, Harder T (1985) EKG-getriggerte DSA des Aortenbogens und der supraaortalen Halsgefäße. Röntgen-Bl. 38: 275–278

Seibert JA, Link DP, Hines HH et al. (1985) Videodensitometric quantitation of stenosis: in vitro and in vivo validation. Radiology 157: 807–811

Seyferth W, Polster W (1985) Pfadfindertechnik: Eine Ergänzung der digitalen Subtraktionsangiographie im fluoroskopischen Betrieb. Electromedica 53: 39–45

Vizy KN (1983) An overview of digital radiography systems. Cardiovasc Intervent Radiol 6: 296–299

Ziedses des Plantes BG (1935) Subtraktion. Eine röntgenographische Methode zur separaten Abbildung bestimmter Teile des Objektes. RöFo 52: 67–69

Füllungsbild   **Leerbild(Maske)**   **Subtraktionsbild**

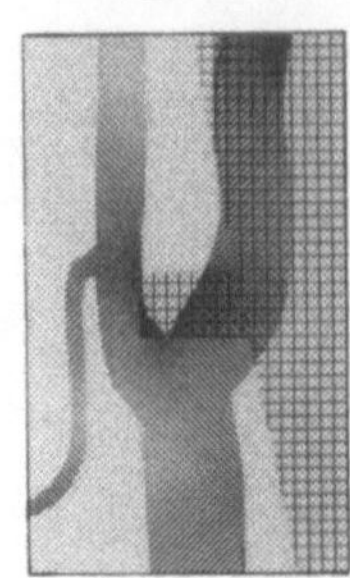 − 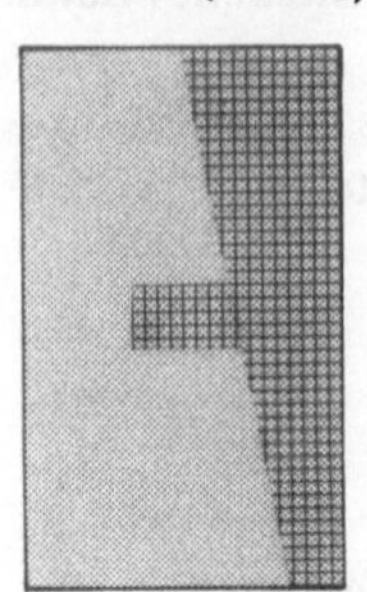 = 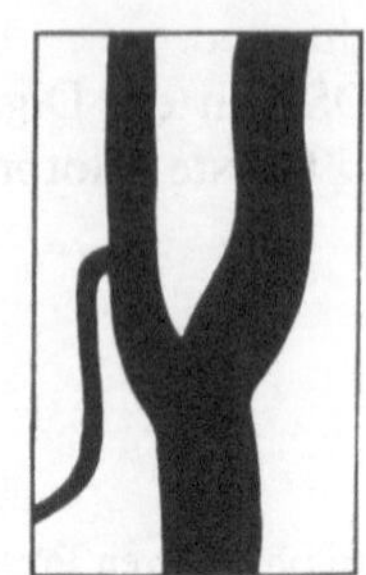

Abb. 1.   Prinzip der Subtraktionsangiographie.
Einfache zeitliche Subtraktion: Kontrastmittelhaltiges Bild („Füllungsbild") − kontrastmittelfreies Bild („Leerbild", „Maske") = Subtraktionsbild. Bei gleicher Lage und Dichte der als „Hin-
tergrund" bezeichneten Strukturen auf Füllungs- und Leerbild, sowie bei übereinstimmenden
Aufnahmeparametern (Aufnahmespannung, Bilddosis) heben sich die beiden Aufnahmen
gemeinsamen Bilddetails vollständig auf. Das resultierende Subtraktionsbild enthält als Diffe-
renzbild ausschließlich Informationen über die Jodverteilung in den Blutgefäßen und Geweben:
Subtraktionsangiogramm

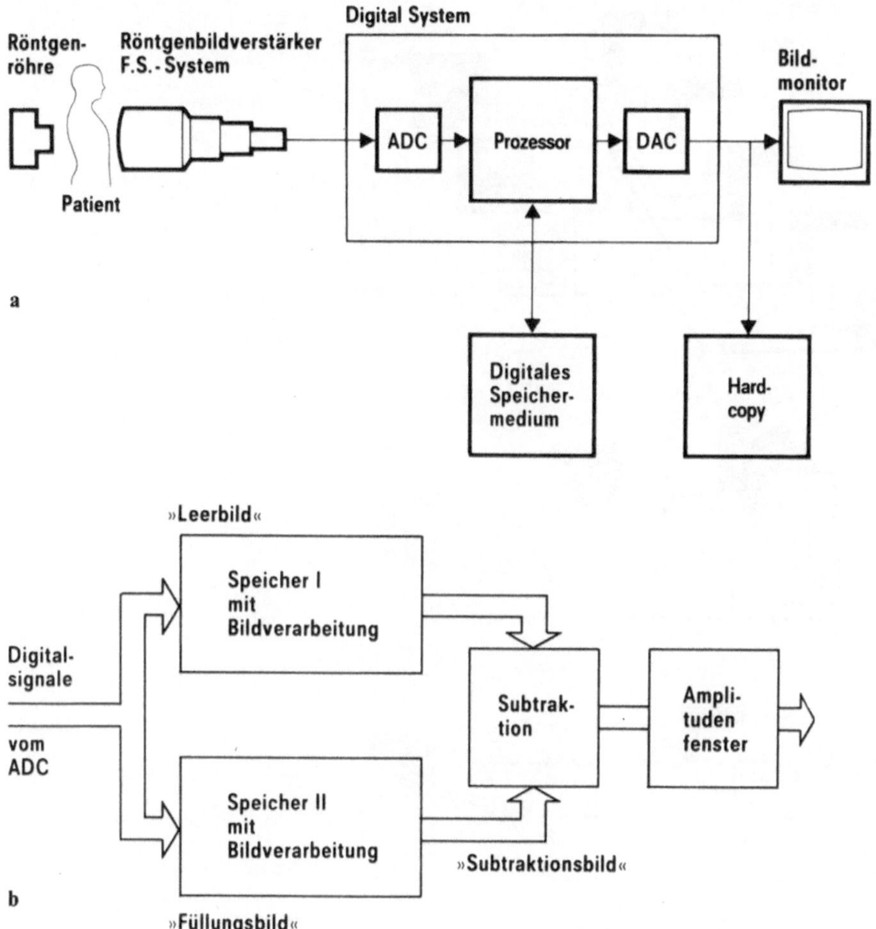

Abb. 2a, b.   Aufbau einer DSA-Anlage.
a Wesentliche Komponenten des DSA-Systems. *ADC:* Analog-Digital-Wandler, *DAC:* Digital-Analog-Wandler. **b** Funktionsweise des digitalen Prozessors. *Links* Eingang der digitalen Signale vom Analog-Digital-Wandler, *rechts* Ausgang der digitalen Signale zum Speichermedium bzw. Digital-Analog-Wandler

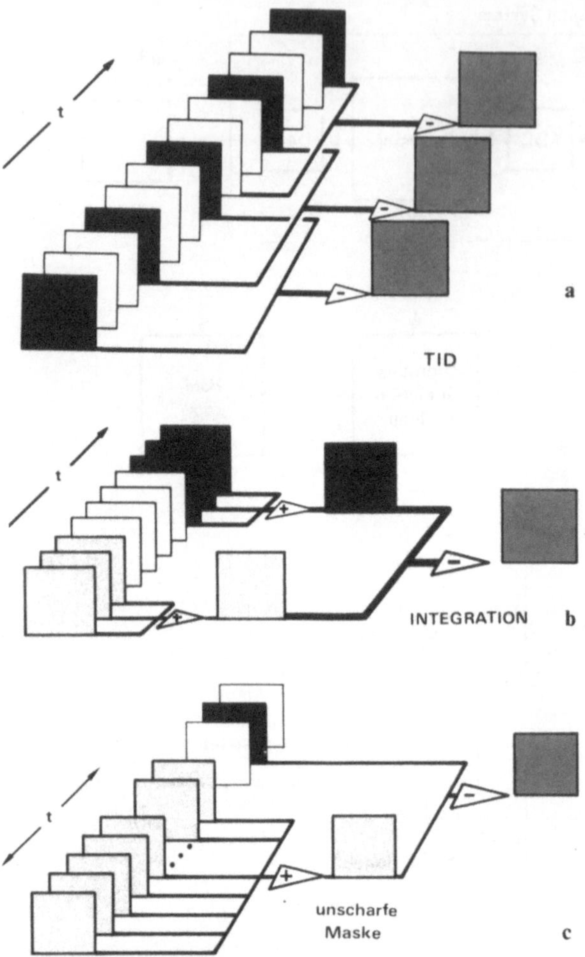

Abb. 3 a–c. Subtraktionstechniken.
a *TID:* Zeit-Intervall-Differenz-Subtraktion: Konstanter Abstand von Maske und Füllungsbild, fortlaufende Subtraktion. Nur bei hoher Kontrastmittelkonzentration im Gefäß und kurzem Bolus sinnvoll, da Maske und Füllungsbild Kontrastmittel enthalten. **b** *Bildintegration:* Addition von mehreren Bildern in Maske und/oder Füllungsbild. Der Umfang der Integration ist wählbar. Die Integration kann durch einfache oder gewichtete Mittelwertbildung erfolgen. Haupteffekt ist eine Abnahme des Rauschens und Zunahme des Störabstandes. **c** *Unscharfe Maske:* Sonderform der Bildintegration. Es werden Bilder ggf. über mehrere Sekunden gemittelt und zur Maske integriert. Besonders empfehlenswert bei bewegten, wenig dichten Hintergrundstrukturen: Herz-DSA, Pulmonalis-DSA, Aorten-DSA. Verringert das Rauschen und den Einfluß von Bewegungsartefakten (nach Brody)

**Abb. 4. Energie- und Material-
abhängigkeit der Strahlenabsorption.**
Mit zunehmender Aufnahmespannung nimmt die Strahlenabsorption,
erkennbar am Massenabsorptionskoeffizienten, ab. Dabei verläuft die
Kurve für Substanzen mit höherer
Ordnungszahl wie Jod deutlich steiler
als für Knochen und Muskulatur.
Dadurch nimmt der relative Kontrast
zwischen Jod und Körpergeweben
mit zunehmender Aufnahmespannung ab. Zusätzlich weist die Kurve
für Jod bei etwa 33 keV einen Sprung
durch die „K-Ecke" auf

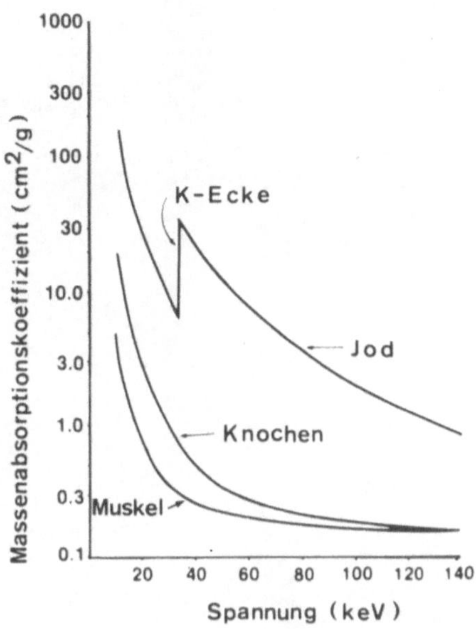

**Abb. 5 a, b. Spektrale
Subtraktion.**
a *2-Energie-Subtraktion:*
Anstelle von Einzelaufnahmen
werden in zu vernachlässigen-
dem zeitlichem Abstand 2 Aufnahmen mit niedriger und hoher
Aufnahmespannung angefertigt.
Die gesamte Aufnahmeserie
besteht aus solchen „Dupletts";
die Subtraktionsbilder entstehen
durch Subtraktion ein „Duplett"
bildender Aufnahmen.
b *Hybride Subtraktion:* Durch
Kombination der einfachen zeitlichen Subtraktion mit der
2-Energie-Subtraktion gelingt
es, Bewegungsartefakte weitgehend zu eliminieren. Das hybrid
subtrahierte Bild enthält im Ideal-
fall ausschließlich Informationen über das Jodsignal. Das
Signal-Rausch-Verhältnis ist
geringer, die Strahlenexposition
höher als bei der einfachen zeitlichen Subtraktion

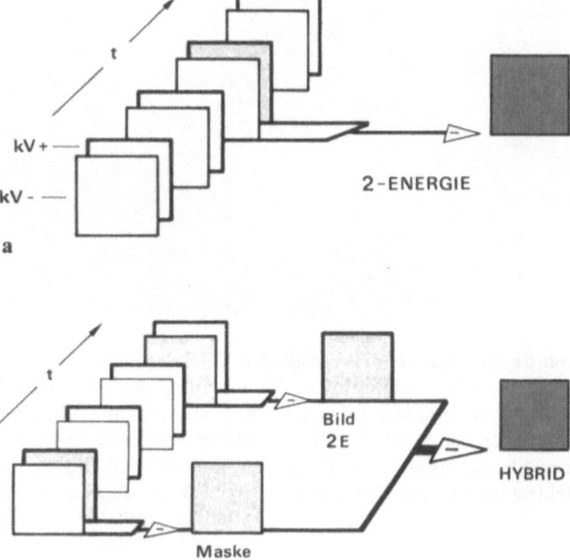

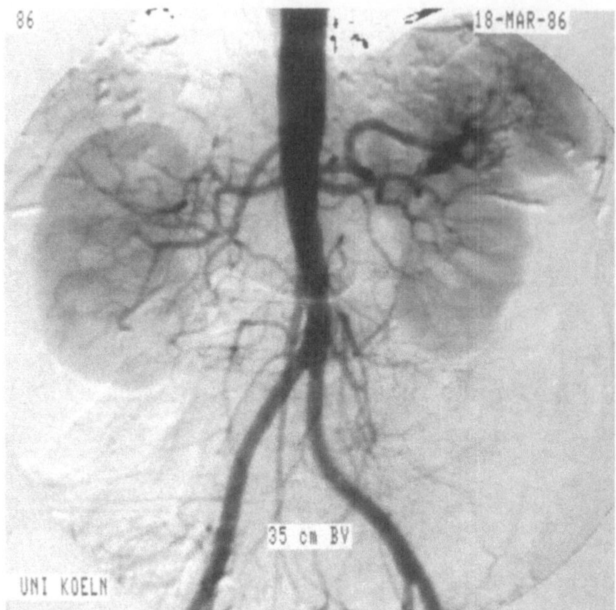

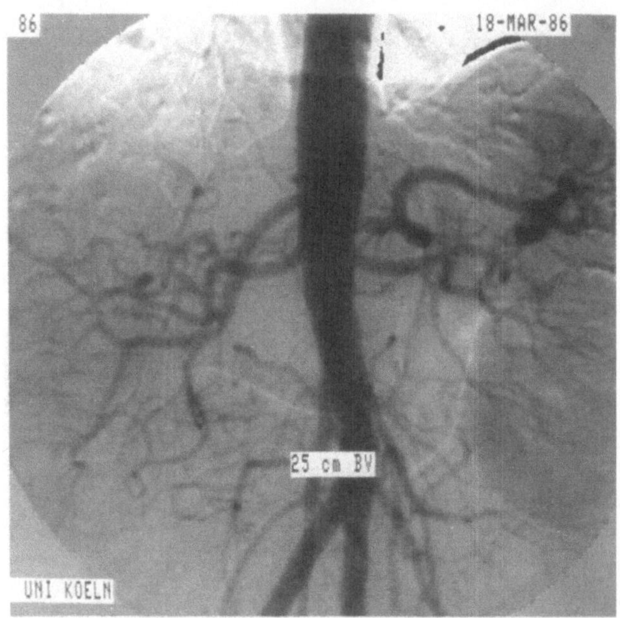

Abb. 6a–d. Bildverstärkergröße, i. v. DSA der Niere
a Großer Objektumfang bei Verwendung des gesamten Feldes eines 35 cm Bildverstärkers.
b Nach elektronischer Umschaltung auf 25-cm-Bildausschnitt werden die diagnosewichtigen
Abschnitte der Nierenarterien erfaßt, doch können bei großen, kräftigen Patienten, unterschiedlicher oder atypischer Organlage nicht immer beide Organe vollständig abgebildet werden. Auf den
elektronischen Ausschnittsvergrößerungen (**c, d**) wird der Zugewinn an Detailauflösung an der

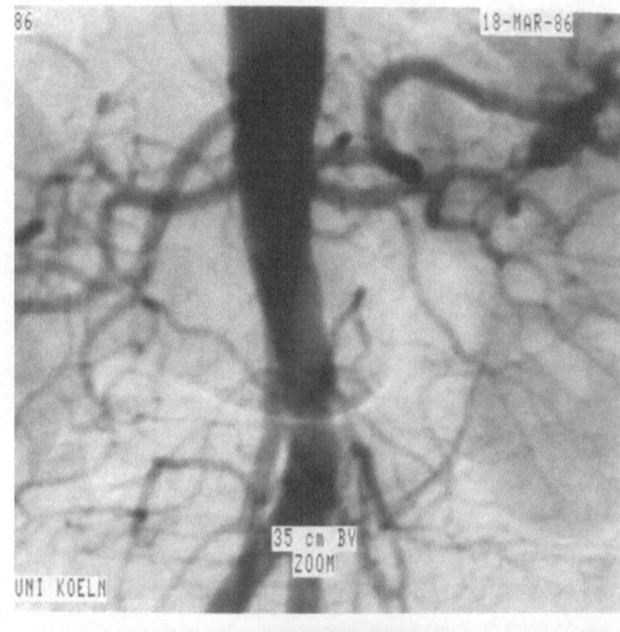

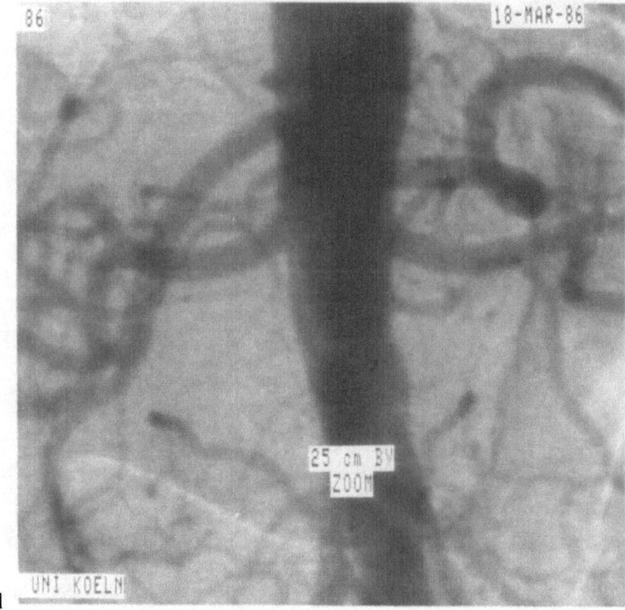

größeren Konturschärfe der Gefäße beim kleineren BV-Format (**d**) erkennbar. Dieser Effekt ist aber nur bei schlanken Patienten mit gutem arteriellem KM-Bolus zu erzielen. Ansonsten bewirkt die Zunahme der Aufnahmespannung beim kleineren Bildverstärkerformat häufig eine Abnahme des Kontrastes (Vergleiche **a** mit **b** und **c** mit **d**)

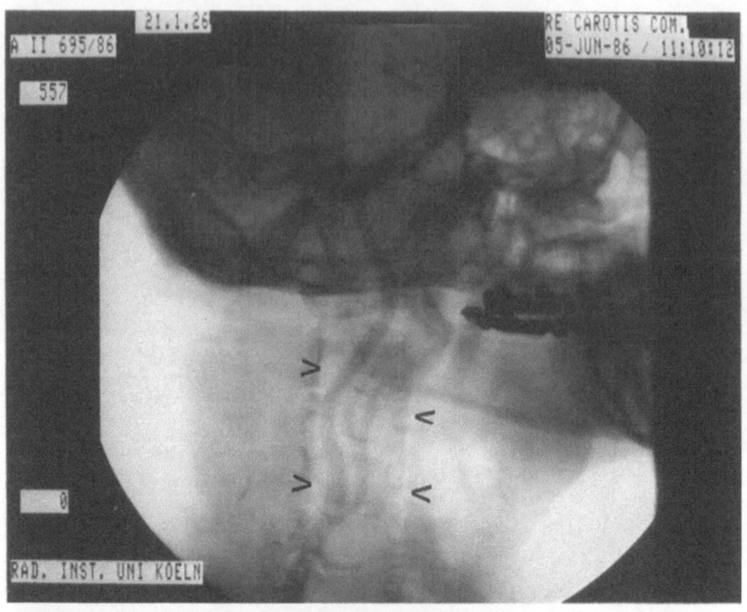

a

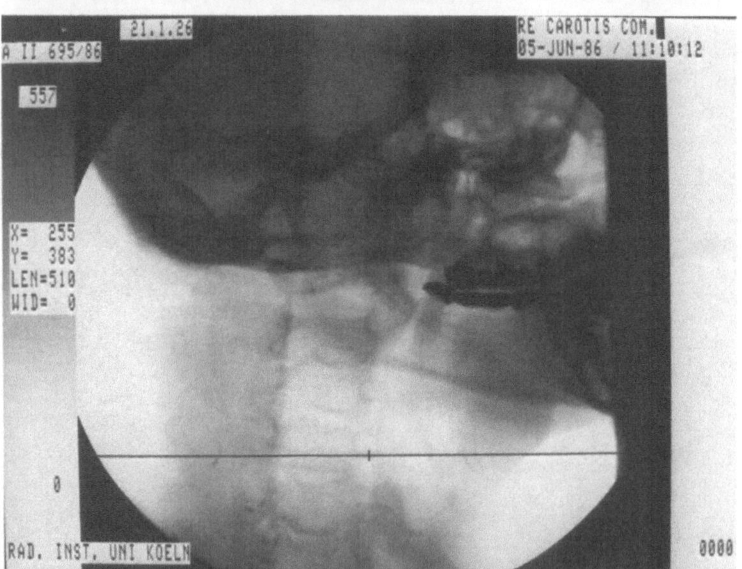

b

Abb. 7 a–d.   Homogenisierung des Bildsignals bei der DSA der Halsgefäße.
Von beiden Seiten werden abgeschrägte Eisenlamellen als Ausgleichskörper elektromotorisch vor
die Tiefenblende eingefahren (DSA-Filter) und durch Drehung so positioniert, daß sie mit der
Wirbelsäulenvorder- und -hinterkante abschließen (a: >). Die Profilmessung (b) zeigt eine weitgehende Homogenisierung des Bildsignals im interessierenden Bildausschnitt (c) als wichtige Voraussetzung für eine artefaktfreie Gefäßdarstellung (d): selektives Karotisangiogramm, i.a. DSA

2
1
KDNS
511
PIXEL

c

21.1.26
RE CAROTIS COM.
A II 695/86
05-JUN-86 / 11:10:12
110
110
RAD. INST. UNI KOELN

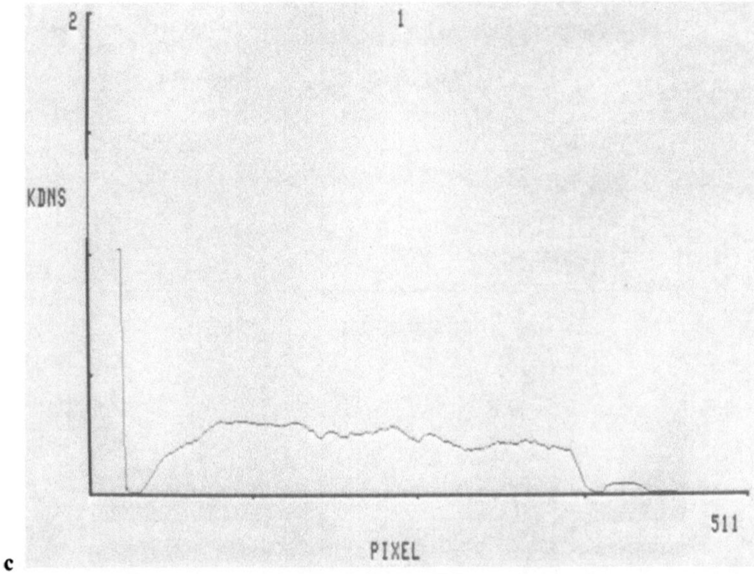

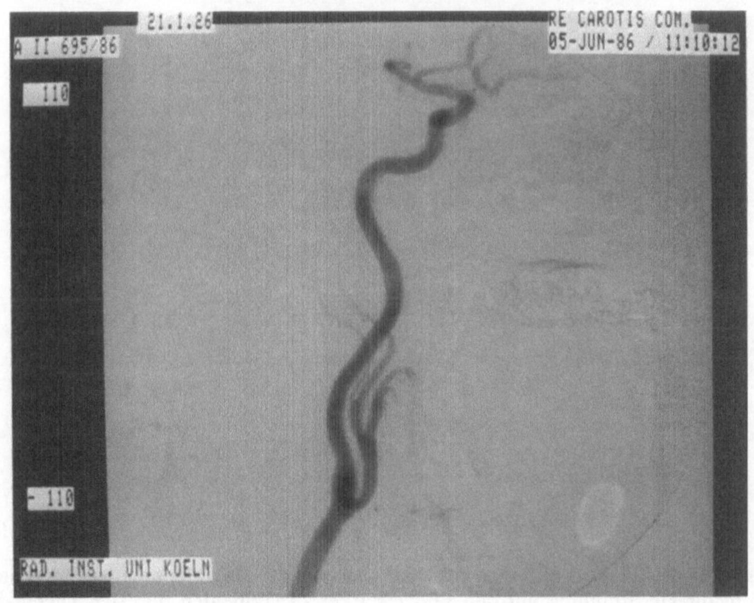

d

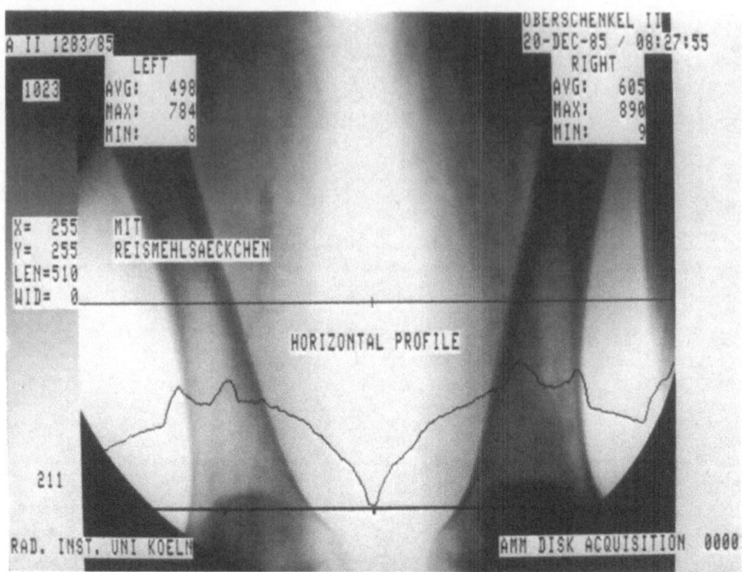

a

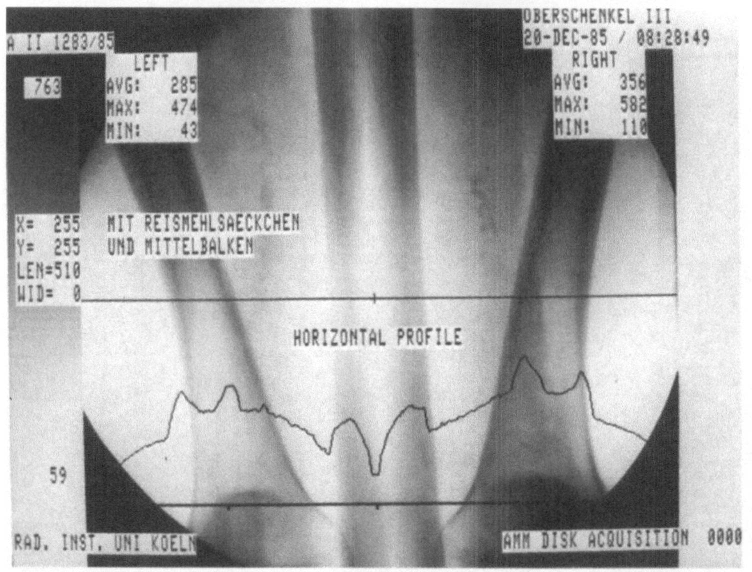

b

Abb. 8 a, b.   Homogenisierung des Bildsignals bei der DSA der unteren Extremität.
Um direkte Strahlung auf den Bildverstärker zu vermeiden und den Dichteabfall an der Ober- und Unterschenkelinnenseite auszugleichen, werden zahlreiche Methoden beschrieben. Ein elektromotorisch vor die Tiefenblende verschiebbarer, drehbarer Eisenstab mit abgeschrägten Kanten hat sich besonders bewährt (DSA-Filter). Die Histogrammanalyse zeigt, daß der Filter wirkungsvoller ist (**b**) als ein Ausgleich mit Reismehlbeutel (**a**). Eine leichte Zunahme der Aufnahmespannung und geringfügige Abnahme des Kontrastes sind in Kauf zu nehmen; die Vorteile der Bildhomogenisierung überwiegen!

Abb. 9a, b. Einfluß von Bildrate und Aufnahmespannung auf den Gefäßkontrast. I. v. DSA der Halsgefäße in rechts- und linksschräger Projektion, 40 ml KM, 370 mg J/ml, vorgewählte Bilddosis 10 μGy/B. **a** Bei 2 B/s u. 340 ms Belichtungszeit wählt die Belichtungsautomatik 77 kVp. Der erzielte Kontrast erlaubt eine mittlere Fenstereinstellung und macht kollaterale zervikale Muskeläste gut erkennbar. Scharfe Konturen der rechten Karotisgabel. **b** Bei 4 B/s nimmt die Belichtungszeit auf 180 ms ab, die Belichtungsautomatik wählt 109 kVp. Der geringere Kontrast wird erkennbar an der engeren Fenstereinstellung, der schlechteren Nachweisbarkeit der zervikalen Kollateralen, den unschärferen Gefäßkonturen und dem stärkeren Bildrauschen

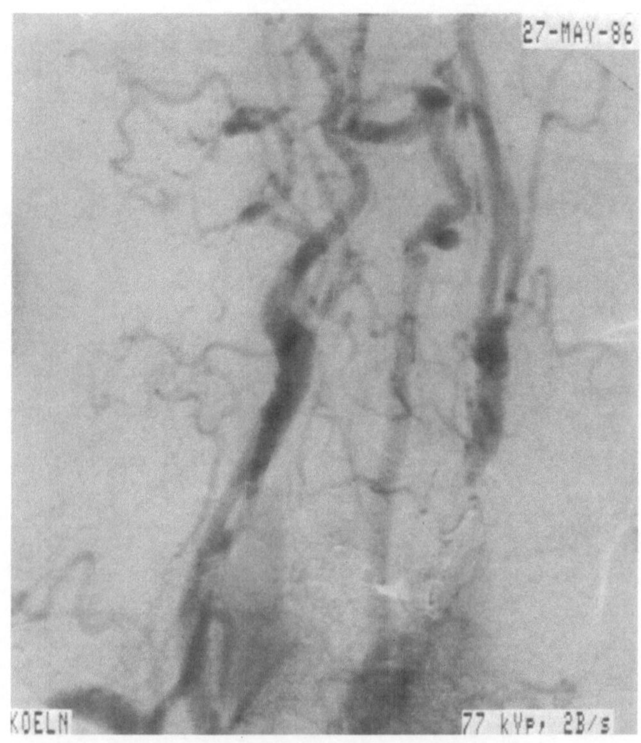

a

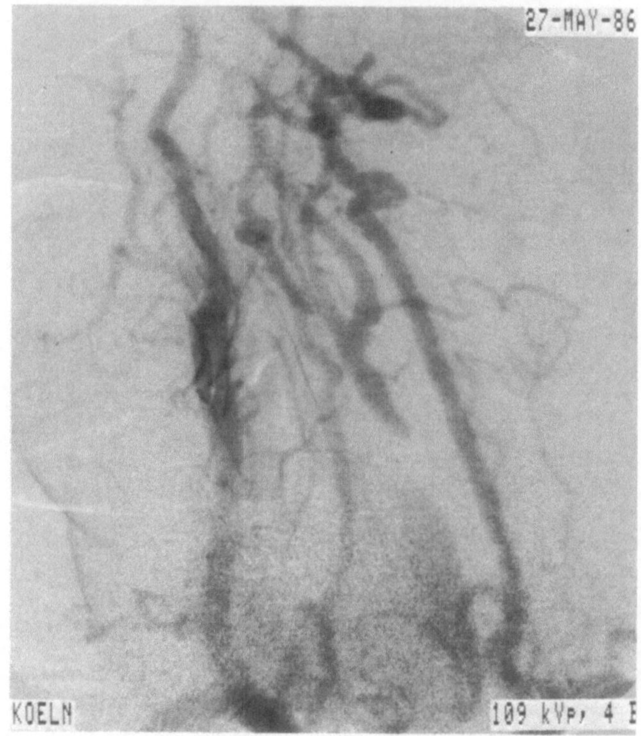

b

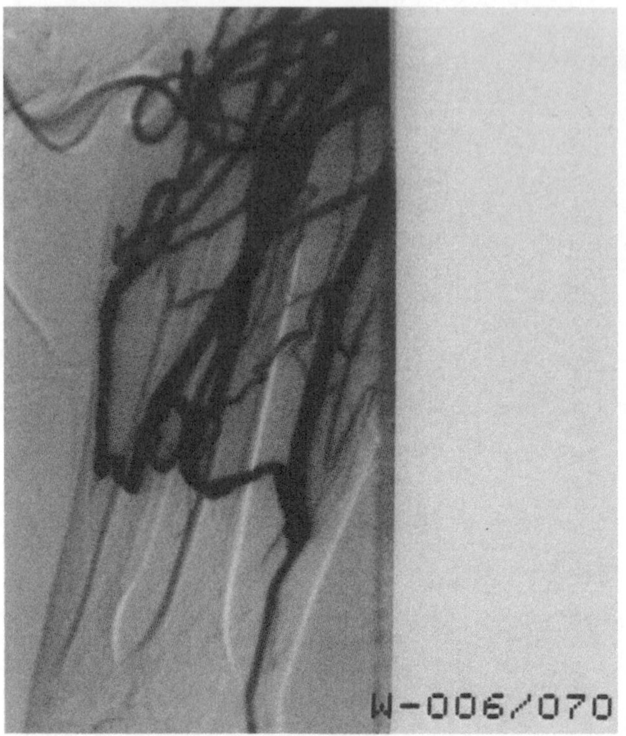

a

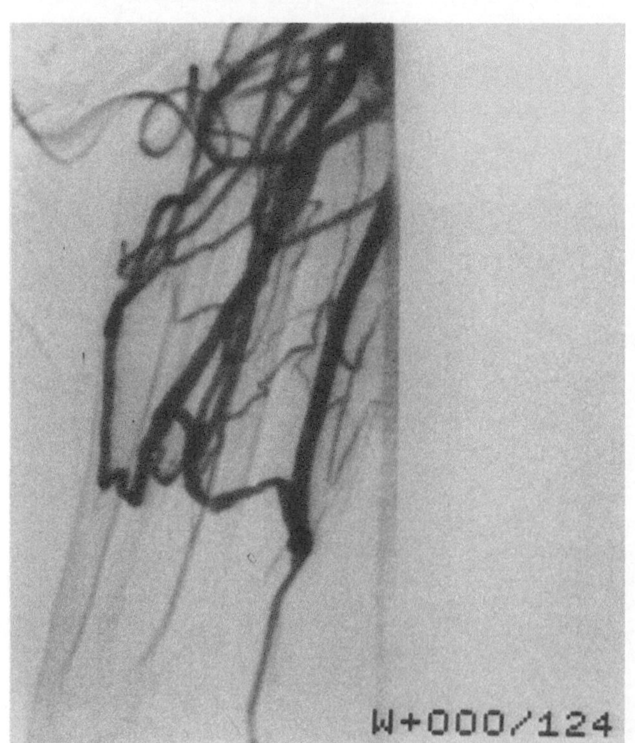

b

Abb. 10 a, b. Einfluß der Fenstereinstellung auf die Erkennbarkeit pathologischer Befunde.
Bei zu engem Fenster (a) ist der Kontrast zu hoch: die Gefäße erscheinen zu breit und sind nicht voneinander zu differenzieren, diskrete thrombotische Wandauflagerungen und bandförmige Stenosen in der arterialisierten Vene des Cimino-Shunts werden erst bei weiterer Fenstereinstellung (b) sichtbar. Direkte Shuntphlebographie, 200 mg J/ml

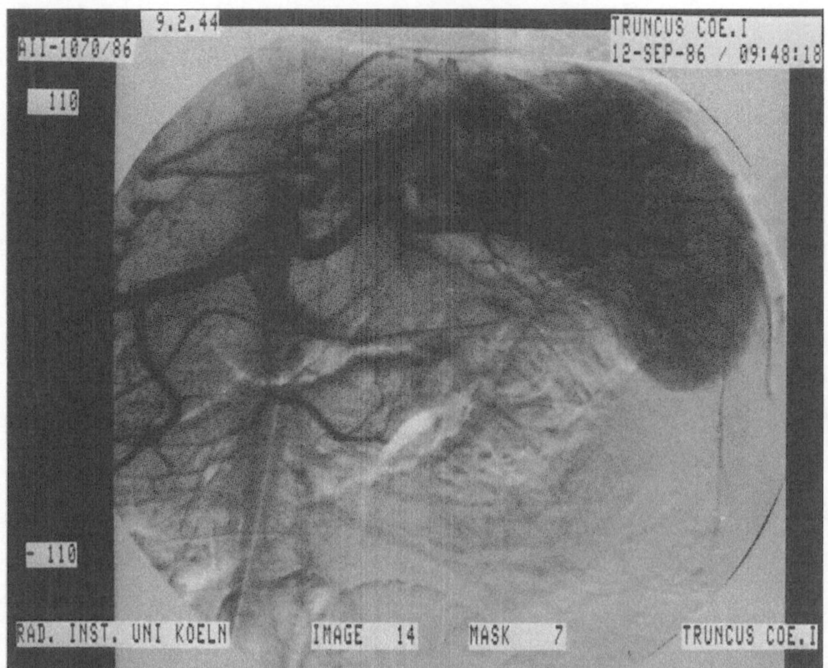

a

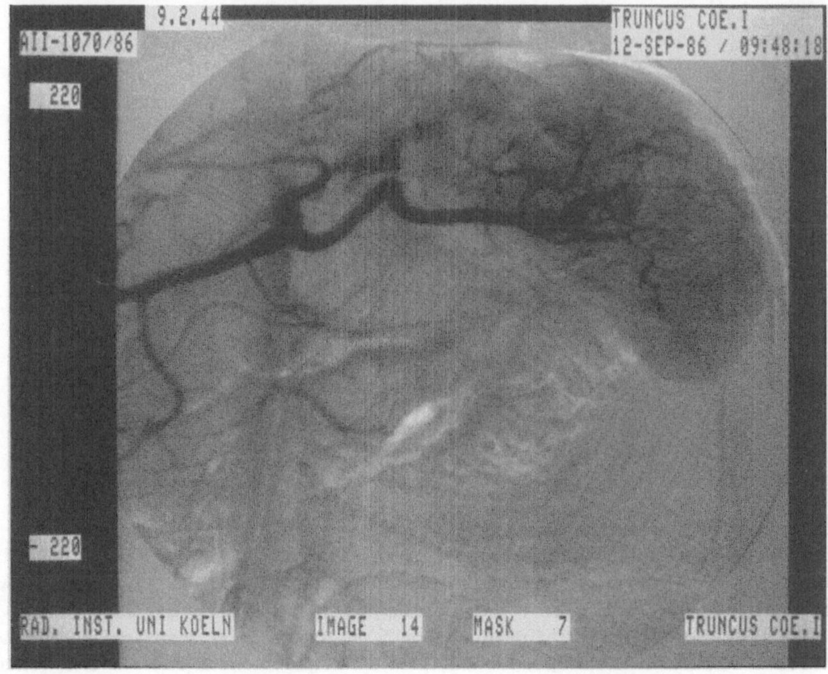

b

Abb. 11a, b.   Einfluß der Fenstereinstellung auf die Erkennbarkeit pathologischer Befunde.
Bei zu engem Fenster (a) sind die Äste des Truncus coeliacus und die Milzgefäße nicht mehr
beurteilbar. Erst bei weitem Fenster (b) kommen die Gefäße optimal zur Darstellung. Zöliakopor-
tographie, i.a. DSA, 300 mg J/ml

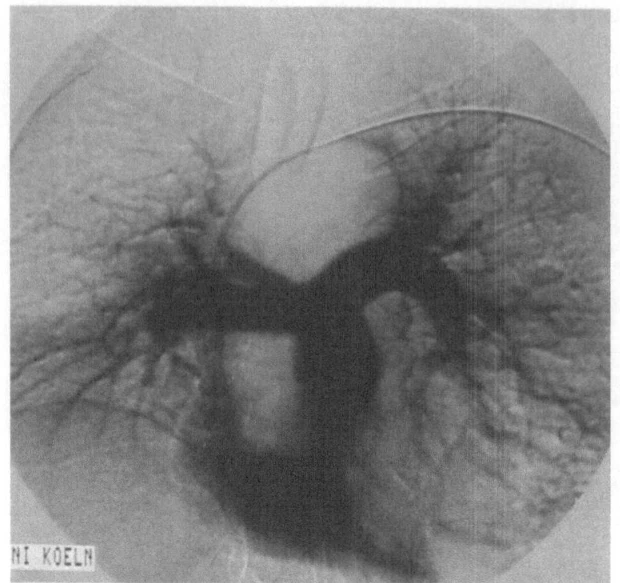

a

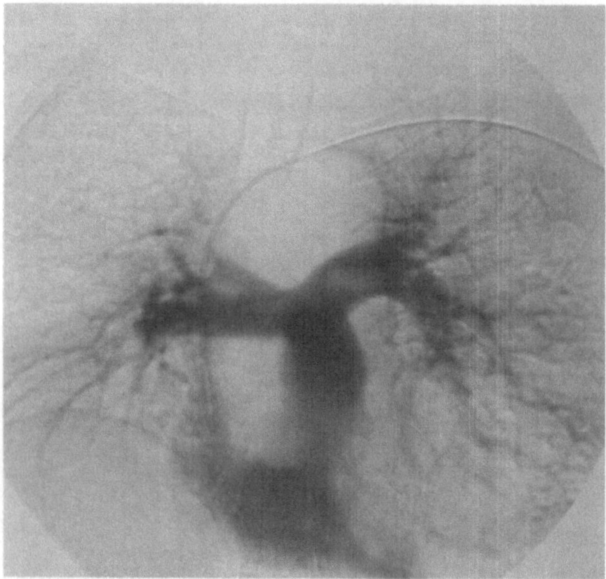

b

Abb. 12a–d. Bildnachverarbeitung: Wahl von Maske und Fenstereinstellung.
Pulmonalisangiographie bei rezidivierender Lungenembolie, 58 Jahre, männl., 20 ml 370 mg J/ml,
rechter Vorhof, 15 ml/s. **a** Die Standardfenstereinstellung (+110/−110) zeigt einen weitgehenden Verschluß der Gefäße im rechten Oberlappen und Teilverschlüsse der rechten Mittel- und
beider Unterlappenarterien. Bei sehr dichter Kontrastierung der zentralen Pulmonalarterienab-
schnitte fragliche Aussparung im Stamm der linken Pulmonalarterie. **b** Bei weitem Fenster
(+250/−250) zeigt sich bei gleichem Masken- und Füllungsbild eine bandförmige Struktur in
der linken, fraglich auch in der rechten Pulmonalarterie. **c,d** Nach Wahl neuer Masken- und Füllungsbilder läßt sich deutlich ein Sattelthrombus in beiden Pulmonalarterien nachweisen

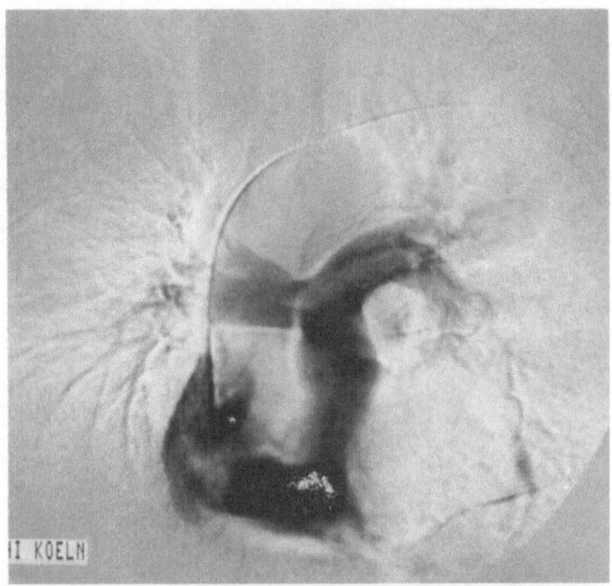

c

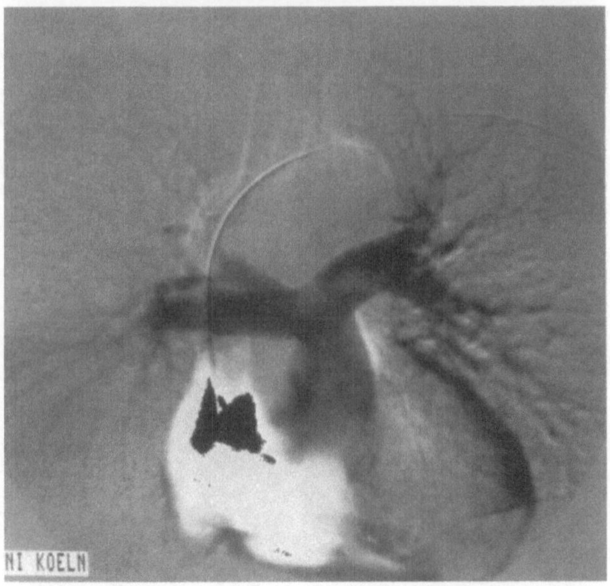

d

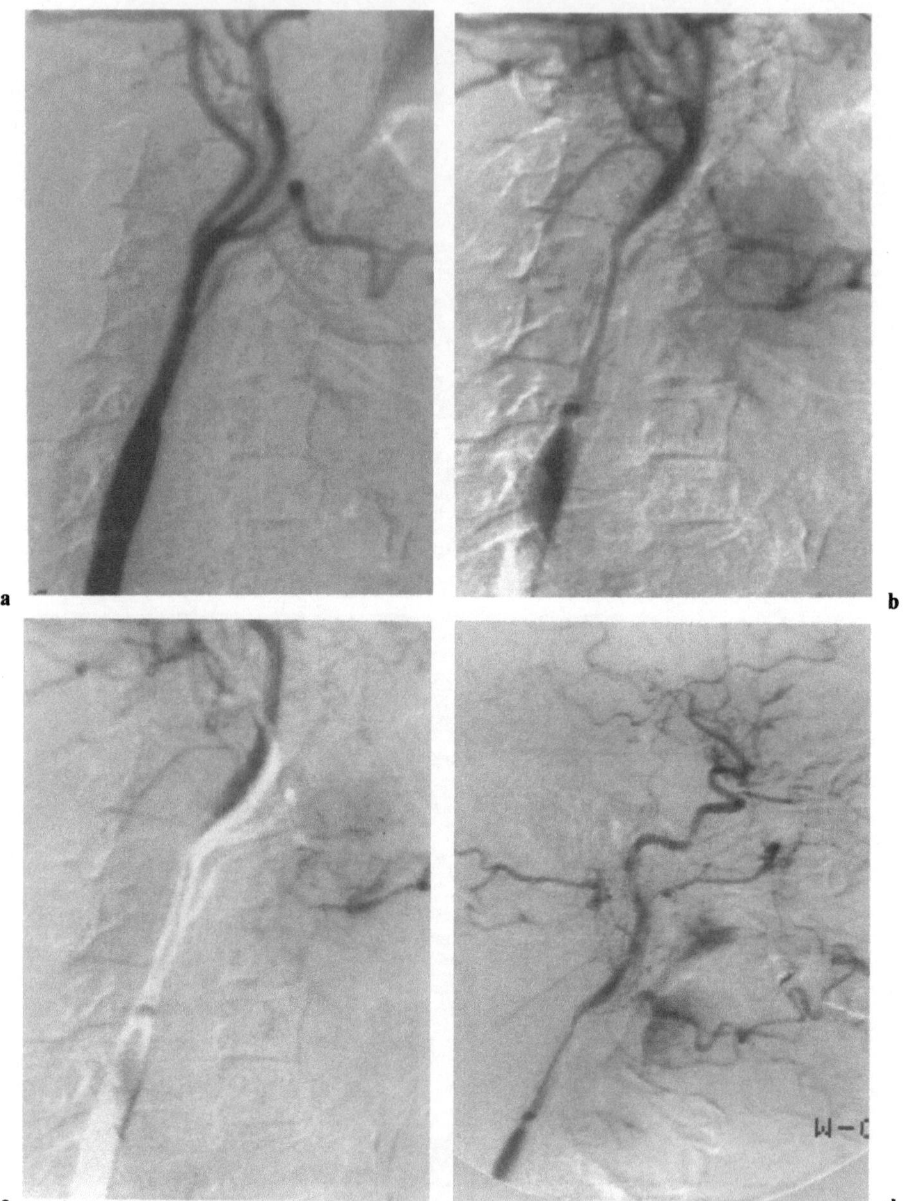

Abb. 13a–d.   Bildnachverarbeitung: Einfluß der Bildverstärkergröße und der Maskenwahl auf die Erkennbarkeit pathologischer Befunde.
Selektive i. a. DSA der rechten Karotis. 45° gedrehte Serie, 17 cm BV-Eingangsfeld, 5 µGy/s, 5 ml KM von Hand, 150 mg J/ml. Auf dem On-line-Bild wird die A. carotis interna zunächst als verschlossen angesehen (**a**). Nach Wahl mehrerer neuer Masken aus der frühen arteriellen Füllungsphase gelingt es, in der rascher durchströmten A. carotis externa (weiß) die höchstgradig langstreckig eingeengte, am Abgang ulzerierte A. carotis interna (schwarz) darzustellen (**b, c**). Die erneute Injektion und Darstellung mit dem übersichtlicheren 25-cm-Eingangsfeld beweist die Durchgängigkeit der A. carotis interna (**d**)

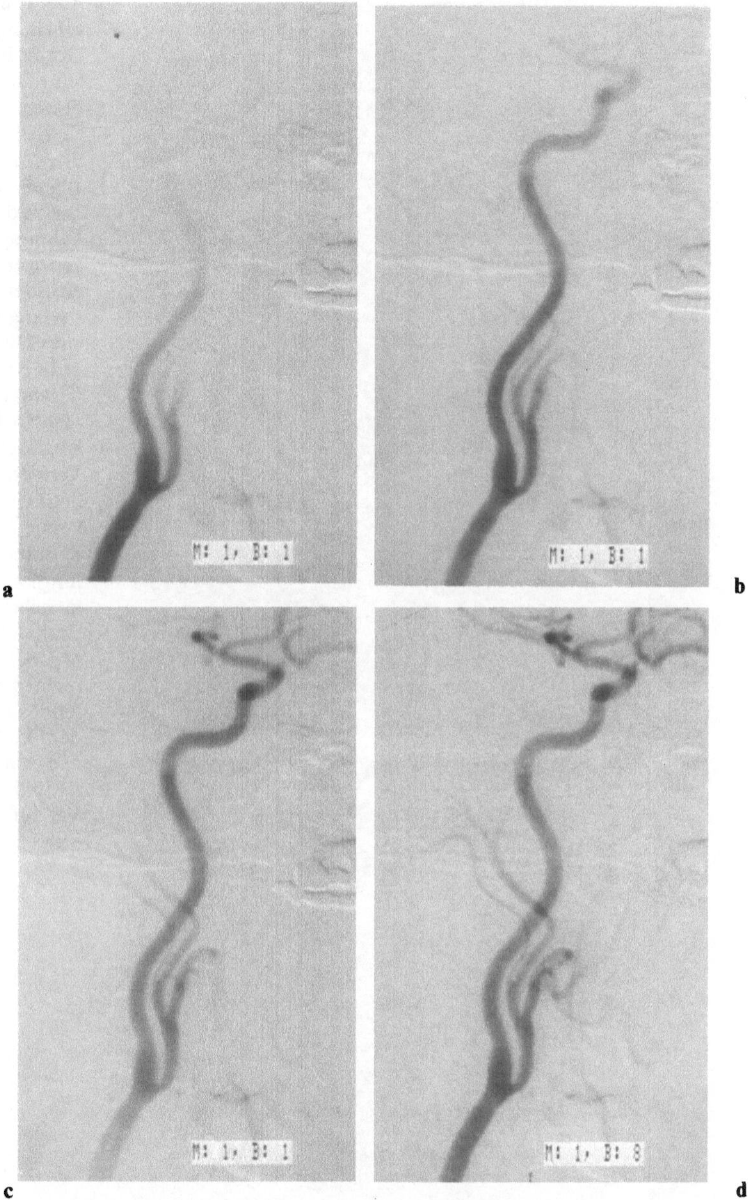

Abb. 14a-d.   Bildnachverarbeitung: Integration.
Selektive Karotisangiographie rechts, rasche Bolusinjektion, 5 ml KM, 150 mg J/ml. 4 B/s, 180 ms/B. Der rasche KM-Durchfluß erlaubt keine simultane Darstellung aller Regionen in einem Bild (a-c). Fenstereinstellung +110/-110. Bei Integration von 8 Bildern in das Führungsbild (d) kann die Kontrastmittelpassage durch die verschiedenen Regionen über 2 s hinweg erfaßt werden: alle Gefäße sind gleichzeitig kontrastiert. Die geringere Kontrastdichte in den einzelnen Gefäßabschnitten verlangt eine engere Fenstereinstellung (+45/-45). Trotzdem keine Zunahme des Rauschens, da die Bilddosis durch Integration steigt

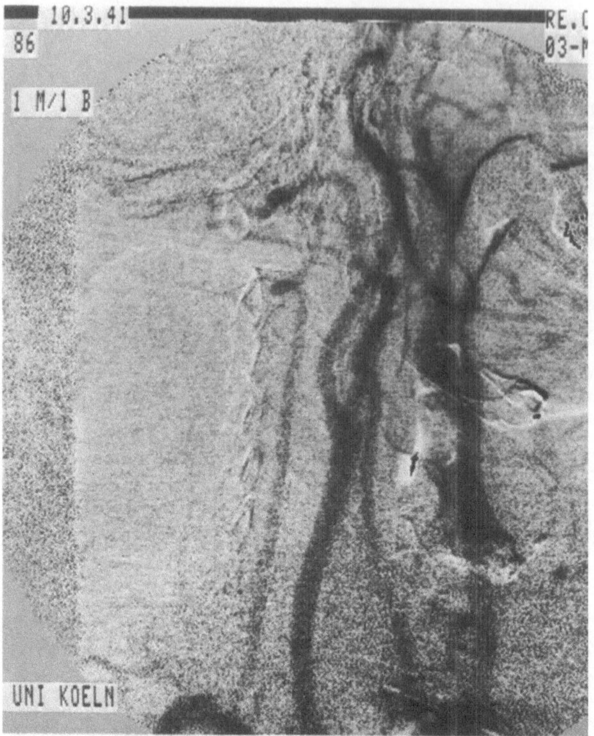

a

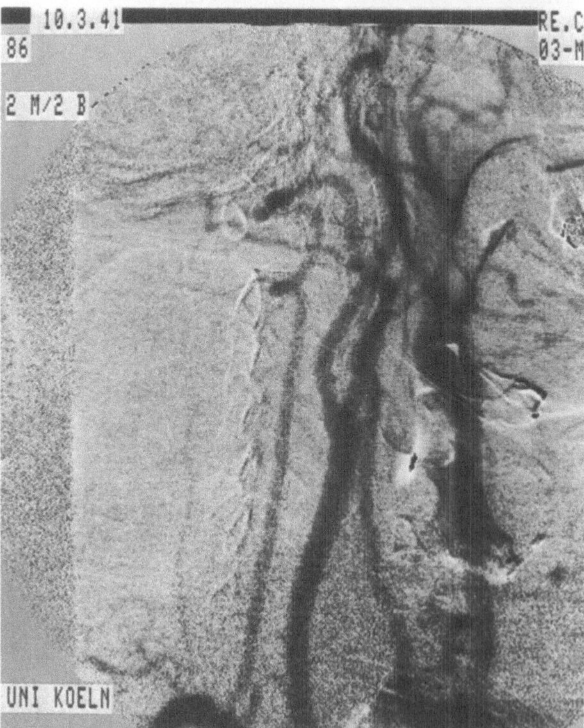

b

Abb. 15 a–d. Bildnachverarbeitung: Integration.
Durch Integration von Masken- und Füllungsbildern verbessert sich das Signalrausch-Verhältnis. I. v. DSA der Karotiden, 45° rechts schräg, 4 B/s, 180 ms/B, 109 kVp. Entsprechend der relativ hohen Aufnahmespannung bei 4 B/s nur geringer Jodkontrast. Die erforderliche enge Fenstereinstellung bewirkt ein erhebliches Hintergrundrauschen bei nur geringer Bildqualität: Unscharfe Darstellung der rechten Karotisgabel, die Abgänge der rechten Vertebralarterien sind nicht beurteilbar. Nach Integration von je 2 (**b**), 4 (**c**) und 8 (**d**) Bildern in Masken- und Füllungsbild nimmt die Bildqualität schrittweise zu. Zuletzt (**d**) sind nicht nur die rechte Karotisgabel und der Abgang der rechten Vertebralarterie beurteilbar; man erkennt außerdem kollaterale Halsgefäße, den Anfangsteil der A. basilaris und den extrakraniellen Verlauf der rechten A. carotis interna

10.3.41
86
4 M/4 B
RE.C
03-M
UNI KOELN

c

10.3.41
86
8 M/8 B
RE.C
03-M
UNI KOELN

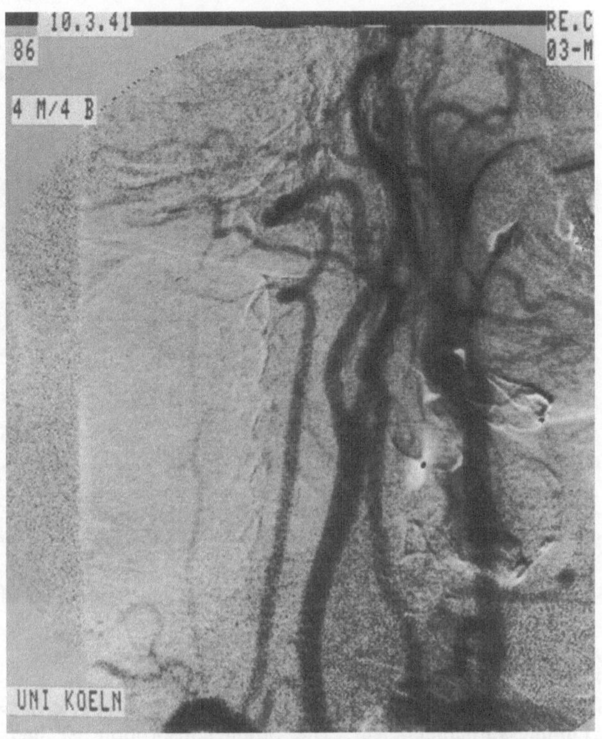

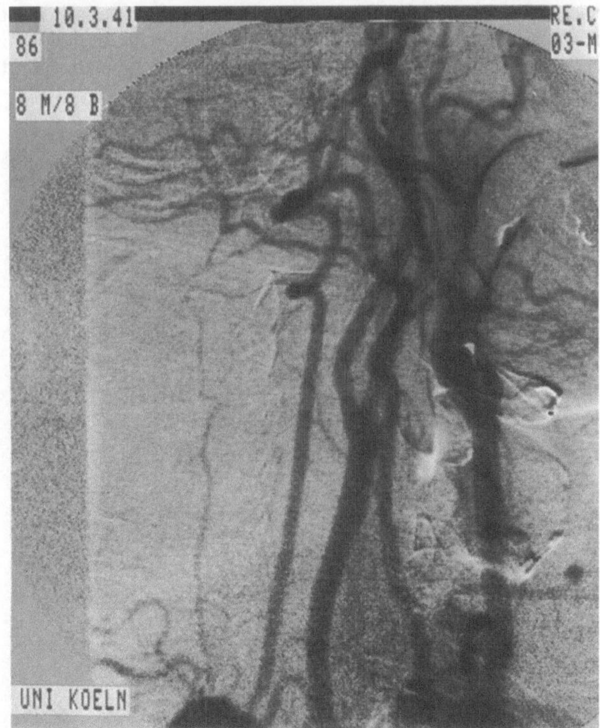

d

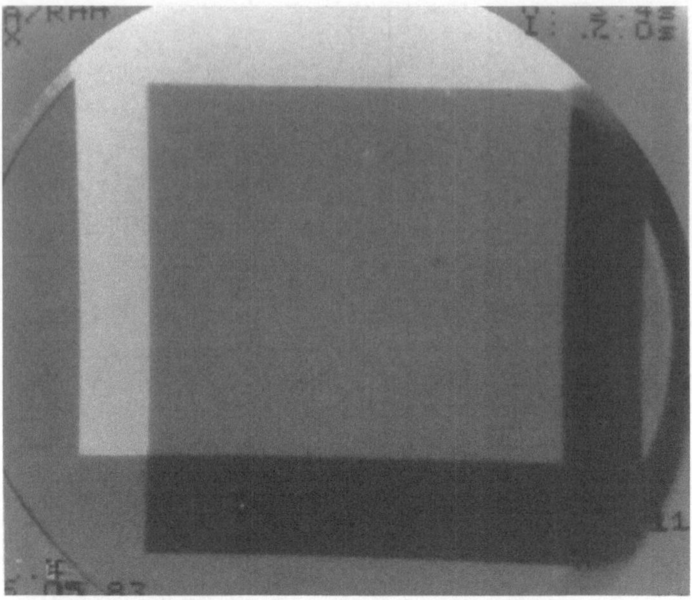

Abb. 16. Prinzip der Entstehung von Bewegungsartefakten.
Eine 10 mm starke Plexiglasplatte wird von links oben nach rechts unten diagonal durch das Bildfeld bewegt. Der Ort, an dem die Platte zum Zeitpunkt der „Maske" liegt, ist zum Zeitpunkt der
„Füllungsaufnahme" leer: Die Strahlenabsorption ist hier geringer geworden, der Bildteil
erscheint weiß. Der Ort, an dem die Platte nur zum Zeitpunkt der Füllungsaufnahme liegt,
erscheint schwarz: die Dichte ist höher, die Strahlenabsorption hat zugenommen. Bereiche, in
denen die Dichte abnimmt, werden weiß, Bereiche, in denen die Dichte zunimmt, schwarz dargestellt. Bei Schwarzweißumkehr tritt der entgegengesetzte Effekt ein

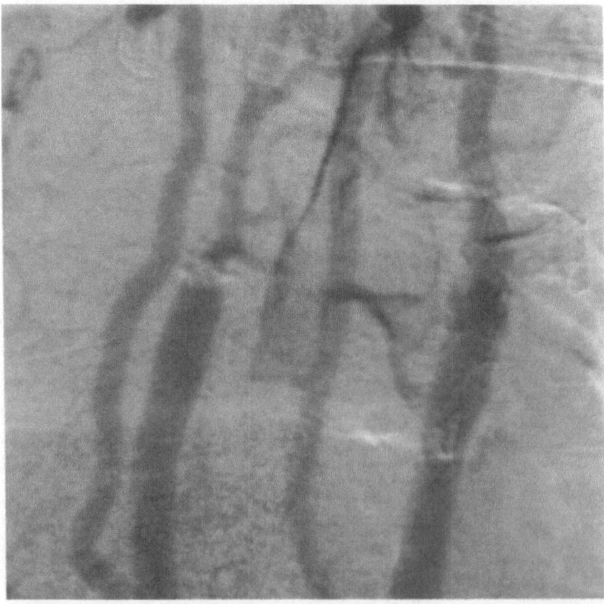

Abb. 17a

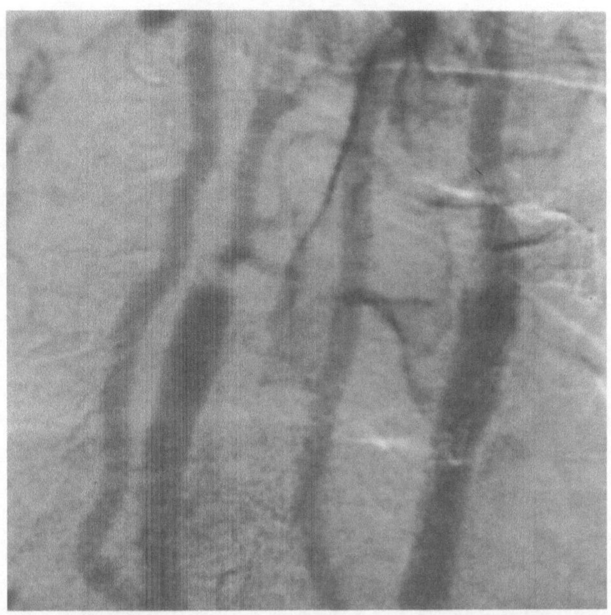

b

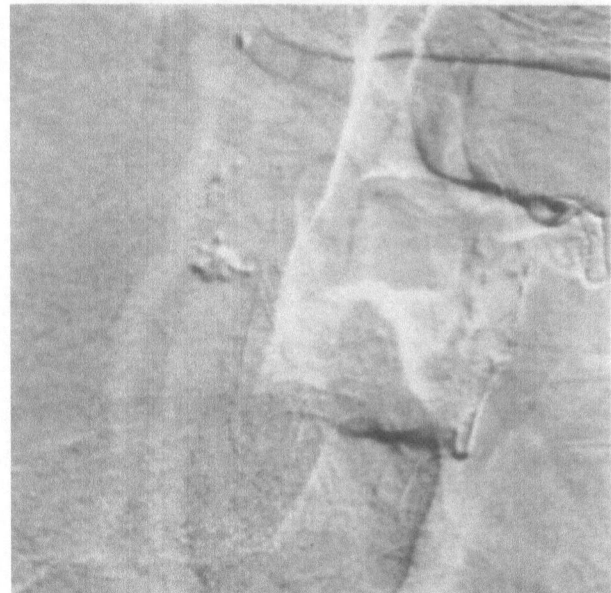

c

Abb. 17 a–c. Bildartefakt durch Kalk in einer Karotisgabelstenose.
I. v. DSA, 2 B/s, 10 μGy/B. Typische lineare Bewegungsartefakte durch pulssynchron bewegten Kalk in einer arteriosklerotischen Läsion (**a**). Kompletter Internaverschluß. Nach Wahl einer besser passenden Maske glatte Gefäßkonturen (**b**). Der Kalk absorbiert einen Teil der Strahlung und verdeckt das dahinter liegende Gefäßlumen: Stenosegrad nicht beurteilbar. Die grobscholligen, ausgedehnten Verkalkungen werden auf einer weitgehend kontrastmittelfreien Aufnahme (**c**) besser erkennbar. Durch EKG-Triggerung können derartige Pulsationsphänomene unterdrückt, mit Hybridsubtraktion nachträglich eliminiert werden

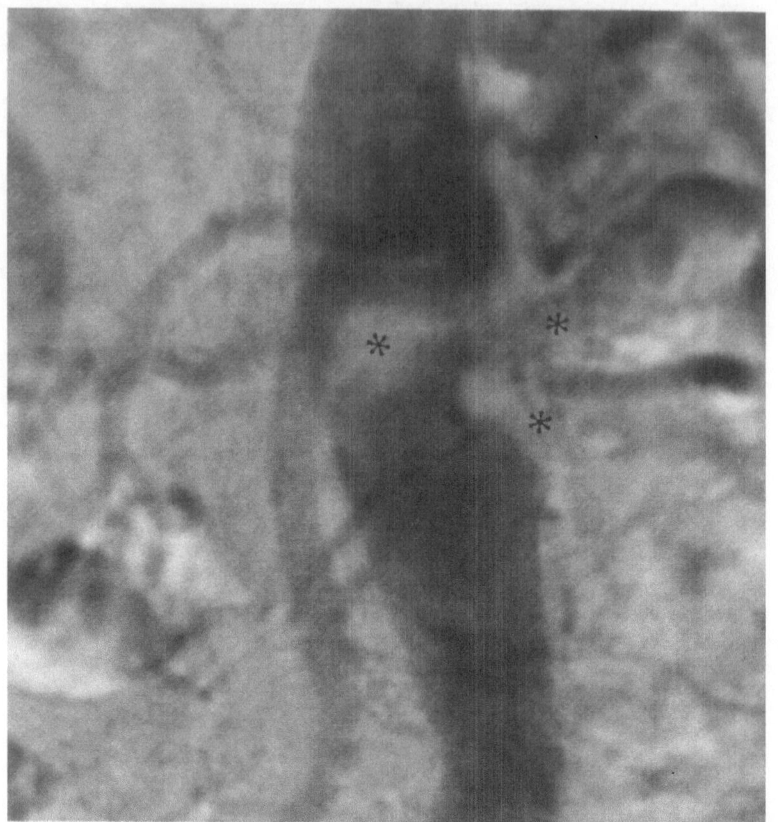

a

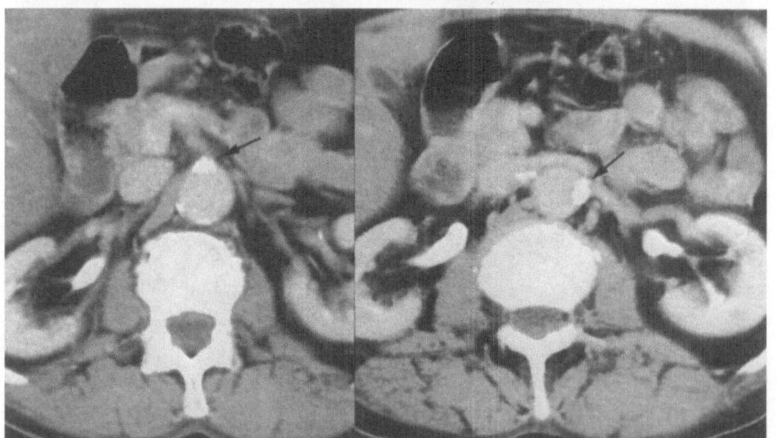

b

Abb. 18a, b.   Bildartefakt durch Kalk in der Wand der Aorta abdominalis.
I.v. DSA, 2 B/s, 8 μGy/B, 107 kVp. Bei geringem Jodkontrast im Gefäß wird das Bildsignal (a)
durch den Kalk in der vorderen Aortenwand unter dem Abgang der A. mesenterica superior und
seitlich neben dem Abgang der linken Nierenarterie (b: CT) ausgelöscht. Dadurch wird der
Abgang der linken Nierenarterie nicht beurteilbar. Der Störeinfluß durch verkalkte Plaques wird
geringer bei höherer Jodkonzentration und höherer Bilddosis

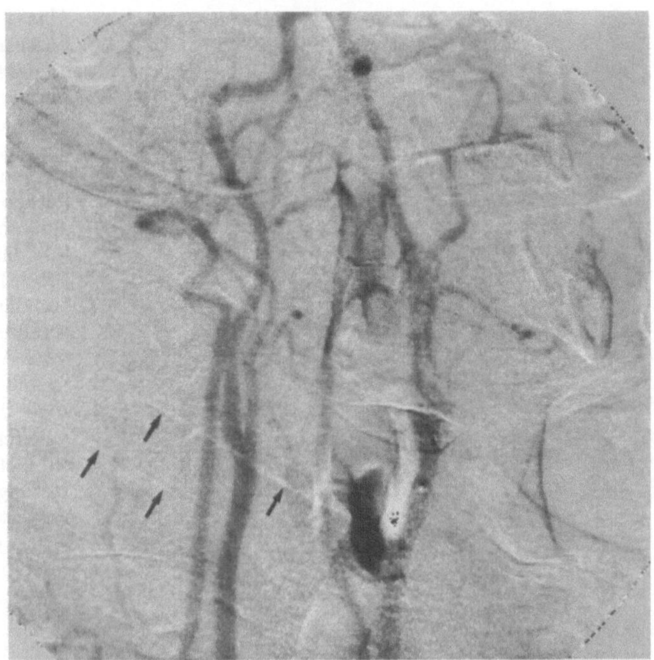

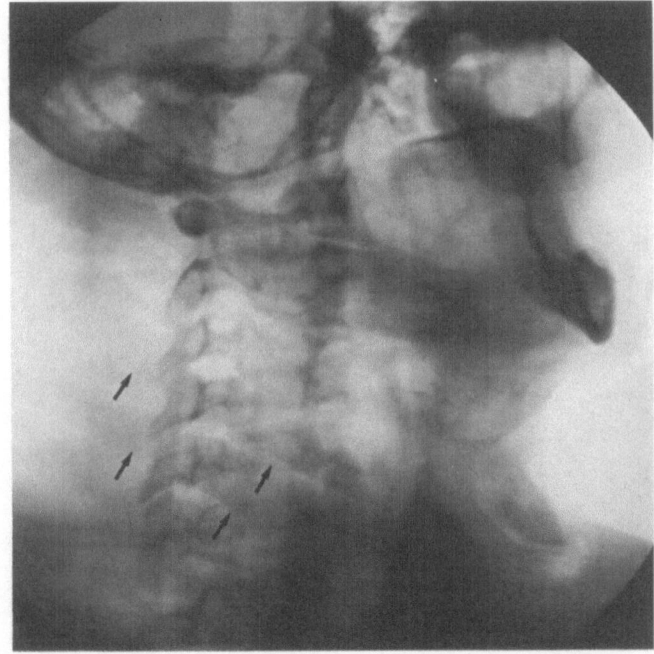

Abb. 19 a, b. Bildartefakt durch wechselnde Dichte des Objektes.
Zwei schräg das Bild durchsetzende Linien (**a**, →) entsprechen Hautfalten am Hals des Patienten
(Leerbild, **b** →). Außerdem typischer Artefakt durch komplexe Kehlkopfbewegung. Auf der
rechts angehobenen Serie ist die linke Karotisgabel überlagert und nicht beurteilbar. I.v. DSA

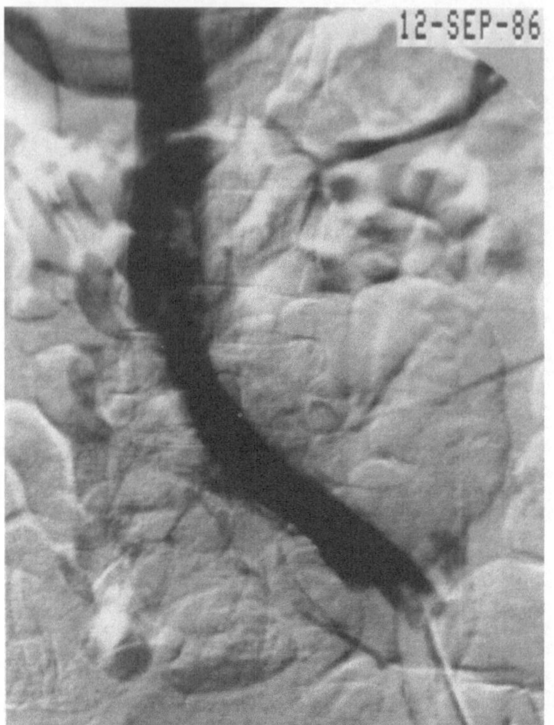

a

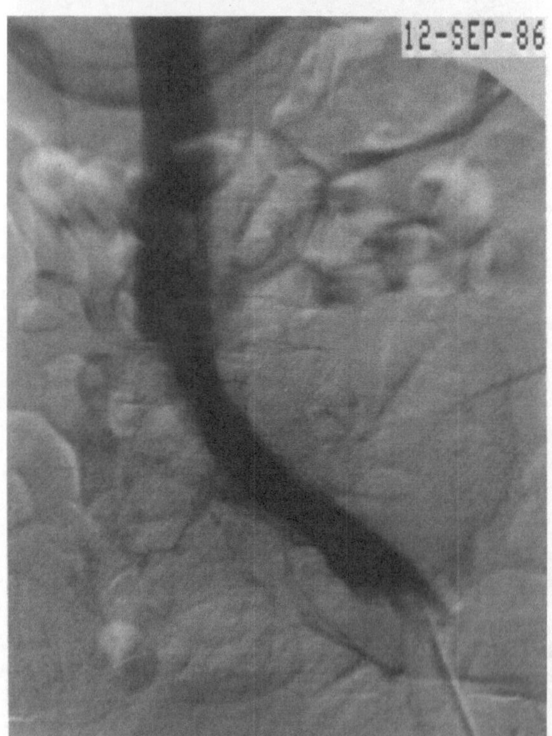

b

Abb. 20a, b. Bildnachverarbeitung: Elimination von Bewegungsartefakten durch Integration und Maskenwahl.
Digitale Subtraktionsphlebographie der linken Beckenstrombahn und unteren Hohlvene, rechtsseitige Beckenvenenthrombose. Direktpunktion links 300 mg J/ml, 25 ml KM, Handinjektion. 5 µGy/B, 2 B/s. Die nichtlinearen Beziehungsartefakte durch Darmgas können durch Pixel shift nicht beseitigt werden (**a**). Der hohe Kontrast erlaubt die Integration von 8 Maskenbildern über 4 s und Wahl eines weiteren Fensters (**b**): Bei schärferen Gefäßkonturen und geringerer Störung durch Darmgas kann ein Vorwachsen des Thrombus von rechts in die untere Hohlvene ausgeschlossen werden

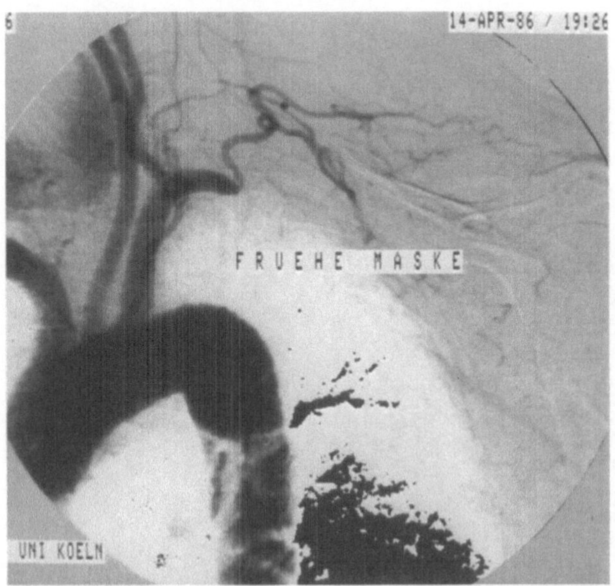

a

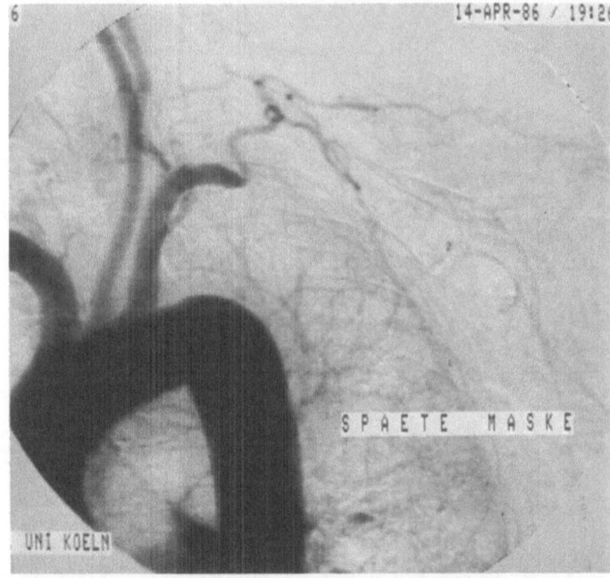

b

Abb. 21 a, b.   Bildnachverarbeitung: Elimination von Gefäßüberlagerungen durch Maskenwahl.
Embolischer Verschluß der linken A. subclavia. I. v. DSA 40 ml, 370 mg J/ml, 10 µGy/B, 2 B/s.
Bei Wahl einer frühen Maske (**a**) werden Aorta, Thoraxwand und Axilla durch Kontrastmittel in
der Lungenstrombahn überlagert. Bei später Maske (**b**) ist die Lunge kontrastmittelfrei. Die Aorta
ist überlagerungsfrei erkennbar, Kollateralgefäße an der Thoraxwand sind sichtbar, die Bewegungsartefakte durch die Skapulakanten sind geringer

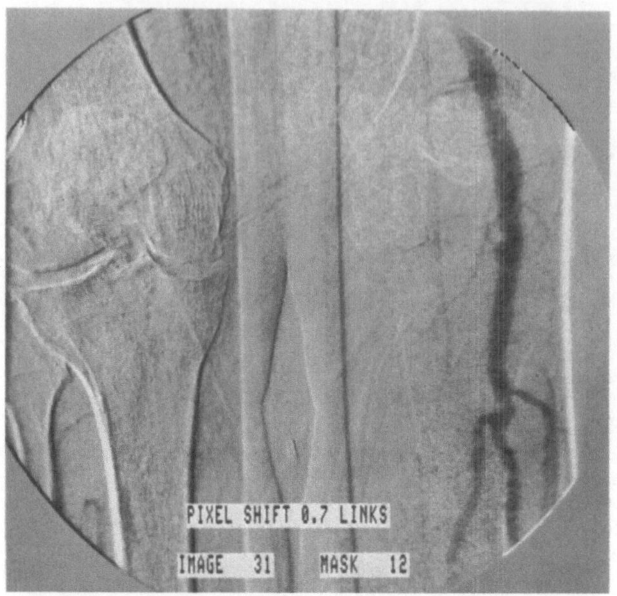

a

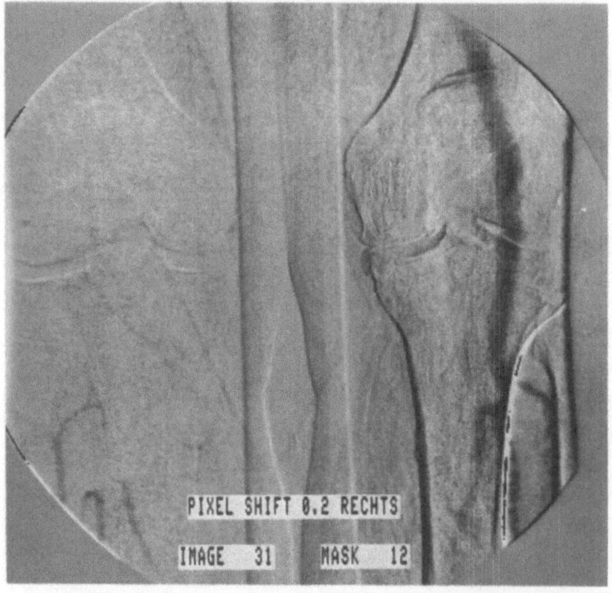

b

Abb. 22 a, b.   Bildnachverarbeitung: Elimination von Bewegungsartefakten durch Pixel shift.
I. v. DSA der Unterschenkel, 10 µGy/B, 1 B/s, 77 kVp. Akuter embolischer Verschluß der rechten A. poplitea. Links ektatische Form der Arteriosklerose. Die Artefakte durch Beinbewegungen während der Serie werden seitengetrennt eliminiert: Verschiebung der Maske um 0,7 Pixel nach links ermöglicht artefaktfreie Beurteilung der linken Trifurkation. (**a**). Verschiebung um 0,2 Pixel nach rechts zeigt deutlicher den Verschluß des rechten Truncus tibiofibularis mit freier Durchgängigkeit aller abgehenden 3 Unterschenkelarterien (**b**). Befund bei darauffolgender selektiver Katheterlyse bestätigt

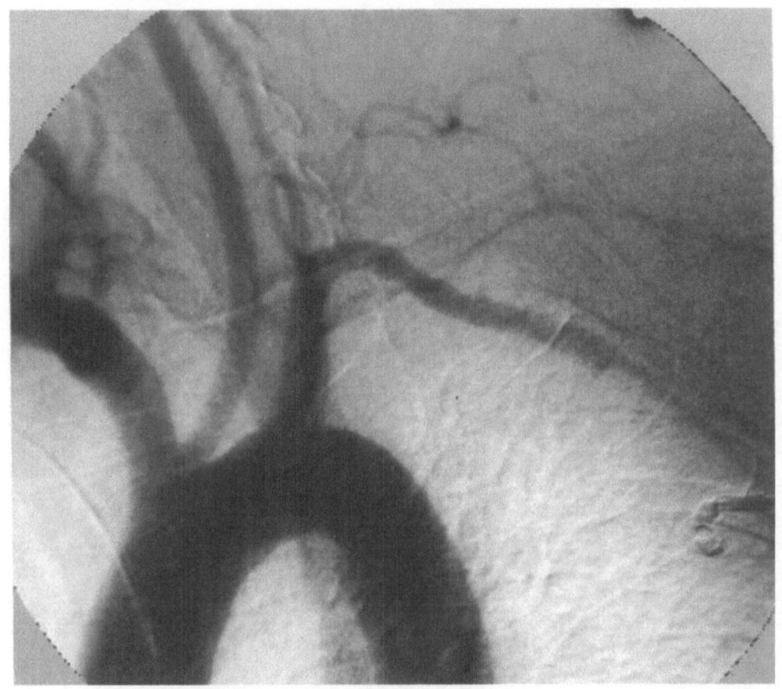

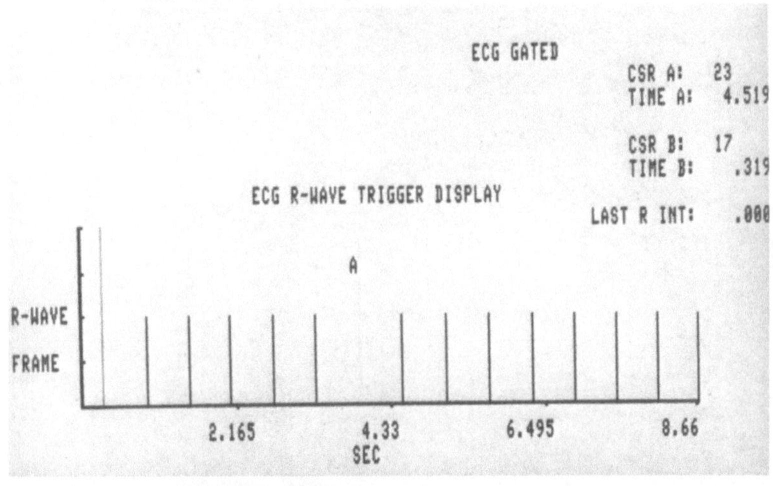

Abb. 23a. b. EKG-Triggerung, i. v. DSA des Aortenbogens.
Triggersignal ist die R-Zacke des EKG. Getriggert wird auf die T-Welle. Die Auslöseverzögerung („Delay") wird entsprechend der aktuellen Herzfrequenz gewählt. Aufnahmedaten: 25 cm BV, 2,5 µGy/Bild, 50 ms, 109 kVp, 512^2 Matrix. **a** Aortenbogen 30° LAO: Truncus brachiocephalico-bicarotidicus, Abgangsstenose der A. vertebralis dx., Verschluß der A. brachialis sin. Beachte die scharfen Gefäßkonturen. **b** Display mit zeitlicher Zuordnung der Aufnahmen und Anzeige der im gezeigten Bild (**a**) gewählten Masken- und Füllungsaufnahme (*A*)

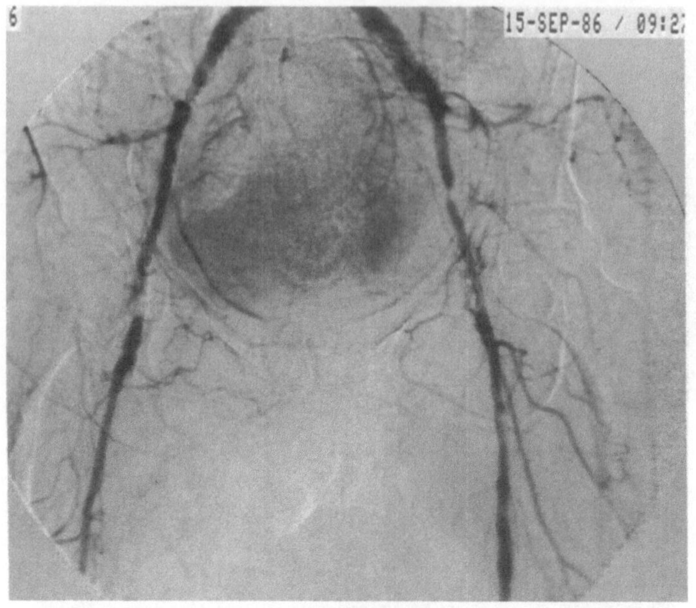

a

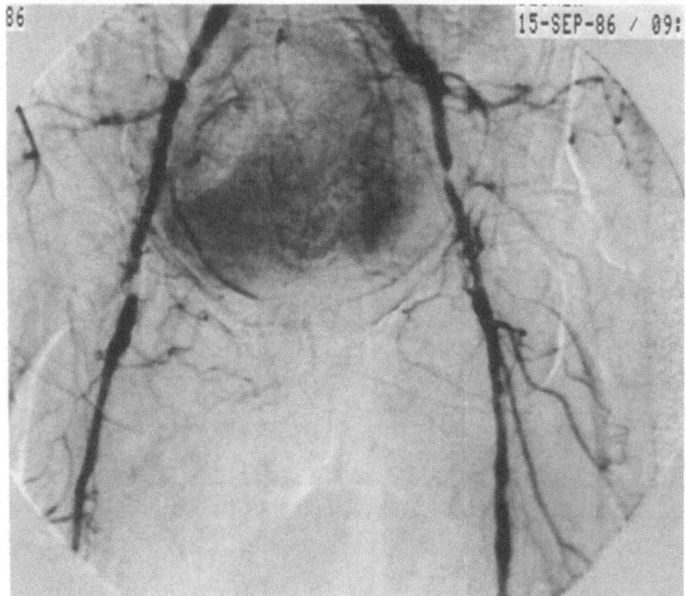

b

Abb. 24 a–h.   Bildnachverarbeitung: Filterung (Siemens Digitron 2).
a I.v. DSA des Beckens, 10 µGy/B, 2 B/s, Stenose der A. iliaca externa sinistra. Konventionelle
Subtraktion.   **b** Effekt der Tiefpaßfilterung: „Smooth 2". Nach Glättung sind die Gefäßkonturen
verschwommener. Kleinere Gefäße sind schlechter abgrenzbar. Eindruck des „unscharfen" Bildes.   **c** Effekt einer geringen Hochpaßfilterung („edge enhancement 1"): Kanten- und Konturbe-
tonung. Die Stenose hebt sich schärfer ab, kleinere Gefäße treten deutlicher hervor. Zunahme des
hochfrequenten Hintergrundrauschens.   **d** Effekt einer stärkeren Hochpaßfilterung („edge enhancement 2"): deutlichere Hervorhebung der Gefäßdetails. Die Zunahme des Hintergrundrauschens
bewirkt ein „körniges" Bild. Auch die Knochenkanten werden betont: Bewegungsartefakte werden deutlicher.

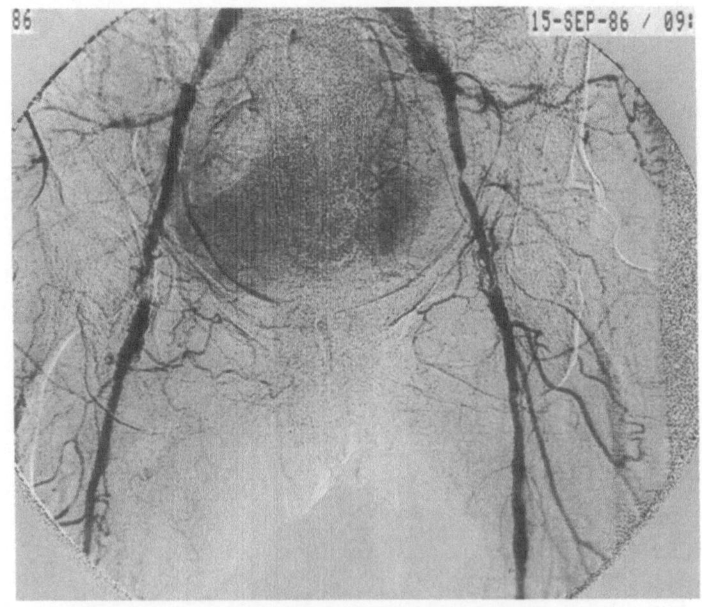

c

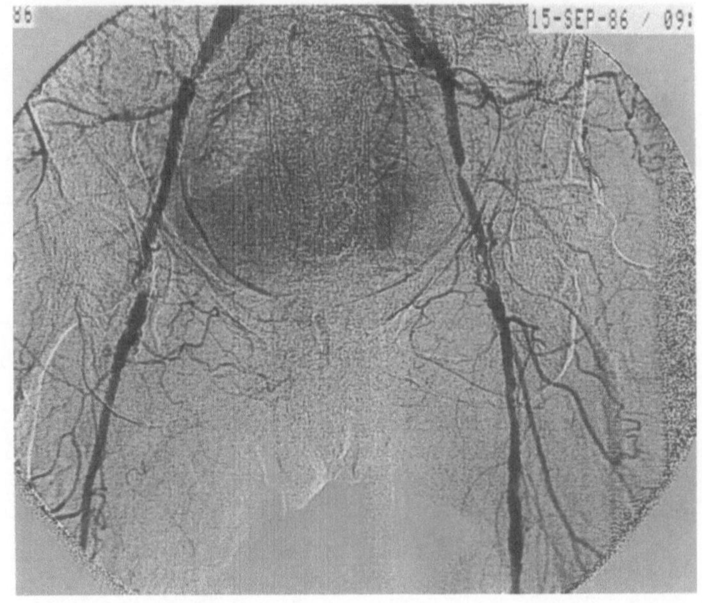

d

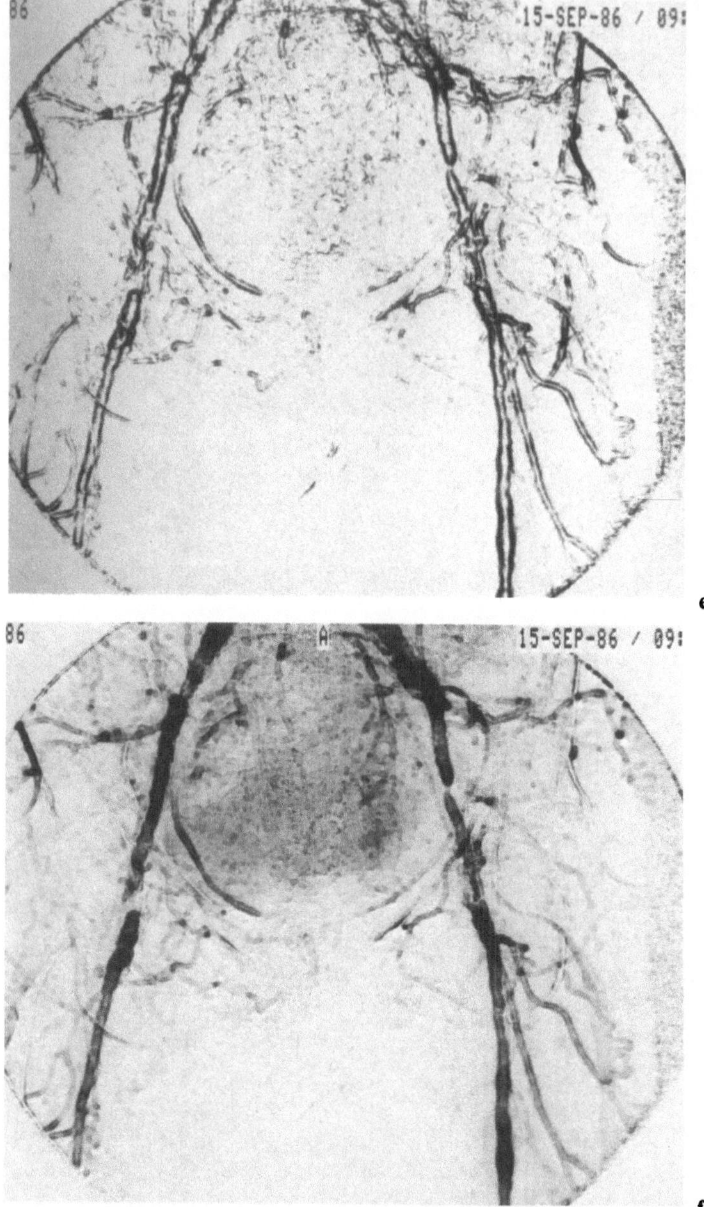

Abb. 24. e Effekt der Gradientenfilterung: („edge gradient"): Je stärker der Dichteanstieg zwischen benachbarten Pixeln ist, desto dunkler und breiter wird die Kontur. Pixel mit gleicher oder annähernd gleicher Dichte werden weiß dargestellt. Das Ergebnis ist ein Konturbild der größeren Gefäße, kleinere Gefäße werden unterdrückt. Die Stenose ist gut erkennbar. Bewegungsartefakte, insbesondere Knochenkanten, werden stark hervorgehoben. **f** Mischbild: 67% Standardbild (**a**), 33% Konturbild (**e**). **g** Mischbild: 50% Standardbild (**a**), 50% hochpaßgefiltertes Bild (**d**). **h** Mischbild: 50% hochpaßgefiltertes Bild (**d**), 25% Konturbild (**e**), 25% Standardbild (**a**). Gering hochpaßgefilterte Bilder verdeutlichen kleine Gefäßdetails, geben aber keine über das Standardbild hinausgehenden grundsätzlich neuen Informationen. Durch Mischen ist meist kein diagnostischer Zugewinn zu erzielen.

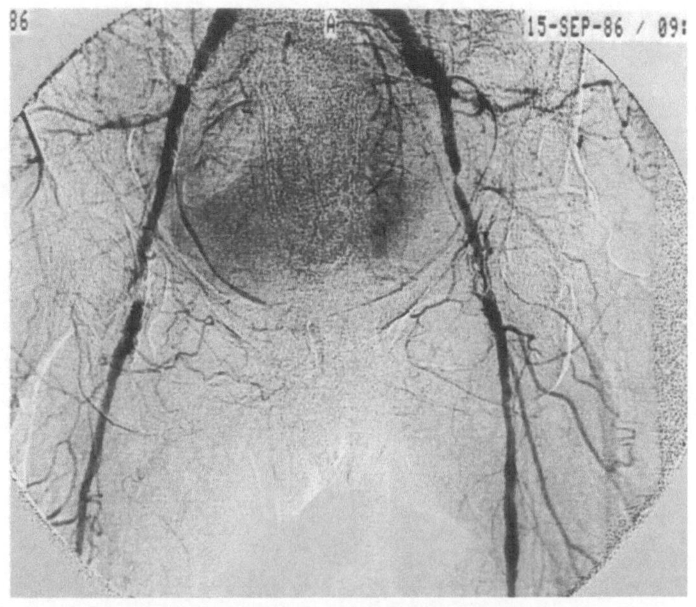

g

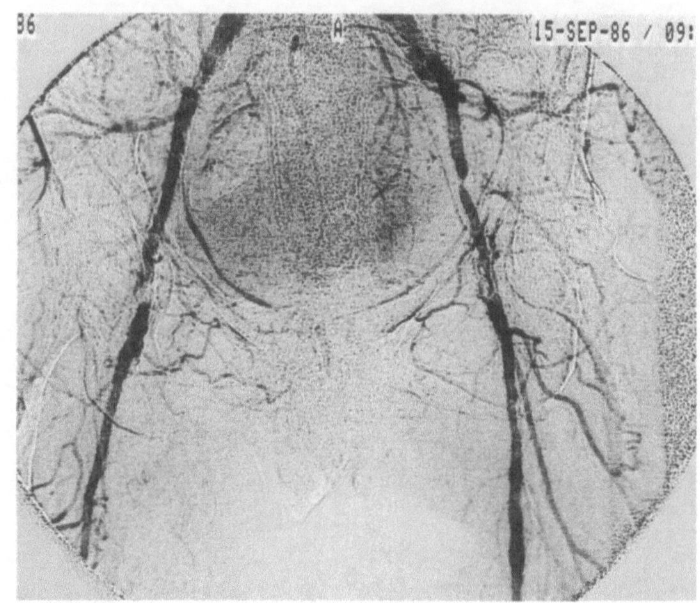

h

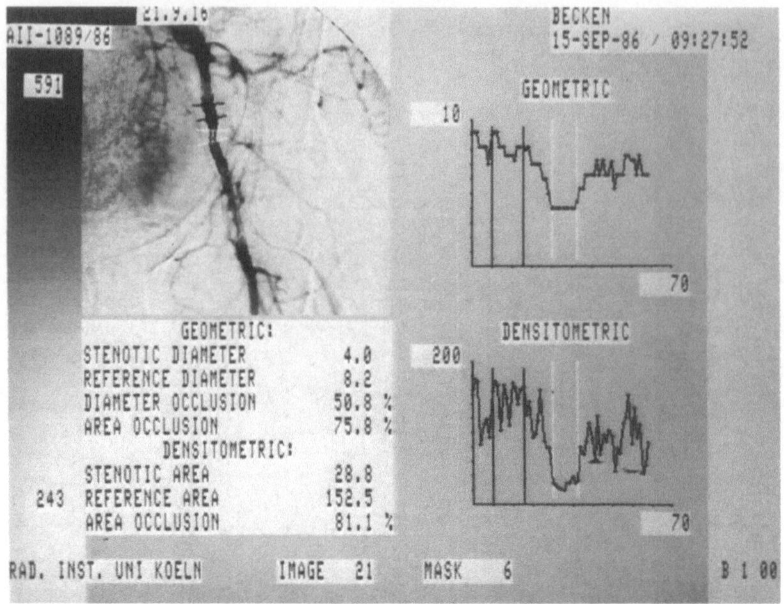

a

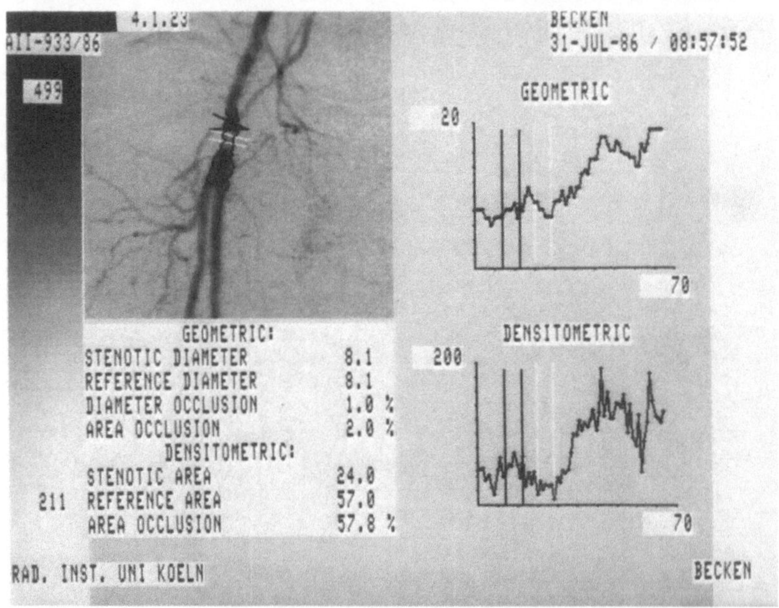

b

Abb. 25 a, b.   Stenosegradberechnung.
a Hochgradige Stenose der A. iliaca communis sinistra, vom Aspekt als 70- bis 90%ig eingeschätzt. Übereinstimmende Bewertung mit geometrischer (75,8%) und densitometrischer (81,1%) Methode.   **b** Gabelnahe, exzentrische Stenose der A. femoralis communis dextra. Im a. p. Strahlengang keine stärkere Einengung, jedoch umschriebene Dichteabnahme. Exakte visuelle Schätzung nicht möglich, vermutlich um 50%. Nach der geometrischen Methode keine Stenose (2%), nach videodensitometrischer Methode 57,8%. Insbesondere bei exzentrischen Stenosen ergänzen sich die geometrische und videodensitometrische Stenosegradbestimmung

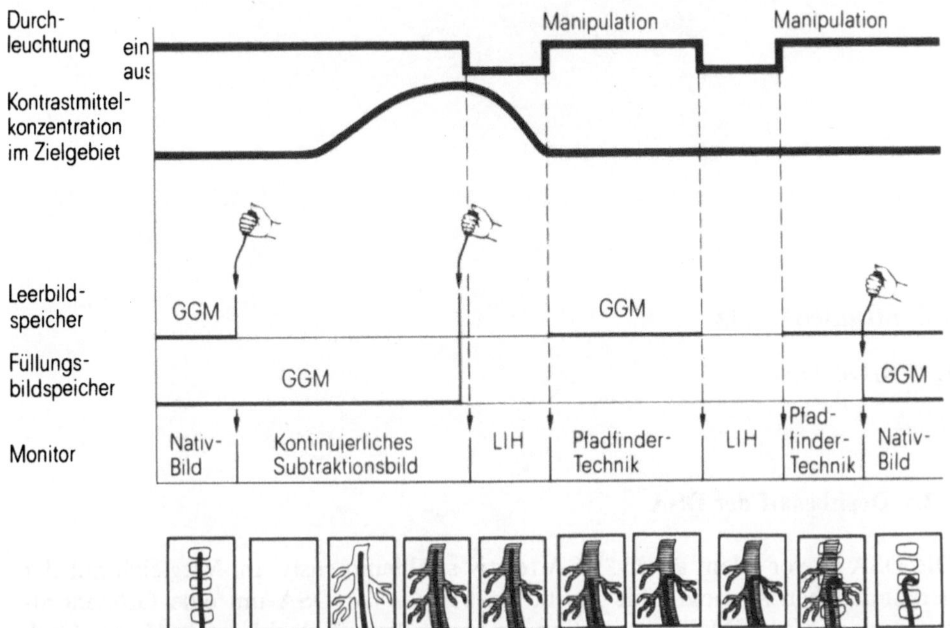

GGM Gleitend gewichtete Mittelwertbildung
LIH   Halten des letzten Subtraktionsbildes   (last image hold)

Abb. 26. Pfadfindertechnik.
Prinzip des sog. „road mapping" zur Erleichterung der selektiven und supraselektiven Katheterplazierung bei der i.a. DSA und interventionellen Radiologie

1.2 Strahlenschutz

K. F. R. Neufang

1.2.1 Dosisbedarf der DSA

Die DSA ist vor allem als i.v. DSA relativ strahlenintensiv. Im Vergleich mit der herkömmlichen Angiographie macht die bei der i.v. DSA um eine Größenordnung niedrigere KM-Konzentration im arteriellen Zielgebiet (10–15 mg J/ml, gegenüber 100–150 mg J/ml beim arteriellen Vorgehen) gemäß der zentralen Gleichung (s.S.3) entsprechend höhere Strahlendosen erforderlich.
Typische Dosiswerte am Bildverstärkereingang hinter Raster sind für die i.v. DSA 5–20 µGy/B (Pulsbetrieb), bzw. 10–20 µGy/s (kontinuierlicher Betrieb).
Bei der i.a. DSA, der digitalen Subtraktionsphlebographie und der direkten Shuntdarstellung (s.S.315ff. und 332ff.) genügen in Abhängigkeit von der jeweils im Gefäß erzielbaren KM-Konzentration und der Gefäßgröße geringere Strahlendosen von etwa 1–2 µGy/B. Zur Darstellung kleinerer oder aufgrund ihrer Entfernung vom Injektionsort nur schwach kontrastierter Gefäße wird aber auch bei der i.a. DSA eine der i.v. DSA vergleichbar hohe Bilddosis erforderlich.

1.2.2 Strahlenexposition des Patienten

Die Oberflächendosis auf der Strahleneintrittsseite wird als Energiedosis (Einheit: Gy) z.B. mit Ionisationskammer oder Thermolumineszenzdosimetern (TLD) gemessen. Eine spezielle Dosisgröße ist das Flächendosisprodukt (Einheit $Gy \times m^2$). Typische Oberflächendosen an der Eintrittsseite sind 50–150 mGy/Aufnahmeserie.

Merke: Die an der Körperoberfläche gemessenen Strahlendosen sind bei der i.v. DSA bis zu etwa 10mal höher als bei der konventionellen Angiographie und abhängig von Geräte- und Patienteneigenschaften. Hauptursache hierfür ist die größere Zahl von Aufnahmen.

Bei der zerebralen DSA kann die Dosis an der Augenlinse im a.p.-Strahlengang bis zu 10 mSv/B betragen.

Die Strahlenexposition steigt mit zunehmendem Körperdurchmesser an. Im Abdomen ist auf etwa je 3 cm Patientendurchmesser mit einer Verdopplung der Eintrittsdosis zu rechnen.

Merke: Bei der abdominellen DSA unbedingt mechanische Kompression zur Verringerung des Körperdurchmessers anwenden.

Die Strahlenexposition des Patienten nimmt außerdem zu

- mit abnehmender Röhrenspannung,
- bei größerer Bildmatrix,
- bei elektronischer Verkleinerung des Bildverstärkereingangsfeldes („Zoomen"),
- bei spektralen Subtraktionsverfahren,
- bei Verkleinerung der Blendenöffnung an der Fernsehkamera,
- bei verschiedenen Verfahren zum Auslesen des Fernsehsignals (das Interlaced read-out ist strahlenintensiver als das Progressive read-out)

Die Strahlenexposition hängt außerdem ab von der Betriebsart. Je nach gewählter Bildrate ist die Strahlenexposition bei gepulstem Betrieb niedriger oder höher als bei kontinuierlichem Betrieb. Bei etwa 3 B/s im gepulsten Betrieb und einer Bildintegration zu einer resultierenden Belichtungszeit von 320 ms/B im kontinuierlichen Betrieb sind die bei einem vorgegebenen Signal-Rausch-Verhältnis für beide Betriebsarten benötigten Strahlendosen etwa gleich hoch.

Merke: Die größere Flexibilität der im gepulsten Betrieb arbeitenden DSA-Anlagen ermöglicht bei Bildfolgen unter 3 B/s eine Dosisersparnis gegenüber einem kontinuierlichen Betrieb ohne Einbuße an Bildqualität.

Andererseits können beim kontinuierlichen Betrieb aus einer Durchleuchtungsszene durch entsprechende Integration von Teilbildern mehr als 3 B/s ausgelesen werden: die höhere zeitliche Auflösung ohne Erhöhung der Strahlenexposition kommt besonders der kardialen und der i.a. DSA zugute.

Organdosen können nur mit anthrophomorphen Phantomen (z.B. Alderson-Rando-Phantom) experimentell bestimmt werden. Begriffe wie der „somatische Dosisindex" oder die „effektive Dosis" erlauben eine Abschätzung des „Strahlenrisikos", indem sie „kritische" Organdosen mit empirisch gewonnenen, geschlechtsspezifischen Risikofaktoren für die Induktion solider Tumoren und Leukosen bewerten und zu einer gemeinsamen, vergleichbaren Größe zusammenzufassen. Bei kleinen Strahlendosen wie sie bei der radiologischen Diagnostik auftreten sind diese Werte aber mit relativ großen Fehlern behaftet, so daß ihre Aussagefähigkeit umstritten ist.

„Kritische" Organe in diesem Sinne sind das aktive rote Knochenmark, Lungengewebe, Schilddrüsengewebe, weibliches Brustdrüsengewebe und Gonadengewebe. Das somatische „Strahlenrisiko" wird geschlechtsspezifisch bei Frauen für

die Brust- und Schilddrüse, bei Männern für das rote Knochenmark höher eingeschätzt.

Die Größenordnung des somatischen „Strahlenrisikos" hängt auch vom Strahlengang in bezug auf die Lage risikorelevanter Organe ab.

Abschätzungen des somatischen „Strahlenrisikos" der DSA über den somatischen
Dosisindex ergeben im Vergleich mit anderen Röntgenuntersuchungen ein unein-
heitliches Bild. Je nach untersuchter Region, Strahlengang und Geschlecht kann
der somatische Dosisindex bei der DSA höher, vergleichbar oder niedriger sein als
bei entsprechenden konventionellen Angiographien.

> *Merke:* Ein relativ hoher somatischer Dosisindex resultiert bei
> - der Nieren-DSA im p.a.-Strahlengang beim Mann,
> - der Herz-DSA im p.a.-Strahlengang beim Mann,
> - der DSA der Kopf-Hals-Gefäße.
>
> Diese Werte sind aber niedriger als beispielsweise bei EKG-getriggerten thora-
> kalen Computertomographien und herkömmlichen Koronarangiographien.

Die genetische Strahlenexposition ist sehr gering, wenn die Keimdrüsen nicht im
Primärstrahlengang liegen.

1.2.3 Strahlenschutz des Patienten

Ausschluß nichtindizierter Untersuchungen

Insbesondere sind bei der i.v. DSA zu beachten:

- Überprüfung der Indikation zur DSA: kann die Fragestellung überhaupt mit
  i.v. DSA beantwortet werden?
- Ausschluß primär ungeeigneter Patienten: Kooperationsfähigkeit (Sprache!),
  Alter, Adipositas, Herz-, Kreislauf-, Lungen- und Nierenerkrankungen (manifeste Koronar- oder Linksherzinsuffizienz, Herzfehler, kürzliche Herzdekompen-
  sation, gehäufte Angina-pectoris-Anfälle, chronisches Cor pulmonale, Dehydratation, erhöhte Retentionswerte).

Optimale Untersuchungsqualität

Ziel: Wiederholung von Gesamtuntersuchungen oder einzelnen Bildserien vermei-
    den.

Möglichst viele der folgenden Voraussetzungen sollten erfüllt sein: kooperierender
Patient, kompakter KM-Bolus bei der i.v. DSA (zentralvenöse Injektionstechnik!),
gute zeitliche Abstimmung zwischen der KM-Injektion und dem Beginn der Aufnahmeserie, erforderlichenfalls EKG-Triggerung, Pixel shift.

Verringerung der Aufnahmezahl pro Serie

Merke: Da bei gegebener KM-Konzentration im darzustellenden Gefäß die für ein bestimmtes Signal-Rausch-Verhältnis benötigte Strahlendosis pro Bild weitgehend festliegt, ist eine Verringerung der Strahlenexposition bei der i.v. DSA ohne Qualitätseinbußen im wesentlichen nur durch eine Verringerung der Aufnahmezahl möglich.

Vermeiden unnötiger Bildserien durch individuell angepaßte, „maßgeschneiderte" Untersuchungstechnik.
Gutes „Timing" von Kontrastmittelinjektion und Auslösung der Bildserie (Kreislaufzeit! Entfernung vom Injektionsort!)

Verringerung des Patientendurchmessers

- Abdominelle Kompression,
- stärker als 20° angulierte Serien im Abdomen streng indizieren, relativ selten erforderlich.

Verringerung der Feldgröße

- Bildausschnitt nicht größer als erforderlich wählen,
- streng auf kaudale Feldbegrenzung im Abdomen achten (Gonaden!),
- „Zooming" nur gezielt und bevorzugt bei schlanken Patienten einsetzen.

Berücksichtigung der Lage risikorelevanter Organe

Merke: Obwohl Einschränkungen in den Projektionsmöglichkeiten häufig einer konsequenten Berücksichtigung der risikorelevanten Organe entgegenstehen, sollte ein diese „kritischen" Organe entlastender Strahlengang gewählt werden, sofern dies untersuchungstechnisch möglich ist.

1.2.4 Strahlenexposition des Untersuchers

Die Strahlenexposition des Untersuchers hängt ab von

- der Systemkonfiguration: bei fest eingebauten Untertischröhren ist der Untersucher durch die stärkere Abschirmung geringer exponiert als bei frei beweglichen Aufnahmesystemen („C"-Bogen, „L-C"-Arm),

Beachte: Bei angulierten Serien mit „L-C-Arm"-Konfiguration kann das Nutzstrahlbündel auf den Untersucher gerichtet sein.

– den Aufnahmeparametern: Zahl der Bilder, Röhrenspannung, mAs-Produkt bzw. Bilddosis,
– dem Standort des Untersuchers: Zur besseren Patientenführung und damit zur Artefaktreduktion ist häufig die Anwesenheit des Untersuchers im Raum wünschenswert,

Merke: Es gilt das Abstandsquadratgesetz: „Abstand halten ist der beste Strahlenschutz"

– der Zahl der Untersuchungen pro Tag bzw. pro Jahr: Messungen am Untersucher lassen unter typischen Arbeitsbedingungen (8 Untersuchungen pro Tag, 220 Arbeitstage im Jahr, 1 m neben dem Strahler, „L-C"-Arm) eine jährliche Strahlenexposition von bis zu 50 mSv/a erwarten. Damit kann der in der Röntgenverordnung festgelegte Grenzwert erreicht werden. Die zulässige Linsendosis von 50 mSv/a kann unter ungünstigen Bedingungen ebenfalls erreicht werden.

Strahlenschutzmaßnahmen

– Gegebenenfalls zusätzliche ortsfeste Strahlenschutzeinrichtungen („Dauereinrichtungen"),
– Abstandsquadratgesetz beachten, Möglichkeit der Fernauslösung prüfen,
– erforderlichenfalls Bleiglasbrille tragen.

Literatur

Brody WR (1984) Digital radiography. Raven, New York
Busch HP, Strauss LG (1987) Comparison of performance characteristics of different DSA-installations. Eur J Radiol 7: 56–59
Busch HP, Strauss LG, Freimarck RD (1984) Messung der Abbildungseigenschaften von DSA-Anlagen. RöFo 141: 92–96
DIN 6813 Strahlenschutzzubehör bei medizinischer Anwendung von Röntgenstrahlen bis 300 kV
Ewen K, Lackner K, Fischer P (1983) Das somatische Strahlenrisiko bei Herzuntersuchungen mit der digitalen Angiographie und der EKG-getriggerten Computertomographie. RöFo 139: 440–443
Foley WD, Milde MD (1985) Intra-arterial digital subtraction angiography. Radiol Clin North Am 23: 293–319
Hynes DM, Gershater R, Edmonds EW et al. (1984) Radiation dose implications of digital angiographic systems. AJR 143: 307–312
Langer M, Golde G, Fiegler W et al. (1984) Strahlenbelastung des Untersuchers bei der digitalen Subtraktionsangiographie im Continuous-mode-Verfahren. RöFo 141: 544–545

Neufang KFR, Ewen K (1983) Die Strahlenexposition bei der digitalen Subtranktionsangiographie (DSA) der Nieren und des Aortenbogens. RöFo 139: 300–303

Neufang KFR, Ewen K (1986) Somatic and genetic radiation exposure of the patient in digital subtraction angiography (DSA). Eur J Radiol 6: 222–225

Neufang KFR, Schmitt B, Ewen K et al. (1985) Messungen zur Strahlenexposition des Patienten bei der indirekten transvenösen digitalen Subtraktionsangiographie – Vergleich von Pulsemode- und continuous-mode-Betrieb. Röntgenpraxis 38: 206–208

Plunkett MB, Gray JE, Kispert DB (1986) Radiation exposure from conventional and digital subtraction angiography of cerebral vessels. AJNR 7: 665–668

Seyferth W, Zeitler E (1985) Klinische Anwendung von Geräten zur digitalen Subtraktionsangiographie. Angiotron und Digitron (Siemens). In: Riemann HE, Kollath J (Hrsg) Digitale Radiographie. Schnetztor, Konstanz

Verordnung über den Schutz vor Schäden durch Röntgenstrahlen (RöV). Bundesgesetzblatt Teil I, 114–133 (1987)

Zeitler E, Schmidt T (1987) Strahlenexposition bei der Digitalen Subtraktionsangiographie. Springer, Berlin Heidelberg New York London Paris Tokyo

2 Untersuchungstechnik

2.1 Grundlagen und Technik der venösen Kontrastmittelinjektion bei der i. v. DSA

K. F. R. NEUFANG, D. BEYER

2.1.1 Eigenschaften des Kontrastmittelbolus

Der nach intravenöser Injektion erzielte arterielle KM-Bolus läßt sich videodensitometrisch als Zeit-Dichte-Kurve erfassen und in Analogie zu einer Farbstoffverdünnungskurve beschreiben. Ideal ist ein kompakter Bolus mit

- hoher maximaler KM-Konzentration (Gipfelhöhe),
- raschem An- und Abfluten des KM (schmaler Bolus, frühes KM-Maximum)
- kurzer Passagezeit, d. h. rasch nach der intravenösen Injektion erreichtem Maximum (Abb. 27).

Hauptziel ist eine hohe maximale KM-Konzentration im arteriellen Bolus (hoher Gipfel).

- Die Kontrastauflösung der DSA nimmt linear mit der KM-Konzentration zu.
- Bei höheren KM-Konzentrationen kann evtl. die Strahlendosis reduziert werden: „zentrale Gleichung der DSA" (S. 3),
- Artefakte aller Art sind bei höherer KM-Konzentration leichter zu kompensieren.

Merke: Die nach intravenöser Injektion erzielbare maximale arterielle KM-Konzentration liegt bei 7–17, im Mittel bei 10–15 mg J/ml. Bei selektiver intraarterieller Injektion werden bei Einsatz einer KM-Konzentration von 300 mg J/ml je nach Fluß im injizierten Gefäß, Katheterlage bzw. Entfernung vom Injektionsort im arteriellen Zielgebiet zwischen 50 und 200 mg J/ml erreicht.
Die arterielle KM-Konzentration beträgt bei der i. v. DSA selbst bei guter Injektionstechnik und unter günstigen Herz-Kreislauf-Bedingungen nur etwa 5% der bei selektiver intraarterieller Injektion erzielbaren Werte.

Hauptursache für die geringe arterielle KM-Konzentration bei der i. v. DSA sind Verdünnungseffekte:

- auf der venösen Seite,
- im Lungenkreislauf,
- auf der arteriellen Seite.

Andererseits ist die Kontrastauflösung der DSA etwa 10mal größer als bei konventioneller Filmtechnik. Die verbleibende Differenz wird bei der i.v. DSA durch eine höhere Strahlendosis ausgeglichen.

Der arterielle KM-Bolus sollte außerdem möglichst schmal sein: je schmäler der KM-Bolus ist, desto näher können KM-freie Maske und das den maximalen Kontrast enthaltende Füllungsbild beieinander liegen. Damit nimmt die Wahrscheinlichkeit von zwischenzeitlich ablaufenden Bewegungen ab, und die Wahrscheinlichkeit der Paßgenauigkeit zu.

2.1.2 Variable des KM-Bolus

Die Eigenschaften des nach intravenöser Injektion erzielten arteriellen KM-Bolus werden bestimmt durch physiologische und technische Variablen, wobei die physiologischen Variablen wenig oder nicht beeinflußbar sind und von der verbleibenden kardiopulmonalen Leistungsreserve des Patienten abhängen, während die technischen Variablen gesteuert werden können (Tabelle 2). Technische Variablen haben unterschiedliche Einflüsse auf die charakteristischen Parameter der Boluskurve (Tabelle 3).

Merke: Die praktisch wichtigsten, da beeinflußbaren Variablen des arteriellen KM-Bolus sind:
- das Verdünnungsvolumen,
- die pro Bolus injizierte Jodmenge als Produkt aus Jodkonzentration und Injektionsvolumen,
- die Injektionsrate,
- die Herzleistung.

Tabelle 2.   Variable des arteriellen KM-Bolus bei der i.v. DSA.

Physiologische Variable	
Nicht beeinflußbar	– Lungengefäßbett
Wenig, evtl. längerfristig pharmakologisch beeinflußbar	– zentrales Blutvolumen, – Lungenwasser
Evtl. kurzfristig pharmakologisch beeinflußbar	– Herzfrequenz – Herzzeitvolumen
Technische Variable	
Gut steuerbar	– Injektionsort – KM-Art – KM-Konzentration – KM-Volumen – Injektionsgeschwindigkeit – EKG-Triggerung

Tabelle 3. Eigenschaften der arteriellen Kontrastmittelboluskurve in Abhängigkeit von technischen und physiologischen Variablen (Literaturangaben)

Kriterien der arteriellen Kontrastmittel-Boluskurve	Variable KM-Menge ↑	KM-Injektionsrate ↑	KM-Konzentration ↑	HZV ↑ HF ↑	Zentrales Blutvolumen ↑
Gipfelhöhe	↑	↑[a]	↑	↑	↓
Gipfelbreite	–	↓	–	↓	↑
Gipfelzeit	↑	↓[a]	↑↓[b]	↓	–
Anstiegswinkel	–	↑	↑	–	–

[a] Gilt nur bei zentralvenöser Injektion, bei periphervenöser Injektion bei Flußraten von über 8 bzw. 12 ml/s kein Effekt mehr nachweisbar.

[b] Uneinheitlich: Entweder kein Einfluß oder ↑, wenn Osmolarität ↑ bzw. über 300 mg J/ml.

– Keine sicheren experimentellen Daten.

Verdünnungsvolumen und Injektionsort

Das Verdünnungsvolumen ist das gesamte Blutvolumen zwischen Injektionsort und Zielgefäß.

Merke: Je kleiner das Verdünnungsvolumen ist, desto „besser" ist der arterielle Bolus. Die Darstellung peripherer und kleiner Gefäße erfordert die zentralvenöse Injektion, da auf diese Weise das Verdünnungsvolumen verkleinert und der Kontrast im Zielgebiet erhöht wird.

Das *venöse Verdünnungsvolumen* wird am besten durch einen möglichst weit zentral gelegenen Injektionsort verkleinert. Ideal ist die Injektion in den rechten Vorhof, beziehungsweise in die herznahe obere oder untere Hohlvene. Damit nähert sich das Verdünnungsvolumen dem zentralen Blutvolumen. Das *arterielle Verdünnungsvolumen* ist durch die Entfernung des Zielgefäßes vom linken Herzen vorgegeben und nicht beeinflußbar.

Das Verdünnungsvolumen *erhöht* sich, wenn der Patient herzinsuffizient oder überwässert ist und damit das zentrale Blutvolumen zunimmt.

Hyperosmolare Kontrastmittel binden bei der Lungenpassage akut Wasser und verdünnen sich selbst.

Merke: Die maximale arterielle KM-Konzentration beträgt nach periphervenöser Injektion nur 50–60%, nach Injektion in die obere Hohlvene nur 85% der bei Injektion in den rechten Vorhof erzielbaren Werte.

Eine nicht beeinflußbare Komponente des Verdünnungsvolumens ist das *Lungengefäßbett* durch

- Verdünnung des KM im pulmonalen Blutvolumen,
- Strömungsverlangsamung,
- unterschiedliche Kapillarstreckenlängen mit Laufzeitverlängerung,
- Das Lungenblutvolumen von 500–600 ml wird erst mit 5–7 Herzzyklen komplett ausgeworfen, dadurch Fraktionierung des KM-Bolus.

Herzleistung

Die Herzleistung ist klinisch an der Herzfrequenz, besser am Herzzeitvolumen ablesbar. Je höher die Herzfrequenz bzw. das Herzzeitvolumen sind, desto kompakter wird der arterielle KM-Bolus und desto früher erscheint er.
Bei herzinsuffizienten Patienten ist das Herzzeitvolumen reduziert und die Auswurfleistung vermindert. Es resultiert ein „verschmierter", verzögerter KM-Bolus.

Jodmenge

Die injizierte Jodmenge ist das Produkt aus KM-Volumen und KM-Konzentration.

Merke: Je größer die injizierte KM-Menge, desto höher die maximale arterielle KM-Konzentration, desto breiter der arterielle KM-Bolus und desto später die Gipfelzeit.

Mit Erhöhung der Konzentration des injizierten KM steigt zwar die maximale arterielle KM-Konzentration, doch kann die gleichfalls zunehmende Osmolarität ungünstige Einflüsse haben, da hochosmolare Kontrastmittel bei der Lungenpassage vermehrt Wasser binden und sich selbst verdünnen. Folglich nimmt die Bildqualität bei Zunahme der Gipfelzeit ab.

Injektionsrate

Periphervenöse KM-Injektion
Kapazitätsgrenze der peripheren Armvenen bei 12–15 ml/s. Eine Steigerung der periphervenösen Injektionsrate auf mehr als 8–12 ml/s verbessert die Bolusqualität nicht, Gipfelhöhe und Gipfelzeit bleiben konstant.

Zentralvenöse KM-Injektion
Lineare Beziehung zwischen zunehmender Injektionsrate und Anstieg der maximalen arteriellen KM-Konzentration bzw. Zunahme der Passagezeit.
Über EKG-getriggerte KM-Injektion liegen bisher keine ausreichenden Erfahrungen vor.

2.1.3 Technik der periphervenösen Kontrastmittelinjektion

Kontrastmittel
(Gemäß Empfehlung der Arzneimittelkommission 1986) Nichtionisch, z.B. Iohexol (Omnipaque, Schering Berlin/Berkamen), Iopamidol (Solutrast, Byk-Gulden Konstanz), Iopromid (Ultravist, Schering Berlin/Bergkamen), 370 mg J/ml.

KM-Volumen: 40 ml
Injektionsrate: 12–15 ml/s.
KM anwärmen: geringere Viskosität.
Nahrungskarenz: 4 h.
Kontrastmittelüberempfindlichkeit, allergische Disposition: Aufklärung und Prämedikation s.S.65ff.

Wahl des Punktionsortes
Kubitalvene, typischerweise die rechte oder linke V.basilica.

Punktionskanüle
z.B. Viggo-Venflon grau 16 G/1,7 (Pfrimmer-Viggo, Erlangen, Art.-Nr.21206).

Vorgehensweise
- Desinfektion der Einstichstelle,
- Punktion der Vene,
- Sicherung der Kanüle mit Pflasterstreifen,
- kräftige manuelle Probeinjektion mit 10 ml Kochsalzlösung,
- Injektion bei leicht abduziertem Arm. Der Untersucher überprüft während der Injektion mit den Fingern der linken Hand den Zustand der injizierten Vene: bei Ruptur unverzüglicher Abbruch der Injektion möglich.
- Injektion während leichter Inspiration: fördert den venösen Rückstrom zum Herzen.
- Valsalva-Manöver vermeiden: behindert den venösen Rückstrom zum Herzen. Auf keinen Fall Patienten schon während der Injektion die Luft anhalten lassen: führt oft spontan zu Valsalva-Manöver.

2.1.4 Technik der zentralvenösen Kontrastmittelinjektion

Kontrastmittel
Nichtionisch, wie bei der periphervenösen Injektionstechnik (gemäß Empfehlung der Arzneimittelkommission 1986):

KM-Konzentration: 370 mg J/ml.
KM-Volumen: 40 ml, evtl. reduzierbar auf 35 oder 30 ml (abhängig von Verdünnungsvolumen und Herzleistung).
Injektionsrate: 17–20 ml/s.
Injektionsort: herznahe obere oder untere Hohlvene, oder rechter Vorhof.
Nahrungskarenz: 4 h.
Kontrastmittelüberempfindlichkeit, allergische Disposition: Aufklärung und Prämedikation s.S.65ff.

Wahl des Punktionsortes
Wegen der vom Patienten als geringer empfundenen Invasivität, dem geringeren Materialverbrauch und dem geringeren sterilen Aufwand wird der kubitalvenöse Zugang bevorzugt.

- Typischerweise Zugang über die rechte oder linke V. basilica.

Cave: Die Punktion der mehr nach lateral verlaufenden V. cephalica ist möglichst zu vermeiden, da dieses Gefäß in einem 90°-Winkel in die V. subclavia einmündet, hier als Variante gedoppelt sein kann, und häufig eine Mündungsklappe aufweist. Ist eine Punktion der V. cephalica nicht zu umgehen, läßt sich ein Festhaken des Führungsdrahtes häufig durch Elevation des Armes vermeiden.

- Punktion auf der Seite vermeiden, auf der eine Schrittmachersonde liegt.
- Gezielte Anamnese bezüglich abgelaufener Schulter-Arm-Venenthrombosen hilft frustrane Punktionsversuche zu vermeiden. Inspektion der Thoraxwand und des Halses: evtl. Umgehungskreisläufe bei Schulter- oder oberer Hohlvenenthrombose bzw. postthrombotischem Syndrom.
- Unter diesen Bedingungen gelingt der kubitalvenöse Zugang bei jüngeren Patienten in über 95%, bei älteren Patienten in etwa 85–90%.

Katheter
Endständig offener, 65 cm langer F5-Katheter mit 8 Seitlöchern (z. B. DUCOR SF, Cordis Corp., Kat.-Nr. 528-520, Miami/FL 33152, USA).

Hilfsmittel bei kubitalvenösem Zugang
- Punktionskanüle z. B. Viggo-Venflon gelb, 17 G/1,4 mm
  Pfrimmer Viggo-Erlangen, Art. Nr. 21205,
- Teflonbeschichteter Führungsdraht mit enger „J"-förmiger Krümmung, Radius 2 mm, 125 cm lang, 0,035 Inch. (z. B. Cordis Corp., Kat.-Nr. 502-565, Miami/FL 33152, USA),
- Je 1 steriles Schlitztuch, Abdecktuch (Einmalware), sterile Tupfer,
- 2 sterile Spritzen á 10 ml, 1 sterile Spritze á 2 ml,
- 2 Paar sterile Handschuhe,
- 2 Amp. N-Butyl-Scopolaminiumbromid (z.B. Buscopan, Boehringer Ingelheim/ Rhein),
- Lokalanästhetikum (z. B. Scandicain 1%, Mepivacainhydrochlorid und Methylparaben, Astra Werke, Wedel),
- Kochsalzlösung,
- Oberflächendesinfektionsmittel.

Hilfsmittel bei femoralvenösem Zugang
Typische Seldinger-Technik.

Vorgehensweise
- Desinfektion der Einstichstelle, dann steril abdecken.
- Lokalanästhesie vor Punktionsbeginn nur bei femoralvenösem Zugang.
- Punktion einer Kubitalvene mit der Viggo-Venflon.
- Bei liegender Nadel Infiltration der Umgebung mit Lokalanästhetikum.
- Einführen des Führungsdrahtes über die Viggo, Entfernen der Viggo und Austausch gegen den Angiographiekatheter.
- Führungsdraht unter Durchleuchtungskontrolle bis in die obere Hohlvene vorführen, Katheter nachschieben, erst in der oberen Hohlvene Führungsdraht entfernen, Katheter mit Kochsalz spülen.

Merke: Läßt sich der Führungsdraht im Oberarm- oder Schulterbereich nicht weiter vorschieben, so wird der Katheter über den Draht vorgeführt. Meistens passieren Draht und Katheter dann problemlos das in einer Venenklappe bestehende Hindernis. Sonst: kleine Probeinjektion vor Ort. Kein brüskes Vorführen!

- Exaktes Positionieren des Katheters im rechten Vorhof bzw. der Hohlvene unter Durchleuchtungskontrolle, KM-Probeinjektion.
- Fixation des Katheters auf der Haut mit Heftpflaster.
- Anschließen der Injektionspumpe.

Merke: Patient hält mit der Hand den Injektionsschlauch fest. Dadurch kann ein unbeabsichtigtes Herausziehen des Katheters, beispielsweise bei der Tischverschiebung, weitgehend vermieden werden!

2.1.5 Differentialindikationssstellung zur peripher- oder zentralvenösen Injektion

Die periphervenöse Injektion ist meistens ausreichend, wenn

- bei jüngeren Patienten mit guten Herz-Kreislauf-Verhältnissen
- größere, herznahe Arterien, wie Aorta abdominalis, Nieren- und Beckengefäße darzustellen sind.

Die periphervenöse Injektion wird hingegen *nicht* empfohlen, wenn

- Zweifel an der Herz-Kreislauf-Funktion des Patienten bestehen,
- auch kleinere, insbesondere herzferner gelegene Gefäße und Strukturen dargestellt werden sollen (z. B. Unterschenkelarterien, Karotisgabeln),
- eine größere Zahl von Aufnahmeserien zu erwarten ist (z. B. komplette Aortoarteriographie des unteren Körperabschnittes, Kopf-Hals-Gefäße),
- eine Überlagerung durch venöse Gefäße möglichst vermieden werden soll (thorakale Aorta, A. pulmonalis).

Vorteile der periphervenösen Injektion

- Die vom Patienten im Vergleich zur zentralvenösen Injektionstechnik subjektiv
  als geringer empfundene Invasivität,
- der geringere Materialverbrauch,
- die fehlende Verletzungsgefahr einer zentralen Vene oder des rechten Herzvor-
  hofes.

Vorteile der zentralvenösen Injektion

Die Überlegenheit und die Vorteile lassen sich theoretisch begründen und an größeren Patientenzahlen anhand der im Durchschnitt besseren Bildqualität auch sta-
tistisch belegen:

- höhere maximale KM-Konzentration im Zielgebiet durch kleineres Verdünnungsvolumen (bei Injektion in den rechten Vorhof keine Verdünnung durch
  kontrastmittelfreies Blut aus der unteren Hohlvene, das ca. ⅔ des venösen
  Rückstromes zum Herzen ausmacht);
- bei höherer Injektionsgeschwindigkeit (Flow 17–20 ml/s) kann wegen der
  geringeren Verdünnung zugleich das Bolusvolumen gegenüber der periphervenösen Injektion verringert werden (bei guten Herz-Kreislauf-Verhältnissen
  auf 30 ml/Injektion), wodurch die KM-Belastung abnimmt, oder mehr Serien
  bei gleicher KM-Dosis angefertigt werden können;
- geringere Beeinflussung des arteriellen KM-Bolus durch Valsalva-Manöver;
- geringere Zahl technisch primär nicht verwertbarer Untersuchungen;
- keine Überlagerung durch in der V. cava superior überlagerndes KM (stört bei
  der periphervenösen i. v. DSA der thorakalen Aorta und der A. pulmonalis);
- kein jugulovenöser Reflux (kann bei der periphervenösen i. v. DSA die supraaortalen Gefäßabgänge überlagern);

Nachteile der zentralvenösen Injektion

- Die vom Patienten v. a. beim femoralvenösen Zugang subjektiv empfundene
  größere Invasivität,
- das bei kubitalvenösem Zugang höhere Risiko der Verletzung von Venenklap-
  pen, Thrombophlebitis und Phlebothrombose (bis zu 5%),
- die (mit bis zu 0,15% seltene und meist folgenlose) Möglichkeit einer zentralen
  Venenruptur oder Perforation des rechten Vorhofes,
- die Zunahme der Untersuchungszeit um durchschnittlich 5 min,
- der höhere Materialverbrauch,
- die (meist nur geringe) Zunahme der Strahlenexposition durch die zum Plazieren des Katheters erforderliche Durchleuchtung.

Literatur

Arbona GL, Verrill AD, Conrad III WC et al. (1985) Venous contrast extravasation during digital subtraction angiography. Cardiovasc Intervent Radiol 8: 211–215

Arzneimittelkommission der Deutschen Ärzteschaft (1986) Zur Anwendung nicht-ionischer Röntgenkonstrastmittel. Dtsch Ärztebl 83: 2090

Burbank FH (1983) Determinants of contrast enhancement for intravenous digital subtraction angiography. Invest Radiol 18: 308–316

Burbank FH, Brody WR, Hall A et al. (1982) A quantitative in vivo comparison of six contrast agents by digital subtraction angiography. Invest Radiol 17: 610–616

Claussen CD, Linke G, Felix R et al. (1982) Bolusgeometrie und -dynamik nach intravenöser Kontrastmittelinjektion – Studien mit Hilfe der Chronographie. RöFo 137: 212–216

dalla Palma L, Stacul F, Pozzi-Mucelli R et al. (1986) Impact of technology and technique on the performance of the intravenous DSA of the carotid arteries. Eur J Radiol 6: 73–77

Driscoll SHM, Gomes AS, Machleder HJ (1984) Perforation of the superior vena cava: a complication of digital angiography in Ehlers-Danlos-syndrome. AJR 142: 1021–1022

Eskridge JM, Becker GJ, Rabe FE et al. (1983) Digital vascular imaging: practical aspects. Radiology 148: 703–705

Gmelin E, Friedrich HJ (1985) Bolusgeometrie bei unterschiedlicher zentraler und peripherer Kontrastmittelapplikation: Studie mittels Serio-CT unter Verwendung nichtionischen Kontrastmittels. Röntgenblatter 38: 219– 223

Gross-Fengels W, Neufang KFR, Beyer D et al. (1987) Komplikationen der IV DSA: Ergebnisse bei 500 Patienten. Röntgen-Bl. 40: 281–285

Langer M, Felix R, Keysser R et al. (1985) Beeinflussung der Abbildungsqualität der i.v. DSA durch die Jodkonzentration des Kontrastmittels. Digit Bilddiagn 5: 154–159

McClennan BL (1987) Low osmolarity contrast media: premises and promises. Radiology 162: 1–8

Modic MT, Weinstein MA, Pavlicek WA et al. (1983) Intravenous digital subtraction angiography: peripheral versus central injection of contrast material. Radiology 147: 711–715

Neufang KFR, Degenhardt S, Mödder U (1987) Diagnostik der renovaskulären Hypertonie mit venöser DSA-Bildqualität und Aussagekraft 1987. RöFo 147: 257–261

Pinto RS, Manuell M, Kricheff II (1984) Complications of digital intranvenous angiography: experience in 2488 cervicocranial examinations. AJR 143: 1295–1299

Popky GL, Saluk PH, Griska LB et al. (1984) Comparison of superior vena cava and antecubital vein as injection site. AJR 143: 317–319

Reiser UJ (1984) Study of bolus geometry after intravenous contrast medium injection: dynamic and quantitative measurements (chronogram) using an X-ray CT device. J Comput Assist Tomogr 8: 251–262

Rosen RJ, Miller DL, DeFilipp G (1983) Mediastinal extravasation during digital angiography. AJR 140: 389–390

Rubin DL, Burbank FH, Bradley BR et al. (1983) An experimental evaluation of central vs. peripheral injection for intravenous digital subtraction angiography (IV DSA). Invest Radiol 19: 30

Saddekni S, Sos TA, Sniderman KW et al. (1984) Optimal injection technique for intravenous digital subtraction angiography. Animal and clinical studies of right atrial injection using small volumes (25 ml) at a high rate (35 ml/sec). Radiology 150: 655

Saddekni S, Sos TA, Srur M et al. (1985) Contrast administration and techniques of digital subtraction angiography performance. Radiol Clin North Am 23: 275–291

Smith DC, Rold KD, Hewes RC et al. (1985) The cephalic vein as an access route in intravenous digital subtraction angiography. Brit J Radiol 58: 670–672

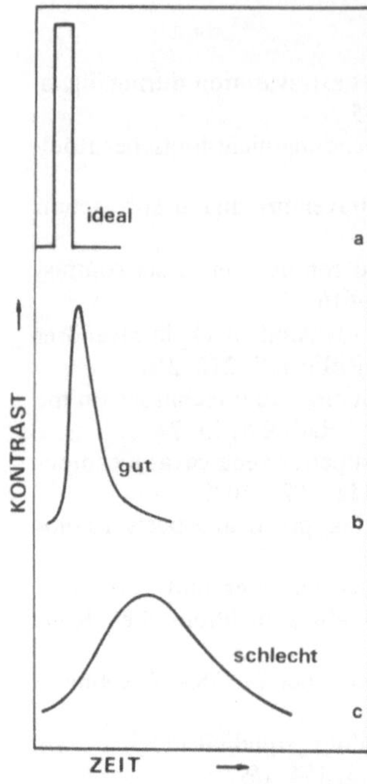

Abb. 27. Dichteprofile von Kontrastmittelverdünnungskurven.
a Ein idealer, „rechtwinkliger" Verlauf der Bolus„kurve" existiert nicht! *b* Bei arterieller Injektion kann ein rasches An- und etwas langsameres Abfluten des KM mit hohem, spitzem Gipfel und schmaler Basis erreicht werden, wenn das Zielgebiet nahe der Injektionsstelle liegt. *c* Nach venöser Injektion ist die arterielle Boluskurve vor allem durch Verdünnungseffekte flacher und breiter (nach Burbank)

2.2 Sicherheit und Nebenwirkungen der DSA

W. Gross-Fengels, K. F. R. Neufang, D. Beyer

2.2.1 Sicherheit der i.v. DSA

Die i.v. DSA gilt im Vergleich zur konventionellen Arteriographie als risikoärmeres Verfahren. Da die arterielle Punktion und selektive Katheterisierung entfallen, werden schwerwiegende Komplikationsmöglichkeiten vermieden. Dennoch kann es auch bei der i.v. DSA zu lebensbedrohlichen Komplikationen kommen. Die bolusartige KM-Applikation und die in kurzen Zeiträumen applizierten hohen KM-Gesamtdosen erfordern besonders bei Risikopatienten eine kritische Indikationsstellung.

2.2.1.1 Art und Häufigkeit von Nebenwirkungen

Lokale Komplikationen
Sie ergeben sich aus der Punktion der Vene, dem Einbringen von Führungsdraht und Katheter und dem Injektionsvorgang (Tabelle 4).

Systemische Komplikationen
Sie ergeben sich überwiegend aus den typischen KM-Nebenwirkungen. Die Häufigkeit hängt u.a. ab von Art und Menge des verwandten Kontrastmittels und der Grunderkrankung (Tabelle 5).
Zahlenangaben im Schrifttum beziehen sich z.T. auf Studien mit ionischem KM bei hohem Anteil von Risikopatienten. Eigene Untersuchungen bei Patienten mit verschiedenen Fragestellungen und Grunderkrankungen waren unter Anwendung eines nichtionischen Kontrastmittels (Iopromid) mit deutlich niedrigeren Komplikationsraten belastet. So beobachten wir bei einer prospektiven Untersuchung 28 Nebenwirkungen und Komplikationen bei 18 von 433 (4,2%) i.v. DSA. Zusätzlich traten nach mehr als 24 h 4mal Thrombosen der katherisierten Venen auf (Abb. 31).
Ein Patient entwickelte nach Dehydratation durch vorangegangene Diarrhö und entgleistem Diabetes mellitus bei vorbestehender Nierenfunktionsstörung nach der i.v. DSA mit 160 ml nicht-ionischen KM (370 mg J/ml) ein akutes, reversibles Nierenversagen (Abb. 33).

Tabelle 4. Lokale Komplikationen der i. v. DSA (Literaturangaben)

	[%]
Fehlpunktion benachbarter Arterien (A. brachialis, A. femoralis)	0,2
Venenspasmus	3,5
Thrombose, Thrombophlebitis	0,9–5
Hämatom	2,0
Venenruptur bei peripher-venöser Injektionstechnik	3–5,2
Perforation der V. axillaris oder V. subclavia	1,0
Verletzung der V. cava und des rechten Vorhofs durch den Injektionsvorgang mit KM-Austritt in Mediastinum oder Perikard	0,1
Luftembolie	
Hautnekrosen (bei KM-Paravasaten)	

Tabelle 5. Systemische Komplikationen der i. v. DSA (Literaturangaben)

	[%]
Allergisches Exanthem	1,0–2,4
Bronchospasmus	0,7
Akutes Nierenversagen	0,1
Übelkeit, Erbrechen	bis 3,9
Schüttelfrost	2,0
Dyspnoe	2,0
Arrhythmien	4,9
Angina pectoris	2,5–40
Herzinfarkt	bis 2,0
Herzstillstand	bis 1,0
Lungenödem	0,2
Hypotension	0,9
Schock	0,04

Neurologische Komplikationen
- Schwindel,
- Transitorisch-ischämische Attacke,
- Apoplex,
- Krampfanfall,
- Psychose.

Persistierende neurologische Komplikationen nach der i. v. DSA wurden in der Literatur 1mal beschrieben (Aaron).

2.2.1.2 Konstellationen mit erhöhtem Untersuchungsrisiko

Die i. v. DSA ist bei folgenden Patienten bzw. Erkrankungen mit einem erhöhten Untersuchungsrisiko verbunden:

- allergische Diathese,
- vorangegangene KM-Unverträglichkeit,
- Nierenfunktionsstörung,

- Dehydratationszustände, Diarrhö (*Cave:* erhebliche KM-Belastung innerhalb der letzten 48 h vor der i.v. DSA),
- Hyperurikämie,
- Paraproteinämie,
- Diabetes mellitus,
- Leberfunktionsstörung bei eingeschränkter Nierenfunktion,
- Herzinsuffizienz,
- pulmonale Hypertonie,
- zerebrovaskuläre Insuffizienz,
- Blut-Hirn-Schrankenstörung,
- Polyzythämie,
- latente Hyperthyreose.

Das klinische Bild einer KM-Nebenwirkung hängt nicht nur von der individuellen Reaktionsbereitschaft des Körpers, sondern auch von seiner Fähigkeit ab, eine eingetretene Störung zu kompensieren. Hierbei sind Alter, Konstitution und Grunderkrankung mitentscheidend.

2.2.1.3 Maßnahmen zur Verringerung des Untersuchungsrisikos

- Kritische Indikationsprüfung bei Risikopatienten,
- psychologische Führung der Patienten: sicheres und ruhiges Auftreten von Arzt und Assistenzpersonal,
- herzinsuffiziente Patienten sind durch den akuten Druckanstieg im Lungenkreislauf und die Zunahme des intravasalen Volumens (Vorlasterhöhung) gefährdet: KM-Gesamtdosis reduzieren!
- bei eingeschränkter Nierenfunktion KM-Dosis reduzieren; bei Serum-Kreatinin über 3 mg% i.a. DSA durchführen (KM-Ersparnis 30–70%),
- ausreichende Hydratation von Patienten mit eingeschränkter Nierenfunktion, falls die kardiale Situation es zuläßt 0,5–1 l Volumen infundieren; für ausreichende orale Flüssigkeitszufuhr nach der i.v. DSA sorgen,
- bei Patienten mit hochgradigen Karotisstenosen abrupte RR-Senkung vermeiden, der mit Dehydration verbundenen Hypotonie und rheologischen Störungen durch Infusion z.B. von isotonen Elektrolytlösungen vorbeugen,
- nichtionische, geringer hyperosmolare Kontrastmittel anwenden: systemische Nebenwirkungen lassen sich gegenüber herkömmlichen Kontrastmitteln bei der intravenösen Applikation um bis zu ⅔ reduzieren;
- Patienten nach der i.v. DSA über mindestens 30 min beobachten.

bei zentralvenöser Injektionstechnik:
- Lokalanästhetika an der Punktionsstelle reduzieren Vasospasmen,
- Positionierung der Katheterspitze am Übergang V.cava zum rechten Vorhof,
- Verwendung von geraden High-flow-Kathetern mit mindestens 8 Seitenlöchern und linearer Druckanstieg des mechanischen Injektors reduzieren beim Injektionsvorgang die Gefahr einer Katheterdislokation mit möglicher Perforation,
- Katheter nach der letzten KM-Applikation zurückziehen, aber noch für Notfälle als venösen Zugang im Gefäß belassen,

Merke: Bei allergischer Diathese oder früheren Kontrastmittelunverträglichkeitsreaktionen wird neuerdings zur Reduzierung der Histaminwirkung die Prämedikation mit H_1- und H_2-Blockern, Dimetindenmaleat (Fenistil), Cimetidin (Tagamet) vorgeschlagen; gegebenenfalls ergänzend Kortikoide.

Dosierungsempfehlung nach W. Lorenz und A. Doenicke (1985):

bis 45 kg KG: 4 mg (4 ml) Fenistil und 200 mg (2 ml) Tagamet;
46–90 kg KG: 8 mg (8 ml) Fenistil und 400 mg (4 ml) Tagamet;
über 90 kg KG: 12 ml (12 ml) Fenistil und 600 mg (6 ml) Tagamet.

Prämedikation 15 Minuten vor Untersuchungsbeginn als Kurzinfusion in 50 ml NaCl 0,9% gelöst infundieren oder langsam (über mindestens 3 min) i.v. injizieren.

2.2.2 Sicherheit der i. a. DSA

Bei der i.a. DSA können wegen der vergleichbaren Kathetertechnik und dem identischen Ort der KM-Injektion grundsätzlich die gleichen Komplikationen wie bei der herkömmlichen Blattfilm- oder Mittelformattechnik auftreten, wobei allerdings einige komplikationsrelevante Unterschiede bestehen.

Vorteile der i. a. DSA
- Geringere KM-Konzentration und -Menge (Einzel- und Gesamtdosis),
- niedrigere Injektionsraten, häufig ist bei selektiver Katheterlage manuelle Injektion ausreichend; Druckinjektor als mögliche Fehlerquelle entfällt hierbei,
- Verwendung kleinerer Katheter, die das Lumen weniger stark verlegen,
- bei Fehlinjektion sofortiger Abbruch der Injektion möglich, da Darstellung in Echtzeit auf dem Monitor im Untersuchungsraum,
- kürzere Katheterverweil- und Gesamtuntersuchungsdauer,
- schwierige selektive und superselektive Sondierungen werden durch die „Pfadfindertechnik" (s. S. 14) erleichtert.

Nachteile der i. a. DSA
Derzeit noch keine simultane Darstellung in 2 Ebenen, dadurch bei der zerebralen Angiographie u. U. verlängerte Verweildauer des Katheters im Gefäß und 2malige KM-Injektion erforderlich.

2.2.2.1 Art und Häufigkeit von Nebenwirkungen

Bei der selektiven Arteriographie der brachiozephalen Gefäße besteht kein signifikanter Unterschied zwischen Blattfilmtechnik und i.a DSA hinsichtlich Art und Häufigkeit neurologischer Nebenwirkungen und Komplikationen. Hingegen weist die i.a. DSA des Aortenbogens ohne anschließende selektive Sondierung gegenüber der Blattfilmtechnik eine geringere Komplikationsrate auf. Damit dürfen vor allem die Kathetermanipulationen und der Injektionsvorgang, weniger aber die KM-Menge und -Konzentration für die neurologischen Komplikationen bei selektiver Arteriographie der hirnversorgenden Gefäße ausschlaggebend sein.

Komplikationsrate bei selektiver zerebraler i. a. DSA, je nach Art und Schwere der Grunderkrankung:

- kurz anhaltende neurologische Symptome: 3-10%,
- länger als 7 Tage anhaltende neurologische Störungen: 0,1-0,7%.

2.2.2.2 Konstellationen mit erhöhtem Untersuchungsrisiko

Bei der i. a. DSA bestehen wie bei jeder Katheterarteriographie eine Reihe von komplikationsträchtigen Untersuchungsbedingungen.

Lagerung des Patienten (Orthopnö, Karotis-Sinus-Reflex),
Pharmaka: Lokalanästhetika (Allergie, Hypotonie, Arrhythmie), Hypnotika (übermäßige Sedierung, paradoxe Reaktion mit Agitation), Antihypertensiva (kritischer Blutdruck- und Perfusionsabfall), Atropin (Tachykardie, Arrhythmie), KM (direkte Neurotoxizität bei gestörter Blut-Hirn-Schranke, kardiovaskuläre und anaphylaktoide Reaktion),
Punktion: Schmerz, Thrombose, Hämatom, Aneurysma, AV-Fistel, Infektion,
Führungsdraht, Katheter: Infektion, Perforation, Dissektion (Abb. 28), Spasmus (Abb. 29 und 30), Obstruktion (Abb. 32 und 34).
Sondierung und Injektionsvorgang: „Jet-lesion" (Preßstrahleffekt: Endothelläsion, Intimadissektion, subintimale Injektion), Gefäßruptur, embolischer Gefäßverschluß (endogen: Koagel, atheromatöses Material aus Plaques: exogen: Fragment von Führungsdraht oder Katheter, Glas-, Baumwoll-, Talkumpartikel, primäre Verunreinigungen im KM oder der Spülflüssigkeit, Luftblasen).

Die Art und Schwere der Komplikation wird dabei wesentlich durch das untersuchte Gefäßgebiet bestimmt. Die Vielzahl potentieller Ursachen erschwert im Einzelfall die kausale Zuordnung; gelegentlich muß auch eine zufällige Koinzidenz von Angiographie und spontaner Verschlechterung des klinischen Zustandsbildes diskutiert werden.

2.2.2.3 Maßnahmen zur Verringerung des Untersuchungsrisikos

- Keine Arteriographie ohne sicheren venösen Zugang!
- ausreichende intravenöse Flüssigkeitszufuhr gewährleisten (renale KM-Ausscheidung, Mikrozirkulation),
- akute RR-Senkung vor und während der Angiographie bei brachiozephalen Stenosen vermeiden (kritischer Abfall des Perfusionsdrucks),
- sorgfältige, luftblasenfreie Spülung des Katheters mit heparinisierter Kochsalz-Lösung,
- möglichst atraumatische Sondierung der Gefäßabgänge,
- Mißverhältnis von Gefäß- und Katheterquerschnitt ausschließen,

- Injektionsrate bei Kathetern mit kleiner Öffnungsfläche zur Vermeidung von Wandläsionen reduzieren,
- Katheterspitze möglichst parallel zur Gefäßachse ausrichten,
- bei unklaren anatomischen Verhältnissen oder möglichen Abgangstenosen vor Selektivsondierung Übersichtsangiographie erstellen,
- Liegezeit des Katheters bei selektiver Sondierung minimieren,
- geringer hyperosmolare, gut neural verträgliche (nicht-ionische) Kontrastmittel verwenden,
- bei allergischer Diathese oder früherer KM-Unverträglichkeit prämedizieren (s. S. 68).

2.2.3 Aufklärung des Patienten zur DSA

Vermeidbare Fehler und Unterlassungen bei der ärztlichen Aufklärung über mögliche Risiken geplanter diagnostischer oder therapeutischer Maßnahmen sind zunehmend Ausgangspunkt von Haftungsprozessen. Mangelhafte Aufklärung wird in Prozessen vor allem dann als Argument ins Feld geführt, wenn der Nachweis von Behandlungsfehlern nicht erbracht werden kann.

Merke: Ärztliche Eingriffe in die körperliche Unversehrtheit eines Patienten sind nur dann rechtsmäßig, wenn

- der Eingriff indiziert ist,
- der Eingriff fachgerecht erfolgt,
- der Patient über den Eingriff aufgeklärt wurde und
- der Patient dem Eingriff rechtswirksam zustimmt.

Einer Einwilligung bedarf es nur nicht, wenn der Eingriff zur Abwendung drohender Gefahr für den Patienten sofort durchgeführt werden muß und eine vorherige Einwilligung wegen der körperlichen oder geistigen Verfassung des Patienten nicht möglich aber zu unterstellen ist.

Bei der Durchführung des Aufklärungsgespräches halten *wir* uns deshalb an folgende *Richtlinien:*
- Die Indikation zur Angiographie wird unter kritischer Würdigung der Voruntersuchungen geprüft.
- Die Aufklärung erfolgt zu einem Zeitpunkt, an dem der Patient voll einsichtsfähig ist. Deshalb müssen bereits prämedizierte Patienten ausnahmslos von der Aufklärung und der Angiographie zurückgestellt werden.
- Das Gespräch wird so terminiert, daß für den Patienten ausreichende Möglichkeit besteht, Fragen zu stellen und eventuell Rücksprache mit Angehörigen zu halten. Die Anwesenheit eines Zeugen ist nicht obligat.
- Bei arteriellem Vorgehen erfolgt das Aufklärungsgespräch in der Regel am Vortag der Untersuchung.
- Bei venösem Vorgehen wird das Gespräch am Untersuchungstag außerhalb des Untersuchungsraumes geführt.

- Die Aufklärung erfolgt individuell im Gespräch mit dem Patienten. Vordrucke dienen lediglich der Gesprächsvorbereitung und Dokumentation.
- Das Aufklärungsgespräch orientiert sich individuell an der jeweiligen Untersuchung. Eine globale, allgemein gehaltene Aufklärung verbietet sich. Art und Risiko der jeweiligen Untersuchung werden besonders beschrieben und handschriftlich auf dem Vordruck vermerkt.
- Die Aufklärung wird vom untersuchenden Arzt durchgeführt. Kann der Untersucher ausnahmsweise nicht selbst aufklären, wird der Patient darauf besonders hingewiesen.
- Art und Umfang der Aufklärung werden auch von der Dringlichkeit des Eingriffs bestimmt. Die Aufklärung wird um so umfangreicher durchgeführt, je weniger dringlich die Maßnahme ist.
- Die Anamnese bezüglich einer KM-Allergie bzw. -Unverträglichkeit und kontraindizierenden Vorerkrankungen wird ausführlich erhoben.
- Bei bekannter KM-Unverträglichkeit erfolgen – soweit möglich – zunächst risikoärmere Untersuchungen. Die DSA erfolgt nach entsprechender Prämedikation.
- Bei therapeutischen Eingriffen wird auf Art, Umfang und Ziel, alternative Behandlungsverfahren, Erfolgsaussichten, Dringlichkeit und Risiken hingewiesen.
- Bei minderjährigen Patienten wird die Einwilligung beider Erziehungsberechtigten eingeholt bzw. der anwesende Elternteil über die Zustimmung des Partners befragt.
- Ausländische Patienten, die der deutschen Sprache nicht mächtig sind, werden mit Hilfe eines Dolmetschers aufgeklärt.
- Der untersuchende Arzt prüft persönlich unmittelbar vor dem Eingriff, ob die schriftliche Einverständniserklärung vorliegt.
- Das schriftliche Protokoll des Aufklärungsgespräches wird mit einer Kopie des Untersuchungsprotokolls gesondert archiviert.

Als Vordrucke zum Aufklärungsgespräch werden die von Zeitler und Weissauer im Auftrag der Bayerischen Röntgengesellschaft entwickelten Merkblätter verwandt, die für verschiedene Untersuchungsarten erhältlich sind. In diesen Merkblättern werden *allgemeine* und *spezifische* Gefahren der Untersuchung genannt. Neben den dort aufgeführten Fragen und Hinweisen werden die folgenden *untersuchungsspezifischen Risiken* mit dem Patienten gesondert besprochen und beim Aufklärungsgespräch zusätzlich auf den Vordrucken handschriftlich vermerkt. Diese Auflistung ist nur als Gedankenstütze zu verstehen und hat keineswegs bindenden Charakter!

Beispiele

I. v. DSA
- Überempfindlichkeitsreaktion auf KM,
- Venenentzündung,
- Venen- und Arterienverletzung,
- Verschluß der Arm-/Beckenvenen (Thrombose),
- Einschränkung der Nierenfunktion,
- schwere Herz-Kreislauf-Störungen, Herzanfall,
- Nervenschädigung.

Brachiozephale Katheterangiographie
- Überempfindlichkeitsreaktion auf KM,
- Nachblutung,
- Gefäßverschluß (Thrombose),
- Abschwemmen von Blutgerinnseln oder Wandmaterial (Embolie),
- schlaganfallähnliche Veränderungen mit bleibenden Seh- und Sprachstörungen, Lähmungen.

Renovasographie
- Überempfindlichkeitsreaktion auf KM,
- Funktionsverlust der Nieren,
- schwere Herz-Kreislauf-Störungen,
- Nachblutung,
- Gefäßverschluß (Thrombose).

Perkutane transluminale Angioplastie (PTA) im Becken-/Beinbereich
- Überempfindlichkeitsreaktion auf Kontrastmittel,
- innere Blutung,
- Gefäßerweiterung (Aneurysma),
- Gefäßverschluß (Thrombose),
- Abschwemmen von Blutgerinnseln und Wandmaterial (Embolie),
- Notoperation,
- Notwendigkeit einer medikamentösen Auflösung von Blutgerinnseln.

Literatur

Aaron JO, Hesselink JR, Oot R et al. (1984) Complications of intravenous DSA performed for carotid artery disease: a prospective study. Radiology 153: 675–678

Arzneimittelkommission der deutschen Ärztegesellschaft (1986) Zur Anwendung nicht-ionischer Röntgenkontrastmittel. Dtsch Ärztebl 83: 2090

Borchmann M (1986) Rechtsprechung zur versäumten Aufklärung (1) – Haftung und Schmerzensgeld. Klinikarzt 15: 788–791

Doenicke A, Lorenz W (1985) Histamin und Histamin-Rezeptorantagonisten. Springer, Berlin Heidelberg New York

Eisenberg RL, Bank WO, Hedgock MW (1981) Renal failure after maior angiography can be avoided with hydration. AJR 136: 859–861

Eisenmenger W (1985) Rechtliche Aspekte der Kontrastmittelanwendung. 5. Radiologische Woche München 1984. Schnetztor, Konstanz

Greganti MA, Flowers WM (1979) Acute pulmonary edema after the intravenous administration of contrast media. Radiology 132: 583–585

Gross-Fengels W, Mödder U, Beyer D et al. (1987) Komplikationen brachiozephaler Katheterangiographien bei Verwendung eines nicht-ionischen Kontrastmittels. Radiologe 27: 83–88

Gross-Fengels W, Neufang KFR, Beyer D. et al. (1987) Komplikationen der IV-DSA: Ergebnisse bei 500 Untersuchungen. Röntgen-Bl. 40: 281–285

Lalli AF (1980) Contrast media reactions: data analysis and hypothesis. Radiology 134: 1–12

Mills SR, Bates M, Hedlund L et al. (1982) Pulmonary arteriography with Iopamidol and Renografin 76 in normal and hypertensive dogs. Invest Radiol 17: 10

Narr H (1983) Die Aufklärungspflicht des Radiologen in der Praxis. Radiologe 23: 241–247

Pinto SR, Manuell M, Kricheff II (1984) Complications of digital intravenous angiography: experience in 2488 cervicocranial examinations. AJR 143: 1295–1299

Rosen RJ, Miller DL, DeFilip G (1983) Mediastinal extravasation during digital angiography. Am JR 140: 389–399

Sackett JF, Bergsjordet B, Seeger JF et al.: Digital subtraction angiography: comparison of Meglumine-Na diatrizoate with Iohexol. Invest Radiol [Suppl] 20: S 58–61

Shehadi WH (1982) Contrast media adverse reactions: occurence, and distribution patterns. Radiology 143: 11–17

Zeitler E, Weissauer W (1984) Merkblatt zum Aufklärungsgespräch mit dem Arzt. Perimed Compliance, Erlangen

Abb. 28. Komplikationen der Arteriographie: Dissektion. 57 Jahre, weibl., AVL Stadium III rechts. I.a. DSA: Sondierungsversuch der rechten Beckenstrombahn bei höhergradiger Stenose der A. iliaca communis dextra: Subintimale Katheterlage, Dissektion, nur geringe Kontrastierung der linken A. iliaca communis und externa. Deutliche Kontrastierung einer hypertrophierten rechten Lumbalarterie

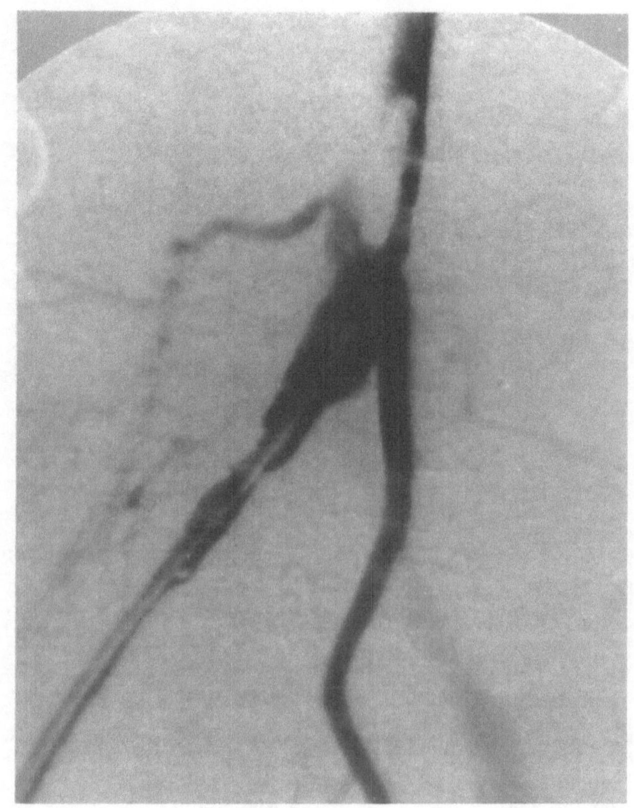

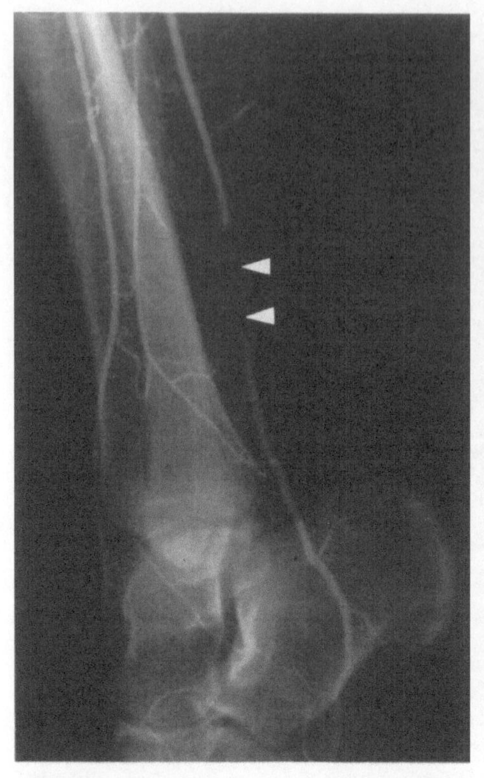

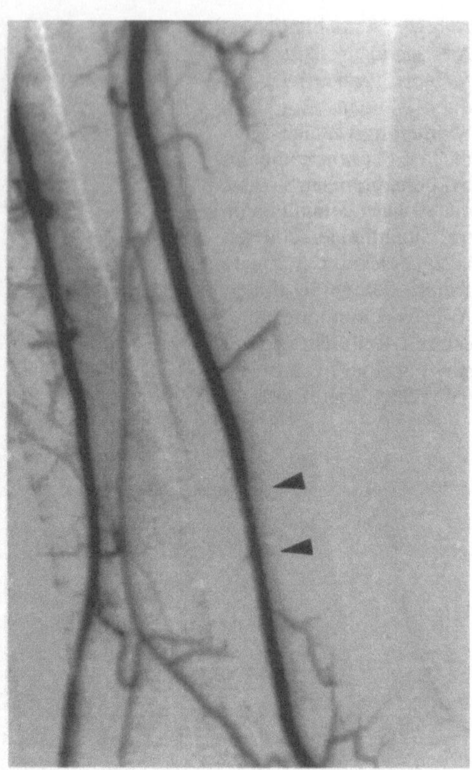

Abb. 29 a, b ▲   **▼ Abb. 30 a, b**

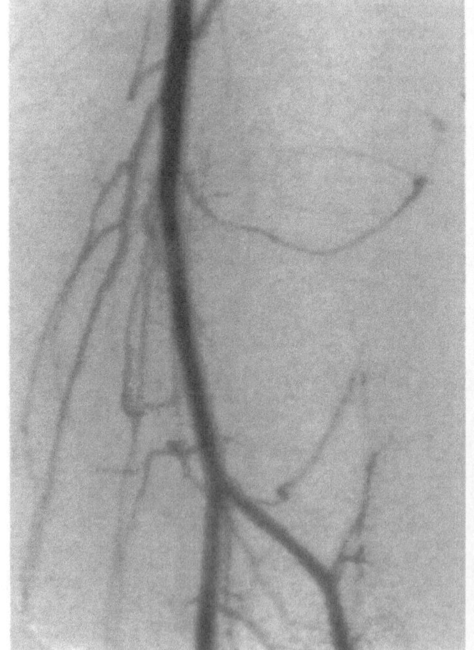

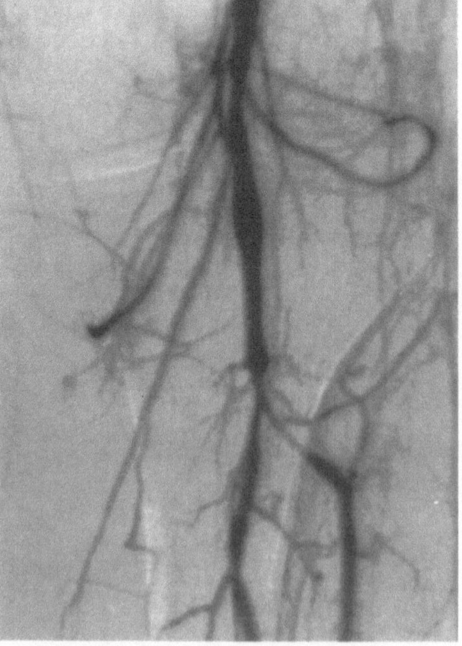

**Abb. 31.   Komplikationen der i.v. DSA:
Armvenenthrombose.**
68 Jahre, männl., AVL II b. Zustand nach Punktion und Katheterisierung der rechten V. basilica
vor 12 Tagen zur i.v. DSA der Becken-Bein-Arterien. Zunehmende Schwellung des rechten Armes.
Phlebographie des rechten Armes (DSA): Vollständiger, thrombotischer Verschluß der Oberarm-
venen im mittleren Drittel

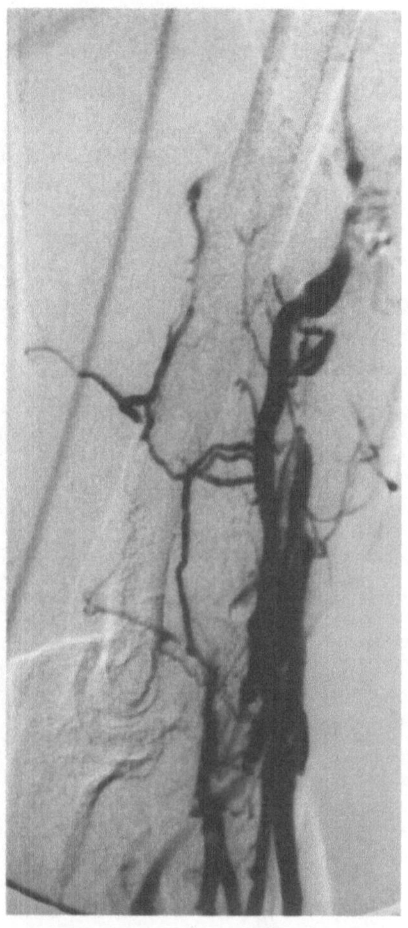

Abb. 29 a, b.   Gefäßspasmus bei Arteriographie.
34 Jahre, weibl., Zustand nach Exstirpation eines Weichteiltumors im Rückfußbereich rechts.
a Blattfilmarteriographie rechter Unterschenkel, Katheterspitze A. poplitea: Unter der Untersuchung neu aufgetretener, kurzstreckiger Ausfall der A. tibialis posterior. Verdachtsdiagnose Spasmus.   **b** Nach arterieller Injektion von 20 mg Tolazolin-HCl (Priscol) und 2 Hüben Nitrospray
(Isoket) 5 min später reaktive Weitstellung, freie Durchgängigkeit der A. tibialis posterior, Patien-
tin beschwerdefrei

Abb. 30 a, b.   Gefäßspasmus bei Arteriographie.
55 Jahre, männl., AVL II b. I.a.-DSA links.   **a** A. poplitea: Keine umschriebene Engstellung.
b I.a. DSA nach Kathetermanipulation im distalen Abschnitt der A. femoralis superficialis: Multiple spastische Engstellungen

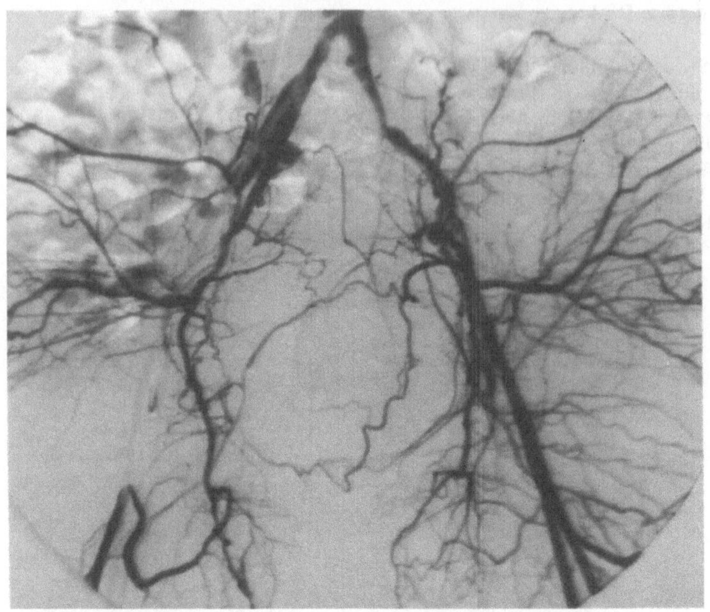

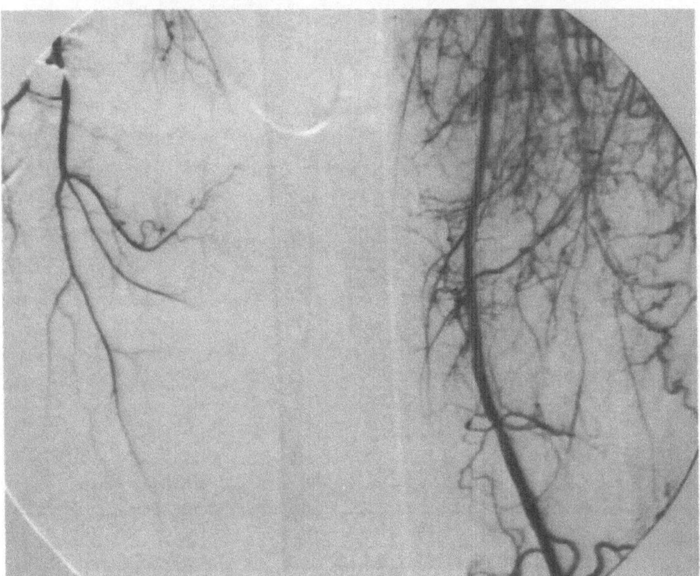

Abb. 32 a, b.   Gefäßokklusion durch arterielles Kathetersystem.
57 Jahre, männl., KHK, während der Herzkatheteruntersuchung Schmerzen und Taubheitsgefühl im rechten Bein. F8-Schleuse in der rechten A. femoralis, F7-Katheter über die V. femoralis zur Herzkatheterisierung eingeführt.
I. a. DSA: **a** Vollständige Okklusion der rechten A. iliaca externa durch Katheterschleusensystem bei ausgeprägter Arteriosklerose der Beckenstrombahn beidseits. **b** Fehlende Kontrastierung der rechten A. femoralis superficialis. Nach Entfernung des Katheterschleusensystems sofortige Rückbildung der Ischämiesymptomatik

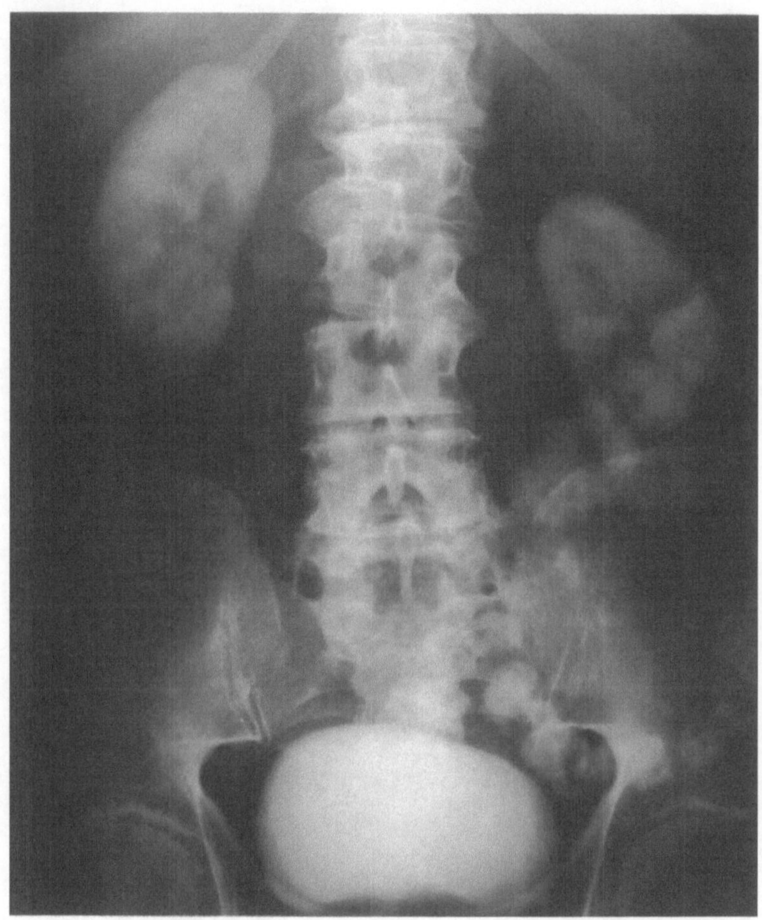

Abb. 33.   Komplikationen der i. v. DSA: Niereninsuffizienz.
80 Jahre, männl., schlecht eingestellter Diabetes mellitus, Polyurie, Diarrhöen seit 4 Tagen. Generalisiertes AVL mit Nekrose am Vorfuß. Vor 2 Tagen i. v. DSA mit einer KM-Gesamtdosis von 180 ml. Zunehmender Kreatininanstieg. Abdomenübersicht: Massiv verlängerter nephrographischer Effekt, deutliche Kontrastierung der Harnblase. Heterotope KM-Ausscheidung mit Kontrastierung des Kolons. Verlauf: Nach Ausgleich des Wasser- und Elektrolythaushaltes Rückgang der Retentionswerte. Keine Dialyse erforderlich

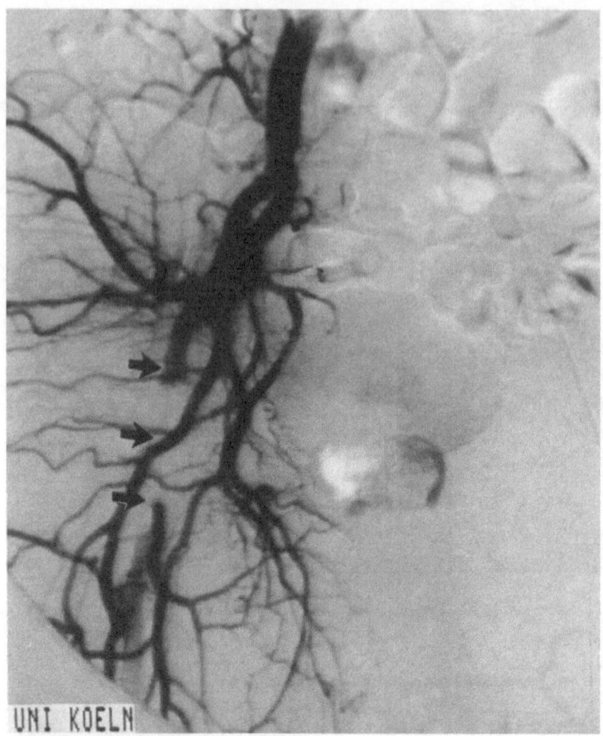
UNI KOELN

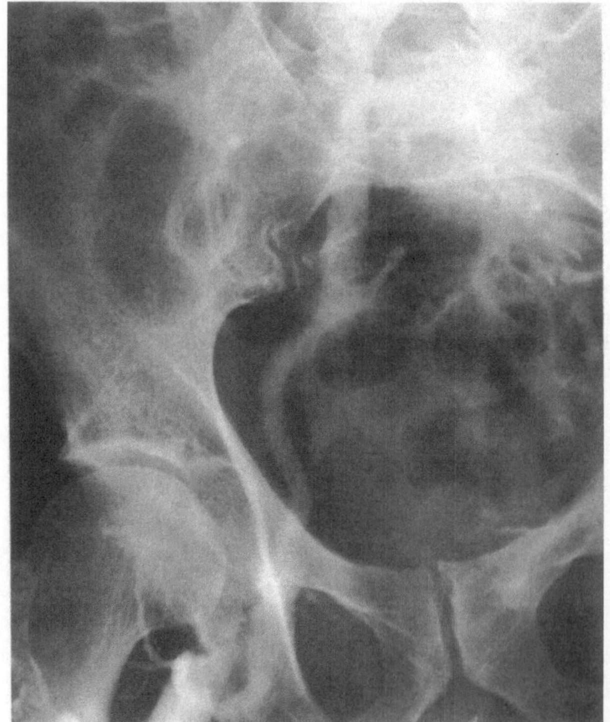

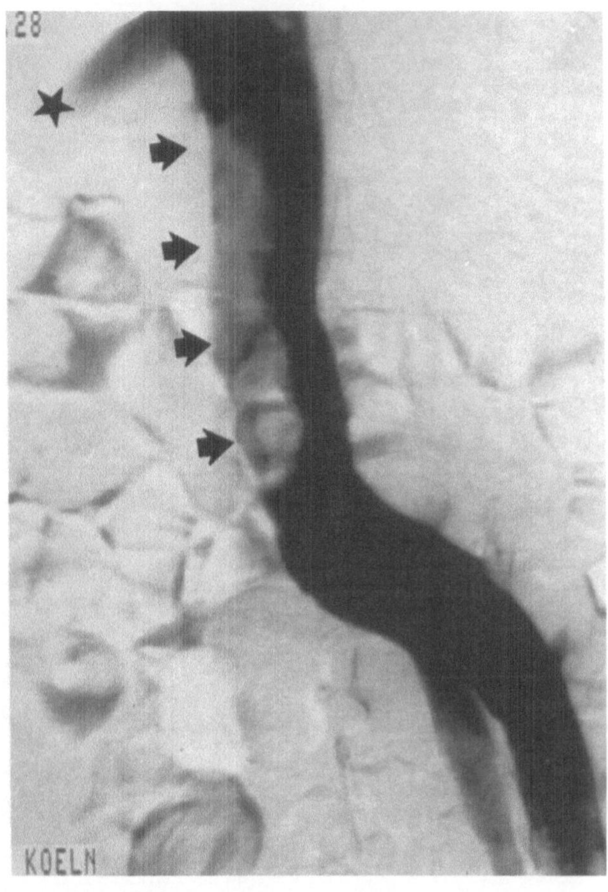

c

Abb. 34 a–c. Arterieller und venöser Gefäßverschluß nach Katheteruntersuchung.
58 Jahre, männl., KHK, Zustand nach auswärts durchgeführter, mehrstündiger Herzkatheteruntersuchung vor 3 Tagen. Deutliche Schwellung des rechten Beines, Pulslosigkeit der rechten unteren Extremität. **a** I.a. DSA der rechten A. iliaca communis (Cross-over-Technik): Scharf begrenzter, segmentaler thrombotischer Verschluß der rechten A. femoralis communis (→). **b** Konventionelle Phlebographie: Stase des Kontrastmittels in der dilatierten V. femoralis dextra. Verschluß der V. iliaca externa. **c** Kavographie, DSA (nach Punktion der linken V. femoralis): Ausgedehnte, wandständige Thrombosierung (→) der V. cava inferior, rechte Nierenvene (∗) nicht mit einbezogen. Befund operativ bestätigt

3 Klinische Anwendung

3.1 Aortenbogen und hirnversorgende Arterien

K. F. R. Neufang

3.1.1 Indikationen zur Diagnostik

Die häufigste *Ursache* der *zerebrovaskulären Insuffizienz* sind atherosklerotische Veränderungen der hirnversorgenden Gefäße.

Seltenere Ursachen für Durchblutungsstörungen sind: fibromuskuläre Dysplasie, Arteriitis, Traumafolge, Tumorummauerung und Bestrahlungsfolge.

Pathologisch-anatomisch finden sich Stenosen, Ulzerationen, Knick- und Schleifenbildungen („kinking" und „curling"), Wandinfiltrationen, Gefäßverlagerungen und -verschlüsse.

Hämodynamisch können Strömungsverlangsamung oder -beschleunigung, Wirbelbildung, Minderdurchblutung, Strömungsumkehr und Anzapfphänomene resultieren.

Klinische Stadien der zerebrovaskulären Insuffizienz:

I   Asymptomatische Stenose oder Verschluß. Zufallsbefund.

II   Intermittierende zerebrovaskuläre Insuffizienz. Transitorische ischämische, evtl. rezidivierende Attacken (TIAs), Schwindel, Amaurosis fugax. Dauer Minuten bis 24 h mit vollständiger Rückbildung.

III   Frischer Schlaganfall mit kompletter/partieller/keiner Rückbildung.

Weitere Unterteilung möglich in:

IIIa RIND = reversibles ischämisches neurologisches Defizit (komplette Rückbildung in 4 Wochen

IIIb PRIND = partiell reversibles ischämisches neurologisches Defizit

IV   Kompletter Hirninfarkt mit neurologischem Defizit als Defektzustand mit partieller/keiner Rückbildung.

Weitere Indikationen zur Angiographie der hirnversorgenden Gefäße können sich ergeben beim Glomustumor (Chemodektom), Epithelkörperchenadenom, sowie bei angiomatösen Gefäßmißbildungen und beim kavernösen Hämangiom im Halsbereich und Gesichtsschädel.

3.1.2 Anforderungen an die Diagnostik bei zerebrovaskulärer Insuffizienz

Merke: Das diagnostische Vorgehen, und damit die Entscheidung für ein bestimmtes Verfahren, hängt im Einzelfall von Anamnese, Klinik und Untersuchungsbefund, den möglichen therapeutischen Konsequenzen und den sich daraus ergebenden Fragestellungen ab.

Die Diagnostik kann erfolgen als

- Screeninguntersuchung bei symptomfreien Risikogruppen.
  Anforderungen: kostengünstig, nichtinvasiv, verfügbar, sehr spezifisch.
  Indikatorsymptom: Karotisgabelstenose
- Gezielte Untersuchung bei symptomatischen Patienten.
  Anforderungen: hohe Sensitivität und Spezifität, geringer Anteil nichtdiagnostischer Untersuchungen, definitive Therapieentscheidung möglich.
- Kontrolluntersuchung.
  Anforderungen: bei asymptomatischen Patienten gelten die gleichen Kriterien wie für Screeninguntersuchungen.

An apparativen Untersuchungsverfahren stehen bei der zerebrovaskulären Insuffizienz zur Verfügung:

- *Nicht-invasiv:* Doppler-Ultraschall, EEG, CT, Magnetresonanztomographie (MRT), Szintigraphie, Positronenemissionstomographie (PET), Single-Photon-Emission-Computed Tomography (SPECT).
- *Wenig-invasiv:* i.v. DSA.
- *Invasiv:* Arteriographie als i.a. DSA oder mit konventioneller Blattfilm-/Mittelformattechnik.

Gefäßveränderungen als Ursache einer zerebrovaskulären Insuffizienz können in verschiedenen anatomischen Regionen lokalisiert sein:

- Aortenbogen und Abgänge der brachiozephalen Gefäße,
- extrakranieller Abschnitt der hirnversorgenden Gefäße, insbesondere Karotisgabeln,
- intrakranieller Abschnitt der hirnversorgenden Gefäße, Circulus arteriosus Willisii und Aa. cerebri.

Merke: Nur ein Screening darf sich auf die Beurteilung der Karotisgabeln allein beschränken. Eine präoperative Angiographie muß in der Regel alle Gefäßabschnitte vom Aortenbogen bis zu den intrakraniellen Gefäßen beurteilen.

3.1.3 Ultraschall

Merke: Die Doppler-Ultraschalluntersuchung der Halsgefäße liefert in der Hand des Geübten in über 95% diagnostische Resultate mit einer Spezifität und Sensitivität für hämodynamisch wirksame Stenosen und Verschlüsse der Karotisgabel von über 90%. Sie ist nicht-invasiv, kostengünstig und besonders zum Screening geeignet.

Die Doppler-Ultraschalluntersuchung ist zum Nachweis von Plaques oder Ulzera ungeeignet.

Mit hochauflösendem B-Bild können auch hämodynamisch nicht wirksame Läsionen der Karotisgabel nachgewiesen und die Morphologie von Plaques beurteilt werden.

3.1.4 I.v. DSA

Der besondere Vorteil der i.v. DSA liegt in der Neuroradiologie im Fortfall der selektiven Sondierung hirnversorgender Arterien:

- kein Embolisations- oder Okklusionsrisiko, dadurch
- erheblich geringere neurologische Komplikationsrate (TIAs: unter 1%, Grandmal-Anfall: 0,4 ‰ bei Verwendung von ionischem KM), 1 dokumentierter Fall in der Literatur (Aaron et al.) mit akuter zerebraler Ischämie durch Verschluß einer zuvor filiformen Stenose (ionisches KM, wahrscheinlich als Folge einer Dehydratation mit Viskositätserhöhung) (Abb. 35–40).

3.1.4.1 Untersuchungstechnik bei der i.v. DSA

Gerätetechnische Voraussetzungen
- 35 cm Bildverstärkereingangsfeld, umschaltbar auf kleinere Feldgrößen,
- Pulsbetrieb mit kurzer Pulsdauer und niedriger Aufnahmespannung,
- „L-C"-Arm (wünschenswert),
- EKG-Triggerung (wünschenswert),
- DSA-Filterblende (wünschenswert), alternativ vor die Tiefenblende einschiebbare Filter, Reismehlbeutel,
- Pixel shift.

Patientenvorbereitung
- Patient 4 h nüchtern, Aufklärung (s. S. 70 f.)

Patientenlagerung und Einstellungen
- Rückenlage, p. a.-Strahlengang,
- Schrägserien durch entsprechende Drehung des „L-C"-Arms, sonst durch Anheben des Patienten; dabei auf sichere Lagerung achten, um Bewegungsartefakte zu vermeiden,

- Fixation des Kopfes nicht erforderlich,
- Einstellung der Bildserien s. Tabelle 6.

Merke: Kleinere Bildverstärker (z. B. 17 cm-Eingangsfeld) können die Ortsauflösung verbessern, sofern keine Erhöhung der Aufnahmespannung erforderlich wird. Der kleinere, unübersichtlichere Bildausschnitt begünstigt andererseits Fehlinterpretationen (z. B. korrekte Zuordnung der Gefäße bei Überlagerungen).

Kontrastmittel und Injektionstechnik

- Zentralvenöse Injektion wegen hoher Serienzahl und kleinen Gefäßen bzw. Gefäßdetails ratsam,
- Zugang über die rechte oder linke V. basilica, in weniger als 10% über die V. femoralis,

Merke: Kein Zugang auf der Seite mit liegendem Schrittmacher. Möglichst keine Punktion der V. cephalica.

- 40 ml nichtionisches, auf Körpertemperatur vorgewärmtes KM, Flow 17–20 ml/s, Hochdruckinjektor.

Aufnahmeparameter

- Gepulster Betrieb, EKG-Triggerung (sofern nicht möglich: ersatzweise 2 B/s, nur bei starken Pulsationen 4 B/s),
- Bildverstärkereingangsdosis hinter Raster 10 µGy/B,
- DSA-Filter beidseits bis an die Wirbelsäulenkonturen einfahren, ggf. zusätzlich

Tabelle 6. Untersuchungsdaten bei der i. v. DSA der Kopf-Hals-Gefäße

Bildserie	Position des Patienten	Drehung des Kopfes	Bildverstärkerformat (cm)	Objektumfang
1. „Aortenbogen"	links angehoben, 25–30°	0°	35	Aortenbogen – Schädelbasis
2. „Rechts"	rechts angehoben, 25°	45° nach links	25	Supraaortal – Hirnbasisarterien
3. „P. A."	sagittal	0°, Kinn angezogen	25	Karotisgabeln – Zerebralarterien[a]
4. „Links"[b]	links angehoben, 25°	45° nach rechts	25	Supraaortal – Hirnbasisarterien

[a] Höhere Zentrierung erlaubt Beurteilbarkeit der Kollateralisation und Ausfälle im Bereich der Zerebralarterien.
[b] Kann entfallen, wenn Serie „1" die linke Karotisgabel ausreichend beurteilbar zeigt.

Reismehlbeutel; Positionierung nach Durchleuchtungseindruck oder Testschuß korrigieren,
- Seriendauer nach dem Befund unter Echtzeitbeobachtung und der Fragestellung (venöse Phase?, Steal-Phänomen?) bemessen.

Merke: Auf die Füllung beider Vertebralarterien achten, um retrograden Fluß und Anzapfphänomene nicht zu übersehen.

Bildnachverarbeitung

- Schluckartefakte: meist nur durch neue Maske beeinflußbar (Abb. 42),
- Artefakte durch pulsierenden Gefäßkalk (Abb. 17, 41), Knochenkanten an Wirbelsäule, Karotiskanal und den Orbitakanten: Pixel shift,
- retrograden Fluß, Anzapfphänomene und venöse Phase auf späten Aufnahmen herausarbeiten,
- Fenstereinstellung: bei gutem Kontrast – weites Fenster, bei geringem Kontrast – enges Fenster,
- quantitative Datenanalyse (Abb. 52 und 53).

3.1.4.2 Aussagekraft der i. v. DSA (Abb. 35–54)

Aortenbogen und Gefäßabgänge

Im Gegensatz zu Ultraschallverfahren sind mit der i.v. DSA die Karotiden vom Aortenbogen bis zu den Karotisgabeln beurteilbar.
Dennoch ist die i.v. DSA der i.a. DSA und der konventionellen Arteriographie unterlegen. Insbesondere sind der Truncus brachiocephalicus, die Abgänge der A. carotis dextra und der Aa. vertebrales oft weniger gut beurteilbar (Abb. 35–40).

Merke: Je niedriger die arterielle KM-Konzentration und je länger die Belichtungszeit sind, desto ausgeprägter wird die Artefaktanfälligkeit, und desto schlechter wird die Bildqualität. Die beste Bildqualität wird mit gepulstem Betrieb und EKG-Triggerung erzielt.

Karotisgabeln

Die i.v. DSA ist unter optimierten Untersuchungsbedingungen einer korrekt durchgeführten Doppler-Ultraschalluntersuchung gleichwertig, der selektiven i.a. DSA und konventionellen Angiographie jedoch an Detailerkennbarkeit und diagnostischer Sicherheit unterlegen. Sie unterschätzt eher den operativ gefundenen Schweregrad und ermöglicht nicht immer eine exakte Lokalisation der atherosklerotischen Veränderungen (Abb. 41–47).

Gegenüber dem Doppler ist die i.v. DSA anschaulicher, der Informationsgehalt über die vor- und nachfolgenden Gefäßabschnitte ist größer. Bei kompletten Internaverschlüssen ist die Sicherheit der i.v. DSA größer als die der Doppler-Untersuchung.

Probleme ergeben sich v.a. aus den komplizierten anatomischen Verhältnissen:

- atherosklerotische Stenosen engen das Lumen überwiegend exzentrisch ein;
- atherosklerotische Plaques liegen in über 50% der Fälle dorsal oder dorsalbetont: mindestens 2, ggf. weitere Schrägserien erforderlich;
- bandförmige Stenosen können durch Knochenkanten und Hautfalten vorgetäuscht werden: sorgfältige Nachverarbeitung und Analyse, ggf. auch Dokumentation des nichtsubtrahierten Leerbildes erforderlich;
- exakte Gefäßversorgung bei Gefäßmißbildungen und gefäßreichen Tumoren im Gesichtsschädel- und Halsbereich häufig nicht darstellbar;
- Die Häufigkeit von Schluckartefakten kann durch Atemtraining und Verwendung von angewärmtem, nichtionischem KM verringert werden.
- Pulsationsartefakte durch verkalkte Plaques stören besonders bei niedriger KM-Konzentration und können durch EKG-Triggerung reduziert werden;
- nur große Ulzerationen können erkannt werden (Abb. 51).

Merke: Die i.v. DSA der Karotisgabeln ist in über 90% der Untersuchungen diagnostisch. In über 70% wird, je nach Auswahl der untersuchten Patienten, eine gute bis sehr gute Bildqualität erreicht. Die Spezifität und Sensitivität für hämodynamisch wirksame Stenosen liegen bei 90%. Eine i.v. DSA ist einer korrekt durchgeführten Doppler-Ultraschalluntersuchung gleichwertig. Beide Methoden ergänzen sich.

Karotissiphon, basale Hirnarterien und Aa. cerebri

Merke: Mit der i.v. DSA sind die Karotissiphons in weniger als der Hälfte der Fälle hinreichend beurteilbar. Intrakraniell können meist nur ausgeprägtere Perfusionsunterschiede bzw. Ausfälle im Bereich der Hemisphären erkannt werden. Die i.v. DSA kann die selektive Karotisangiographie (i.a. DSA oder Blattfilmtechnik) präoperativ meist nicht ersetzen.

Probleme ergeben sich v.a. aus der geringen KM-Konzentration und der Kleinheit der Gefäße: Gefäßdetails sind nicht mehr beurteilbar. Bei Fehlen von Bewegungen kann durch Integration mehrerer Bilder in Maske oder Füllungsbild die Bildqualität verbessert werden (Abb. 48–50).

3.1.5 Arteriographie: i.a. DSA und Blattfilmangiographie

3.1.5.1 Untersuchungstechnik bei der i.a. DSA

Die Arteriographie der hirnversorgenden Gefäße erfolgt nach den bekannten Regeln und Grundsätzen der selektiven Kathetertechnik. Vorbereitung und Aufklärung des Patienten hinsichtlich typischer Komplikationen unterscheiden sich bei der i.a. DSA nicht vom üblichen Vorgehen (s. S. 68 ff.).

Zugangsweg

Die A. femoralis wird bevorzugt, alternativ kann die A. axillaris oder bei der Verwendung dünner Katheter die A. brachialis gewählt werden.

Katheter

F5, F6, bevorzugt Sidewinder, auch Headhunter, Führungsdraht 0,035. Der Sidewinder-Katheter wird für die Übersichtsaortographie (i.a. DSA) mit nichtinvertierter Spitze in der Aorta ascendens mindestens 4 cm proximal des Truncus brachiocephalicus plaziert, und anschließend zur selektiven i.a. DSA verwendet; kein Katheterwechsel.

Merke: Dünnere Katheter (bis zu F4) verringern die Komplikationen am Punktionsort und möglicherweise auch das neurologische Untersuchungsrisiko. Nachteilig sind aber die schlechtere Manipulierbarkeit insbesondere bei stark geschlängelten Gefäßen, und die damit verbundene erhöhte Gefahr einer Jetläsion durch subintimale KM-Injektion.

Kontrastmittel und Injektionstechnik:

Nichtionisch, 300 mg J/ml (Aortenbogenübersichtsangiographie), bzw. 150 mg J/ml (1:1-Verdünnung mit NaCl, selektive Injektion). Volumina und Injektionsparameter s. Tabelle 7.

Aufnahmeparameter

Bei der Aortenbogenübersichtsangiographie ist Pulsbetrieb dem kontinuierlichen Betrieb überlegen; beide Betriebsarten sind bei der selektiven Angiographie im Halsbereich gleichwertig.

EKG-Triggerung ist wegen der raschen Passage des arteriellen KM-Bolus meist nicht möglich, Bildraten von 2 bis 4 B/s reichen aus.

Bildverstärkereingangsdosis hinter Raster bei kontinuierlichem Betrieb 5 µGy/s, bei gepulstem Betrieb 5 µGy/B.

Seriendauer richtet sich nach dem Befund; ausreichend lange Serie bei der Aortenbogenangiographie, um auch Anzapfphänomen zu erfassen.

DSA-Filter beidseits bis an die Wirbelsäulenkonturen heranfahren, ggf. zusätzlich mit Reismehlbeuteln abpolstern (s. Tabelle 7).

Wenn eine selektive Sondierung der brachiozephalen Gefäße nicht möglich ist (hochgradige Abgangsstenosen, translumbaler Zugang), kann mit 2–4 Injektionen in den Aortenbogen in Projektionen wie bei der i.v. DSA (s. Tabelle 6) eine Über-

Tabelle 7. Untersuchungsdaten bei der i.a. DSA der Kopf-Hals-Gefäße

Bildserie	Bildver-stärker-format (cm)	Bild-frequenz bei gepulstem Betrieb (B/s)	Mittlere Serien-dauer (s)	Kontrastmittel			Position des Patienten	Objekt-umfang
				Menge (ml)	Konzen-tration (mg J/ml)	Fluß-rate (ml/s)		
Aorten-bogen	35	2 (–4)	10–12[a]	20	300	15	links ange-hoben, 30°	Aortenbogen – Schädel-basis
Karotis selektiv	25 (17)	2	8–10 (6)[b]	5–8 (5)[b]	150–200	von Hand	seitlich, sagittal, (schräg)[b]	Bifurkation – Zerebral-arterien (Bifur-kation)[b]
Subklavia, Trunkus selektiv	25 (17)	2	6–8	15	150–200	von Hand	gleiche Seite angehoben, 30°	nach Befund!

[a] Bei Subclavian-steal-Phänomen länger auslegen; desgleichen zur Beurteilung der venösen Phase.

[b] Ergänzende Schrägserien bei unübersichtlicher Topographie bzw. bei Verdacht auf Ulzerationen.

sichtsangiographie unter Einschluß der intrakraniellen Strombahn erfolgen. Dieses Vorgehen ist aber ansonsten nicht zu empfehlen, da die Beurteilung der Karotisgabeln durch Gefäßüberlagerungen erschwert ist und streng seitliche Projektoren nicht möglich sind.

3.1.5.2 Aussagekraft der i.a. DSA (Abb. 55–59, 61)

Aortenbogen und Gefäßabgänge

Die Aortenbogenübersichtsangiographie kann uneingeschränkt als i.a. DSA erfolgen und hat bei gleicher Aussagekraft und Bildqualität wie die konventionelle Angiographie folgende Vorteile:

- nur ⅓ der konventionell benötigten KM-Dosis,
- ohne Katheterwechsel mit dem für die anschließende selektive Arteriographie ausgewählten Katheter durchführbar,
- kürzere Untersuchungsdauer.

Probleme: Gefäßpulsationen, Bewegungsunschärfe (v.a. bei kontinuierlichem Betrieb), Sättigungsartefakte.

Karotisgabeln

Nur mit selektiver Injektionstechnik ist eine überlagerungsfreie, streng seitliche Projektion möglich.

Zusätzliche Schrägprojektionen erlauben eine überlagerungsfreie Darstellung, ohne daß die bei einer konventionellen Blattfilmangiographie erforderliche KM-Dosis erreicht wird; dadurch erhöhte diagnostische Sicherheit.

Selektive und superselektive Darstellung von Gefäßmißbildungen und gefäßreichen Tumoren im Hals- und Gesichtsschädelbereich, vor allem im Zusammenhang mit Embolisationstherapie (s. S.293).

Probleme:

- Die geringere Ortsauflösung der i.a.DSA wird weitgehend durch die höhere Kontrastauflösung kompensiert. Bei 17 cm-Eingangsfeld, 512 × 512-Matrix, 5 µGy/B Bildverstärkereingangsdosis hinter Raster und 150 mg J/ml KM-Konzentration sind i.a.DSA und Blattfilmangiographie für die klinisch relevanten Fragestellungen als gleichwertig anzusehen. Allenfalls sehr kleine Ulzerationen, bandförmige Stenosen oder Dissektionsmembranen könnten im Einzelfall schlechter abgrenzbar sein.

Merke: Auch die herkömmliche Blattfilmangiographie als „goldener Standard" übersieht etwa ⅓ der operativ gefundenen kleinen Ulzerationen in Karotisplaques. Mit keiner angiographischen Methode ist eine Unterscheidung zwischen „weichen" und „harten" Plaques möglich. Wenn möglich, sollte ergänzend eine Darstellung mit hochauflösendem Ultraschall-B-Bild versucht werden.

- Schluckartefakte spielen bei kooperationsfähigen Patienten keine Rolle, da sie bei dem kurzen arteriellen KM-Bolus regelmäßig erst nach der maximalen Füllung des Gefäßes auftreten und so die Bildgebung nicht mehr stören können.
- Sättigungsartefakte können gut kompensiert werden.

Karotissiphon, basale Hirnarterien und Aa. cerebri

Die i.a.DSA und Blattfilmangiographie sind in der Beurteilung des Karotisendabschnitts - knöcherner Kanal, Siphon, supraklinoidaler Abschnitt - gleichwertig. Für die kleineren zerebralen Arterien können sich geringe Qualitätseinschränkungen ergeben.

Diskretere Veränderungen an den zerebralen Gefäßen - Arteriitis, kleine Embolien, sehr kleine Aneurysmen - können wegen der geringeren Ortsauflösung dem Nachweis entgehen.

Durch Überstrahlung am Kalottenrand und im Halsabschnitt und Unterbelichtung an der Schädelbasis (sehr dichtes Felsenbein bei jüngeren Patienten!) können Sättigungsartefakte auftreten.

3.1.6 Differentialindikationen zum Einsatz von Doppler-Ultraschalluntersuchung, i.v. DSA, i.a. DSA und konventionelle Filmangiographie bei Patienten mit zerebrovaskulärer Insuffizienz

Der Umfang der Diagnostik hängt vom Therapiekonzept ab. Die Indikationen zur Karotisdesobliteration sind gegenwärtig umstritten. Daher fällt es schwer, eine verbindliche stadienbezogene Empfehlung zur Diagnostik zu geben.

3.1.6.1 Screening

Zum Screening von hämodynamisch wirksamen Veränderungen an den Karotisgabeln ist die *Doppler-Ultraschalluntersuchung* die Methode erster Wahl: geringe Kosten, nichtinvasiv, bei korrekter Durchführung in der Aussage der *i.v. DSA* gleichwertig.

Merke: Die *i.v. DSA* kann zum Screening eingesetzt werden, wenn
- eine Doppler-Ultraschalluntersuchung nicht oder nicht in ausreichender Qualität zur Verfügung steht,
- bei fraglich symptomatischen Patienten ein unklarer Doppler-Ultraschallbefund vorliegt.

Stadium I
Wird in letzter Zeit nicht mehr als gesicherte Operationsindikation angesehen. Damit keine Indikation mehr zur *Arteriographie.* Unberührt von dieser Auffassung bleibt eine evtl. Diagnosesicherung mit i.v. DSA vor Einleitung einer medikamentös-konservativen Therapie.

3.1.6.2 Symptomatische Patienten

Doppler-Ultraschall ist die Erstuntersuchung. Da Ulzerationen und flache Plaques sonographisch nur mit hochauflösenden B-Bild-Verfahren gesehen werden können, ist die alleinige Doppler-Untersuchung bei TIAs nicht ausreichend.
Das weitere diagnostische Vorgehen hängt vom Therapiekonzept ab (Operation oder medikamentös-konservative Behandlung).
Die *i.v. DSA* kann zur weiteren Sicherung eines pathologischen oder unklaren Doppler-Ultraschallbefundes eingesetzt werden, vor allem wenn eine Operationsindikation nicht zu erwarten ist.

Merke: Die i.v. DSA wird nicht allgemein als präoperativ ausreichende Methode akzeptiert, da sie
- den Schweregrad und die Ausdehnung des Befundes an den Karotisgabeln eher unterschätzt,

- bei der Beurteilung der Gefäßabgänge aus dem Aortenbogen der i.a. DSA und der Blattfilmangiographie qualitativ unterlegen ist,
- den intrakraniellen Strombahnabschnitt in der Mehrzahl der Fälle nicht hinreichend darstellen kann.

Konkordante Befunde bei der i.v. DSA und Doppler-Untersuchung, seitenbezogene klinische Symptome und ein normales Schädel-CT werden bei Ein-Gefäßerkrankung von manchen Operateuren als präoperative Untersuchungen vor Karotisdesobliteration akzeptiert.

Stadium II

Zur Operationsplanung bei symptomatischen Patienten wird, vor allem bei Mehrgefäßerkrankung, überwiegend die selektive *Angiographie* als *i.a. DSA* und/oder *Blattfilmangiographie* gefordert.

Eigenes Vorgehen (gemischt analog/digital):
1. Aortenbogenübersichtsangiographie - i.a. DSA;
2. die im Doppler-Ultraschall, bei der Aortenbogenübersicht oder klinisch führenden Karotisstrombahn – selektive Filmangiographie (Ausnahme: Verschluß – nur i.a. DSA);
3. die nichtsuspekte oder klinisch stumme Karotisstrombahn – selektive i.a. DSA.

Hiervon abweichend Darstellung beider Karotissysteme mit i.a. DSA, wenn beidseits hochgradige Stenosen, oder auf der einen Seite ein Verschluß und auf der anderen Seite eine höhergradige Stenose nach dem Doppler-Ultraschallbefund bzw. der Aortenbogenangiographie vorliegen, oder der klinische Zustand des Patienten eine geringere KM-Belastung wünschenswert macht.

4. Erforderlichenfalls A. vertebralis, Truncus brachiocephalicus oder A. subclavia sinistra – selektive i.a. DSA.
5. Ergänzende Darstellung des Lokalbefundes an den Karotisgabeln mit hochauflösendem Ultraschall-B-Bild.

Stadium III

Nur ausnahmsweise Operationsindikation, in der Regel keine Angiographie. Doppler-Ultraschall und i.v. DSA zum Verschlußnachweis geeignet.

Stadium IV

Die Indikation zum extra-intrakraniellen Bypass wird heute zurückhaltend gestellt. Daher selten angiographische Diagnostik, ausgenommen es bestehen erneute Symptome im Sinne eines Stadium II (s. dortiges Procedere).

Merke: Zur Beurteilung postischämischer Hirnsubstanzdefekte und zum Ausschluß einer Mikroangiopathie ist mindestens eine Nativ-CT des Schädels erforderlich. Veränderungen der weißen Substanz sind mit MRT besser nachweisbar.

Tabelle 8. Aussagekraft und Differentialindikationen von Ultraschall, i.v. DSA, i.a. DSA und Blattfilmangiographie bei zerebrovaskulärer Insuffizienz

	Doppler	i.v. DSA	i.a. DSA/BFA
Screening (Stadium I)	+ + +	(+ + +)[a]	–
Symptomatische Patienten (Stadium II–IV)	+ +	(+ +)[b]	+ + +
Postoperative Kontrolle:			
– Karotisgabel	+ +	+ + +	+[c]
– Extrakranieller Bypass	+	+ + +	+[c]
– Extra-intrakranieller Bypass	+ +	–	+ + +

[a] Wenn kein Doppler-Ultraschall verfügbar oder diskordante oder unzulängliche Doppler-Befunde.

[b] Nur wenn i.v. DSA vom Gefäßchirurgen als präoperative Untersuchung für ausreichend gehalten wird.

[c] Wenn i.v. DSA unzureichend.

3.1.6.3 Kontrolluntersuchungen (Abb. 62–65)

Desobliteration oder Rekonstruktion der Karotisgabel
- *Doppler-Ultraschall:* Aussage postoperativ zunächst durch Wundverhältnisse, später gelegentlich durch Narbenbildung erschwert.
- *I.v. DSA:* Bei Patienten mit unklarem Doppler-Ultraschallbefund.
- *I.a. DSA, Blattfilmangiographie:* Bei symptomatischen Patienten, wenn die i.v. DSA für eine evtl. Reoperation nicht ausreicht (insbesondere unbefriedigende Herz-Kreislauf-Situation, langer zeitlicher Abstand zur voraufgegangenen Operation, multiple Gefäßveränderungen, unübersichtliche Anatomie).

Extrakranielle Bypass-Systeme
- *Real-time-Sonographie:* stellt postoperativ die Umgebung von Bypasses dar, z.B. pathologische Flüssigkeitsansammlung (Hämatom, Abszeß, Lymphzyste).
- *Doppler-Ultraschall:* Nachweis der Durchgängigkeit des Bypass.
- *I.v. DSA:* Methode der Wahl zur übersichtlichen Darstellung auch komplexer Bypass-Systeme.
- *I.a. DSA:* nur in Ausnahmefällen erforderlich.

Extra- intrakranielle Bypass-Systeme
- *Doppler-Ultraschalluntersuchung:* Nachweis der Durchgängigkeit, Abschätzen der Durchflußrate.
- *I.v. DSA:* nicht ausreichend.
- *I.a. DSA:* falls erforderlich, selektive i.a. DSA der bypasstragenden A. carotis (externa) in 2 Ebenen.

Literatur

Aaron JO, Hesselink JR, Oost R et al. (1984) Complications of intravenous DSA performed for carotid artery disease: a prospective study. Radiology 153: 675–678

Arlart IP, Eichner H (1985) Diagnostik von Tumoren des Glomus caroticum mittels transvenöser DSA. Röntgen-Bl. 38: 215–218

Daiss W, Diener C, Thron A et al. (1984) Diagnostik extrakranieller Stenosen und Verschlüsse – Vergleich von Dopplersonographie, Duplex-Scan und Angiographie. Dtsch med Wschr 109: 1595–1599

dalla Palma L, Stacul F, Pozzi-Mucelli R. et al. (1986) Impact of technology and technique on the performance of the intravenous DSA of the carotid arteries. EJR 6: 73–77

D'Alton JG, Norris JW (1983) Carotid doppler evaluation in cerebrovascular disease. Can Med Assoc J 129: 1184–1189

Dawson DM (1983) Carotid vertebral digital subtraction angiography – a neurologist's view. Cardiovasc Intervent Radiol 6: 201–202

Earnest F, Houser OW, Forbes GS et al. (1983) The accuracy and limitations of intravenous digital subtraction angiography in the evaluation of atherosclerotic cerebrovascular disease: angiographic and surgical correlations. Mayo Clin Proc 58: 735–746

Eickelboom BC, Ackerstaff RGA, Ludwig JW et al. (1983) Digital video subtraction angiography and duplex scanning in assessment of carotid artery disease: comparison with conventional angiography. Surgery 94: 821–825

Fiedler V, Peters PE (1986) Intraarterielle Digitale Subtraktionsangiographie (ia-DSA) mit F-4-Kathetern zur Abklärung der zerebrovaskulären Insuffiziernz. Radiologe 26: 395–400

Fischer GG, Anderson DC, Farber R et al. (1985) Prediction of carotid disease by ultrasound and digital subtraction angiography. Arch Neurol 42: 224–227

Gmelin F, Borgis JC, Kummer D et al. (1985) Vergleich von Doppler-Ultraschall, intravenöser DSA und konventioneller Filmangiographie bei der Diagnostik stenosierender Veränderungen im Bereich der Karotisgabel. RöFo 142: 52–56

Heidrich H (Hrsg) (1983) Carotisstenosen und -verschlüsse. Springer, Berlin Heidelberg New York Tokyo

Hoffman MG, Gomes AS, Pais SO (1983) Limitations in interpretation of intravenous carotid digital subtraction angiography. AJNR 4: 1167–

Kempczinski RF, Wood GW, Beriatzky Y et al. (1983) A comparison of digital subtraction angiography and noninvasive testing in the diagnosis of cerebrovascular disease. Am J Surg 146: 203–207

Kricheff II (1987) Arteriosclerotic ischemic cerebrovascular disease. Radiology 162: 101–109

Lacombe P, Frija G, Kieffer E et al. (1986) Intravenous digital subtraction angiography in Takayasu's disease. Eur J Radiol 6: 202–205

Langer M, Fiegler W, Hedde JP et al. (1984) Diagnostische Aussagekraft der intravenösen digitalen Subtraktionsangiographie des supraaortalen extrakraniellen Gefäßsystems. RöFo 141: 624–628

Marshall M (1984) Praktische Doppler-Sonographie. Springer, Berlin Heidelberg New York Tokyo

Neuerburg-Heusler D (1984) Dopplersonographische Diagnostik der extrakraniellen Verschlußkrankheit – Validität indirekter, direkter und kombinierter Verfahren. Vasa [Suppl] 12: 59–70

Neuerburg-Heusler D, Schulte M, Roth HJ et al. (1984) Dopplersonographie der A. vertebralis: Wertigkeit der Beschallung der Atlasschlinge. In: Voth D, Glees P (Hrsg) Der zerebrale Angiospasmus. de Gruyter, Berlin

Neufang KFR, Friedmann G (1985) Aortenbogendarstellung – Vergleich der Bildqualität bei intravenöser DSA, intraarterieller DSA und konventioneller Technik. In: Riemann R, Kollath J (Hrsg) Digitale Radiographie. Schnetztor, Konstanz

Neufang KFR, Friedmann G, Horsch S et al. (1985) Rationelle präoperative Diagnostik der zerebrovaskulären Insuffizienz – Doppler-Sonographie, transvenöse DSA, Arteriographie und arterielle DSA. Vasa 14: 321–329

Neufang KFR, Peters PE, Friedmann G et al. (1984) Die Aortenbogenangiographie in der präoperativen Diagnostik zerebraler Gefäßerkrankungen – Vergleich von konventioneller Technik und intraarterieller DSA. RöFo 141: 43–49

O'Leary DM, Persson AV, Clouse ME (1981) Noninvasive testing for carotid artery stenosis: I°
Prospective analysis of three methods. AJNR 2: 437–442

Pinto RS, Manuell M, Kricheff II (1984) Complications of digital intravenous angiography: experience in 2488 cervicocranial examinations. AJR 143: 1295–1299

Schlolaut KH, Franken T, Harder T (1985) EKG-getriggerte DSA des Aortenbogens und der supraaortalen Halsgefäße. Röntgen-Bl. 38: 275–278

Seeger JF, Carmody RF, Goldstone J (1984) Intravenous digital subtraction angiography of the nearly occluded internal carotid artery. AJR 142: 791–796

Sheldon JJ, Janowitz W, Leborgne JM et al. (1984) Intravenous DSA of extracranial carotid lesions: comparison with other techniques and specimens. AJNR 5: 547–552

Strandness DE jr (1983) Noninvasive evaluation of arteriosclerosis – comparison of methods. Arteriosclerosis 3: 103–116

Strandness DE jr (1983) Carotid-vertebral digital subtraction angiography – a surgeon's view. Cardiovasc Intervent Radiol 6: 203–204

Sumner DS, Russell JB, Miles RD (1982) Are noninvasive tests sufficiently accurate to identify patients in need of carotid arteriography? Surgery 91: 700–706

Sundberg J (1981) Localisation of atheromatosis and calcification in the carotid bifurcation: a post mortem radiographic investigation. Acta Radiol (Scand) 22: 521–528

Tuengerthal S, Braulke P, Lang P et al. (1985) Darstellung vergrößerter Nebenschilddrüsen mit digitaler Subtraktionsangiographie bei 22 Patienten mit primärem oder sekundärem Hyperparathyreoidismus. Digit Bilddiagn 5: 40–47

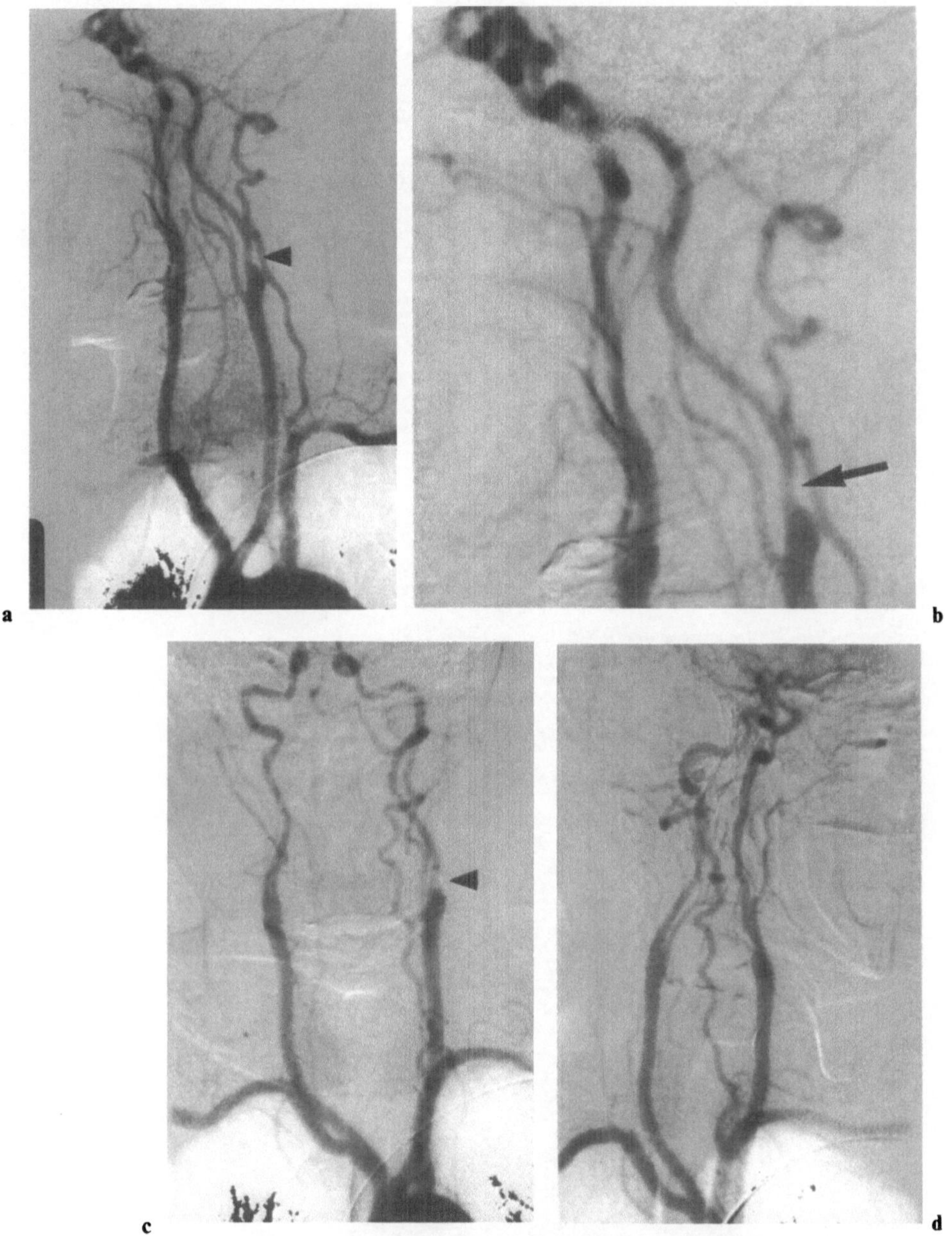

Abb. 35 a–d. I. v. DSA der hirnversorgenden Gefäße.
Typische Untersuchung, Einstellung LAO (**a, b**), a. p. (**c**) RAO (**d**). 35 cm Bildverstärker, 4 B/s, 180 ms/B, 10 μGy/B, 77–103 kVp. Dopplersonographisch 50- bis 70%ige Internastenose links. In Übereinstimmung mit dem Ultraschallbefund 50- bis 70%ige gabelnahe Internastenose links (**a**, elektronische Vergrößerung **b**, ▶, →) Verschluß der rechten A. vertebralis, kein Anhalt für höhergradige Stenose im Bereich der Karotissiphons. Sehr guter Kontrast bei guter Herzleistung. Artefaktfreiheit durch gute Kooperation des Patienten. Bildhomogenisierung mit DSA-Filter

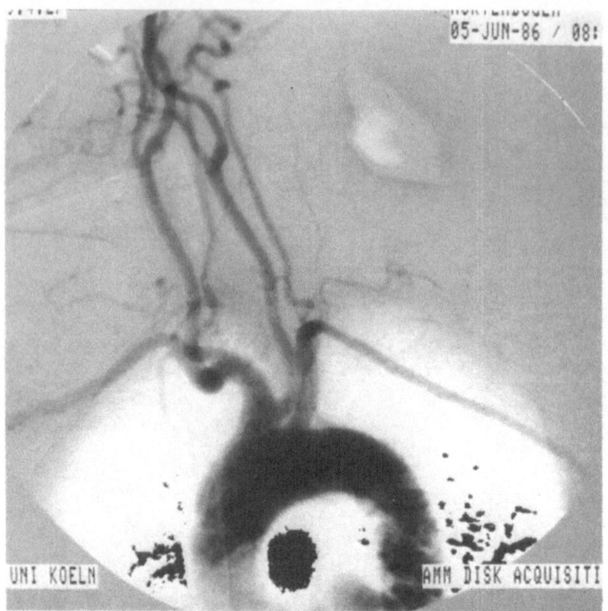

a

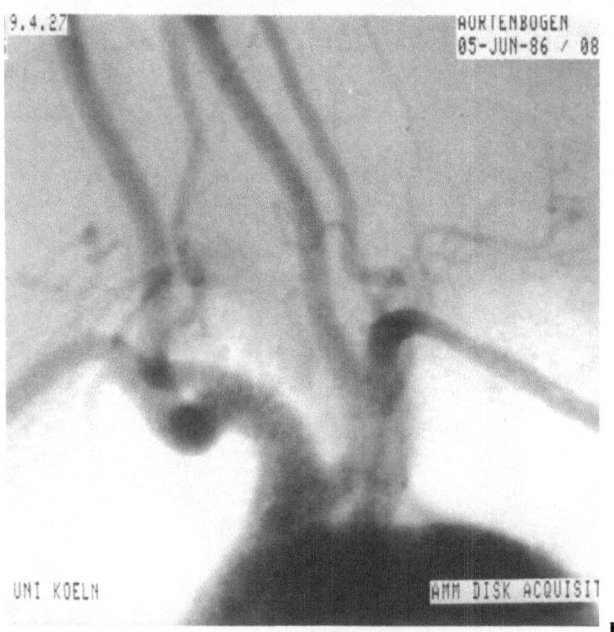

b

Abb. 36 a–d.   I.v. DSA der hirnversorgenden Gefäße.
59 Jahre, weibl., dopplersonographisch 70%ige Internastenose rechts, asymptomatisch. Technische Daten wie Abb. 35. Truncus brachiocephalico-bicarotidicus, 50- bis 70%ige Internastenose gabelnahe rechts, leichte Taillierung der linken Interna. Freie Durchgängigkeit beider Aa. vertebrales, vermehrte arteriosklerotische Schlängelung der supraaortalen Gefäße und der A. basilaris. **b, c** Elektronische Ausschnittsvergrößerung der LAO-Serie (a). Bei guten Abbildungsbedingungen reichen in diesem Fall 2 Serien – LAO (a–c) a. p. (d) – aus. ✳Artefakt durch Zahnfüllung/-kronen aus Metall

9.4.27
6
AORTENBOGEN
05-JUN-86 / 08
UNI KOELN
AMM DISK ACQUISI

c

05-JUN-86 / 08:
UNI KOELN
AMM DISK ACQUISITI

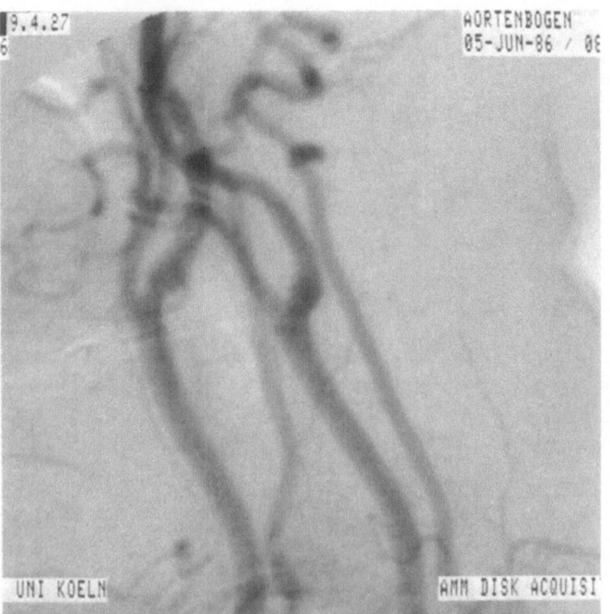

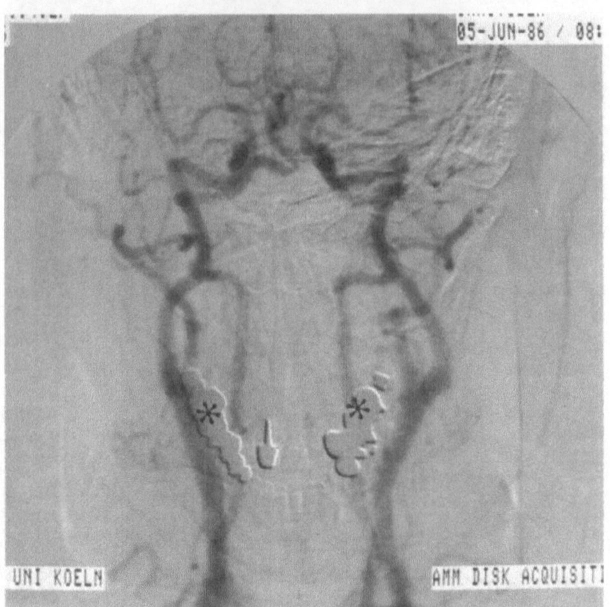

d

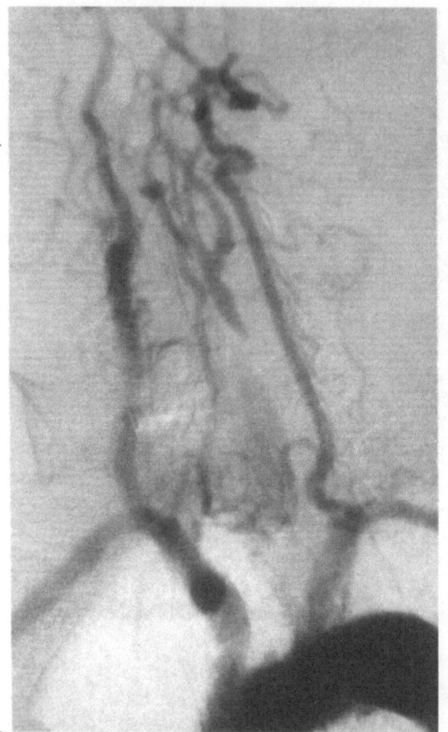

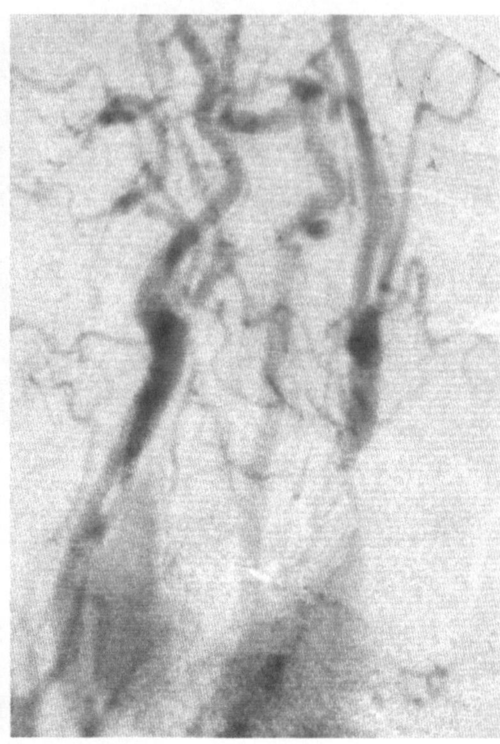

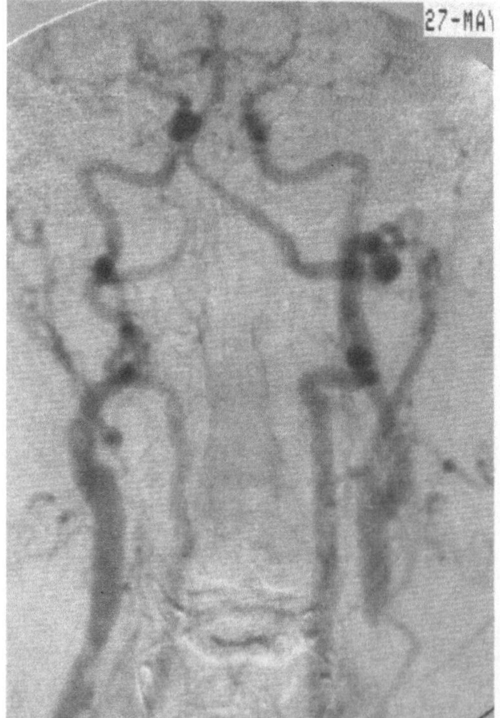

Abb. 37 a–c.   I. v. DSA der hirnversorgenden Gefäße.
55 Jahre, männl. Unklarer Doppler-Befund links. Technische Parameter wie Abb. 35, die RAO- und a. p.-Serie sind mit 25 cm Bildverstärkerfeld aufgenommen. Kompletter Verschluß der linken A. carotis communis und retrograde Füllung der Gabel und gabelnahen Gefäßabschnitte (**a**). Kräftige linke A. vertebralis, atherosklerotische Veränderungen am Truncus brachiocephalicus. Rechte Interna frei, Abgangsstenose der rechten Externa (**b**). Ausgeprägte zervikale Kollateralen unter Einbeziehung von Muskelästen der Aa. vertebrales. Die A. carotis interna ist beidseits bis zum Circulus Willisii offen (**c**)

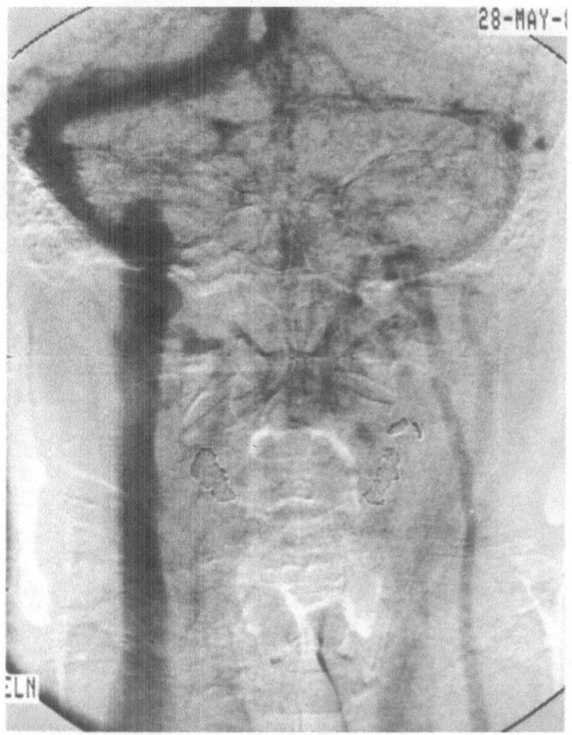

Abb. 38.   Venöse Phase der i. v. DSA.
44 Jahre, weibl., unklare Synkopen, Doppler ohne Befund. Arterielle Gefäße ohne Befund (ohne Abbildung). Als Normvariante links kaliberschwacher Sinus sigmoideus und V. jugularis. Der Kontrastmittelabstrom erfolgt nahezu ausschließlich über die kaliberstarke rechte Seite

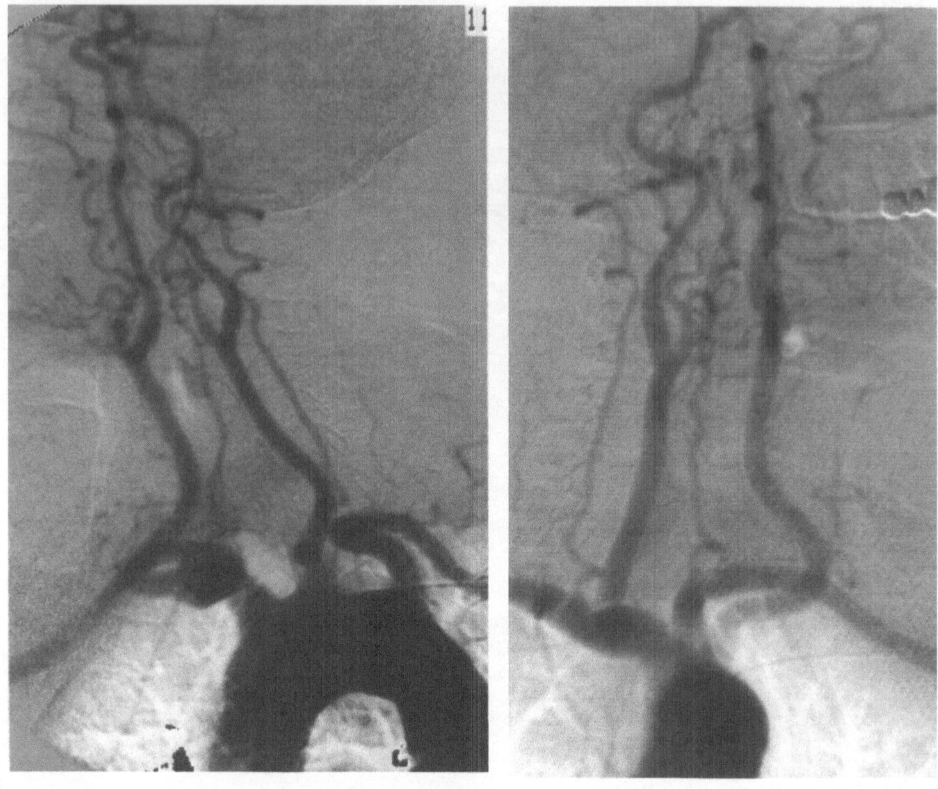

a   b

Abb. 39 a, b.   I. v. DSA der hirnversorgenden Gefäße.
54 Jahre, weibl., Strömungsgeräusche, dopplersonographisch bei kurzem und gedrungenem Hals
nur eingeschränkt zu untersuchen, neurologisch ohne Befund (Stadium I). Vermehrte Schlängelung der supraaortalen Gefäße, zartkalibrige Vertebralarterien. Kein Anhalt für hämodynamisch
wirksame Stenosen an den Karotisgabeln, kein Anhalt für Siphonstenosen. Bei guter Kooperation
und guter Bildqualität reichen in diesem Fall 2 Bildserien, LAO (**a**) und RAO (**b**) mit 35-cm-Bild-
feld aus, um alle die extrakranielle Strombahn betreffenden Fragen hinreichend zu beantworten

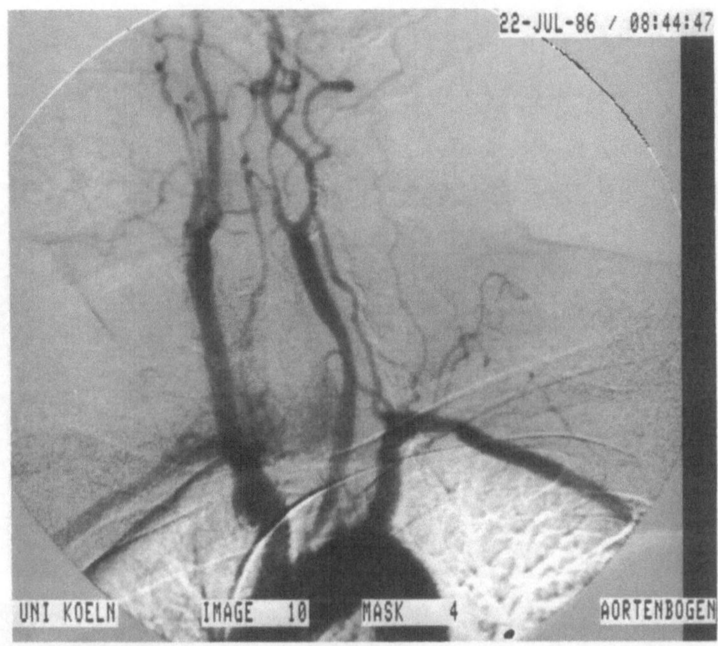

a

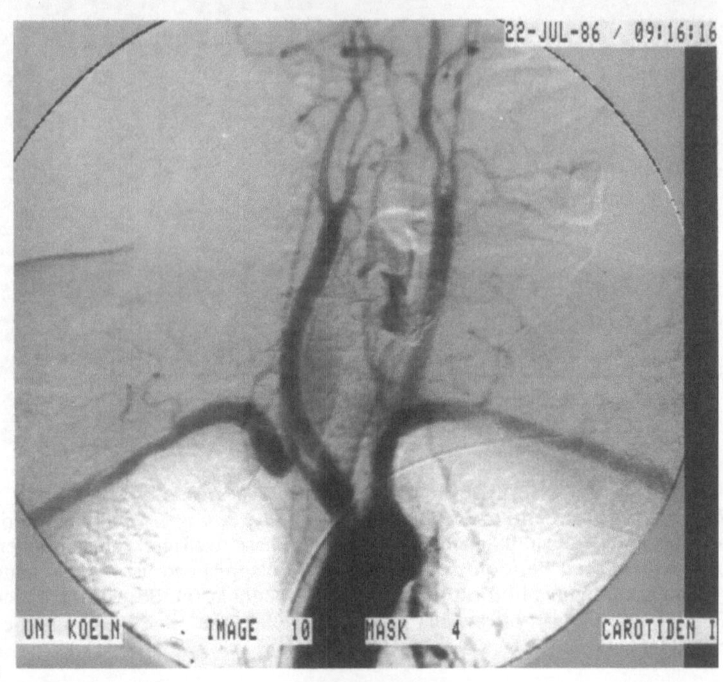

b

Abb. 40 a, b.   I. v. DSA der hirnversorgenden Gefäße: Wert der RAO-Serie.
66 Jahre, männl. Tubuläre, langstreckige Internastenose links, 50 bis 70%. Rechts arteriosklerotische Läsionen ohne hämodynamische Wirkung (**a, b**). Erst die rechts angehobene Serie zeigt eine hochgradige Stenose der re. A. subclavia mit poststenotischer Dilatation, die den Vertebralisabgang rechts miteinschließt. Die rechte A. vertebralis ist schmallumig offen

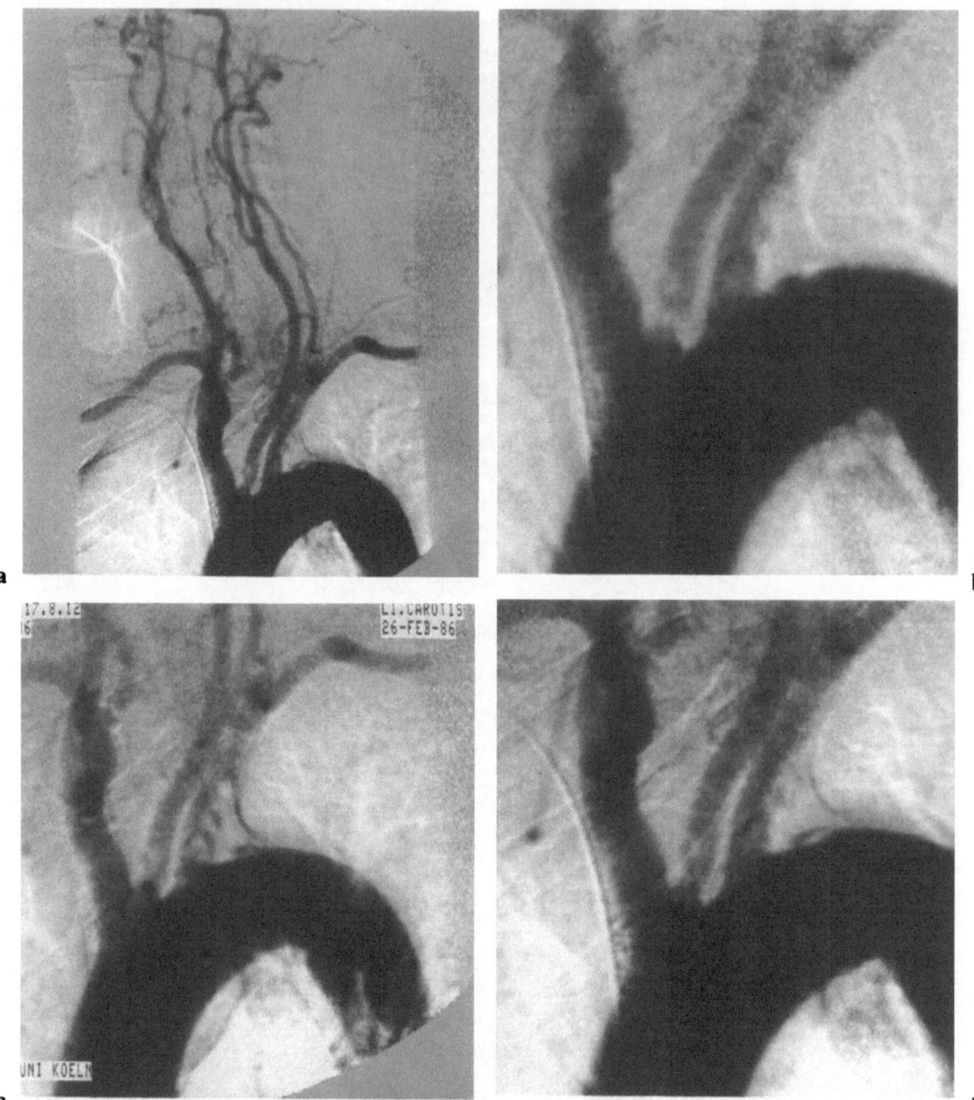

Abb. 41 a–d.   I. v. DSA der hirnversorgenden Gefäße: Artefakte durch Kalk.
74 Jahre, weibl. 1. Serie LAO, 35 cm Feld, 10 µGy/B, 4 B/s. Verkalkte arteriosklerotische Plaques an allen aortalen Gefäßabgängen (**a**). Je nach Phase des Herzzyklus kommen die Verkalkungen in unterschiedlicher Position zur Abbildung. Entsprechend ist die Abgangsstenose der linken A. carotis communis filiform (**b**) oder nicht erkennbar (**c**). Bei völliger Deckung von Maske und Füllung erkennt man die etwa 50%ige tubuläre Stenose.   **b–d** Elektronische Ausschnittsvergrößerung

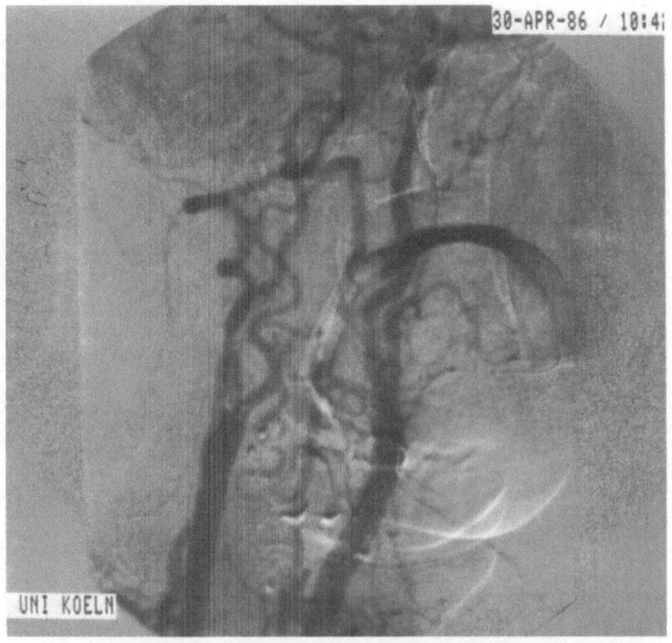

a

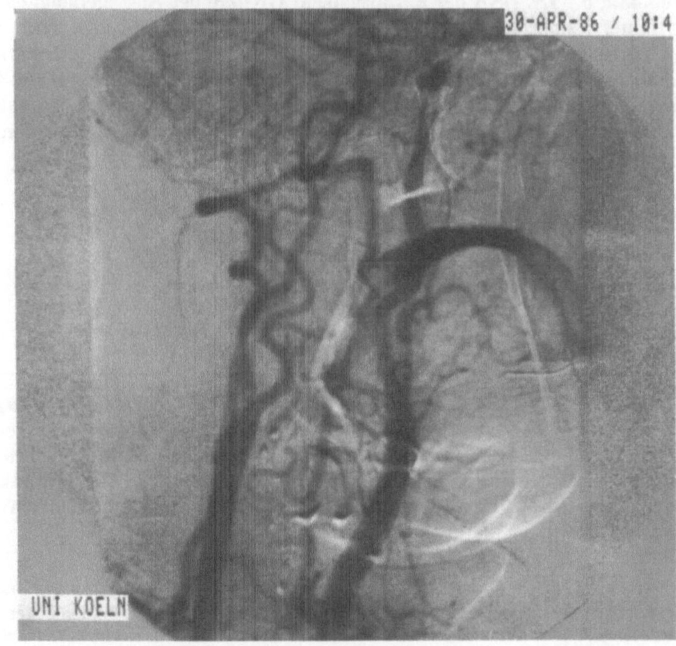

b

Abb. 42 a, b. I. v. DSA der hirnversorgenden Gefäße: Grenzen der Aussagefähigkeit.
64 Jahre, weibl., 25 cm Bildverstärker, LAO-Serie. 2 B/s, 10 µGy/B. Trotz guten intravasalen Kontrasts ist die rechte Karotisgabel nicht sicher beurteilbar: pulsierende Gefäßverkalkungen, siehe unterschiedliche Position des Kalkes auf 2 folgenden Aufnahmen (**a, b**); außerdem Überlagerung durch die rechte A. vertebralis. Verdacht auf 70- bis 90%ige gabelnahe Internastenose. Linke Gabel wegen Schluckartefakt kaum beurteilbar

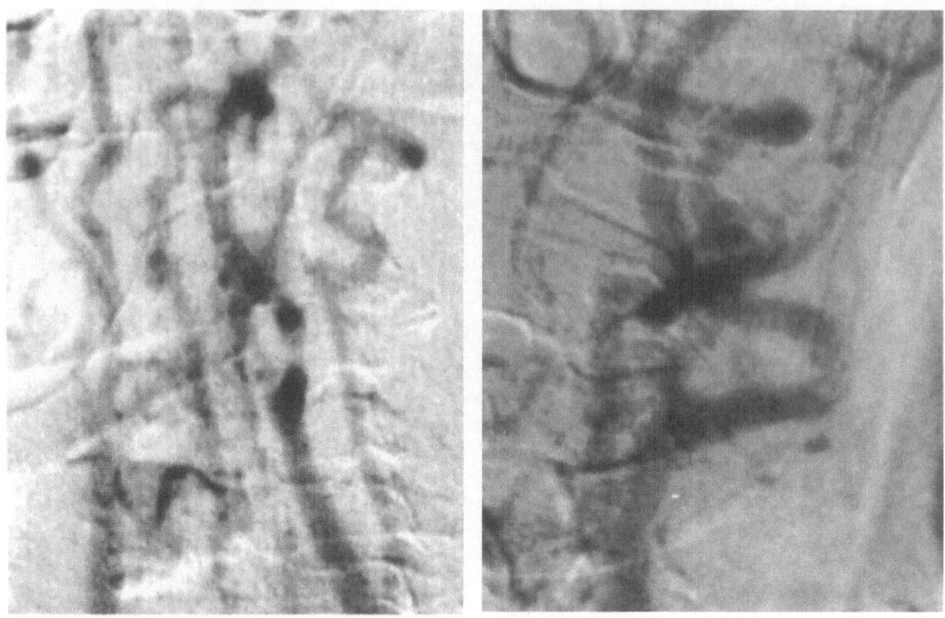

a   b

Abb. 43a, b.   I.v. DSA der Karotisgabeln: Grenzen der Aussagefähigkeit.
75 Jahre, weibl., elektronischer Ausschnitt aus LAO- und a.p.-Serie. Geringer Kontrast durch
schlechte Herzauswurfleistung. In LAO Verdacht auf gabelnahe Internastenose links (a). In a.p.
deutliches Kinking der Interna nach lateral (b). Die Aufsicht auf die Schleife in LAO führt zu
einer Zunahme des Signals über den orthograd getroffenen, horizontalen Schenkel der Schleife,
Fehleinschätzungen, die durch geringen Jodkontrast begünstigt werden. Exakte Bestimmung des
Stenosegrades nicht möglich

Abb. 44a, b.   I.v. DSA der hirnversorgenden Gefäße: Grenzen der Aussagefähigkeit.
62 Jahre, männl. Zustand nach Schußverletzung und Karotisligatur rechts. Kompletter Karotisverschluß rechts. Artefakte durch Schluckbewegungen und Metallsplitter an der Schädelbasis (a),
die auf der Maske (b) deutlich erkennbar sind. Linke A. carotis und linke A. vertebralis sind nicht
beurteilbar. Zusätzliche Bewegungsartefakte an der Schädelbasis erschweren die Beurteilung des
linken Karotissiphons und der A. basilaris

**Abb. 45a, b.   Angiographie der hirnversorgenden Gefäße: Vergleich der Bildqualität bei i.v. DSA
und i.a. DSA.**
Gleicher Patient, Untersuchungen in 14tägigem Abstand. Nachteile der i.v. DSA (a) sind: Überlagerung der Aortenbogenabänge durch Kontrastmittel in den Lungengefäßen, Schluckartefakte
und eingeschränkte Beurteilbarkeit kleiner Gefäßdetails (A. vertebralis!) durch geringen Kontrast.
Bei der i.a. DSA (b) werden rechts stärker als links atherosklerotische Gabelveränderungen
erkennbar. Die Aortenbogenabgänge und Vertebralisabgänge sind gut beurteilbar: Abgangsstenose der kaliberschwachen rechten A. vertebralis. Vorgetäuschte Stenose an der linken A. carotis
communis durch Sättigungsartefakt (*A*)

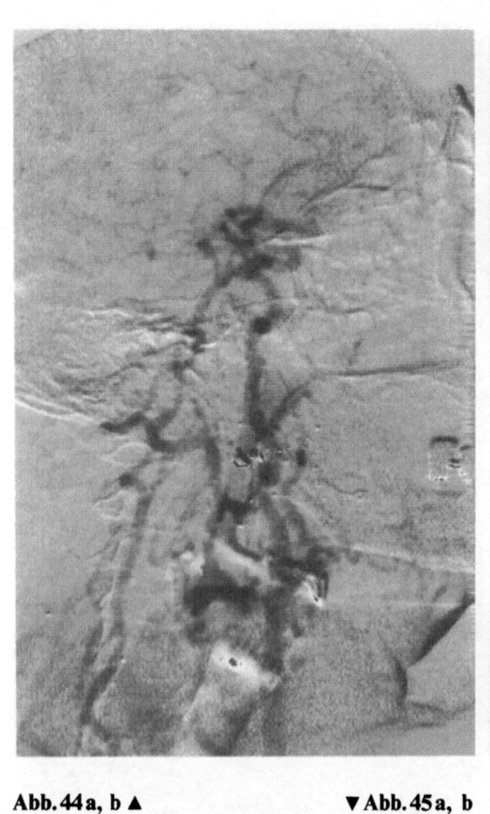

a

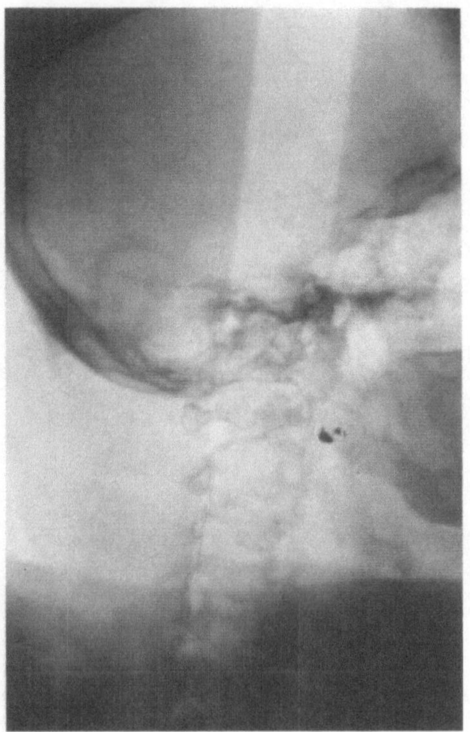

b

Abb. 44 a, b ▲   **▼ Abb. 45 a, b**

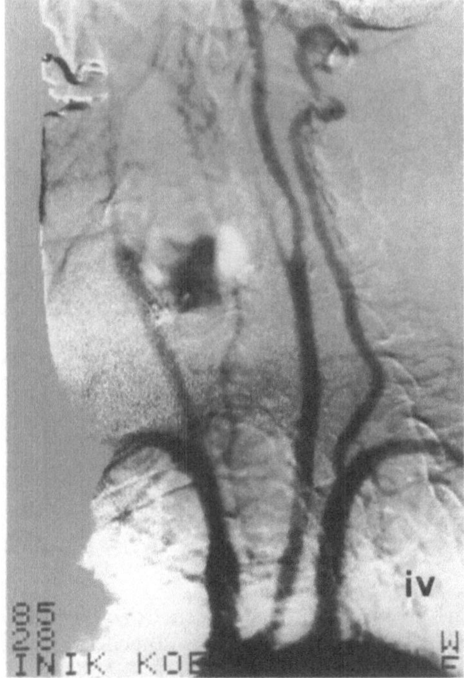

a

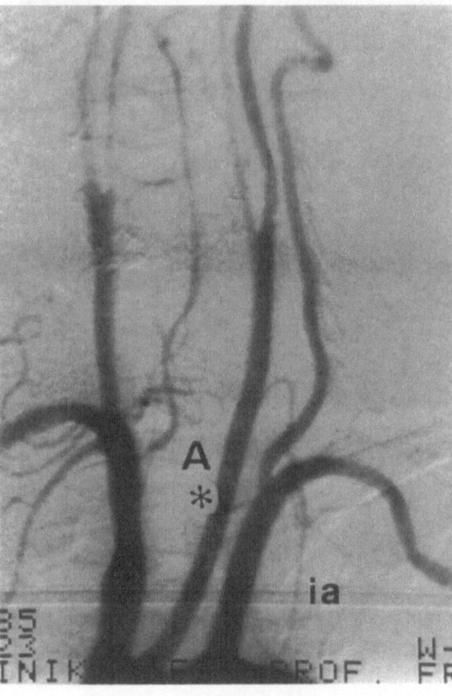

b

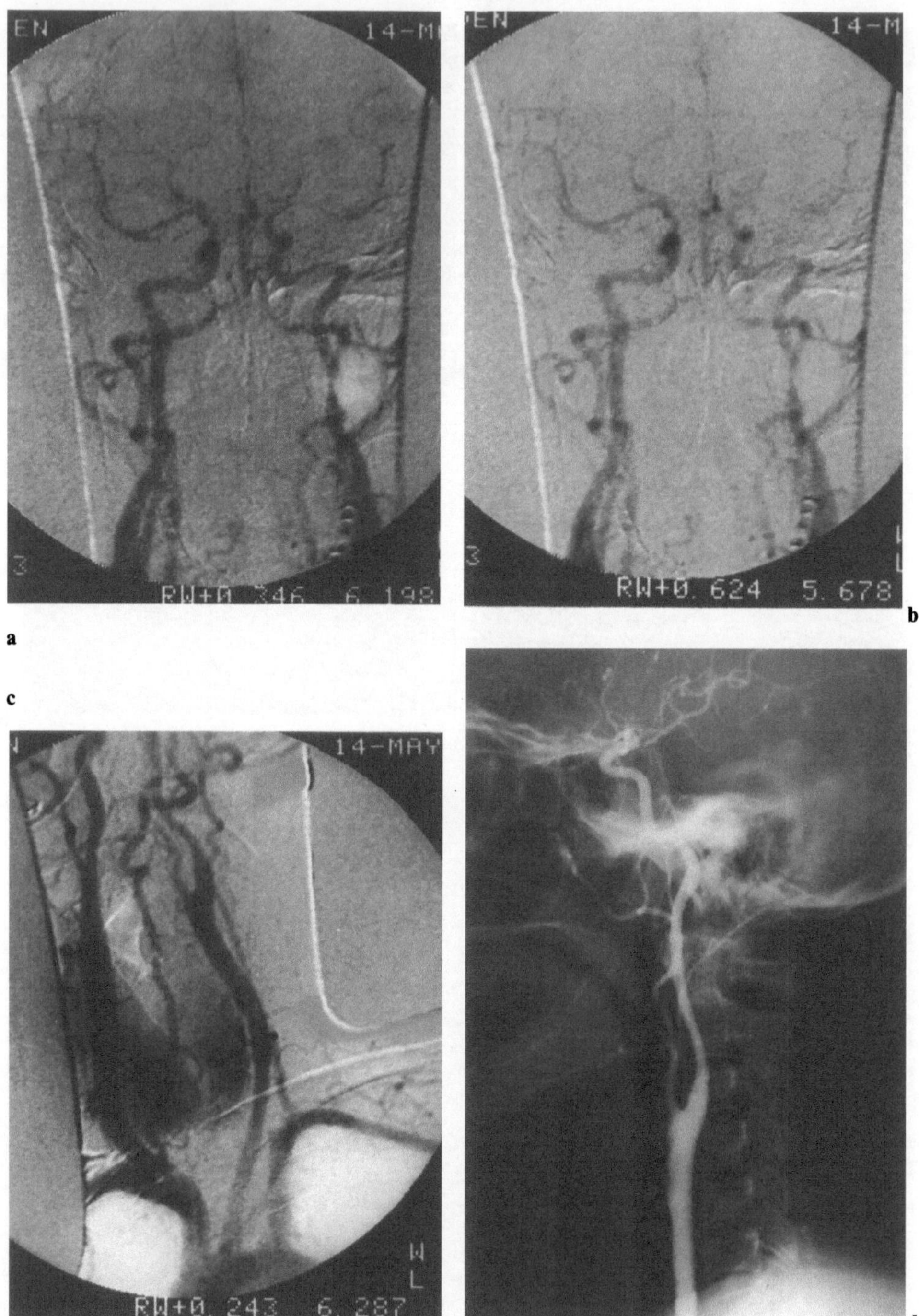

Abb. 46 a–d. I. v. DSA der hirnversorgenden Gefäße: Irrtumsmöglichkeiten.
Sättigungsartefakt an der gabelfernen linken Interna (**a, b**) täuscht eine langstreckige Stenose lediglich vor: 2. Ebene der i. v. DSA (**c**) und selektive Blattfilmangiographie links (**d**) ohne pathologischen Befund

Abb. 47a, b. I. v. DSA, Grenzen der Ortsauflösung.
Das filiforme Restlumen bei über 90%iger tubulärer Stenose der linken Interna ist mit i. v. DSA nicht nachweisbar (**a**). Selektive Blattfilmangiographie rechts (**b**)

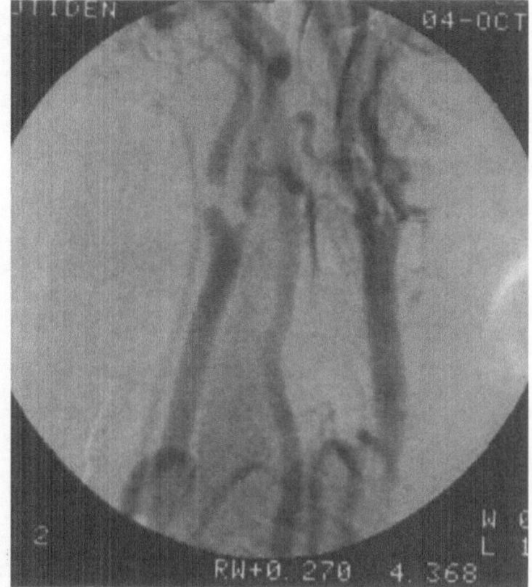

a

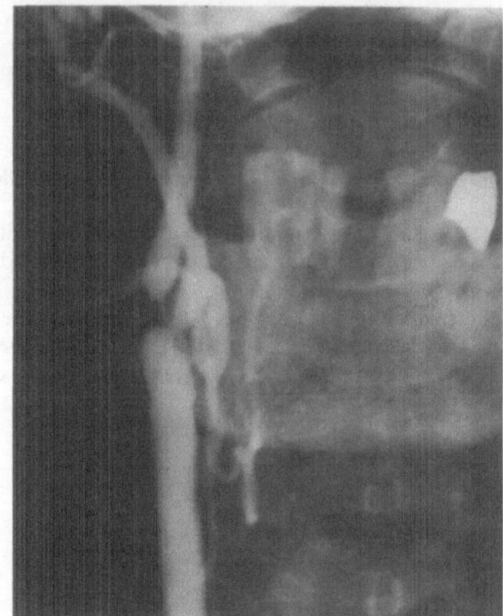

b

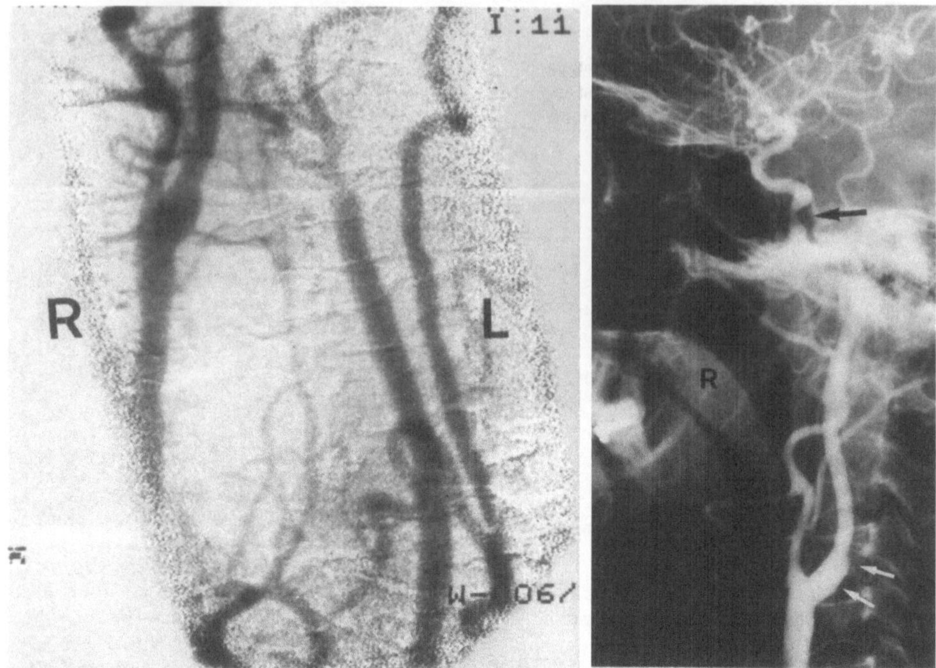

Abb. 48 a, b.   I. v. DSA der hirnversorgenden Gefäße: Übersehene Befunde bei unvollständiger Untersuchung.
Zustand nach beidseitigen TIA's, im CT beidseits einzelne lakunäre Defekte, dopplersonographisch Karotisverschluß links, rechts ohne Befund. Die i.v. DSA (LAO) bestätigt den kompletten Internaverschluß links und zeigt an der rechten Gabel einen Normalbefund (**a**). Die selektive Blattfilmangiographie zeigt rechts unerwartet eine 50- bis 70%ige Internastenose am Austritt aus dem knöchernen Karotiskanal (→), zusätzlich atherosklerotische Wandkonturunregelmäßigkeiten an der Bulbushinterwand als Hinweis auf flache, oberflächlich ulzerierte Plaques (**b**)

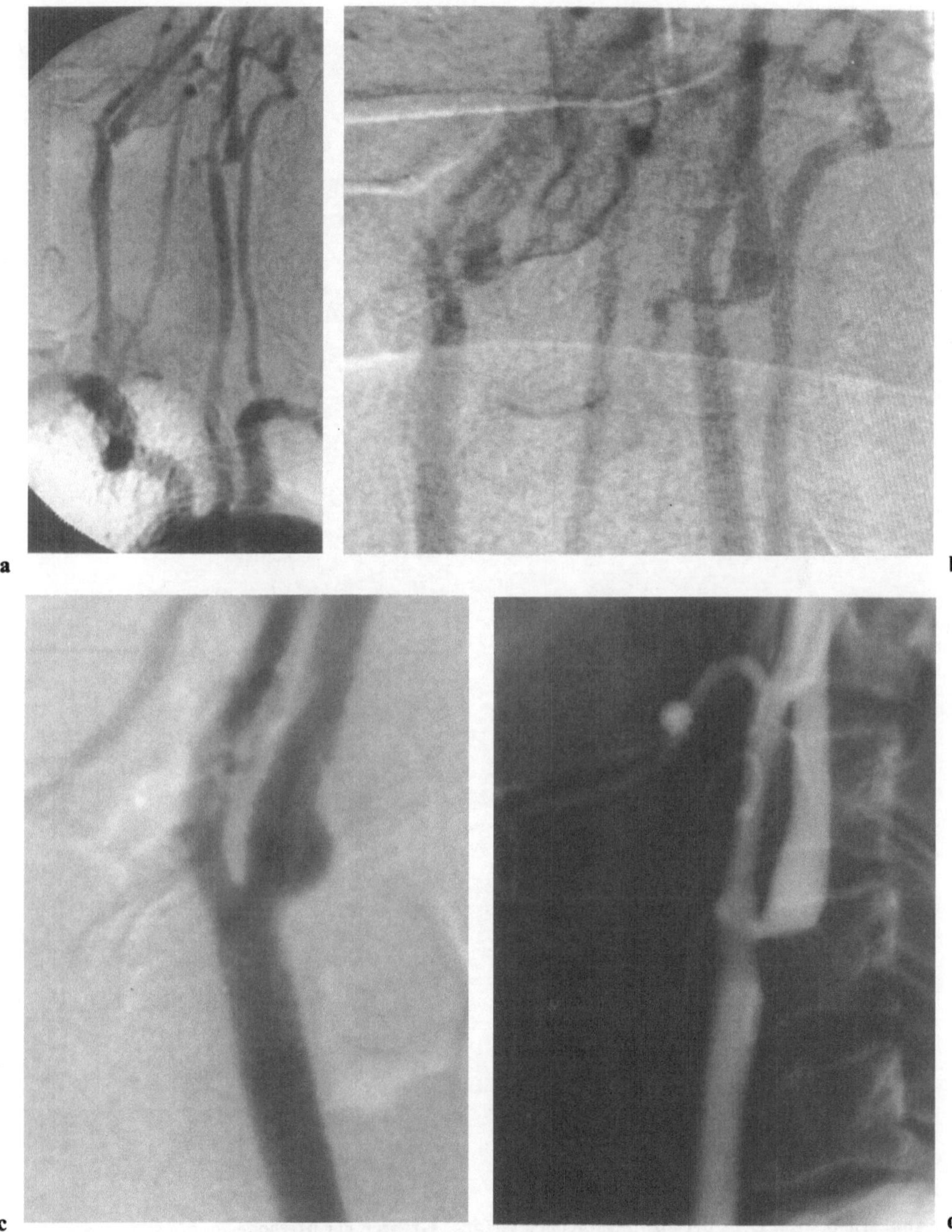

Abb. 49 a–d. I.v. DSA der hirnversorgenden Gefäße: Grenzen der Methode.
63 Jahre, männl., beidseitige TIA's, dopplersonographisch beidseits 70- bis 80%ige Stenosen. Welche Seite soll zuerst operiert werden? Die i.v. DSA zeigt beidseits hochgradige Internaabgangsstenosen (70–90%), wobei rechts höhergradiger erscheint als links (25-cm-Bild, **a**). Die 2.Serie mit 17-cm-Bild ergibt keine neuen Aufschlüsse (**b**). Die selektive i.a. DSA zeigt rechts eine etwa ·50%ige Internaabgangsstenose (**c**), die Blattfilmangiographie links eine 70- bis 90%ige Internaabgangsstenose (**d**). Nachgeschaltete Siphonstenosen konnten ebenfalls ausgeschlossen werden. Der Patient wurde links desobliteriert, wobei sich der angiographische Befund bestätigte

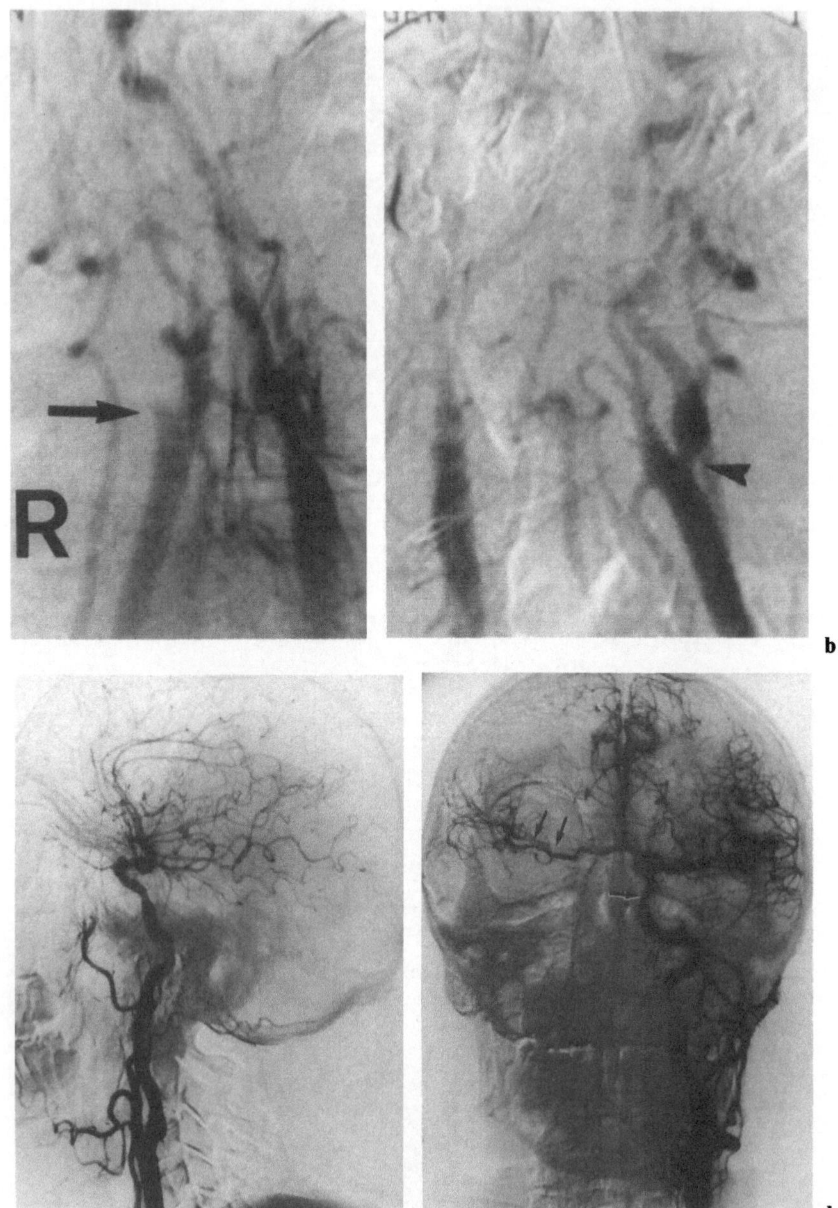

Abb. 50 a–d. I. v. DSA der hirnversorgenden Gefäße: Grenzen der Methode.
67 Jahre, männl. Im CT Zustand nach Mediainfarkt rechts. I. v. DSA: kompletter Internaverschluß rechts (**a**, →) Verdacht auf 40- bis 70%ige Gabelstenose links (**b**, ▶). Selektive Blattfilmangiographie links: Die Gabelstenose ist mit unter 50% nicht hämodynamisch wirksam. Zusätzlich
eine mit der i. v. DSA nicht erfaßte exzentrische, 50- bis 70%ige Siphonstenose (→), sowie Stenosen der Mediahauptäste (⇒) und periphere Gefäßrarefizierung entsprechend bekanntem Mediainfarkt (**c, d**)

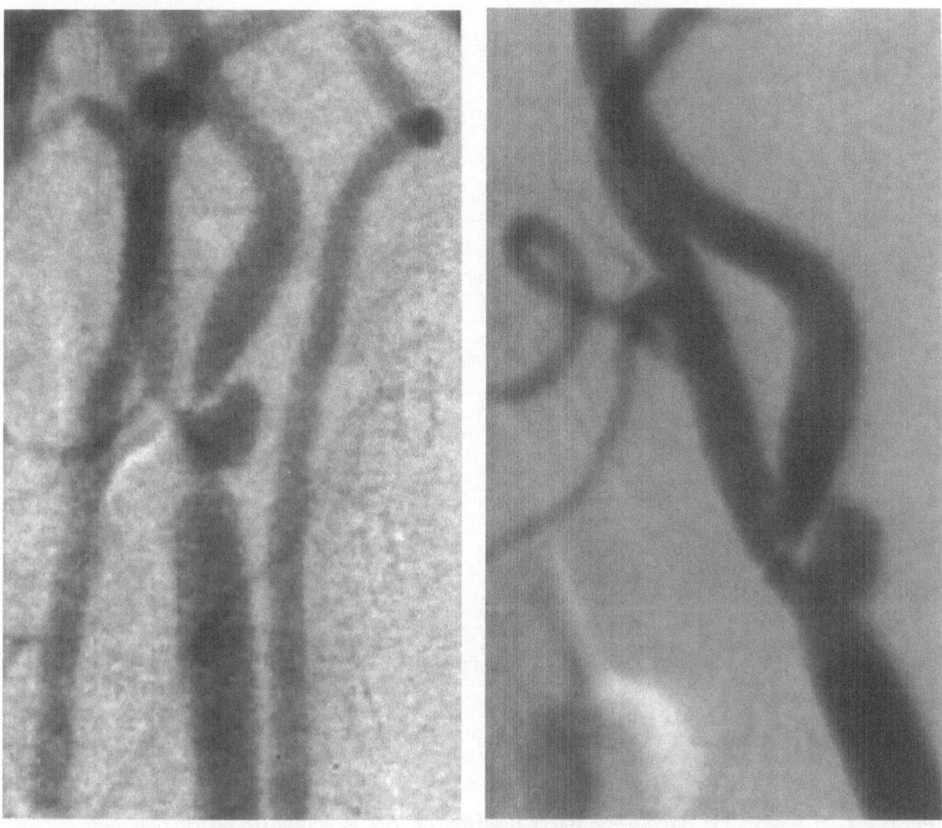

a   b

Abb. 51 a, b. I. v. DSA der Karotisgabel. a IV-DSA, 45° links-schräge Projektion (Ausschnitt).
Filiforme Abgangsstenose der linken Interna mit nach dorsal gerichteter tiefer Ulkusnische/DD:
Aneurysma im Gabelbereich. Zusätzlich Abgangsstenose der Externa. **b** Die selektive i. a. DSA
in etwa gleicher Projektion (5 ml, 150 mg Jod/ml) bestätigt die Befunde und macht das Aneurysma wahrscheinlicher

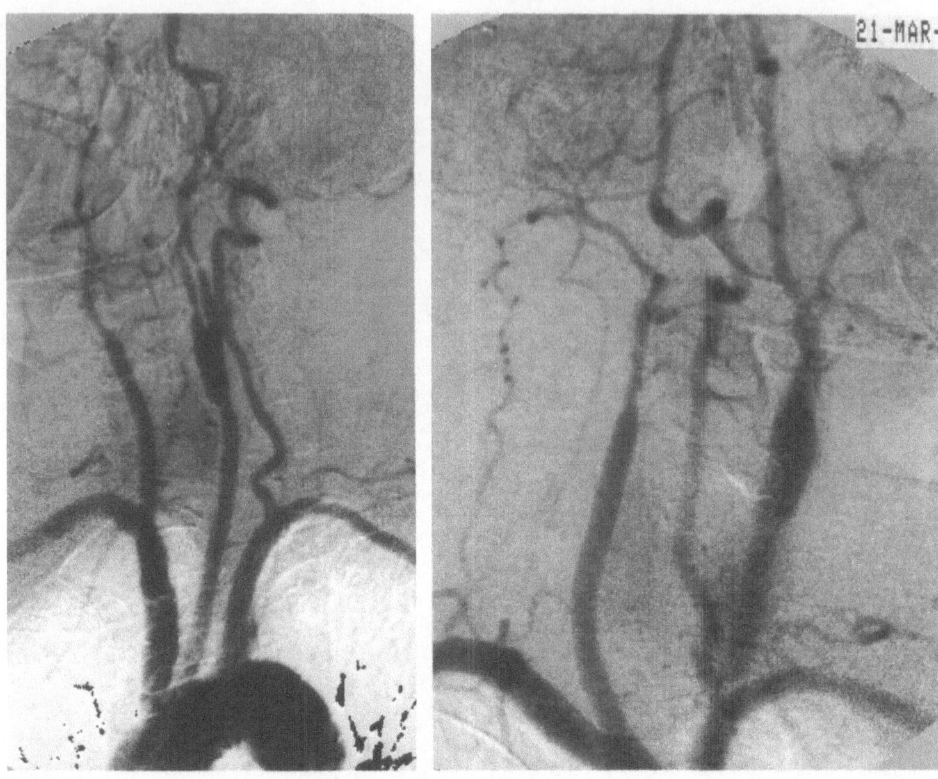

Abb.52a-e. I.v. DSA bei zerebrovaskulärer Insuffizienz: Semiquantitative Beurteilung der
Hirndurchblutung.
63 Jahre, weibl. Zustand nach Karotisverschluß rechts mit Mediateilinfarkt. Kontrolle bei
Zustand nach Karotisdesobliteration links. Darstellung des Internaverschlusses rechts. Bei
Zustand nach Desobliteration links hochgradige filiforme Knickstenose der Interna oberhalb der
Desobliterationsstelle (**a, c**). Verschluß der rechten A. vertebralis mit zervikalen Kollateralen und
distaler Auffüllung. Linke A. vertebralis frei (**b**). Analyse des zerebralen Kontrastmitteldurchflus-
ses auf der sagittalen Serie mit Hilfe von ROI's über dem rechten und linken Mediagebiet (**d, e**).
Der Anstieg der Zeit-Dichte-Kurve ist links höher, steiler und früher (T_{max} 8,0 vs. 9,2 s, slope
17,0 U/s vs. 15,5 U/s)

21-MAR-8
slope: 15,5 U/s
Tmax: 9,2s
Umax: 144,3U
slope: 17,0 U/s
Tmax: 8,0s
Umax: 401,1U

500
DNS/
SEC
RECHTE HEMISPHAERE
TIME   SEC
20
500
DNS/
SEC
LINKE HEMISPHAERE
TIME   SEC
20

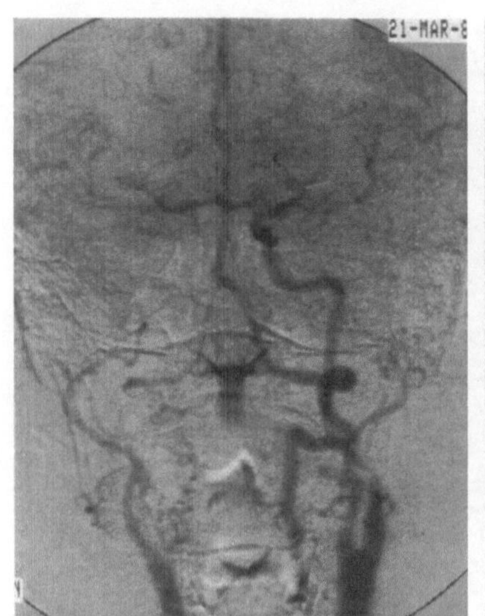

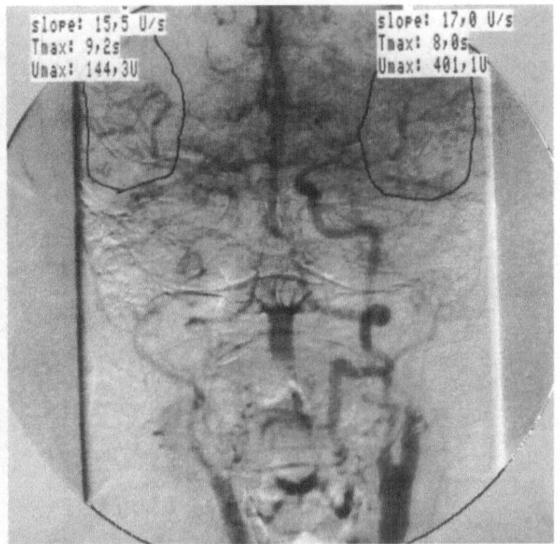

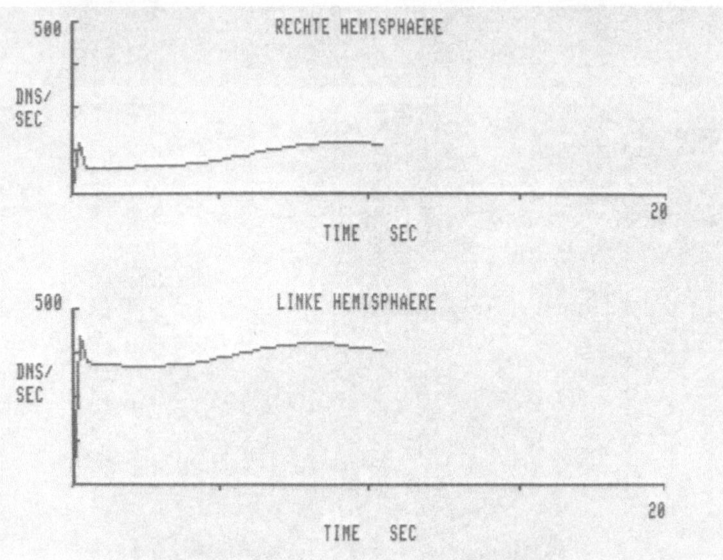

e

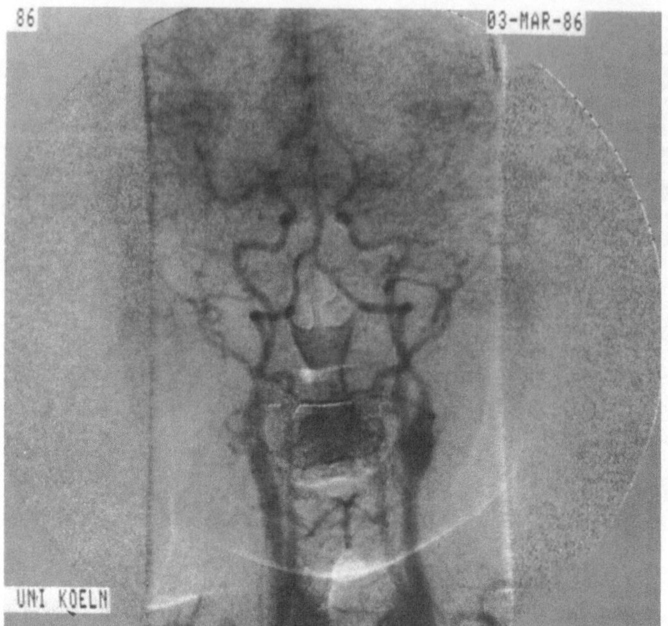

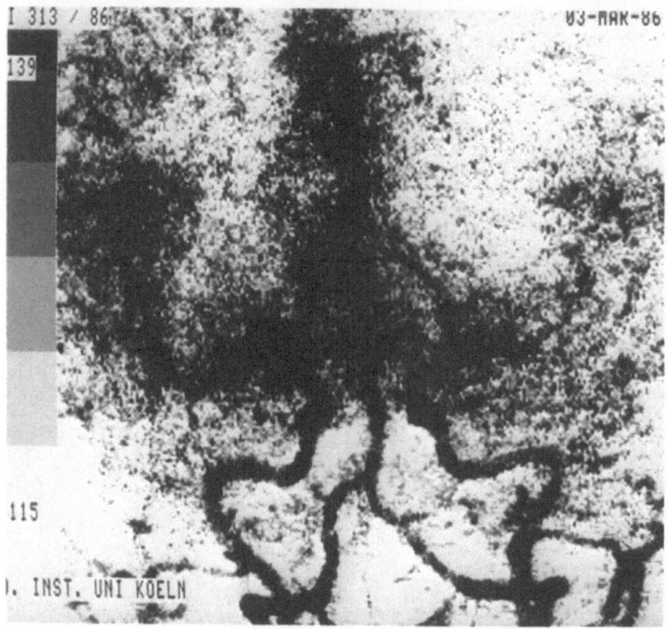

Abb. 53a, b.   I.v. DSA bei zerebrovaskulärer Insuffizienz. Darstellung der zerebralen Minderperfusion.
45 Jahre, männl., Zustand nach Mediainfarkt links. I.v. DSA: Trotz schlechtem Kontrast und fehlender Erkennbarkeit einzelner Gefäße ist ein Mediasteilausfall links zu vermuten (a). Bei enger Fenstereinstellung (b) deutlich geringeres Bildsignal über der linken Hemisphäre als Zeichen der Minderperfusion im linken Mediagebiet

Abb. 54. I. v. DSA bei Glomusjugularetumor
31 Jahre, weibl. Der bereits computertomographisch lokalisierte, linksseitige Glomusjugularetumor verrät sich durch kräftige Kontrastierung in der arteriellen Phase (*TU*) und hypertrophierte Externaäste (>). Eine exakte Beurteilung der Gefäßversorgung ist nicht möglich. (✻) Artefakt durch Metallkronen

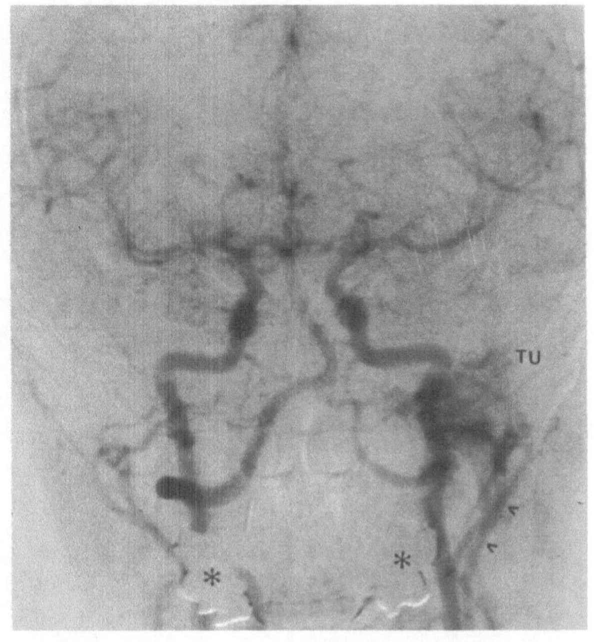

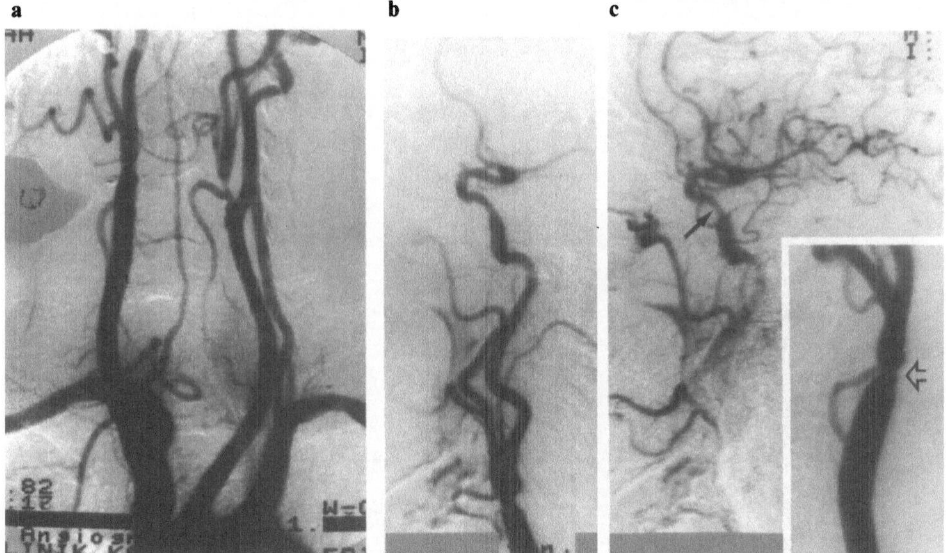

Abb. 55 a–d. I. a. DSA bei zerebrovaskulärer Insuffizienz.
a Aortenbogendarstellung, 30° links angehoben, 20 ml KM, 300 mg J/ml, 15 ml/s, 5 µGy/s, 25 cm-Bild. Tubuläre Externastenose links, kaliberschwache A. vertebralis rechts, Gefäßabgänge frei. **b, c** Selektive Karotisangiographie rechts, 5 ml, 150 mg J/ml, Handinjektion. Tubuläre, 50- bis 70%ige Gabelstenose und tubuläre Internastenose am oberen Ende des knöchernen Karotiskanals (→). **d** Selektive Karotisangiographie rechts, i. a. DSA, 17 cm-Bild. Zentrale Ulzeration der Gabelstenose (⇒)

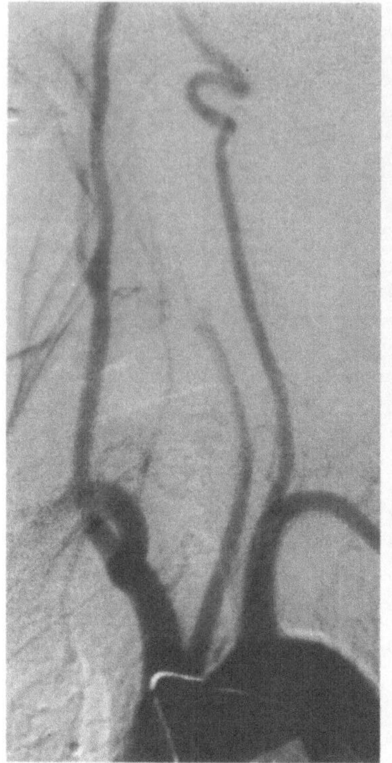

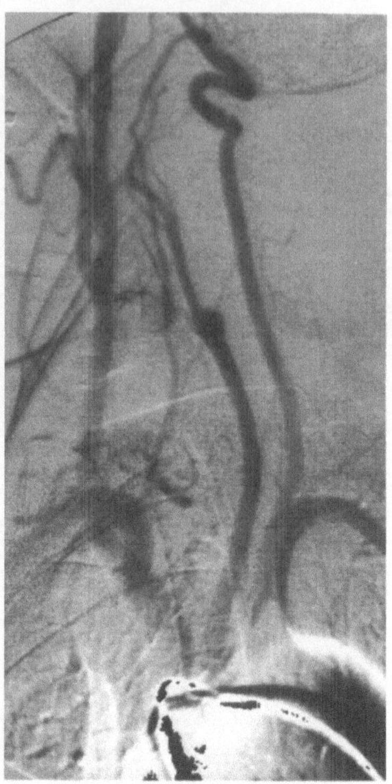

a

b

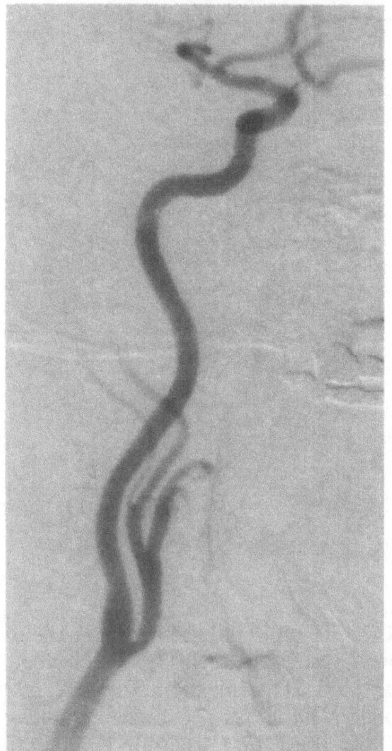

c

Abb. 56a–d.   I. a. DSA bei zerebrovaskulärer Insuffizienz.
60 Jahre, männl. Aortenbogenangiographie (**a, b**),
5 µGy/B, 2 B/s, 35-cm-Bildfeld, übrige Parameter wie
Abb. 55. Truncus bicarotidico-brachiocephalicus (**a**),
Verschluß der A. carotis interna links (**b**) und dünnka-
librige A. vertebralis rechts. Selektive Karotisangiographie rechts (**c**), 45° rechts angehoben: unter 50%ige
Abgangsstenose der Externa, Interna im gesamten
Verlauf frei. Selektive Karotisangiographie rechts (**d**),
i. a. DSA, p. a.: guter Kollateralfluß zur Gegenseite
über die A. communicans anterior, keine intrakraniellen Stenosen

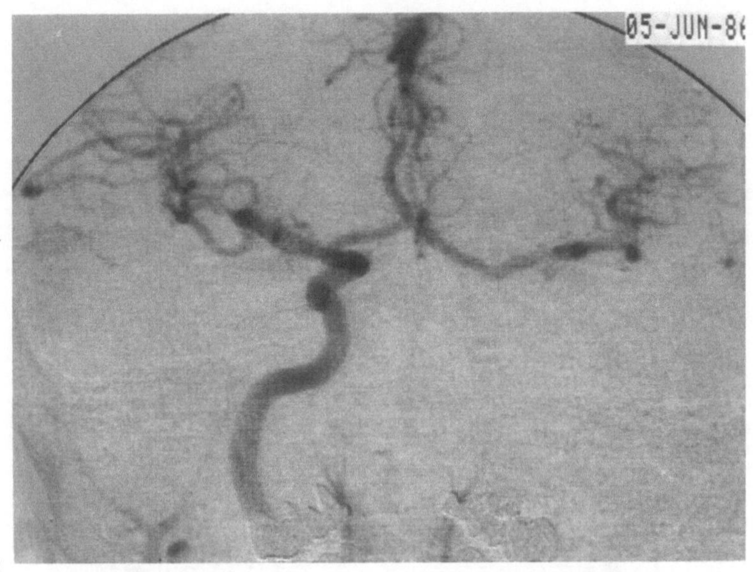

d

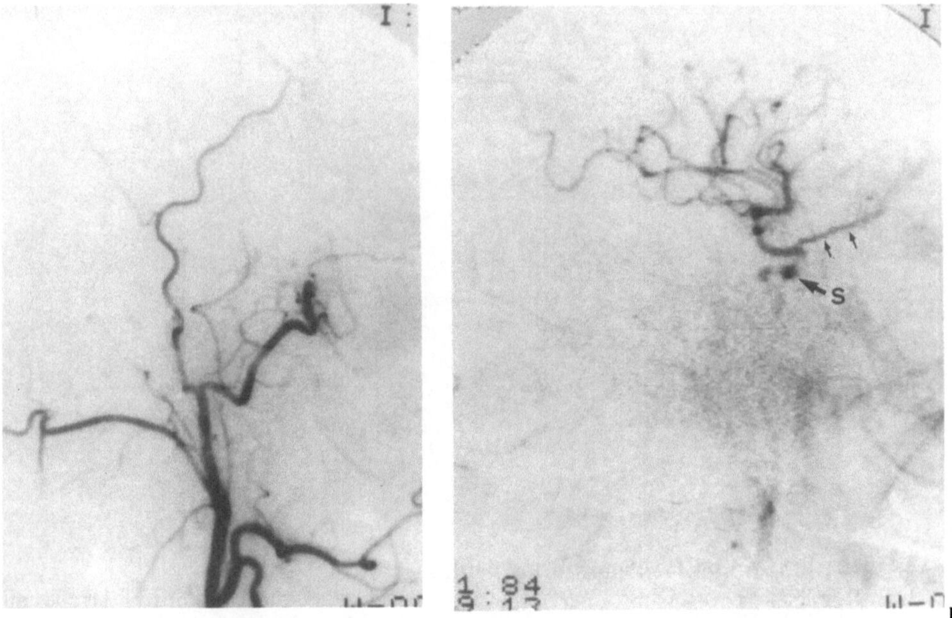

a   b

Abb. 57 a, b.   Selektive i. a. DSA bei Internaverschluß.
Seitlicher Strahlengang, 5 ml, 150 mg J/ml, Handinjektion, 5 µGy/s. Kompletter Internaverschluß (**a**) mit Kollateralkreislauf über die A. ophthalmica (**b**, →) und Kontrastierung des Karotissiphons (*S*)

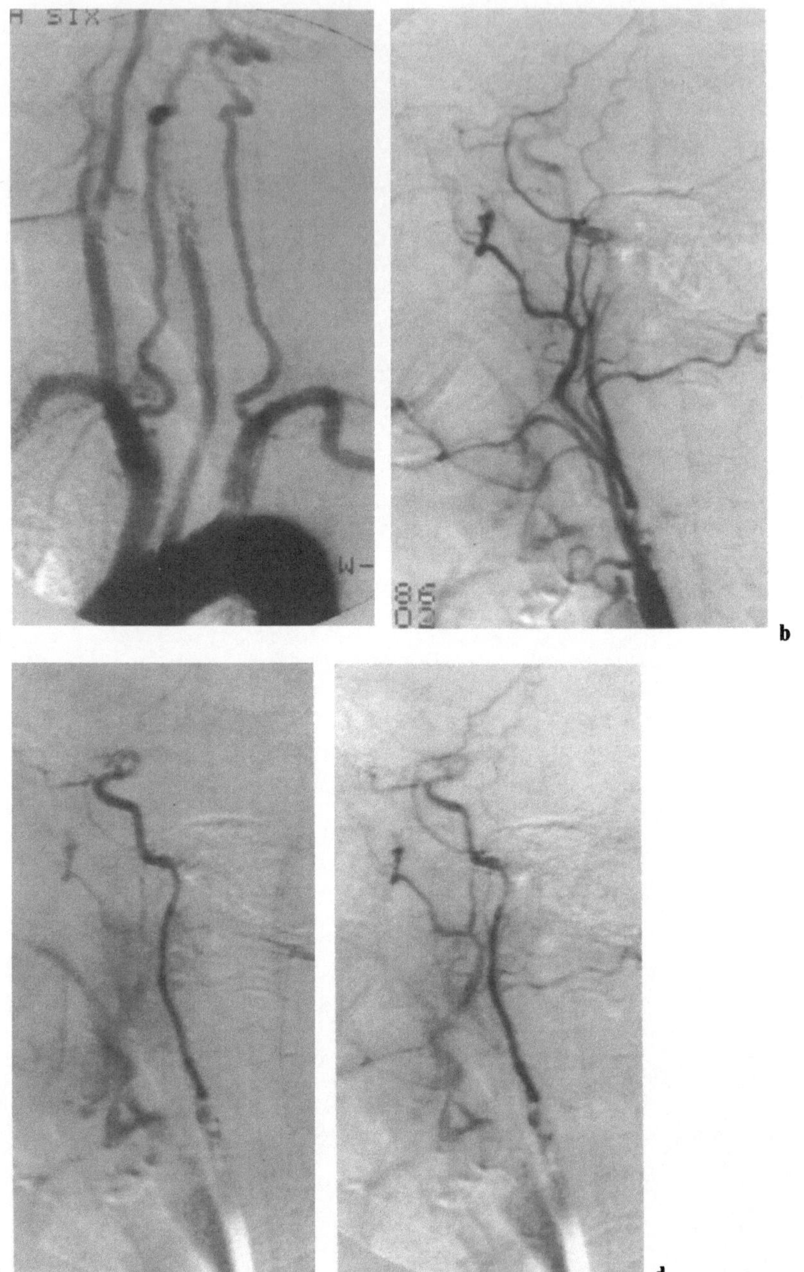

Abb. 58 a–d.   I. a. DSA bei zerebrovaskulärer Insuffizienz.
69 Jahre, weibl. Untersuchungsparameter wie Abb. 55. Verkalkte arteriosklerotische Plaques am
Abgang der linken Subklavia (**a**), massive Verkalkungen an der linken Karotisgabel, Verdacht auf
Internaverschluß (**a**). Die massiven Verkalkungen werden bei der selektiven i. a. DSA der linken
A. carotis bestätigt (**b**). Die Durchgängigkeit der linken A. carotis interna wird erst auf nachverar-
beiteten Aufnahmen nach erneuter Maskenwahl gut erkennbar (**c, d**)

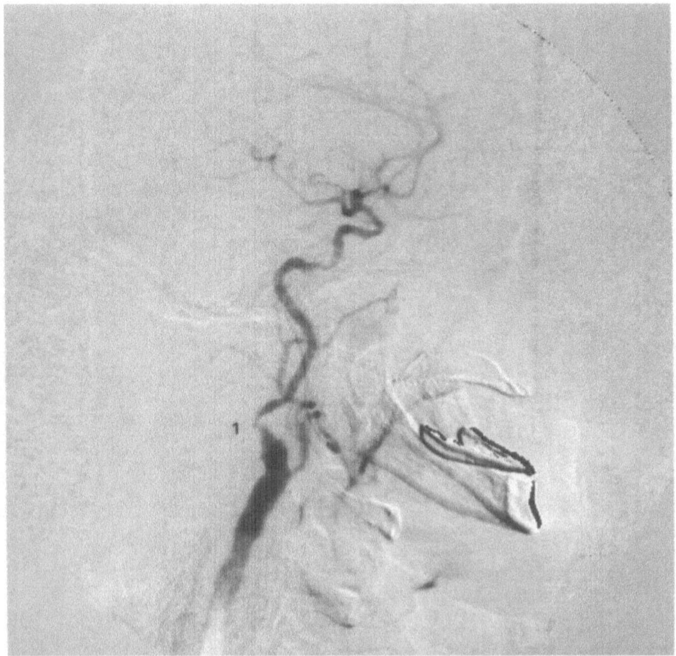

a

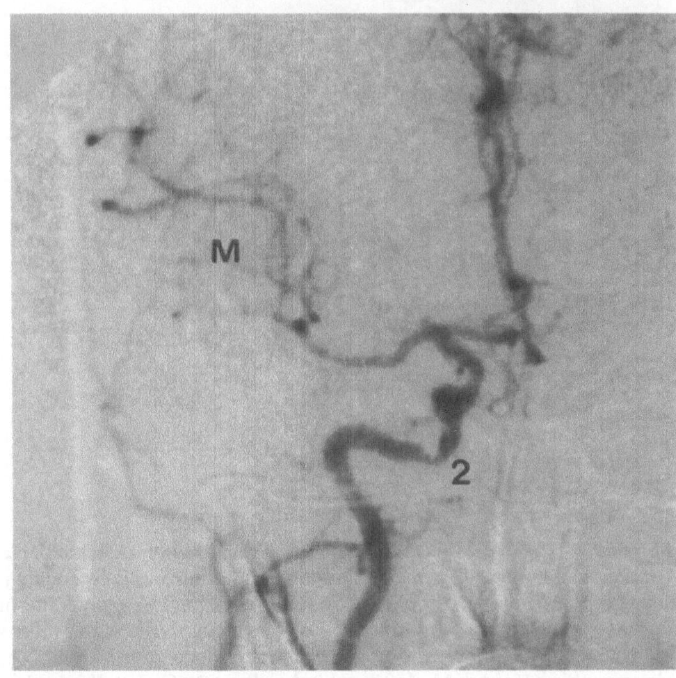

b

Abb. 59a, b.   I.a. DSA bei zerebrovaskulärer Insuffizienz.
Hochgradige Tandemstenose der rechten Interna gabelnahe (*1*) und im knöchernen Karotiskanal
(*2*) mit Teilausfall der rechten Media (*M*). Untersuchungsdaten wie Abb. 55b

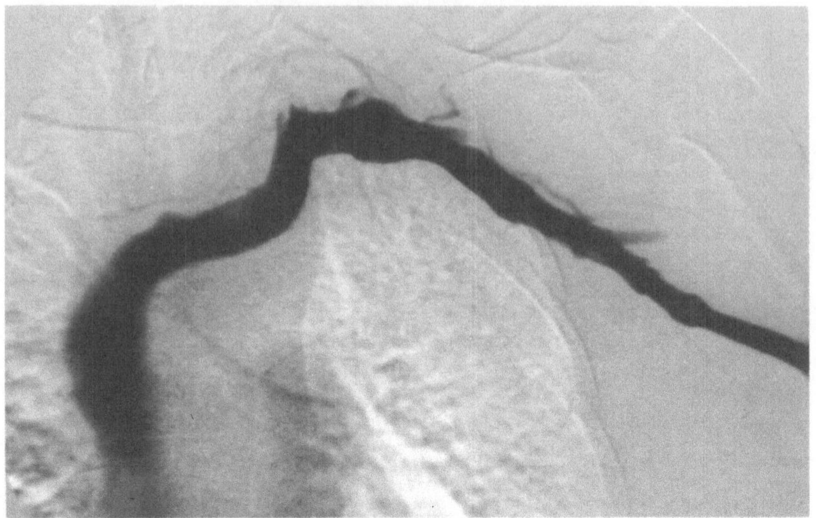

a

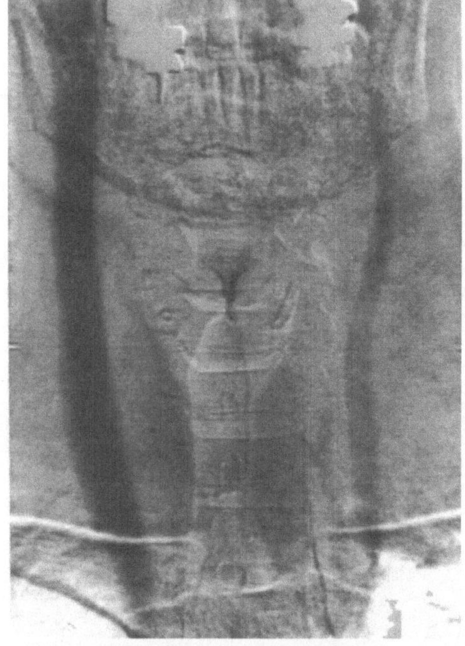

b

Abb. 60 a, b.   DSA der Venen von Hals und Schulter zum Ausschluß einer Thrombose.
44 Jahre, weibl. Seit 3 Tagen rasch zunehmende entzündliche hochakute Schwellung der linken
Halsseite. Sonographisch (ohne Abbildung) massive Lymphadenitis mit beginnender Abszedie-
rung und phlegmonöser Infiltration der Weichteile; V. jugularis links schlitzförmig, nicht sicher
durchgängig, V. a. Kompression ohne typische Zeichen der Thrombose. **a** Digitale Subtraktionsphlebographie (15 ml KM, 150 mg J/ml, 1 B/s, 2 µGy/B): Linke V. subclavia und V. anonyma
sowie die obere Hohlvene sind frei durchgängig, kein Thrombus aus der V. jugularis sinistra nachweisbar. **b** I. v. DSA, venöse Phase (40 ml KM, 370 mg J/ml, peripher-venöse Injektion, 12 ml/s,
1 B/s, 2 µGy/B): kaliberschwache linke Jugularvene, rechte Jugularvene weitlumig. Seitengleiche,
zeitgerechte Kontrastierung. Die linke Jugularvene wird durch vergrößerte Lymphknoten bogig
komprimiert und diskret verlagert, kein Thrombus

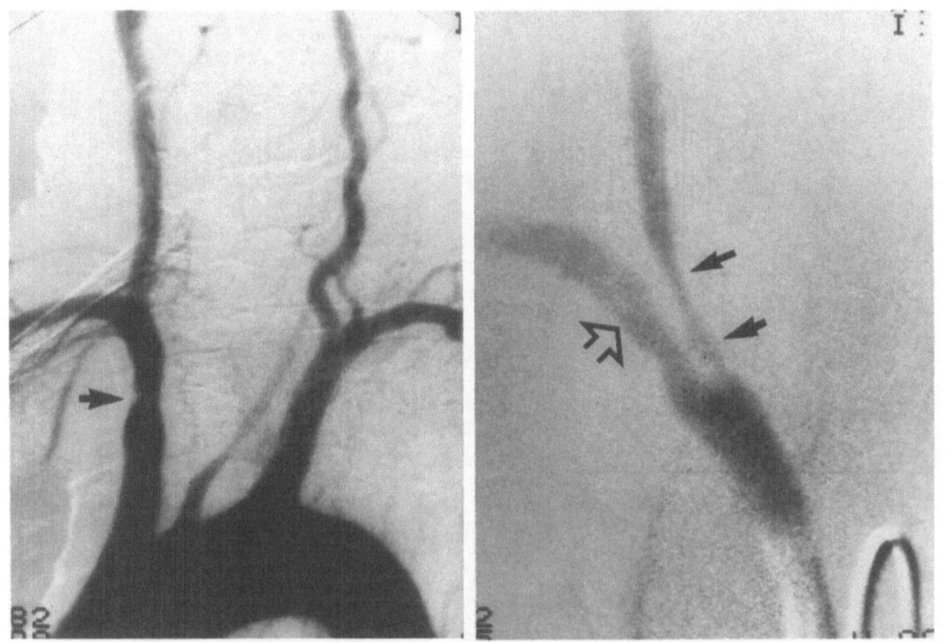

Abb. 61 a, b.   I. a. DSA der hirnversorgenden Gefäße, Wert ergänzender Schrägserien.
Auf der 30° links angehobenen Serie des Aortenbogens multiple, hochgradige atherosklerotische
Veränderungen (→) mit Verschluß der linken A. carotis interna und der rechten A. vertebralis
a Die rechte A. carotis ist orthograd durchströmt. Eine Kerbung am Truncus (→) veranlaßt eine
selektive Injektion in den Truncus brachiocephalicus in 15° rechts angehobener Einstellung mit
3 ml KM, 100 mg J/ml: **b** Langstreckige, 70- bis 90%ige Abgangsstenose der rechten A. carotis
communis (→) und unter 50%ige unregelmäßige Abgangsstenose der rechten A. subclavia (⇒)

**Abb. 62.   Kontrolle nach
extrakraniellen Bypass-
operationen mit i. v. DSA.**
61 Jahre, männl. Der Bypass
zwischen rechter A. subclavia und linker A. carotis
communis sowie die Anastomose zwischen der linken
A. subclavia und linker
A. carotis communis sind frei
durchgängig. Abgangsnaher
Verschluß der linken A. subclavia, Abgangsstenose der
linken A. carotis. Orthograde
Durchströmung der hirnversorgenden Gefäße. Re.
Karotisgabel durch Schluckartefakte nicht beurteilbar

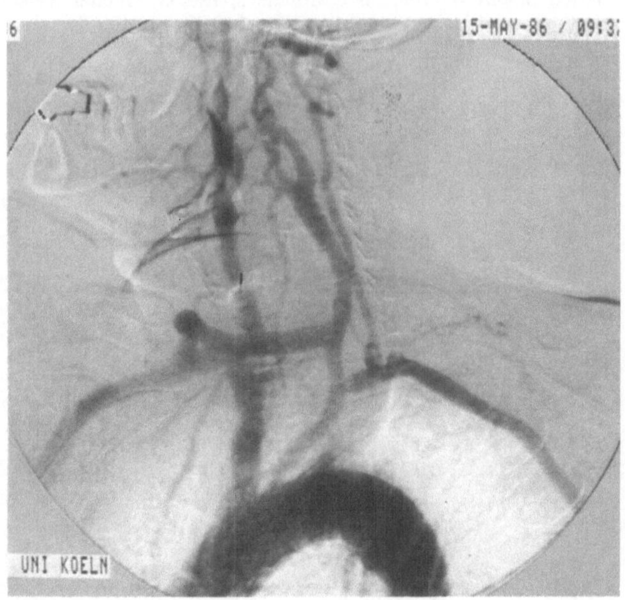

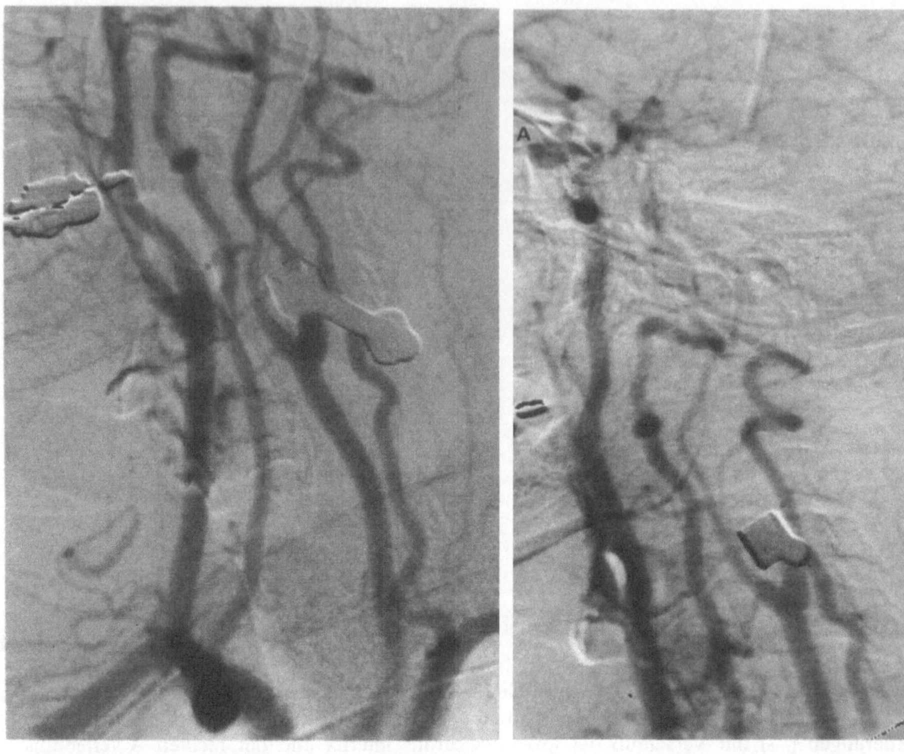

a   b

Abb. 63 a, b.   Postoperative Kontrolle mit i. v. DSA.
Bei großem infraklinoidalem Internaaneurysma wurden zur Operationsvorbereitung ein Externa-Interna-Bypass links und eine Drosselschraube an der linken A. carotis interna angelegt. Kontrolle der Durchgängigkeit mit i. v. DSA, 45° links angehoben. **a** Durchgängigkeit der kaliberreduzierten linken Interna. **b** 6 Monate später kompletter Verschluß der rechten Interna. Das Aneurysma wird partiell über die rechte Interna gefüllt (*A*)

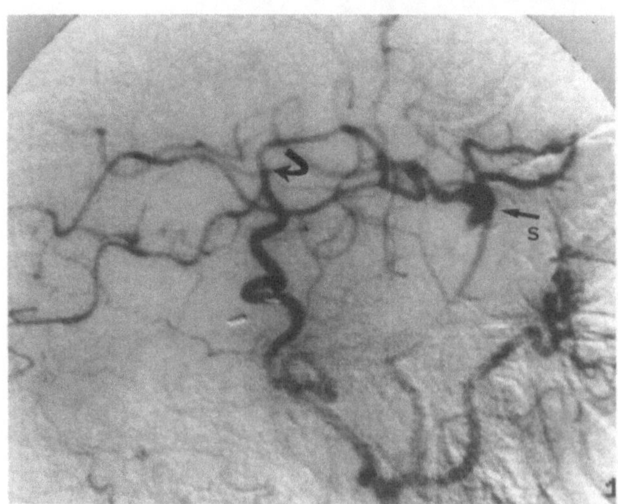

Abb. 64.   Kontrolle nach extra-intrakraniellem Bypass, i. a. DSA.
Selektive Karotisangiographie rechts, i. a. DSA, 5 ml KM, 200 mg J/ml, Handinjektion. Freie Durchgängigkeit der Anastomose mit einem infrasylvischen Rindenast (↷) und retrograde Kontrastierung der intrakraniellen Gefäße bis zum oberen Siphonabschnitt (*S*)

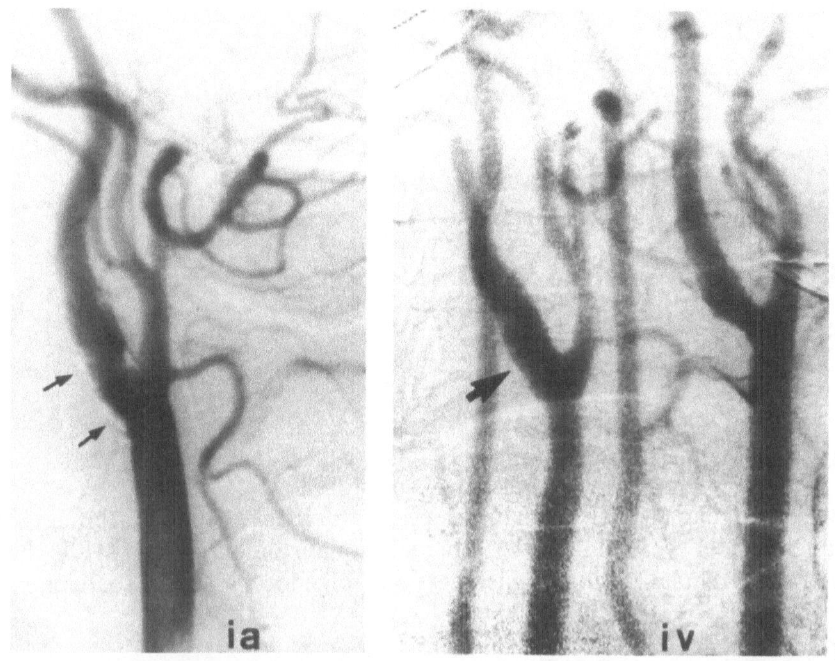

Abb. 65a, b.   Postoperative Kontrolle mit i.v. DSA.
a Selektive i.a. DSA präoperativ: ulzerierte und verkalkte, unter 50%ige Gabelstenose rechts
(→).   **b** Kontrolle nach Desobliteration mit glattem, weitem Lumen (→). 17-cm-Bildfeld, 45°
rechts angehobene Serie

3.2 Intrakranieller und intraspinaler Raum

K. F. R. NEUFANG

3.2.1 Indikationen zur zerebralen Angiographie

Bei Verfügbarkeit der hochauflösenden kraniellen Computertomographie und zunehmender Verbreitung der Magnetresonanztomographie (MRT) beschränkt sich die zerebrale Angiographie heute auf folgende Indikationsbereiche:

Durchblutungsstörungen
- Arteriosklerose (s. S. 81 ff.),
- Embolie,
- Angiitis,
- progressiver Gefäßverschluß (Moya-Moya),
- Zustand nach extra-intrakranieller Bypassoperation,
- Zirkulationsstillstand, Feststellung des Hirntodes.

Raumforderungen
- Artdiagnostische Hinweise:
  Metastase, hirneigener Tumor, Gefäßmißbildung,
- präoperative Darstellung der Zu- und Abflüsse bei Gefäßmißbildungen und Tumoren,
- Abschätzung des Shuntvolumens in Gefäßmißbildungen,
- Darstellung von Thrombosen der Hirnvenen und großen Blutleiter,
- Darstellung von Kollateralen oder Fisteln.

Subarachnoidalblutung
- Aneurysmanachweis und exakte Lokalisation, sowie Klärung der Operabilität.

Indikationen und Untersuchungstechnik bei intraspinalen Prozessen s. S. 130 f.

3.2.1.1 I. v. DSA

Merke: Es bestehen nur wenige Indikationen zur zerebralen i. v. DSA. Haupteinschränkungen sind die

- unzureichende Detailauflösung *zerebraler* Gefäßstrukturen bei geringem intravasalem Jodkontrast, und
- unvermeidbare Überlagerung der supra- und infratentoriellen Stromgebiete in *allen* Projektionen.

Einsatz der i. v. DSA als alleinige angiographische Methode zu diskutieren zur:

- Beurteilung der Lage des Karotissiphons und der basalen zerebralen Arterien bei intrasellärem oder basalem Tumor,
- Differenzierung einer computertomographisch auffälligen parasellären Raumforderung: solider Tumor oder teilthrombosiertes Riesenaneurysma,
- Beurteilung der Durchgängigkeit der großen venösen Blutleiter.

Keine Indikationen zur zerebralen i. v. DSA sind

- Veränderungen in der hinteren Schädelgrube,
- zerebrale Durchblutungsstörungen (s. S. 81 ff.),
- präoperative Lokalisation und Artdiagnose von Raumforderungen,
- präoperative Aneurysmadarstellung nach Subarachnoidalblutung,
- präoperative Darstellung einer arteriovenösen Gefäßmißbildung,
- Nachweis des Zirkulationsstillstandes bei Hirntod.

Merke: Unter günstigen Untersuchungsbedingungen und bei entsprechender apparativer Ausrüstung gelingt mit der i. v. DSA zwar häufig der Nachweis

- hochgradiger Siphonstenosen,
- einer Carotis-Sinus-cavernosus-Fistel
- größerer Ausfälle der zerebralen Hauptarterienäste,
- Moya-Moya im fortgeschrittenem Stadium,

doch ist in der Mehrzahl der Fälle, insbesondere bei operativen Konsequenzen, eine *selektive Arteriographie erforderlich!*

Mit entsprechender Software ist eine semiquantitative Beurteilung der Perfusion der Hemisphären möglich (Abb. 52).

3.2.1.2 Arteriographie

Die selektive zerebrale Arteriographie ist angezeigt bei

- allen vorgenannten Indikationen, wenn die i. v. DSA nicht diagnostisch oder unklar ist,
- allen verbleibenden Indikationen zur zerebralen Gefäßdarstellung (Abb. 66–69, 71).

In Einzelfällen kann eine nichtselektive Arteriographie ausreichend oder empfehlenswert sein (Abb. 70).

Merke: Bei der relativ hohen Komplikationsrate zerebraler Angiographien (s. S. 68 f.) muß aus der Untersuchung die maximale diagnostische Aussage gewonnen werden. Daher dürfen bei der Bildqualität keine Kompromisse eingegangen werden, die den diagnostischen Gewinn schmälern.

Die zerebrale Arteriographie erfolgt nach den bekannten Regeln und Grundsätzen der selektiven Kathetertechnik unter besonderer Berücksichtigung der für die zerebrale Arteriographie typischen Komplikationsmöglichkeiten. Dementsprechend unterscheiden sich Vorbereitung und Aufklärung des Patienten nicht vom üblichen Vorgehen, auch wenn die Untersuchung ausschließlich als i. a. DSA durchgeführt wird.

3.2.2 Differentialindikation i. a. DSA/Analoge Filmtechnik

3.2.2.1 Vorteile der i. a. DSA

- Geringere KM-Dosis/Injektion: Ersparnis 70–80%, dadurch
- insbesondere bei der Vertebralisangiographie verringertes Risiko neurologischer Komplikationen zu erwarten;
- bei geringerer oder gleicher KM-Gesamtdosis auch bei Einebenenbetrieb mehrere Projektionen möglich, dadurch
- erhöhte diagnostische Sicherheit und zusätzliche, ggf. therapieentscheidende Informationen: z. B. Aneurysmalokalisation (Abb. 68 und 69),
- *bessere,* steuerbare Kontrastauflösung: *bessere* Darstellung der kapillären und venösen Phase bei kontrastmittelanreichernden Prozessen,
- Echtzeitsubtraktion und Sofortbild: Befund kann unmittelbar nach Serienende analysiert werden, dadurch
- sofortige Entscheidung für ergänzende Serien mit
- verkürzter Katheterliegedauer und Untersuchungszeit und
- geringerem Untersuchungsrisiko (s. S. 68 f.)
- Fortfall der Dunkelkammerarbeit: Kein Filmladen und -entwickeln zwischen den Serien, keine zeitaufwendige photographische Subtraktion.

3.2.2.2 Fehlermöglichkeiten, Probleme und Einschränkungen der i. a. DSA

Ortsauflösung
Durch die geringere Ortsauflösung (bis zu etwa 2 LP/mm) können sich Einschränkungen ergeben in der Diagnostik von

- kleinen Embolien und Gefäßverschlüssen,
- dünnkalibrigen Kollateral- und Tumorgefäßen (z. B. Aa. thalamostriatae, leptomeningeale Anastomosen),
- peripheren arteriosklerotischen Stenosen,
- angiitischen Kaliberschwankungen an Zerebralarterienästen,

- spastischer Engstellung nach Subarachnoidalblutung,
- sehr kleinen Aneurysmen.

Serienzahl
Zweite KM-Injektion bei Einebenenbetrieb obligat.

Artefakte
Typische Artefakte durch Aufhärtung, Unterbelichtung oder Überstrahlung über den Felsenbeinen bzw. am Kalottenrand (s. S. 128)

- machen gelegentlich (ca. 5%) Wiederholung von Serien erforderlich,
- können zu Fehlinterpretationen führen.

Nur bei kooperationsfähigen Patienten durchführbar: Patienten mit Ruhetremor oder unruhige Patienten ausschließen.

3.2.2.3 Vorteile der analogen Filmtechnik

- Gleicht die Nachteile der i. a. DSA aus,
- höhere Ortsauflösung: Blattfilm etwa 4–5 LP/mm, damit
- Nachweis auch kleinerer Gefäße und diskreter Befunde,
- auch bei unruhigen, wenig kooperierenden Patienten meist diagnostisch brauchbare Untersuchung,
- Zweiebenenbetrieb ermöglicht mit einer Injektion 2 Projektionen: wertvoll, wenn die Untersuchung nach der 1. Injektion abgebrochen werden muß.

3.2.2.4 Kombinierter Einsatz von analoger Filmtechnik und i. a. DSA

Der kombinierte, der Fragestellung und dem Befund angepaßte Einsatz von Blattfilm- oder Mittelformattechnik und i. a. DSA ist derzeit am besten geeignet, die jeweiligen Vorteile der analogen und digitalen Bildtechnik optimal zu nutzen, und zugleich deren jeweiligen Nachteile und Einschränkungen zu umgehen. Eigenes Vorgehen:

Diffuse Gefäßerkrankungen, Arteriosklerose, Arteriitis
Blattfilm selektiv; abweichendes Vorgehen bei Arteriosklerose der hirnversorgenden Arterien s. S. 90 ff.

Aneurysma bei Subarachnoidalblutung
Karotis:
- *Blattfilm* selektiv in 2 Ebenen als Basisuntersuchung,
- ergänzend i. a. DSA selektiv für evtl. erforderliche Schrägprojektionen (30° zur gleichen oder Gegenseite gedreht, p. a. evtl. überkippte Einstellung).

Vertebralis:
- *I. a. DSA,* selektiv seitlich und Towne-Projektion,
- *Blattfilm* selektiv nur, wenn klinisch oder computertomographisch Aneurysma im Vertebralisstrombahngebiet vermutet wird.

Raumforderung
- *Blattfilmtechnik* selektiv,
- evtl. *ergänzend i.a. DSA* selektiv zum Nachweis einer schwachen KM-Anfärbung im Tumorbereich.

Arteriovenöse Mißbildung
- I.a. DSA selektiv bei hohem Flow ausreichend,
- in besonderen Fällen, z.B. kleine Kinder/Säuglinge: nichtselektive i.a. DSA, Injektion in den Aortenbogen.

Hirntodbestimmung
- I.a. DSA selektiv.

Neuroradiologische Interventionen
- I.a. DSA selektiv und superselektiv.

Merke: Unruhige und wenig kooperierende Patienten, sowie Patienten mit Ruhetremor sollten in analoger Filmtechnik untersucht werden.

3.2.3 Untersuchungstechnik

Die i.v. DSA und i.a. DSA stellen besondere Anforderungen an Untersuchungstechnik und apparative Ausrüstung, die sich aus Schädelkonfiguration und großen Absorptionsunterschieden zwischen Schädelbasis einerseits und Schädelkalotte bzw. Hals andererseits ergeben.

Einstelltechnik

Zur Vermeidung von *Überstrahlungsartefakten* muß Direktstrahlung auf den BV neben der Kalotte vermieden werden.

- Kalottenrand mit Rundung des BV-Feldes zur Deckung bringen,
- Verwendung kreisförmiger Blenden, die vor die Tiefenblende eingeschoben werden können oder variabel sind (DSA-Blende),
- ersatzweise der Kalottenkrümmung angepaßte Bleigummiabdeckung („Indianer").

Unterbelichtung im Felsenbein und an der dichten knöchernen Schädelbasis macht die A.basilaris und A.carotis im knöchernen Kanal nicht beurteilbar. Möglichkeiten der Abhilfe sind Änderung der Lage oder Größe der Dominante bei unverändertem Bildausschnitt (nicht bei allen Anlagen möglich), oder Änderung der Lage der Dominante durch neue Zentrierung oder Wahl eines größeren BV-Formates, so daß größere Teile der Schädelbasis von der Dominante erfaßt werden.

- Wahl einer höheren Aufnahmespannung bzw. Erhöhung der Aufnahmespannung durch Zusatzfilterung an der Tiefenblende, bzw. Einfahren des variablen DSA-Filters von parietal.

Bewegungsartefakte müssen durch Immobilisation des Patienten ausgeschlossen werden, insbesondere wenn DSA-Anlagen benutzt werden, die kein Pixel shift besitzen. Meist genügen Klettenbänder am Kopf; eine Kopfhalterung ist in der Regel nicht erforderlich, zu aufwendig und den Patienten u. U. beängstigend.

Gerätetechnische Voraussetzungen

- *Pixel shift:* wesentliche Voraussetzung zur nachträglichen Elimination von nicht unterdrückbaren linearen Bewegungsartefakten: Orbitaränder, Schädelbasis.
- *„L-C"-Arm* empfehlenswert, um die Projektionsmöglichkeiten zu erhöhen. Die entspannte Rückenlage des Patienten wirkt der Entstehung von unwillkürlichen Bewegungsartefakten entgegen.

Durchführung der i. v. DSA

Injektionstechnik
Zentralvenös, nichtionisches KM, 370 mg J/ml, 40 ml, 20 ml/s.

Aufnahmeparameter
p. a. und seitlich, evtl. Towne, evtl. seitlich 10–20° gedreht („off lateral view"),
2 Bilder/s, 10 µGy/B bei Pulsbetrieb,
5 µGy/s bei kontinuierlichem Betrieb
25 cm, 17 cm BV-Ausschnitt. Seriendauer nach venösem Abstrom bemessen.

Hilfsmittel
Blenden, Filter, Immobilisationshilfen.

Durchführung der i. a. DSA

Injektionsort
selektiv, A. carotis communis, A. vertebralis, ggf. superselektiv A. carotis interna/externa.

Katheter
F5, 6; Sidewinder (Headhunter, Multipurpose).

Aufnahmeparameter
je nach Gefäßprovinz, Fragestellung und Befund variieren. Projektionen wie bei der Blattfilmangiographie: seitlich, Towne, überkippt, schräg, etc.
Zur Verringerung der Linsenbelastung sollte möglichst p. a. untersucht werden.

Bildverstärker 25 (17) cm, 5 (10) µGy/B (5 µGy/s), 2 (4) B/s, Seriendauer nach venösem Abstrom bemessen.

Merke: Bei Verwendung eines „L-C"-Arms kann der Patient entspannt liegen, während Röhre und Bildverstärker, ggf. in Doppelangulation, eingestellt werden können. Katheterdislokationen durch Umlagerungsmanöver werden so vermieden.

Hilfsmittel

Blenden, Filter, Immobilisationshilfen, s. o.

3.2.4 Spinale Angiographie

3.2.4.1 Indikationen

Einzige praktische bedeutsame Indikation ist das spinale Angiom. Voruntersuchungen: Myelographie, Kontrastmittel-CT und Magnetresonanztomographie erlauben eine weitgehende Diagnose. Die i.v. DSA kann lediglich die angiomatöse Natur der Raumforderung bestätigen, reicht aber als präoperative Untersuchung nicht aus.

Die *Arteriographie* steht, nicht zuletzt wegen ihrer hohen Komplikationsrate (Querschnittsrisiko!), am Ende der Diagnostik und dient der Operationsvorbereitung: Klärung der Gefäßversorgung. Selektive i.a. DSA als Verfahren der Wahl:

- KM-Ersparnis 70–80% gegenüber Blattfilmtechnik,
- geringere Gefahr neurologischer Komplikationen,
- deutliche Verkürzung der Untersuchungszeit auch bei multiplen Serien,
- ausreichende Ortsauflösung bei kleinen Bildverstärker (17 cm) (Abb. 72).

3.2.4.2 Untersuchungstechnik

Punktionsort
A. femoralis.

Katheter
F5, 6, Headhunter, Sidewinder, Multipurpose.

Injektionsort
Über die Reihenfolge, mit der selektiv die dorsalen paarigen Segmentäste der Aorta aufgesucht werden sollen, unterrichten spezielle Lehrbücher.

Kontrastmittel
Nichtionisch, 150 mg/ml, 2–5 ml Handinjektion.

Aufnahmeparameter
5 µGy/B 2 B/s bei gepulstem oder 5 µGy/s bei kontinuierlichem Betrieb. 17

(25) cm Bildverstärker. Seriendauer nach Befund, muß venöse Phase erfassen (häufig 20 s und länger). Variable Bildfrequenz verringert die Strahlenexposition.

3.2.4.3 Fehlermöglichkeiten, Probleme und Einschränkungen

- Geringere, aber ausreichende Ortsauflösung; A. Adamkiewicz ist in der Regel darstellbar,
- Aufhärtungsartefakte, Artefakte durch fortgeleitete Herzpulsationen und Atembewegungen.

Merke: Insgesamt überwiegen die Vorteile des geringeren neurologischen Risikos und der erheblich kürzeren Untersuchungszeit bei der i.a. DSA über eine gelegentliche Einschränkung der Bildqualität, die aber meist die diagnostische Aussage nicht beeinträchtigt.

Literatur

Benz-Bohm G, Neufang KFR, Mennicken U (1985) A.v. Mißbildung im Bereich der Vena Galeni bei einem Neugeborenen. Nachweis durch Sonographie und digitale Subtraktionsangiographie. RöFo 142: 579–581

Boyd-Wilson JS (1959) Oblique views: their place in the arteriographic diagnosis of intracranial aneurysms. J Neurosurg 16: 297–310

Brant-Zawadzki M, Gould R, Norman D et al. (1983) Digital subtraction cerebral angiography by intraarterial injection: comparison with conventional angiography. AJR 140: 347–353

Clados D, Einhäuptl KH (1986) Arterielle DSA in der Diagnose Sinus-Venen-Thrombose. Digit Bilddiagn 6: 35–39

DeFilipp GJ, Pinto RS, Lin JP et al. (1983) Intravenous digital subtraction angiography in the investigation of intracranial disease. Radiology 148: 129–136

Eggers FM, Price AC, Allen JH et al. (1983) Neuroradiologic applications of intraarterial digital subtraction angiography. AJNR 4: 854–856

Enzmann DR, Brody WR, Riederer S et al. (1982) Intracranial intravenous digital subtraction angiography. Neuroradiology 23: 241–251

Gardeur D, Seurot M, Fonda C et al. (1983) Digital intravenous subtraction angiography of intracranial arteriovenous malformations. Neuroradiology 25: 307–313

Hasuo K, Tamura S, Kudo S et al. (1985) Moya Moya disease: use of digital subtraction angiography in its diagnosis. Radiology 157: 107–111

Kwan ESK, Hall A, Enzmann DR (1986) Quantitative analysis of intracranial circulation using rapid-sequence DSA. AJNR 7: 295–301

Lee BCP, Voorhies TM, Ehrlich ME et al. (1984) Digital intravenous cerebral angiography in neonates. AJNR 5: 281–286

Lindner P, Thelen M (1987) Charakterisierung der Hirndurchblutung durch Bestimmung der vaskulären mittleren Transitzeit von Hirngewebe mit der DSA. RöFo 146: 72–76

Modic MT, Berlin AJ, Weinstein MA (1982) The use of digital subtraction angiography in the evaluation of carotid cavernous sinus fistulas. Ophthalmology 89: 441–444

Modic MT, Weinstein MA, Starnes DL et al. (1983) Intravenous digital subtraction angiography of the intracranial veins and dural sinuses. Radiology 146: 383–389

Mueller DL, Amundson GM, Wesenberg RL et al. (1986) The application of IV digital subtraction angiography to cranial disease in children. AJNR 7: 669–674

Neufang KFR, Friedmann G, Peters PE et al. (1983) Indikationen zur intraarteriellen digitalen Subtraktionsangiographie (IA DSA) bei Gefäßprozessen. RöFo 139: 160–166

Seeger JF, Carmody RF (1985) Digital subtraction angiography of arteries of the head and neck. Radiol Clin North Am 23: 193–210
Sheldon JJ, Janowitz W, Leborgne JM et al. (1984) Intravenous DSA of intracranial carotid lesions: comparison with other techniques and specimens. AJNR 5: 547–552
Stadnik TW, Kersschot EAJ, De Schepper AMAP (1985) Intracranial tumor examined by intraarterial DSA: a comparative angiography study. Radiology 154: 671–675
Vogelsang H, Becker H (1984) Anwendung der intravenösen digitalen Subtraktionsangiographie (DSA) in der prä-operativen Diagnostik von Hypophysentumoren. Röntgen-Bl. 38: 340–342
Yeates A, Drayer B, Heinz ER et al. (1985) Intra-arterial digital subtraction angiography of the spinal cord. Radiology 155: 387–390

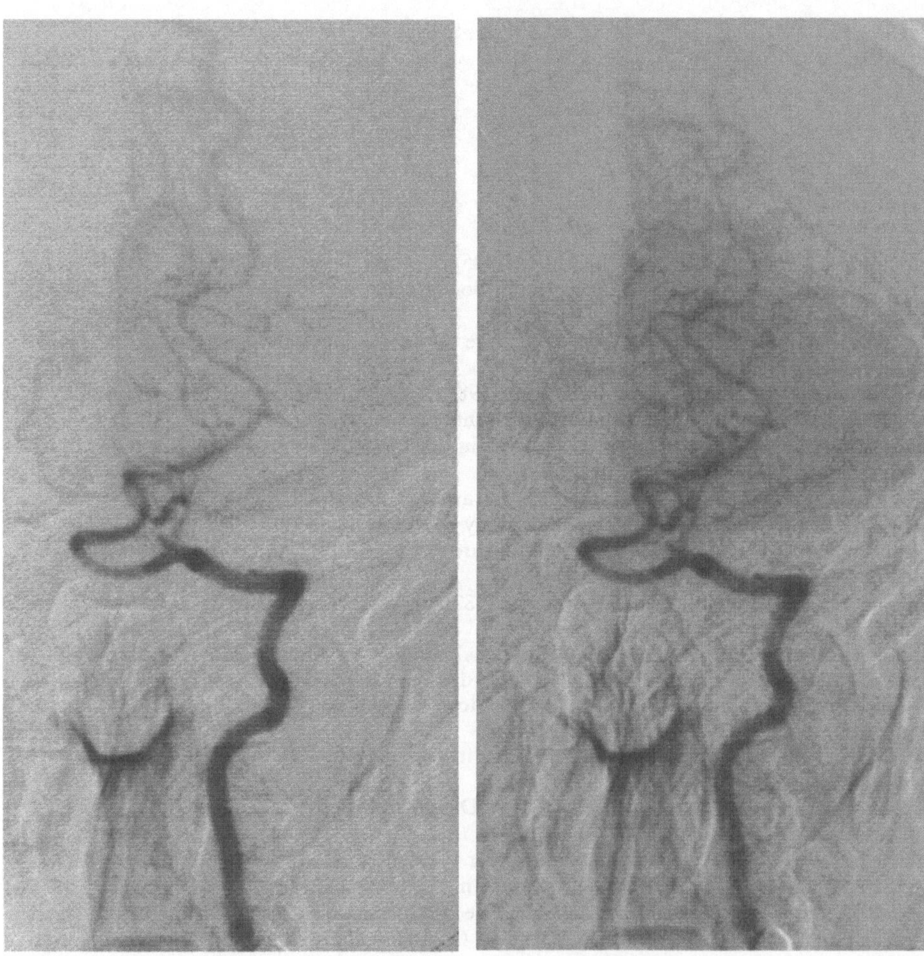

a   b

Abb. 66a–d. Selektives Vertebralisangiogramm in 2 Ebenen, i. a. DSA.
25-cm-Bildfeld p.a., 17 cm-Bildfeld seitlich. Je 3 ml KM 150 mg J/ml, manuelle Injektion, 10 µGy/B, 2 B/s. Bei Aneurysmasuche reicht das geringe KM-Volumen aus, um die A. basilaris und den Posteriorabgang zu beurteilen und hier ein Aneurysma auszuschließen

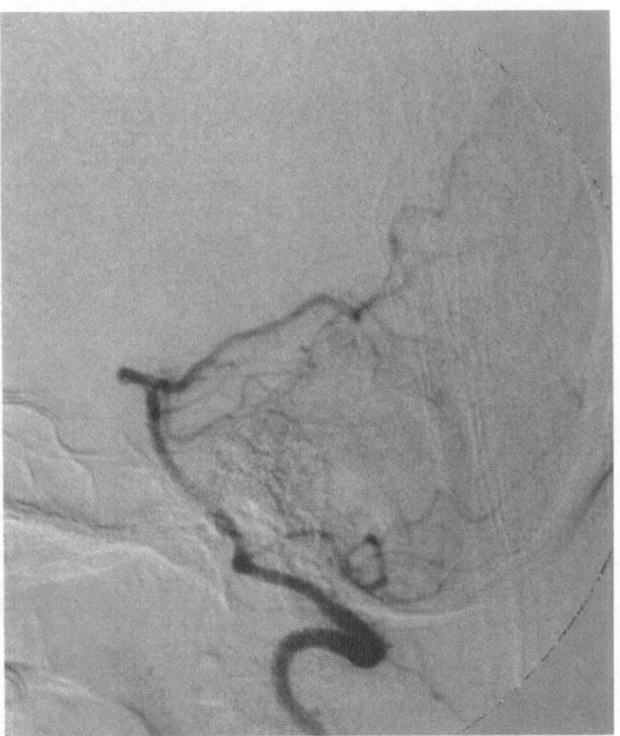

c

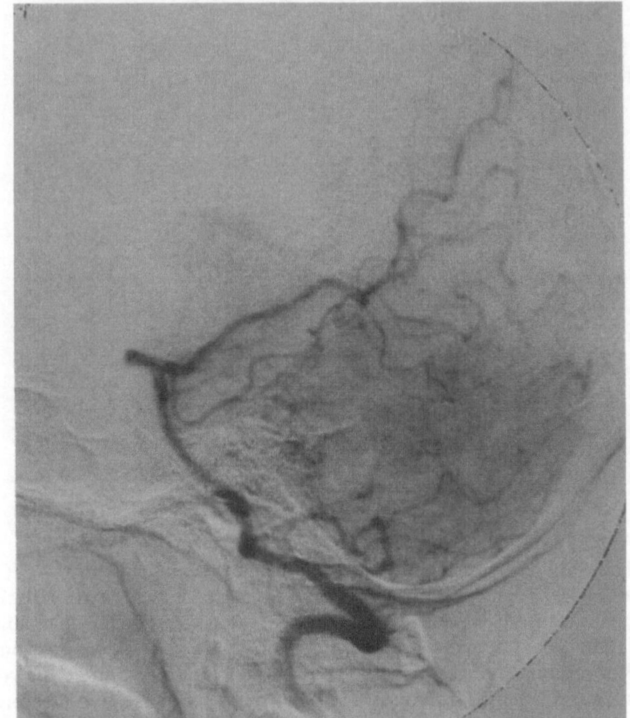

d

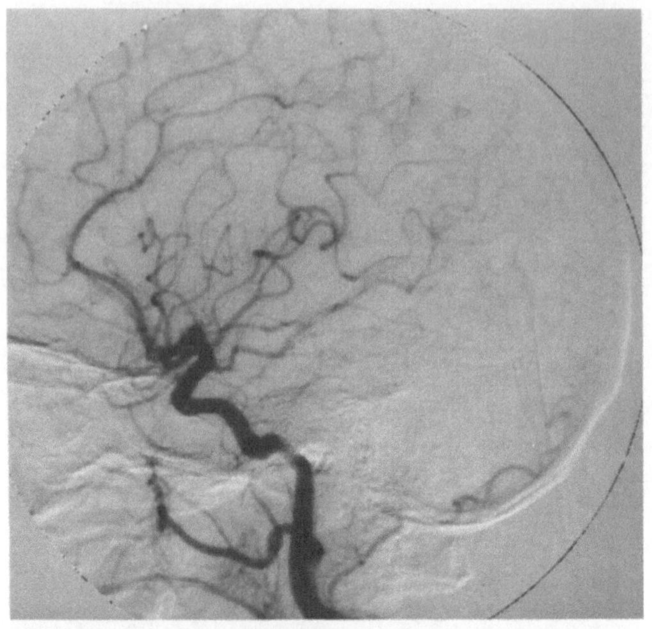

a

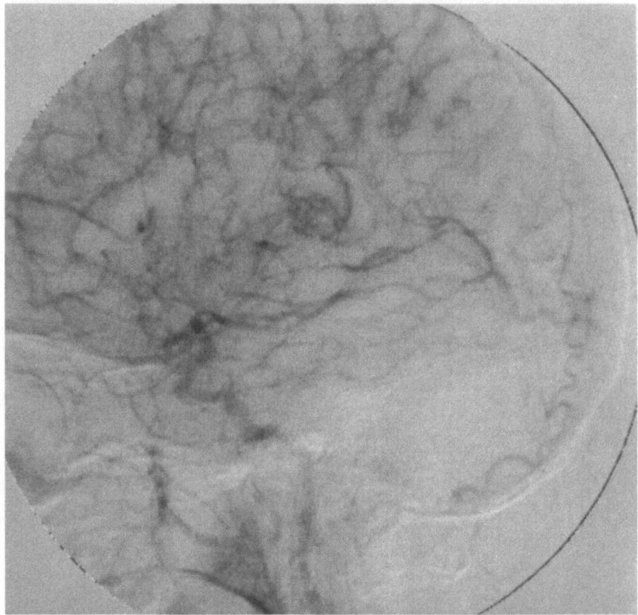

b

Abb. 67 a-d.   Seitliches Karotisangiogramm, i. a. DSA.
17 cm-Bildfeld, 5 ml KM, 150 mg J/ml, manuelle Injektion, 10 µGy/B, 2 B/s. Exzellente Detailauflösung in arterieller, kapillärer und venöser Phase (**a-d**), Normalbefund. Gute Bildhomogeni-
tät mit ausreichender Durchdringung der knöchernen Schädelbasis, minimale Bewegungsartefakte. Bei ausgeprägtem Langschädel müssen gelegentlich von der Fragestellung abhängig,
Kompromisse eingegangen werden: In diesem Fall konnten die kortikalen Gefäße und der Sinus
sagittalis superior frontal und parietal nicht vollständig erfaßt werden

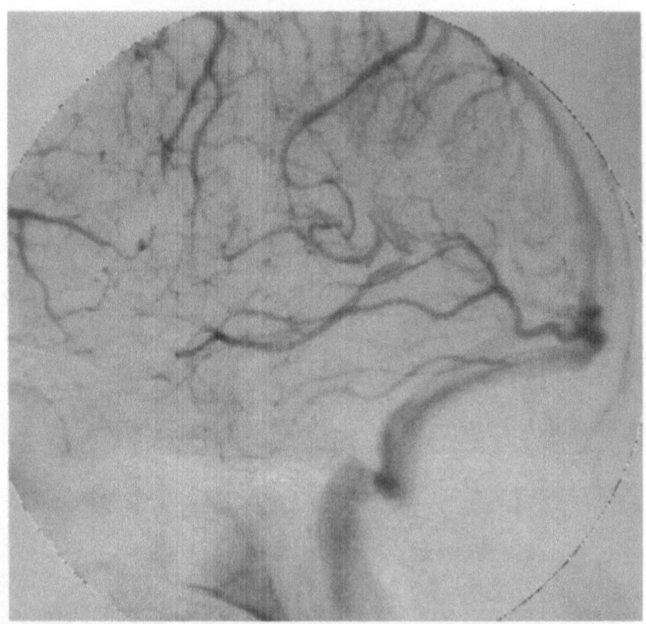

c

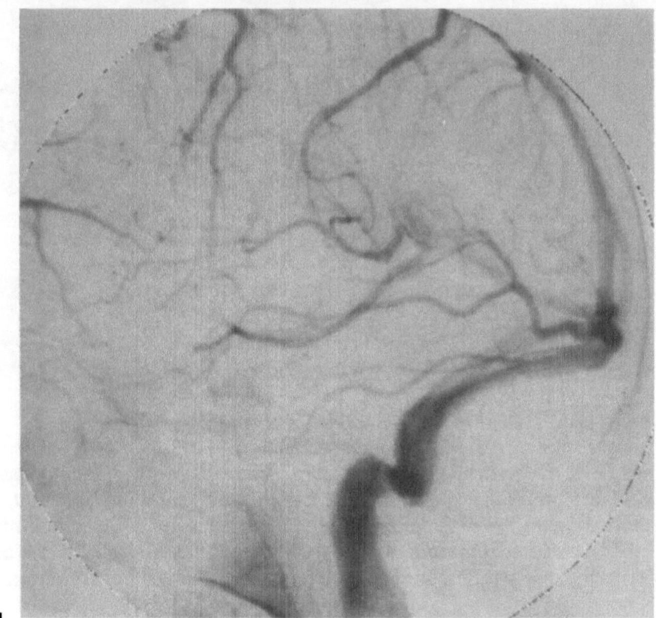

d

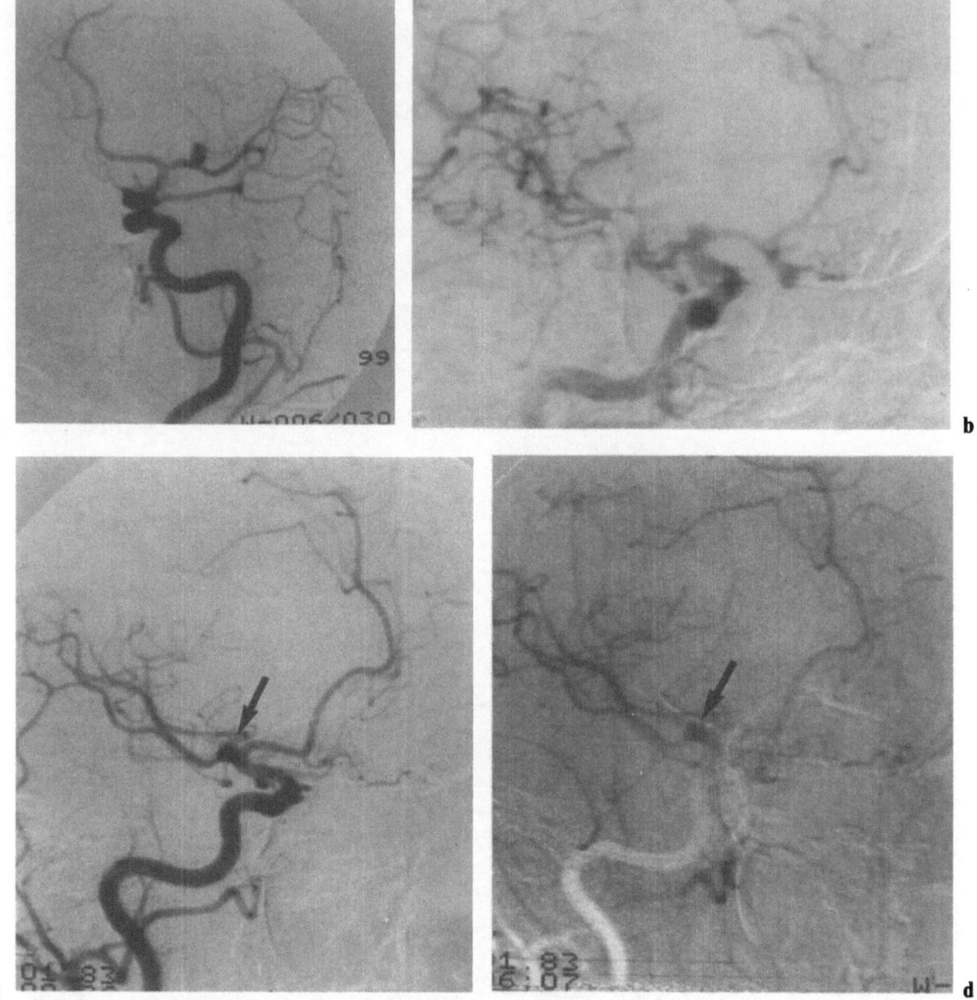

Abb. 68 a–d.   Selektive i. a. DSA bei Aneurysmen.
5 ml KM 150 mg J/ml, manuelle Injektion, 5 µGy/s   **a** 57 Jahre, weibl. Karotisangiographie
links, 20° nach rechts gedreht. Aneurysma an der Mediateilungsstelle mit Mediateilausfall.
b 56 Jahre, weibl. Karotisangiogramm rechts, 30° nach links gedreht. Breitbasiges Aneurysma am
Anteriorabgang, zweites Aneurysma an der noch offenen A. communicans anterior.   **c, d** 31 Jahre,
weibl. Karotisangiogramm rechts, 30° nach links gedreht. Breit aufsitzendes Aneurysma am
Mediaabgang (→). Bessere Darstellung mit Maske aus der früharteriellen Phase

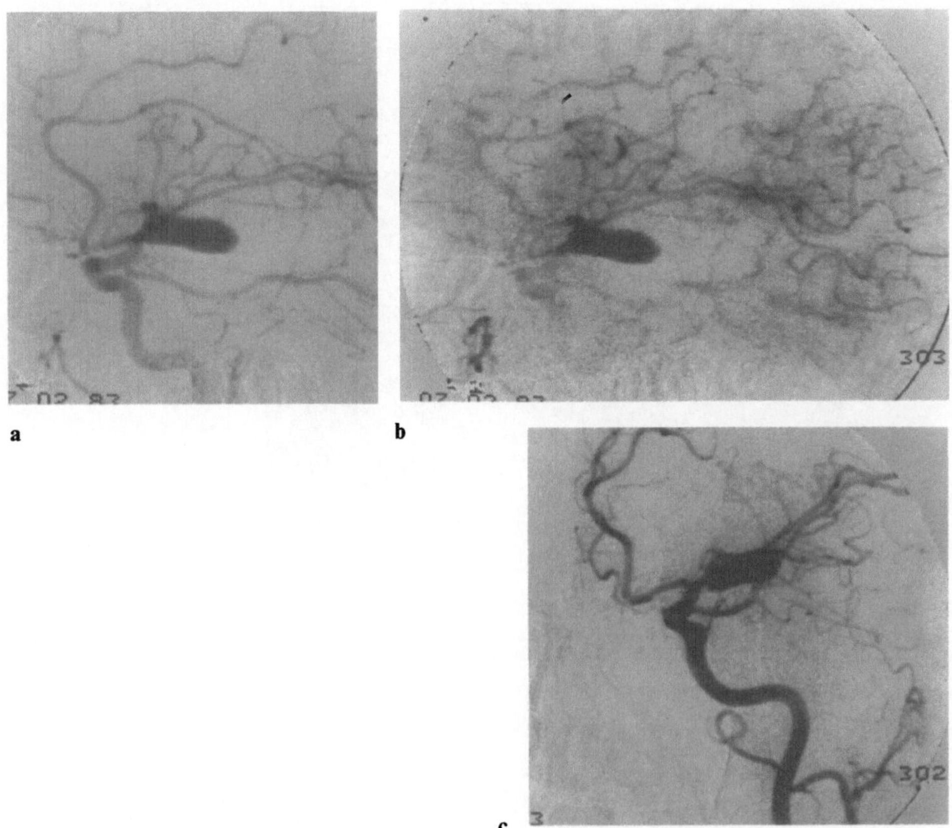

Abb. 69 a–c. Selektive i. a. DSA bei Aneurysmen.
(Daten wie bei Abb. 68). 58 Jahre, weibl. Karotisangiographie links, 30° nach rechts gedreht (**a, b**).
Das große sackförmige Aneurysma überlagert die A. cerebri media. Bei nur 15° Drehung nach
rechts ist der Mediaabgang frei, das Aneurysma geht wahrscheinlich von einer frühen Teilung aus (**c**).
Operativ bestätigt

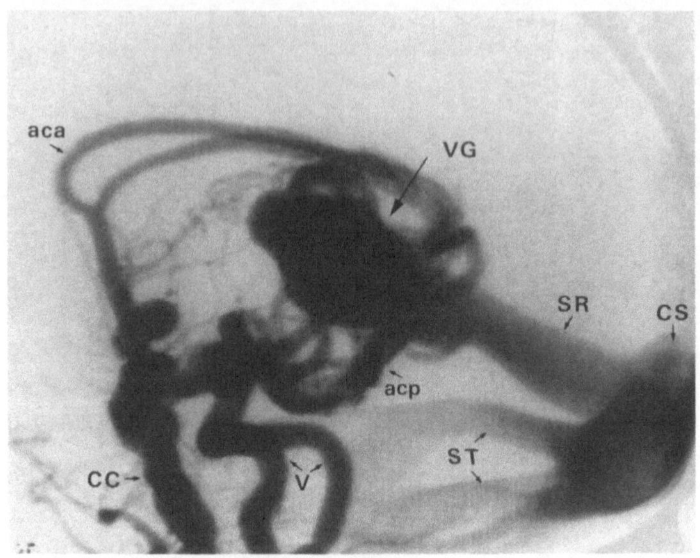
aca
VG
SR
CS
acp
ST
CC
V
a

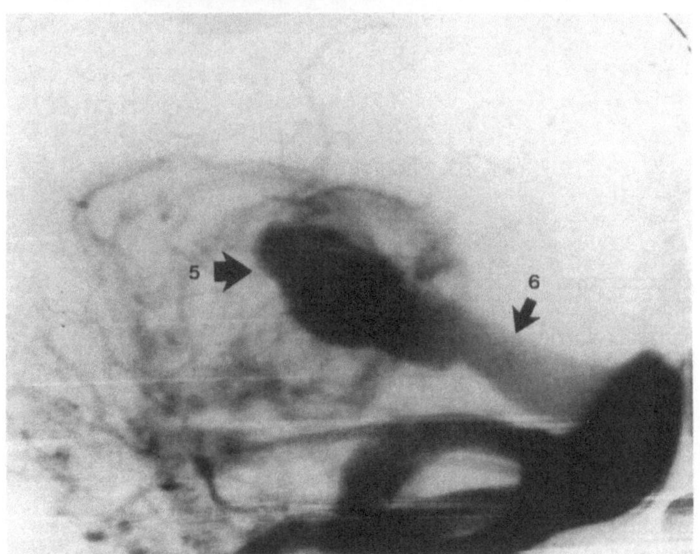
5
6
b

**Abb. 70 a–c.   Intrakranielle
arteriovenöse Fistel, i.a. DSA.**
Säugling. Injektion in den Aortenbogen, je 5 ml 300 mg J/ml, 17-cm-
Bildfeld, 5 µGy/s. Das sog. „Aneurysma" der V. Galeni (*VG, 5*) wird
über alle hirnversorgenden Arterien
(*V, CC, 1, 2*) gespeist und erhält
Zustrom über die Aa. cerebri ante-
riores und posteriores (*aca, acp, 3,
4*). Abfluß über Sinus rectus (*SR, 6*)
zum Konfluens (*CS*) und Sinus
transversus (*ST*). Aufnahmen in
seitlicher Position (**a, b**) und Towne-
Einstellung (**c**)

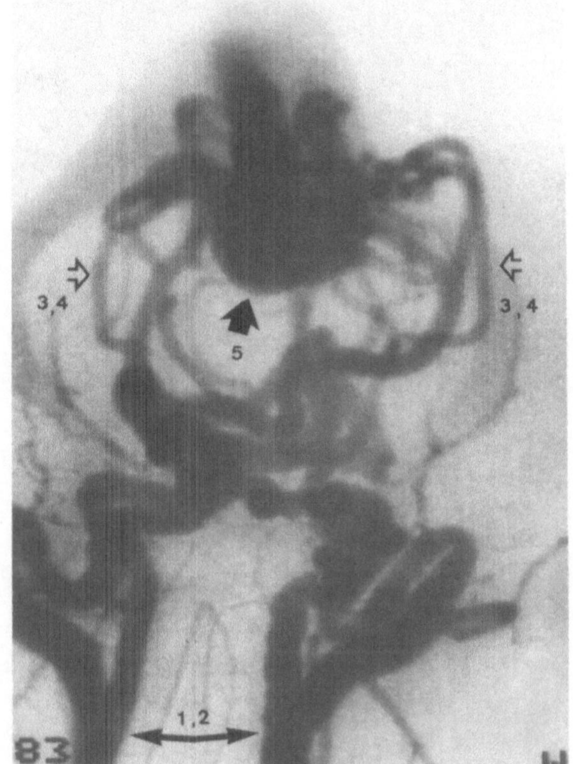

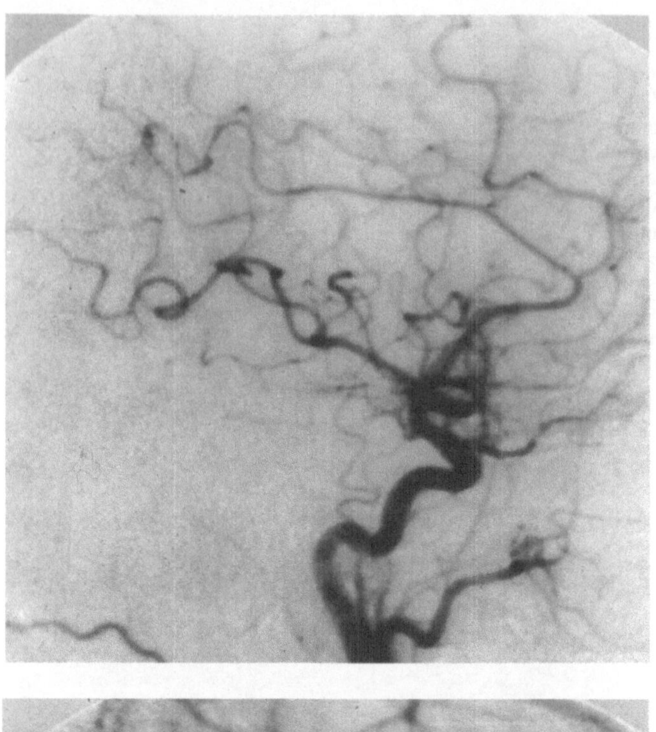

a

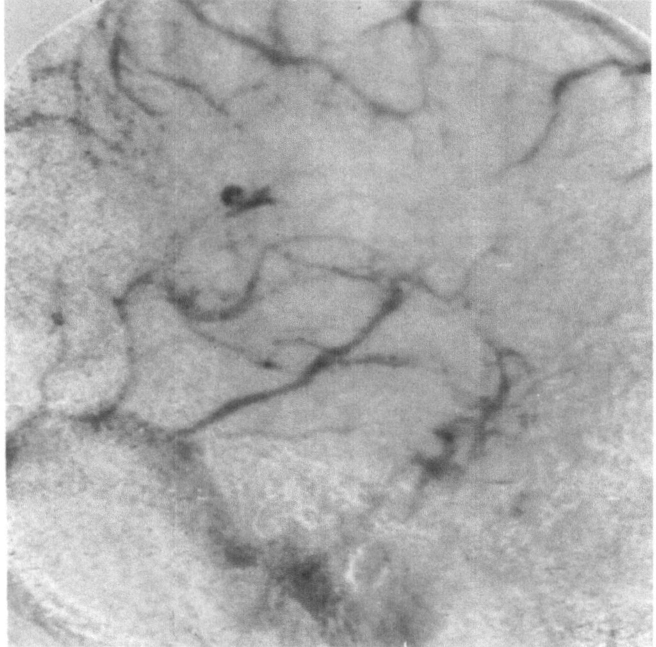

b

Abb. 71a, b.   Zerebrale i.a. DSA. Angiom.
48 J., weibl., 10 ml, 200 mg Jod/ml, manuelle Injektion. Die Gefäßmißbildung in der hinteren Temporalregion wird in der venösen Phase (b) erkennbar

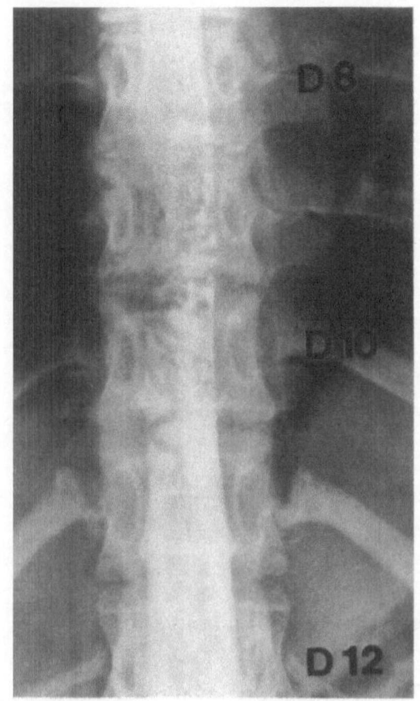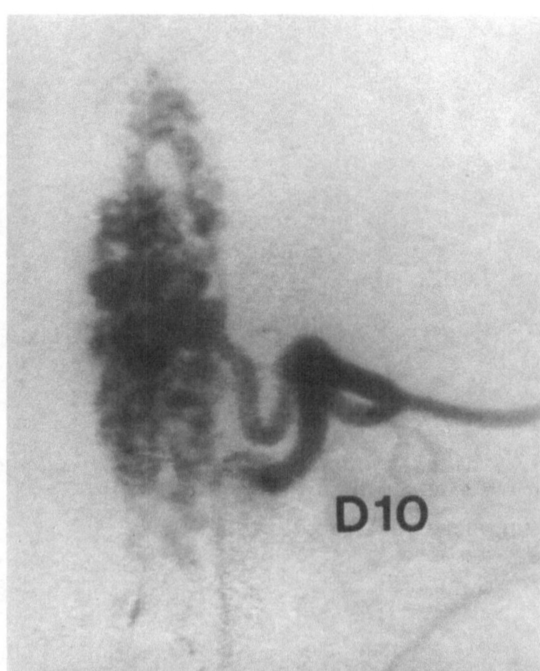

a   b

Abb. 72a, b.   Spinales Angiom, i. a. DSA.
a Typisches myelographisches Bild. **b** I. a. DSA der 10. Interkostalarterie links, 2,5 ml KM,
150 mg J/ml, manuelle Injektion, 5 µGy/s. Nachweis des hypertrophierten zuführenden Gefäßes
und des intraspinalen Gefäßkonvolutes

3.3 Lunge

G. P. KRESTIN, W. GROSS-FENGELS, K. F. R. NEUFANG

3.3.1 Klinik, Voruntersuchungen und Indikationen zur Gefäßdarstellung

Lungenembolie (Abb. 12, 73–75)

- Häufigste Ursache: Thrombembolie nach tiefer Bein- oder Beckenvenenthrombose,
- bevorzugt bettlägrige und schwerkranke Patienten, aber auch Gesunde erkranken (Einnahme von oralen Kontrazeptiva),
- klinische Symptome und EKG können einen Herzinfarkt vortäuschen.

Merke: Bis zu 50% aller Lungenembolien verlaufen blande oder mit uncharakteristischen Symptomen und werden nicht oder fehldiagnostiziert.

Thoraxübersichtsaufnahme

Pathologische Veränderungen sind mit Latenz und nur beim Lungeninfarkt oder massiver Embolie mit unmittelbarer hämodynamischer Wirkung zu erwarten.

Szintigraphie

- Perfusions- oder kombiniertes Perfusions-Ventilations-Szintigramm,
- hohe Sensitivität, aber geringe Spezifität,
- identische oder ähnliche Befunde können bei Pneumonie, Atelektase, Tumor, chronisch-obstruktiver Lungenerkrankung, akutem Asthma, Lungenödem und Lungenembolie auftreten.

Der unklare szintigraphische Befund erfordert weitere Abklärung. Das Szintigramm bezeichnet häufig die suspekte Region und ermöglicht so eine gezielte angiographische Untersuchung.

Merke: Das normale Perfusionsszintigramm schließt eine Lungenembolie mit hoher Sicherheit aus. Ein segmentaler Perfusionsausfall mit normaler Ventilation ist bei entsprechender Klinik hochverdächtig auf eine Lungenembolie. Pathologische Befunde können nur im Zusammenhang mit der Thoraxübersichtsaufnahme gedeutet werden.

Pulmonalisangiographie

- Dient der Diagnosestellung und Kontrolle des Therapieerfolges.
- In etwa 90% kann die DSA bei V.a. Lungenembolie zur Operationsindikation Stellung nehmen.

Merke: Die Pulmonalisangiographie in Blattfilmtechnik ist weiterhin der „goldene Standard".
- Untersuchungsrisiko: 0,25% Mortalität, 1,6% Morbidität (Herzstillstand, Rechtsherzinsuffizienz, Intimaläsion, Herzperforation und Perikardtamponade, lebensbedrohliche Arrhythmien).
- Hohe Bildqualität auch bei stark dys- bzw. tachypnoeischen Patienten.
- Hohe Ortsauflösung, dadurch auch Subsegmentäste beurteilbar.

Vorschlag zur Vorgehensweise (Vgl. S. 146):
- klinisch dringender Verdacht → Pulmonalisangiographie (DSA)
- klinisch geringer Verdacht, Differentialdiagnose → erst Szintigraphie; wenn o. B. → Stop; wenn pathologisch oder unklar → Pulmonalisangiographie.

Angeborene Fehlbildungen

AV-Fistel (Abb. 76)

- Gehäuft bei Patienten mit hereditärer hämorrhagischer Teleangiektasie (M. Rendue-Osler-Weber),
- Thoraxübersichtsaufnahme: rundliche bis ovaläre, sackförmige oder gelappte homogene Verschattung mit fakultativ (Filmtomographie) nachweisbaren erweiterten Gefäßstrukturen in der Umgebung,
- Bolus-CT: im Vergleich zur A. pulmonalis gleich hoher und zeitgleicher, allenfalls gering verzögerter Dichteanstieg, Identifikation zu- und abführender Gefäße.

Lungenvenenfehlmündung (s. S. 159)

Lungenvenenvarizen

- Sehr seltene, angeborene variköse Erweiterung der Lungenvenen,
- bevorzugte Lokalisation: rechter Unterlappen, linker Oberlappen, Lingula,
- Thoraxübersichtsaufnahme: geschlängelt verlaufende, bandförmige Verschattung.

Klärung der Gefäßanatomie (Abb. 74)

Lungentumoren

Merke: Bei Lungentumoren ist die Indikation zur Angiographie heute nur relativ und wird selten gestellt:

- Beurteilung der lokalen Operabilität bei pathologischem Perfusionsszintigramm (Gefäßummauerung?) bei unklarem computertomographischem Befund.

Hiläre Raumforderungen

- Bei unklarem computertomographischem Befund.

Postoperative Kontrollen

- Nach Thrombektomie,
- nach Blalock-Taussig-Anastomose,
- nach Bending-Operation.

Lungensequester

- Gefäßversorgung in der überwiegenden Mehrzahl der Fälle aus dem Systemkreislauf.
- Abklärung der thorakalen Aorta mit i.v. DSA oder i.a. DSA (s.S.178ff.).

3.3.2 Technik der DSA der Lungengefäße

Injektionsort

Zentralvenös, kubitaler Zugang. Ein bei Lungenembolie bereits liegender Subklavia- oder Jugulariskatheter muß bei zu kleinem Lumen gegen einen F5-Katheter ausgewechselt werden, um den erforderlichen Flow zu ermöglichen.

Merke: Jede zusätzliche Punktion bei Patienten mit Lungenembolie vermeiden, alle Punktionen so wenig traumatisierend wie nur möglich durchführen, um eine evtl. Lysetherapie nicht zu verhindern.

Katheterlage im rechten Vorhof verhindert störende Überlagerung der rechten Pulmonalarterie durch KM in der oberen Hohlvene (Abb. 73, 74).

Kontrastmittel

Nichtionisch, 370 mg J/ml, 20–25 ml, Flow: 15–20 ml/s. Bei herkömmlichen, nicht zur Angiographie zugelassenen Zentralvenenkathetern ist nur Handinjektion erlaubt!

Aufnahmeparameter

EKG-Triggerung oder 4 B/s, Seriendauer 8–12 s. Bildverstärkerformat: 35 cm zur Übersicht, 25 cm zur gezielten Darstellung interessierender Gefäßabschnitte (pathologisches Szintigramm!).

- Möglichst kurze Belichtungszeit.
- DSA-Filter beidseits bis an die Wirbelsäule einblenden, eventuell zusätzlich Lungenfelder mit Reismehlbeuteln bedecken.
- Sorgfältige Nachverarbeitung: „unscharfe Maske" durch Addition mehrerer Bilder. Bei kontinuierlichem Betrieb nur wenige Teilbilder zum Füllungsbild integrieren (erfordert hohen Kontrast!).
- Parenchymphase ausspielen: ergibt szintigraphieähnliches Bild des Parenchymausfalls (Abb. 75b).

Aufnahmeserien

1. Serie: sagittale Übersicht, auf das Mediastinum zentriert, 35 cm BV-Eingangsfeld.
2. Serie: sagittale Serie der szintigraphisch/klinisch suspekten Seite, evtl. in leichter Drehstellung, Zentrierung auf den Lungenhilus, 25 cm BV-Eingangsfeld.
Weitere Serien, falls notwendig, stärker (30–40°) angehoben.

Merke: Zur Darstellung der Lungenvenen ist eine längere Aufnahmeserie erforderlich, ggf. muß das KM-Volumen auf 30–40 ml erhöht werden.

3.3.3 Fehlermöglichkeiten, Probleme und Einschränkungen der DSA

Bewegungsartefakte

- Schon minimale *Atembewegungen* führen auch in Hilusnähe, besonders aber in der Lungenperipherie (Unterfelder!), zu Artefakten und lassen eine sichere diagnostische Aussage nicht mehr zu. Bei eingeschränkter Kooperationsfähigkeit und Tachypnoe ist allenfalls der Nachweis oder Ausschluß einer zentralen, operationsbedürftigen Lungenembolie möglich.

Bildinhomogenität

Die großen *Dichteunterschiede* zwischen Wirbelsäule und Mediastinum einerseits und der Lunge andererseits begünstigen Artefakte durch Überstrahlung oder Unterbelichtung. Besonders kritisch sind Patienten mit Lungenemphysem oder Skoliose. Abhilfe: Kompensation mit DSA-Filter, das von seitlich bis auf die lateralen Wirbelsäulenkonturen herangefahren wird, ggf. zusätzlich Aufhärtung der Strahlung mit vor die Tiefenblende einschiebbaren Zusatzfiltern oder Reismehlbeuteln.

Bolusqualität

Bei Rechtsherzinsuffizienz wird durch Rückstau und verlängerte Kreislaufzeit der rechte Pulmonalishauptstamm durch im rechten Herzen und der V.cava superior sistierendes Kontrastmittel überlagert, daher möglichst Injektion in den rechten Vorhof.

Flußdiagramm:
Vorgehensweise bei Verdacht auf Lungenembolie

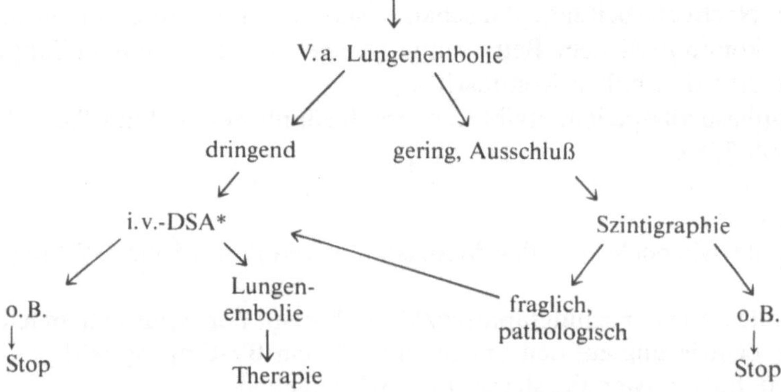

* wenn Befund in der DSA unklar, DSA nicht durchführbar oder nicht diagnostisch ist: Blattfilmangiographie

Literatur

Arlart IP, Bargon G, Sigel H (1986) Anomalous intrapulmonal vein drainage and pulmonary vein connection in DSA. Eur J Radiol 6: 12–14

Arlart IP, Lamp L, Bargon G (1985) Bedeutung der pulmonalen DSA für die Beurteilung der Operabilität von Lungentumoren. RöFo 143: 261–268

Bargon G, Arlart IP (1984) Die intravenöse digitale Subtraktionsangiographie (DSA) zur Darstellung der Pulmonalgefäße. RöFo 140: 431–435

Bargon G, Arlart IP (1985) Indikationen zur digitalen Subtraktionsangiographie (DSA) der Pulmonalgefäße. RöFo 142: 31–35

Gmelin E, Draude K, Leichle P (1985) Die EKG-gesteuerte DSA der Pulmonalarterien - Technik und erste klinische Erfahrungen. Röntgen-Bl. 38: 17-21

Harder T, Lackner K, Vatter J (1984) Digitale Subtraktionsangiographie (DSA) der Lunge. RöFo 140: 425-430

Harder T, Schlemminger B (1983) Digitale Subtraktionsangiographie (DSA) arteriovenöser Lungenfisteln. RöFo 139: 426-429

Kollath J, Riemann H (1983) Pulmonal digital subtraction angiography. Cardiovasc Intervent Radiol 6: 233-238

Ludwig JW, Terhoeven LAJ, Kersbergen JJ et al. (1983) Digital subtraction angiography of the pulmonary arteries for the diagnosis of pulmonary embolism. Radiology 147: 639-645

Pond GD (1985) Pulmonary digital subtraction angiography. Radiol Clin North Am 23: 243-260

Rauber K, Tuengerthal S, Riemann H (1983) Die digitale Subtraktionsangiographie der Arteria pulmonalis. Pneumologie 37: 316-321

Reekers JA, Smeets RWMC (1985) Digital subtraction angiography and pulmonar vascular anomaly. Eur J Radiol 5: 199-201

Witte G, Grabbe E, Bücheler E (1983) Digitale Subtraktionsangiographie (DSA) bei akuter Lungenembolie. RöFo 139: 616-619

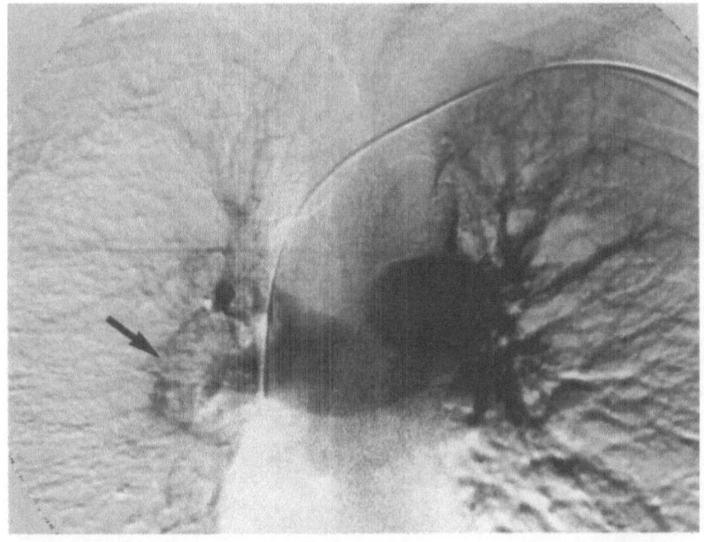

Abb. 73. Pulmonalis-DSA.
71 Jahre, männl. Massive Lungenembolie mit subtotalem Verschluß der rechten Pulmonalarterie (→). Technik: 25 ml, 370 mg Jod/ml, 15 ml/s Injektion in den rechten Vorhof.

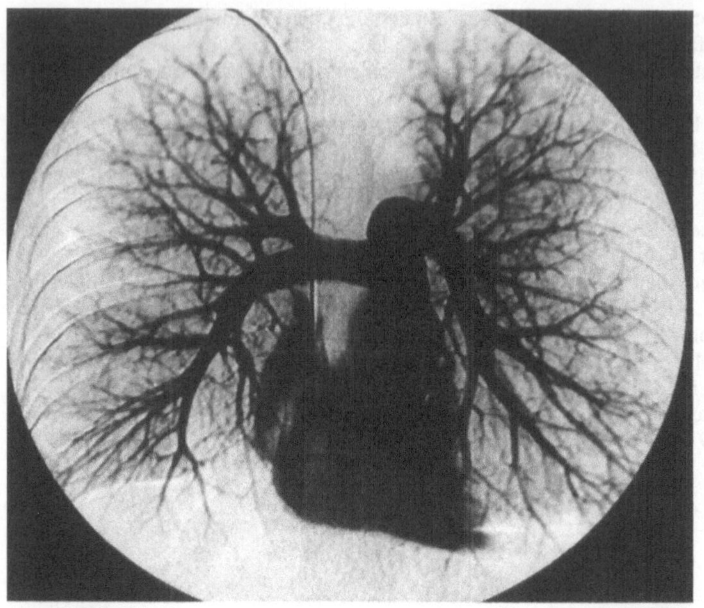

a

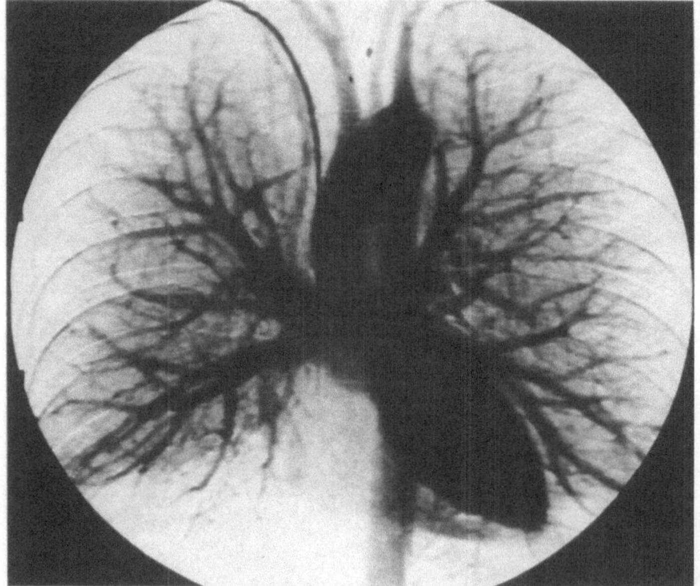

b

Abb. 74 a–d.   Pulmonalis-DSA. Normalbefund.
EKG-getriggerte DSA, 40 ml, 370 mg Jod/ml, 20 ml/s, Injektion in den rechten Vorhof. Sehr gute Bildqualität bei jungem Patient mit offenbar niedrigem pulmonalem Gefäßwiderstand und Apnoe. **a, b** Übersicht mit 35 cm-Feld (*a,* arterielle, *b,* venöse Phase); **c, d** rechte Lunge mit 25 cm-Feld (*c,* arterielle, *d,* venöse Phase). Für die freundliche Überlassung der Aufnahmen danken wir Herrn Dr. C. Prömper, Praxis Dres. Schützler/Heuser/Prömper, Köln-Kalk.

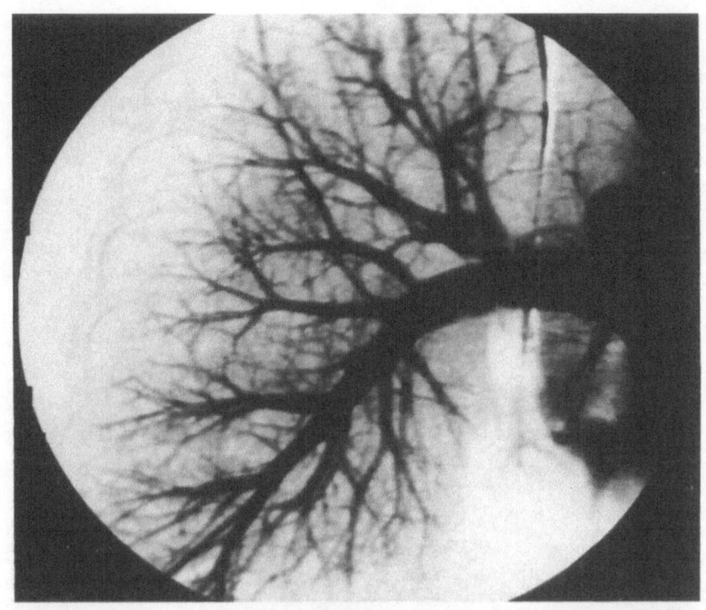

c

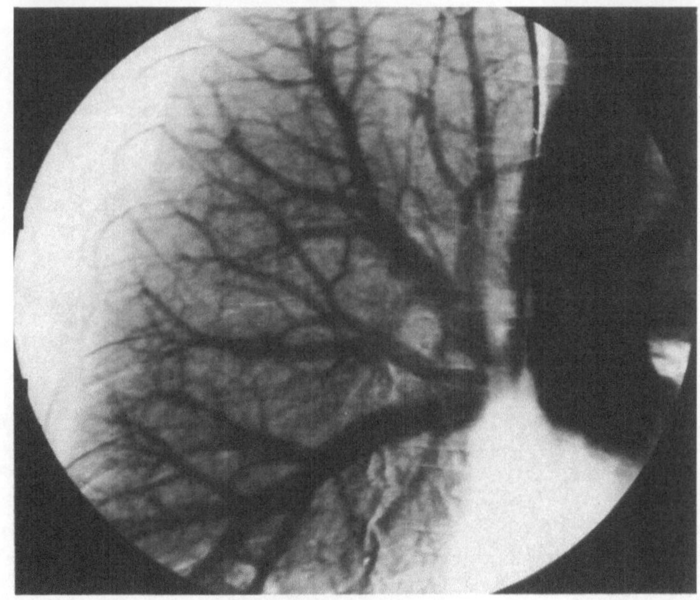

d

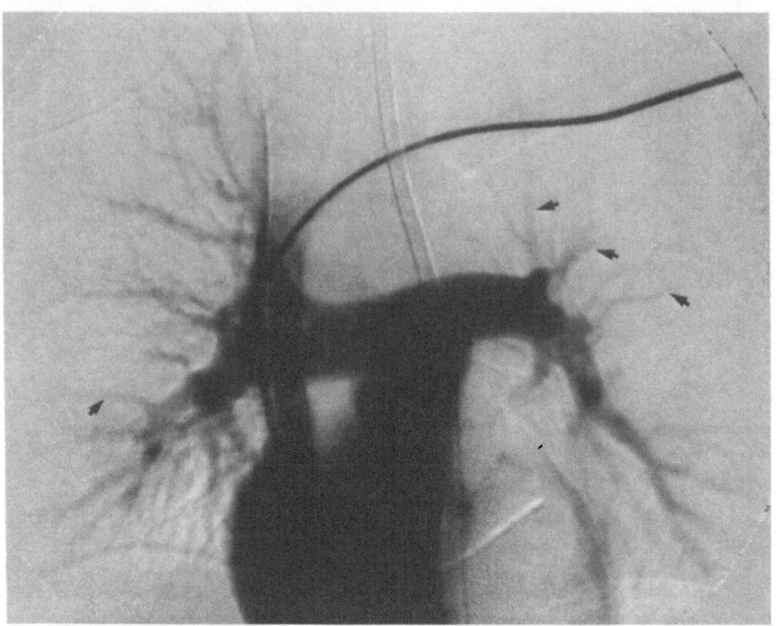

a

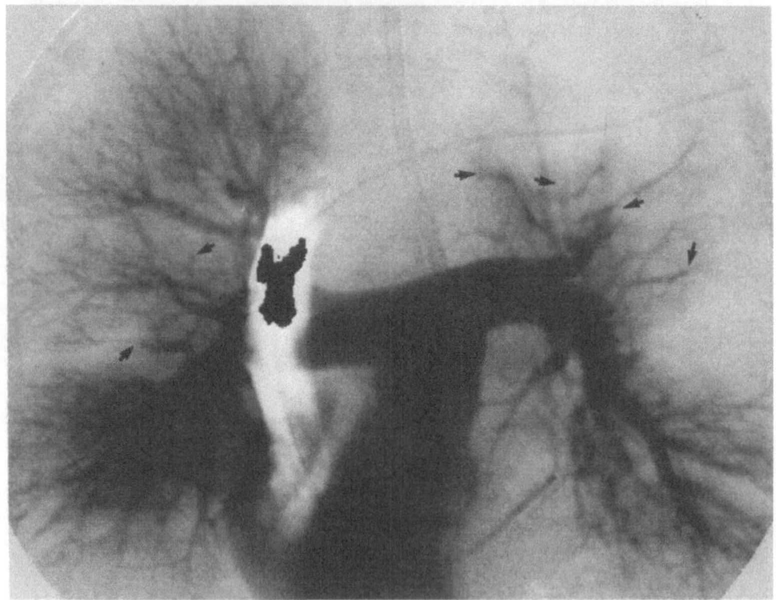

b

Abb. 75a, b. Pulmonalis-DSA.
42 Jahre, weibl. **a** arterielle Phase: Nachweis multipler embolischer Segmentarterienverschlüsse
(→) im rechten Unterlappen und im linken Ober- und Unterlappen. **b** Parenchymphase: Bei
enger Fensterwahl wird die segmentale Minderperfusion beidseits deutlicher erkennbar (→).
Technik wie Abb. 73

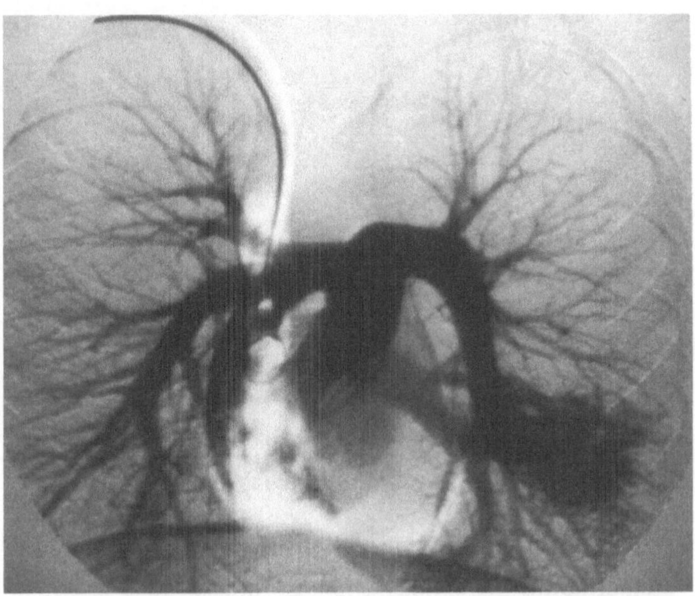

Abb. 76. Pulmonalis-DSA.
58 Jahre, männl. Angeborene arteriovenöse Fistel im linken Lungenunterlappen mit erweiterten zuführenden Arterien und dilatierten und geschlängelten ableitenden Venen. Technik wie Abb. 73 (Für die freundliche Überlassung der Aufnahme danken wir Herrn Priv.-Doz. Dr. M. Langer, FU Berlin)

3.4 Herz

F. CHRIST

3.4.1 Technisch-apparative Voraussetzungen

Konsequenz aus Größe und Pulsation des Zielobjekts „Herz":

- Ablaufmodus – *Continuous mode* – mit 25–50 B/s,
- *Generator* mit gepulster Hochspannung für Belichtungszeit um 10 ms/Einzelaufnahme,
- kV_{min}: ca. 60, kV_{max}: ca. 90,
- BV-*Eingangsformate* 17, 25, 33/36 cm,
- typische BV-*Eingangsdosisleistung* 5 µGy/s,
- möglichst axial schwenkbare *Röhren-BV-Anordnung* („L-C-Arm", „L'ARC"),
- *Speicherkapazität* minimal 600 Bilder (bei 25 B/s) bzw. 1000 Bilder (bei 50 B/s) entsprechend einer maximalen Seriendauer von 24 bzw. 20 s,
- *Nachverarbeitung* mit integrierter Maske – „composed mask" bzw. „blurred mask".

Merke: Gegenüber der Anwendung hoher Aufnahmefrequenzen (Continuous mode) ist der Einsatz der EKG-Triggerung bei Einzelbildmodus (Mask mode) stets nur ein Notbehelf und erfordert wesentlich höhere KM-Dosen.

3.4.2 Untersuchungstechnik bei i.v. Zugang

- *Zentralvenöse KM-Injektion* über Pigtail-Katheter F 5 (transkubital) oder F 5-7 (transfemoral), Führungsdraht 0,35″ oder 0,32″ Durchmesser, Radius der Drahtkrümmung 3 mm,
- *KM:* Jodgehalt 350–370 mg/ml, nichtionisch (z.B. Iopamidol, Iohexol),
- *KM-Standarddosis:* 30 ml, Flußrate: 20 ml/s,
- *Typische Projektionen des Herzens:* 30–40° rechts angehoben (RAO), 60° links angehoben (LAO), links seitlich; selten p-a, anguliert,
- *Dosismeßfeld* am BV-Eingang möglichst groß wählen, um auch benachbarte Lunge mit zu erfassen (*Cave:* Überstrahlung am Feldrand; empfehlenswert:

Abdeckung der Lunge entlang der Herzkontur mit *DSA-Blende* (variabler opponierender Keilfilter) oder zugeschnittenen Bleifolien, 0,1 mm, zum Einschub unter die Tischplatte),
- tief *inspiratorischer Atemstillstand* zur Vermeidung einer Zwerchfellüberlagerung, jedoch kein Valsalva-Effekt; notfalls während KM-Lungenpassage einmal in konstanter Tiefe zwischenatmen lassen.

Merke: Lieber vorher Atemkommando und Atemstillstand üben, als nachher Aufnahmeserien wiederholen zu müssen (KM- und Strahlenbelastung).

- *Vorlaufzeit* 0–1 s,
- *KM-Druckinjektion* manuell auslösen etwa 0,5 s nach Anlauf der Serie (Absicht: ca. 15 kontrastmittelfreie Aufnahmen für Bildung der integrierten bzw. gemittelten Maske; dadurch Erhöhung des Signal-Rausch-Abstandes zum Aufbau des Subtraktionsbildes),
- *Bildfrequenz* 25 bzw. 50 B/s,
- Umfang einer typischen Aufnahmeszene: 300–400 Bilder bei 25 B/s,
- bei begrenzter Speicherkapazität zusätzlichen analogen Bildspeicher (Videorekorder) mitlaufen lassen, auf den später beliebig zurückgegriffen werden kann,
- sofern kein schwenkbarer L-C-Arm vorhanden, auf stabile Schräglagerung des Patienten achten (Stützpolster).

Merke: Die ambulante Durchführbarkeit ist bei transkubitaler i.v. Technik grundsätzlich gewährleistet. Blutgerinnungsstatus unerheblich, bei Quickwert unter 40% auf Hautinzision zur Kathetereinbringung verzichten.

Nebenwirkungen: Kontrastmittelinduzierte kurzfristige Herzrhythmusstörungen (Extrasystolie) sehr selten.

3.4.2.1 Indikation zur i.v. DSA des Herzens

Merke: Das rechte Herz wird in 99%, das linke in 85% aller i.v. Untersuchungen gut bis sehr gut, vor allem kontrastreich und überlagerungsfrei, dargestellt (Abb. 77).

Besondere Eignung der i.v. Methode:
- unter Antikoagulation,
- zur Funktionskontrolle des linken Ventrikels nach aortokoronarer Bypassoperation und nach PTCA,
- bei Verdacht auf Herzwandthromben (im Hinblick auf Emboliegefahr),
- nach Aortenklappenersatz und bei hochgradiger, für Katheter nur schwer passierbarer Aortenklappenstenose,
- durch Umgehen eines u.U. arrhythmogenen intrakardialen Kathetermanövers.

Koronare Herzkrankheit (KHK)

- Stellt 80% der Untersuchungen,
- bei adäquater Technik (s. S. 152 f.) in 95% gute Darstellung des linken Ventrikels
  mit eindeutiger enddiastolischer und endsystolischer Konturbestimmung sowie
  morphologisch einwandfreier Bilddokumentation von der 512 × 512-Bildpunkt-
  matrix (Abb. 77 c, d),
- Ausschlußkriterien: kardiale Dekompensation, Lungenstauung
    Herzzeitvolumen unter 2 l/min,
    instabile Angina pectoris,
    Kooperationsunfähigkeit des Patienten.
- Untersuchung in 30° rechts angehobener Projektion, ggf. 60° links angehoben
  und 30° nach kranial anguliert mit kaudokranialem Strahlengang,
- Qualitative Analyse der bewegten Bildszene hinsichtlich normalen und/oder
  veränderten Herzwandbewegungen:
    Hypokinesie, Akinesie, Dyskinesie, Asynergie bestimmter Wandbezirke,
    Herzwandaneurysma (Abb. 80 a, b).
- Nachteile gegenüber direkter Lävokardiographie:
    begleitende Mitralklappeninsuffizienz nicht beweisbar, allenfalls Verdacht bei
    schon vergrößertem linkem Vorhof (Abb. 86),
    intraventrikuläre Druckmessung nicht möglich.

a) Funktionsdiagnostik

Gebunden an spezielle Softwareprogramme im Rahmen eines Auswertesystems
(z. B. „APU" der Fa. Philips, Eindhoven). Benutzung einer 256 × 256-Bildpunkt-
matrix ausreichend. Voraussetzung für *quantitative* Bestimmungen (Abmessungen,
Volumina) ist eine *Systemkalibration*. Einfachste und in 75% genügende Möglichkeit ist die Mitaufnahme eines graduierten Metallstäbchens als Standardmaß
bekannter Länge, an der lateralen Thoraxwand in Herzniveau längs und ohne Ver-
kippung angebracht.

In *rechts angehobener Projektion* können aus *einem* Herzzyklus bestimmt werden:

- *Ejektionsfraktion* (EF) in relativer Prozentangabe (Korrelation mit direkter
  Lävokardiographie: r = 0,95) (Abb. 81 a und 80 b).
- Enddiastolisches und endsystolisches *Ventrikelvolumen* (EDV, ESV), Differenz
  als Schlagvolumen (SV) in ml (Korrelation mit direkter Lävokardiographie bei
  Berechnung nach Dodge/Sandler: $V = 8F^2/3\pi$ L: r = 0,84) (Abb. 81 a).
- Relative *Ventrikelwandbewegung* als sektorkorrelierte Radiantenverkürzung (%
  des enddiastolischen Radius) (Abb. 81 c).
- *Ventrikelvolumenkurve* mit maximaler Entleerungs- und Füllungsgeschwindig-
  keit als Maß des myokardialen Kontraktionsvermögens, alternative Berechnung
  der EF durch *Videodensitometrie* nach Hintergrundsubtraktion in „Region-of-
  interest"-(„ROI"-)Technik (Abb. 81 b).
- *Amplitudenanalyse* nach Fourier-Transformation zur anatomiegerechten Summationsdarstellung der Ventrikelwandexkursionen (Abb. 79, 80 c, 85 b)

- Hypokinesie: Verschmälerung,
- Akinesie: Auslöschung.
- *Phasenanalyse* nach Fourier-Transformation zum Dichteverlauf der Ventrikel-
  kontrastierung innerhalb eines ausgewählten Herzzyklus (Abb. 80 c), Möglich-
  keit der zeitlichen Spreizung der Summationsdarstellung führt zur *Diagnose des
  Bewegungsablaufs* (Abb. 83 und 84) (normal: Punkte stärkster Bewegungsände-
  rung = Dichteänderung laufen vom Mittelpunkt der Herzbasis gleichmäßig in
  parabolischer oder fächerartiger Front zur Herzspitze):
  Phasenhistogramm und *„Contraction movie":*
  Akinesie/Dyskinesie: vorzeitige Phasenbelegung,
  Herzwandaneurysma: regellose zeitliche Entkopplung vom übrigen Myokard,
  überzähliges Phasenmaximum mit Doppelgipfel im Phasenhistogramm.

b) Belastungsuntersuchung

Ziel der Untersuchung: Entdeckung grenzwertig durchbluteter Myokardbezirke in
Abhängigkeit vom Koronar- und ggf. Kollateralisierungsbefund, Rückschlüsse auf
hämodynamische Wirksamkeit von Koronarstenosen

Vorteilhaft bei der i.v. DSA:

- Kein arterieller bzw. intrakardialer Katheter (keine Herzrhythmusstörungen,
  freie Beweglichkeit in den Leisten zur Pedalergometrie),
- Aufnahmeserie in unmittelbarem Anschluß an Belastung möglich,
- ohne L-C-Arm: rasche Umlagerung des Patienten von Rückenlage in rechte
  Schrägposition durchzuführen (üben!).

Voraussetzungen
- Enge Zusammenarbeit mit dem Kardiologen (Indikationsprüfung, Definition
  der Abstufungs- und Abbruchkriterien),
- Indikation bei begleitenden Klappenvitien (Aortenstenose!) streng zu stellen,
- an den DSA-Untersuchungstisch fest ankoppelbares Fahrradergometer und
  Handgriffe für den Patienten,
- laufende EKG-Kontrolle,
- Vorkehrungen für Zwischenfälle: Nitroglyzerin, Atropin, Suprarenin, Defibril-
  lation, Intubation,
- spezielle Aufklärung des Patienten bezüglich typischer Risiken und Komplikationen der Ergometrie (einschließlich Herzinfarkt).

Kardiomyopathien

- Seltene Indikation (ca. 3%),
- *Ausschlußkriterium:* manifeste und anamnestische Dekompensation (vereinzelt
  kommen kurzfristige CK-Anstiege vor; konstrastmittelinduzierte subendokar-
  diale Ischämie?),
- *Technik* wie bei KHK (s. S. 154),

- *Auswertung* des rechten und des linken Ventrikels einschließlich Funktionsdiagnostik (EF, relative Wandbewegung),
- keine Belastungsuntersuchung.

Herzrhythmusstörungen

DSA dient der Sichtbarmachung lokaler hämodynamischer Auswirkungen bestimmter rhythmologischer Syndrome, bildet aber keinen Ersatz der intrakardialen EKG-Ableitung.

- Etwa 5% der Untersuchungen,
- fakultative Indikation insbesondere zur Analyse des Kontraktionsablaufs in rechts und links angehobener Projektion bei
  1. WPW-Syndrom: Lokalisation des Präexzitationszentrums (erfolgreich in ca. 50%),
  2. Linksschenkelblock,
  3. Schrittmacherstimulation (z. B. VVI), ggf. im Vergleich mit Spontanrhythmus, etwa bei SSS („Syndrom des kranken Sinusknotens").

Merke: Herzschrittmachersonden stören die kardiale DSA-Diagnostik nicht. Transvenöse Herzschrittmacherkabel bei Kathetermanöver meiden (*Cave* Abstreifen thrombotischer Auflagerungen, Funktionsstörungen infolge mechanischer Irritation); günstiger Injektionsort: kontralaterale V. brachiocephalica oder aber V. femoralis.

Methodische Einschränkung
Genauigkeit der Funktionsdiagnostik einschließlich Analyse des Kontraktionsablaufs mit Bildfrequenz von 25/s nimmt bei Pulsfrequenzen über 120/min etwas, über 140/min deutlich ab (weniger als 12–13 Aufnahmen je Herzzyklus).

Vitien

- Etwa 10% der Untersuchungen, Erhebung typischer Befundkomplexe bei i.v. Methode durch
- *Form- und Größenbestimmung* einzelner Herzhöhlen:
  1. Rechter Vorhof: M. Ebstein, Trikuspidalklappenfehler.
  2. Rechter Ventrikel: Transposition der großen Gefäße, subvalvuläre Pulmonalstenose (Abb. 79), Bernheim-Syndrom.
  3. Linker Vorhof: Mitralfehler (Abb. 86).
  4. Linker Ventrikel: subvalvuläre Aortenstenose (HOCM/IHSS) mit charakteristischem Muskelwulst im Ausflußtrakt des linken Ventrikels (Dokumentation der Kammerform in Enddiastole und Endsystole obligat; Abb. 85).
- Direkte *Shuntdarstellung* in links angehobener oder p.-a. Projektion bei Vitien mit Rechts-links-Shunt: Fallot-Vitien, Eisenmenger-Reaktion.

- Erfassung eines *rezirkulatorischen Kontrastblutübertritts* in links angehobener Projektion bei Vitien mit Links-rechts-Shunt: ASD, VSD, D. Botalli persistens (Abb. 87).

Merke: Zur Shuntdarstellung kompakten KM-Bolus einsetzen:
Gesamtmenge 25 ml in 1 s.
Spezialeinstellung mit „kleinem" (17 cm) BV-Format hilfreich.
Kontrastdifferenzen von 1–2% noch verwertbar.
Diagnostik bei starker Dilatation der Vorhöfe infolge Turbulenzen und Pendelblut beeinträchtigt.

- *Morphologie des Herzklappenapparates* (höhergradige Befunde) und der herznahen Gefäße: Verminderung der Klappenöffnungsfläche („Doming"), Preßstrahl, Dilatation des nachgeschalteten Gefäßes
  1. Rechter Ventrikel: Pulmonalklappenstenose (Abb. 78).
  2. Linker Ventrikel: nicht oder wenig verkalkte Aortenklappenstenose.

Hinweis: Für die visuelle Diagnose ist das Verhalten der KM-Bolus*spitze* entscheidend.

3. Sonderfälle
a) bikuspide Anlage der Aortenklappe (Erkennung schwierig; seitliche Projektion!),
b) Aneurysma des Sinus Valsalvae,
c) supravalvuläre Aortenstenose,
d) Aortenisthmusstenose (Erkennung von b, c und d stets leicht).

Intrakardiale Raumforderungen

- Seltene Indikation: unter 1%,
- Verdacht auf *Thromben* im linken Ventrikel: rechts angehobene Projektion, Sensitivität 70%,
- Verdacht auf *atrialen Tumor* oder Thrombus:
  1. Rechter Vorhof: Projektionen rechts angehoben, p.-a., seitlich, Sensitivität 90%.
  2. Linker Vorhof: Projektionen rechts angehoben, seitlich, Sensitivität 50%, größenabhängig.

Merke: Die Kontrastverstärkung durch DSA-Technik ist bei Erkennung kontrastmittelumflossener Raumforderungen hinderlich.

3.4.2.2 Fehlindikationen zur i.v. DSA des linken Herzens

- Dekompensierte Herzinsuffizienz, HZV unter 2 l/min,
- Vitien mit allenfalls mittelgradiger Druckbelastung der Ventrikel,
- Vitien mit starken Klappenverkalkungen,
- Vitien mit überwiegender oder alleiniger Klappeninsuffizienz,
- Darstellung des Koronarsystems,
- mangelhafter Armvenenstatus beidseits,
- Kinder unter 8 Jahren; bis ca. 15 Jahren relativ.

3.4.3 Untersuchungstechnik bei i.a. Zugang

- *Vorbedingung:* intakte Blutgerinnung (Quickwert über 50%, Thrombozyten über 50000/mm^3),
- *KM-Injektion* in den linken Ventrikel oder den Aortenbulbus über Pigtail-Katheter F 7 (transfemoral),
- *KM:* Jodgehalt 350–370 mg/ml, nichtionisch, Dosis und Flußrate individuell anzupassen (s. unten),
- tief *inspiratorischer Atemstillstand,*
- *Vorlaufzeit* 0–1 s,
- maschinelle *KM-Druckinjektion* manuell oder über EKG-Signal auslösen,
- Sonderfall der direkten intrakoronaren KM-Handinjektion: s. unten,
- *Bildfrequenz* von Untersuchungsziel abhängig (s. unten),
- *Lagerung des Patienten und Feldeinblendung* wie bei i.v. Technik (s. S. 152f.),
- periphere Venenkanüle (für Notfallmedikation).

Hinweis: Strahlenbelastung wegen kürzerer Laufzeiten der Bildserien ohne Lungenpassage im allgemeinen geringer als bei i.v. Technik.

3.4.3.1 Indikationen zur i.a. DSA des Herzens

Aorteninsuffizienz

- Patient in rechter Seitenlage, BV links anliegend,
- BV mit großem Eingangsdurchmesser (33 bzw. 36 cm),
- Herz und gesamte thorakale Aorta im Aufnahmefeld, fakultativ weitere Einblendung mit DSA-Filter bzw. Bleifolien retrosternal und prävertebral entlang = außerhalb der Aorta,
- *Katheterlage:* Aortenbulbus, ca. 1 cm oberhalb der Aortenklappe,
- *KM-Injektionsdaten:* 15 ml, 25 ml/s,
- *Bildfrequenz:* 6–12 B/s, bei nicht zu hoher Herzfrequenz für qualitative Beurteilung auch 3 B/s ausreichend,

- nach EKG-Signal (R-Zacke) frühsystolische KM-Bolusinjektion, so daß in der folgenden Diastole eine Regurgitation des Kontrastblutes in den linken Ventrikel stattfinden kann,
- qualitative Auswertung (Abb. 88),
- semiquantitative videodensitometrische Auswertung bei spezieller Softwareausrüstung in ROI-Technik: KM-Teilmenge im linken Ventrikel gegen KM-Teilmenge in der Aorta thoracalis einschließlich Koronararterien (= % Regurgitationsvolumen; Abb. 88 b).

Mitralinsuffizienz

- Rechts angehobene Projektion, eventuell zusätzlich links seitlich,
- Pigtail-Katheter F 7 retrograd in den linken Ventrikel (*Cave* Extrasystolie),
- *KM-Injektionsdaten:* 20 ml, 7–10 ml/s,
- *Bildfrequenz:* 25 B/s, wenn Beurteilung der Myokardkontraktilität angestrebt wird; für qualitative Beurteilung der Mitralklappendichtigkeit 3–6 B/s ausreichend,
- *Abmessung des linken Vorhofs:* pathologisch ist, ungeachtet der Projektion, ein Maximaldurchmesser von mehr als 5,5 cm (Abb. 86),
- intrakardiale Druckmessung möglich.

Vitien mit modifiziertem Links-rechts-Shunt

Zum Beispiel hoher muskulärer VSD (M. Roger), partieller A-V-Kanal, herznahe AV-Fisteln,
- links angehobene Projektion, eventuell zusätzlich p.-a. und links seitlich (für Feldeinstellung Auskultationsbefund berücksichtigen),
- *KM-Injektion* in den linken Ventrikel,
- *KM-Injektionsdaten:* 20 ml, 10 ml/s,
- *Bildfrequenz:* 25 B/s,
- Druckmessung und Oxymetrie möglich.

Genuine Koronararterien

- Selektive Sondierung der Koronararterien in Judkins-Technik (Katheter F 8),
- Projektionen rechts und links angehoben, links seitlich, anguliert,
- BV-Durchmesser 17 cm,
- *KM* (nichtionisch!): 2–4 ml manuell, Injektionsgeschwindigkeit entsprechend beobachtetem Kontrast (ca. 1 ml/s),
- *Bildfrequenz:* 25 bzw. 50 B/s,
- Druckmessung und EKG-Kontrolle obligat.

Indikation
Koronare Herzkrankheit (Stenosierungsgrad? Kollateralisierung?), Koronaranomalie, arteriovenöse Koronarfistel.

Wertung

Übereinstimmung mit der herkömmlichen Kineangiographie in der Beurteilung von Koronarstenosen in den proximalen und mittleren Abschnitten: ca. 85% (Abb. 89). Wegen starker Bewegungsartefakte der Herzwand und grenzwertiger Ortsauflösung ist die *Peripherie* des Koronarsystems bei KM-Injektion in den Aortenbulbus im Regelfall *nicht* ausreichend beurteilbar, bei selektiver KM-Injektion in 35%.

Bei tachykarden Rhythmusstörungen und Extrasystolie starke Herabsetzung der diagnostischen Qualität.

Aus Gründen des dokumentierbaren Abbildungsumfangs ist bei Verfügbarkeit einer Zweiebenenkineangiographieanlage die Indikation zur i.a. DSA der Koronararterien relativ.

Vorteile der i. a. DSA gegenüber Kineangiographie der Koronarien

- KM-Ersparnis bei Einebenenbetrieb (mindestens 50%) und vergleichbarer Strahlenbelastung,
- rasche Verfügbarkeit des Befundes,
- gute Reproduzierbarkeit,
- nachträgliche Qualitätsverbesserung durch Nachbearbeitung.

Hinweis: Quantitative Meßverfahren der regionalen Myokardperfusion sind in der Rechnermanipulation aufwendig, noch nicht Standard.

Aortokoronare Bypass-(ACB-)Gefäße

- Katheterplazierung in den Aortenbulbus (Pigtail-, evtl. Paulin-Katheter F 7),
- Projektionen rechts angehoben, *links seitlich* (wichtig zur Erfassung der ventralen ACB-Ursprünge aus der Aorta), ggf. links angehoben, anguliert,
- *BV-Durchmesser* 25 oder 17 cm,
- Feldeinstellung nach kranial bis Mitte der Aorta ascendens,
- *KM-Injektionsdaten:* 15–20 ml, 10–15 ml/s,
- *Bildfrequenz:* 6–12 B/s ausreichend.
  Diagnostischer Umfang: 1. ACB-Ostium, 2. ACB-Strecke, 3. distale ACB-Anastomose und koronarer Abfluß.

Merke: Bei Auswertung späte Serienaufnahmen nach KM-Entleerung der Aorta ascendens beachten zur Beurteilung des proximal häufig um die Aorta herumgeschlungenen ACB-Verlaufs.

Problemfälle

- Dicht retrosternal gelegene Gefäße (zur RCA): Bewegungsartefakte!
- Mediolateral aus der Aorta entspringende Gefäße (zu RCA oder RCX): Freiprojektion der proximalen Anastomose!

Wertung
- Diagnose der Bypassdurchgängigkeit (ja/nein) in 95% möglich,
- suffiziente Darstellung der ostiumnahen ACB-Abschnitte in 80%, der distalen Anastomose in 70% (Abb. 90 und 91),
- postoperative AV-Fisteln und Aneurysmen gut erfaßbar.

Sonderfall: A. mammaria - Koronarbypass
- Katheterplazierung in die Aorta ascendens,
- Projektionen p.-a. und links angehoben (proximale Gefäßstrecke) und rechts angehoben (Anastomose zur linken Koronararterie),
- *BV-Durchmesser* 25 cm/17 cm,
- Feldeinstellung wie bei ACVB,
- *KM-Injektionsdaten:* 30-40 ml, 15 ml/s,
- *Bildfrequenz:* 3-8 B/s.

Hinweis: Beurteilung des Gefäßverlaufs häufig durch operativ eingebrachte metallische Gefäßklammern gestört, daher Zusatzprojektionen individuell zu wählen (Abb. 92).

3.4.3.2 Fehlindikationen zur i.a. DSA des Herzens

- Alle durch i.v. Technik abklärbaren Fragen (s. 3.4.2.1),
- Koronararteriendarstellung bei alternativ vorhandener Möglichkeit der Zweiebenenkineangiographie,
- starke Dyspnoe,
- erhöhtes Blutungsrisiko.

3.4.4 Methodischer Vergleich der DSA gegenüber anderen Verfahren

Darstellung des rechten Herzens

DSA der *Kinedextrokardiographie*
bei geringerer Invasivität (extrakardial)
in Kontrast und KM-Ökonomie überlegen,
in Ortsauflösung und funktioneller Aussage mindestens gleichrangig.

Darstellung des linken Herzens

DSA der *Kinelävokardiographie*
- bei geringerer Invasivität (i.v.),
- in KM-Ökonomie und funktioneller Aussage überlegen,
- in Kontrast gleichrangig,
- in Ortsauflösung geringfügig unterlegen.

DSA der *Radionuklidventrikulographie*
- bei erhöhter Invasivität (KM)
- in Ortsauflösung, Kontrast und funktioneller Aussage überlegen
- (rechts angehobene Projektion in der DSA problemlos!),
- in Zeitauflösung und Strahlenbelastung geringfügig unterlegen.

Darstellung von Shuntblutübertritt

Bei einwandfreier Untersuchungsqualität
- DSA in Sensitivität und Ortsauflösung allen anderen bildgebenden Verfahren überlegen.

Darstellung der Herzklappen

DSA (i. v./i. a.) der *Kineangiokardiographie*
- etwa gleichrangig, bisweilen unterlegen.
DSA der *Echokardiographie*
- in Sensitivität, Ortsauflösung und Kontrast weit unterlegen.

Darstellung des Myokards/Perikards (Wanddicke)

DSA (TID-Mode) der *Echokardiographie*
- in Kontrast, Orts- und Zeitauflösung wegen ihrer Kontraktions- und Frequenzabhängigkeit deutlich unterlegen,
- der *Computertomographie* bei besserer Zeitauflösung in Ortsauflösung und Kontrast unterlegen.

Darstellung endomyokardialer und intrakavitärer Raumforderungen

DSA (i. v.) der *Kineangiokardiographie*
- bei geringerer Invasivität,
- im Kontrast gleichrangig,
- in Ortsauflösung linksatrial weit überlegen,
- linksventrikulär gleichrangig.
DSA der *Echokardiographie* und *Computertomographie*
- in der Sensitivität insgesamt deutlich unterlegen.

Kardiale Funktionsdiagnostik einschließlich Belastungsuntersuchung

DSA infolge digitaler Speicherung der Bildinformation in Praktikabilität, Reproduzierbarkeit und Vielfalt der Anwendungen allen anderen Verfahren einschließlich der Echokardiographie überlegen.

Darstellung der Koronararterien

DSA (selektiv i. a.) der *Kinekoronarographie*
- bei gleicher Invasivität
- in KM-Ökonomie überlegen,
- in Ortsauflösung und Kontrast (Peripherie!) unterlegen.

Darstellung aortokoronarer Bypassgefäße

DSA (i. a.) der selektiven *Kineangiographie*
- bei geringerer Invasivität und Strahlenbelastung
- in KM-Ökonomie überlegen,
- in qualitativer Aussage (Durchgängigkeit) gleichrangig,
- in Ortsauflösung und Kontrast (Peripherie!) unterlegen.

Literatur

Brennecke R (1985) Digital angiocardiography and echocardiography: fundamentals and future aspects. Herz 10: 193–200

Christ F, Franken T, Nitsch J (1986) Videodensitometrische Bestimmung des relativen Blutregurgitationsvolumens bei der Aortenklappeninsuffizienz. RöFo 144: 179–183

Christ F, Franken T, Nitsch J, Becher H (1986) Intravenöse DSA des Herzens: Funktionsuntersuchungen des linken Ventrikels bei koronarer Herzkrankheit in Ruhe und nach Belastung. Z Kardiol 75: 256–266

Detrano R, MacIntyre WJ, Salcedo EE, O'Donnell J, Underwood DA, Simpfendorfer C, Go RT, Jones H, Butters K, Leatherman J (1985) Videodensitometric ejection fractions from intravenous digital subtraction left ventriculograms: Correlation with conventional direct contrast and radionuclide ventriculography. Radiology 155: 19–23

Dodge HT, Sandler H, Baxley WA, Hawley RR (1966) Usefulness and limitations of radiographic methods for determining left ventricular volume. Am J Cardiol 18: 10–24

Franken T, Thurn P, Harder Th, Lackner K, Simon H, Fricke G (1983) Die digitale Subtraktionsangiokardiographie. RöFo 138: 647–655

Franken T, Christ F, Becher H, Thurn P (1985) Zur morphometrischen und densitometrischen Beurteilung der Funktion des linken Ventrikels im digitalen Subtraktionsangiokardiogramm. RöFo 143: 268–274

Heintzen PH, Brennecke R (Hrsg) (1983) Digital imaging in cardiovascular radiology. Thieme, Stuttgart

Higgins ChB, Norris SL, Gerber KH, Slutsky RA, Ashburn WA, Baily N (1982) Quantitation of left ventricular dimensions and function by digital video subtraction angiography. Radiology 144: 461–469

Janson R (1978) Quantitative Funktionsanalyse des linken Ventrikels bei der koronaren Herzerkrankung: Untersuchungen zur Wertigkeit gebräuchlicher Methoden. I. Beschreibung der methodischen Grundlagen und Definition der quantitativen Größen. RöFo 128: 586–590

Janson R, Felix R, Simon H, Baur M, Thurn P (1978) Quantitative Funktionsanalyse des linken Ventrikels bei der koronaren Herzerkrankung: Untersuchungen zur Wertigkeit der gebräuchlichen Methoden. II. Korrelation der Ergebnisse. Globale und regionale Kontraktilitätsparameter. RöFo 128: 704–713

Lauber A, Deetjen W, Jehle J, Pölitz B, Schmiel FK, Spiller P (1984) Digitale Subtraktionsangiokardiographie: Genauigkeit der Messung von linksventrikulären Wanddicken und Wandvolumina bei intravenöser Kontrastmittelinjektion. Z Kardiol 73: 257–263

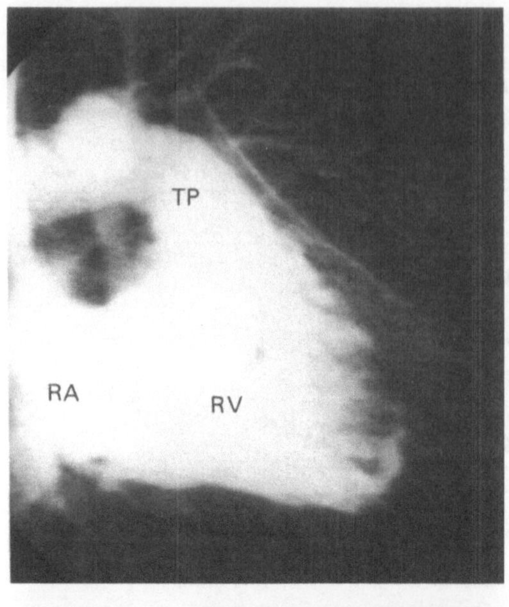

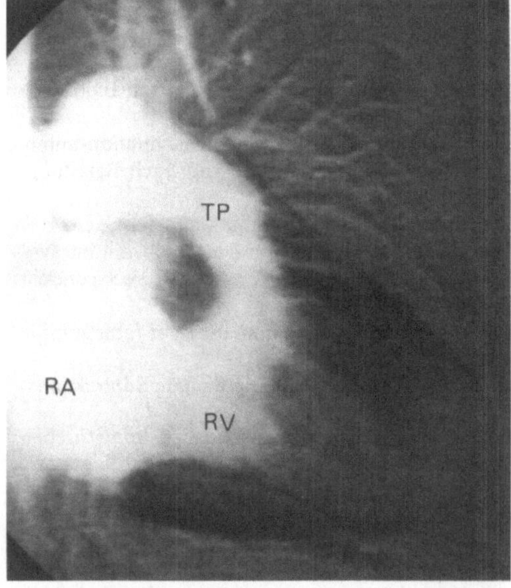

Nicolas V, Lackner K, Becher H, Grube E (1986) Vergleich zwischen i. a. DSA und Kineangiographie bei der Beurteilung der Koronararterien und des linken Ventrikels. RöFo 144: 499–505
Sigwart U, Heintzen PH (Hrsg) (1984) Ventricular wall motion. Thieme, Stuttgart
Spiller P, Fischbach T, Jehle J, Lauber A, Pölitz B, Schmiel FK, Loogen F (1983) Zuverlässigkeit der digitalen Subtraktionsangiokardiographie zur Beurteilung der linksventrikulären Funktion unter körperlicher Belastung. Z Kardiol 72: 681–687
Witte G, Rödiger W, Bücheler E (1986) Darstellung der ventrikulären Wandbewegung mittels venöser DSA. Eine neue Methode in der radiologischen Herzdiagnostik. RöFo 144: 6–9

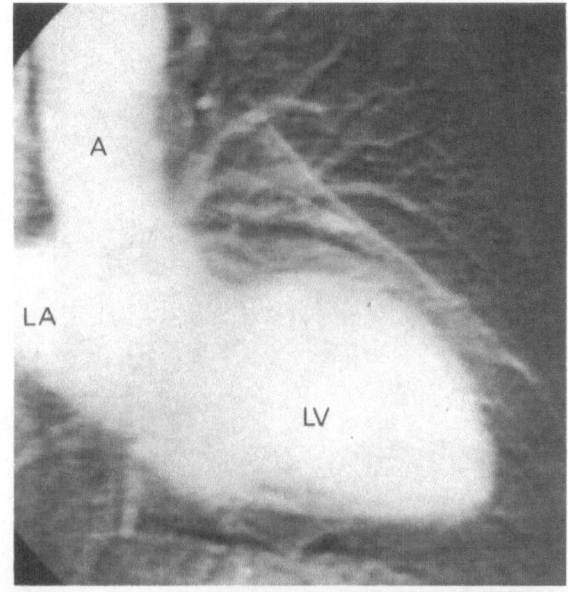

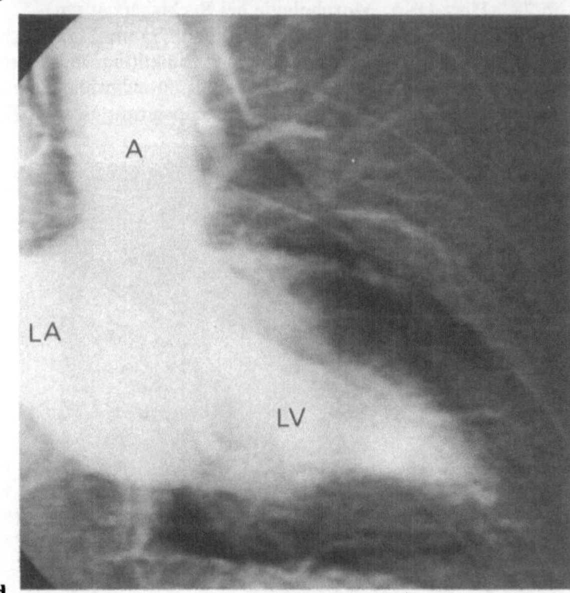

Abb. 77 a–d. Herz-DSA. Normalbefund.
Normalbefund des Herzens aus einer Aufnahmeserie in rechts angehobener Projektion. BV-Format: 25 cm, Bildfrequenz: 25/s. Bildmatrix: 512 × 512 Pixel. Integrierte Maske. KM: 30 ml zentral i.v., 20 ml/s. **a** Rechter Ventrikel (*RV*) in Enddiastole. *RA* rechter Vorhof, *TP* Truncus pulmonalis. **b** Rechter Ventrikel (*RV*) in Endsystole. *RA* rechter Vorhof. *TP* Truncus pulmonalis. **c** Linker Ventrikel (*LV*) in Enddiastole. *LA* linker Vorhof. *A* Aorta ascendens. **d** Linker Ventrikel (*LV*) in Endsystole. *LA* linker Vorhof. *A* Aorta ascendens

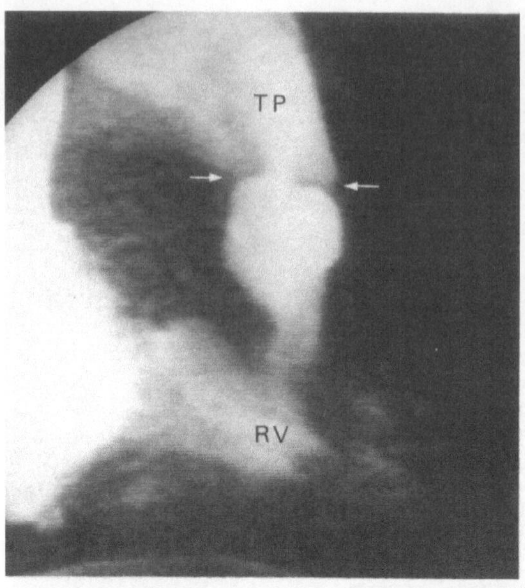

Abb. 78. Herz-DSA. Morphologie bei Rechtsherzvitium.
Pulmonalklappenstenose (Druckgradient 95 mm Hg). Technische Daten wie Abb. 77. Rechter Ventrikel (*RV*) in rechts angehobener Projektion. Deutliche konzentrische Stenosierung des Pulmonalostiums (→) mit Erzeugung eines Preßstrahls, Dilatation des Truncus pulmonalis (*TP*). Außerdem besteht eine subvalvuläre Stenosierung des Ausflußtrakts des RV

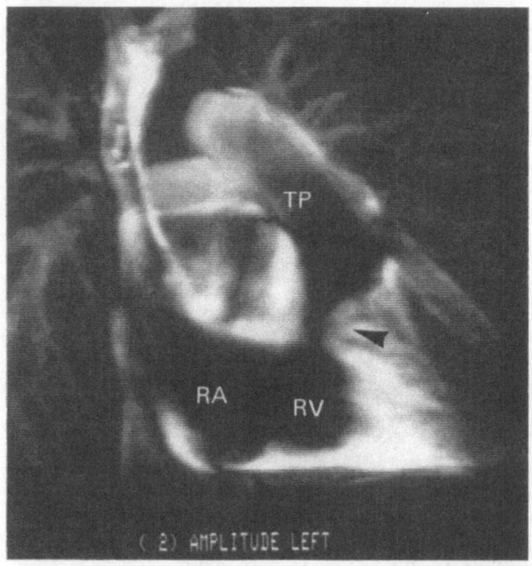

Abb. 79. Herz-DSA. Morphologie bei Rechtsherzvitium.
Subvalvuläre Pulmonalstenose (Druckgradient 25 mm Hg). Amplitudenbild des rechten Ventrikels (*RV*) in rechts angehobener Projektion. Bildmatrix: 256 × 256 Pixel. Übrige technische Daten wie Abb. 77. Bewegungsamplitude des RV normal (helle Randstreifen). Höhergradige Stenosierung des Ausflußtrakts des RV durch Muskelwulst (→). *RA* rechter Vorhof. *TP* Truncus pulmonalis. Pigtailkatheter zur KM-Injektion in die V. cava superior

Abb. 80 a–c. Herz-DSA. Morphologie und Funktion nach Myokardinfarkt
Großes Herzwandaneurysma des linken Ventrikels im Bereich der Herzspitze und der distalen Vorderwand bei Zustand nach Vorderwandinfarkt. **a** Morphologie in rechts angehobener Projektion (Endsystole). *AN* Aneurysma. *A* Aorta ascendens. Myokardiale Kontraktilität nur im Ausflußtrakt des linken Ventrikels erhalten. **b** Funktionsdiagnostik: Geometrische Ermittlung der Ejektionsfraktion (*EF*): deutliche Verminderung mit 40,7%. **c** Funktionsdiagnostik: Amplituden – (*1*) und Phasenanalyse (*2*). Auslöschung der Wandbewegungen (*1*) und der Phasenbelegung (*2*) im Aneurysmabereich (*AN*)

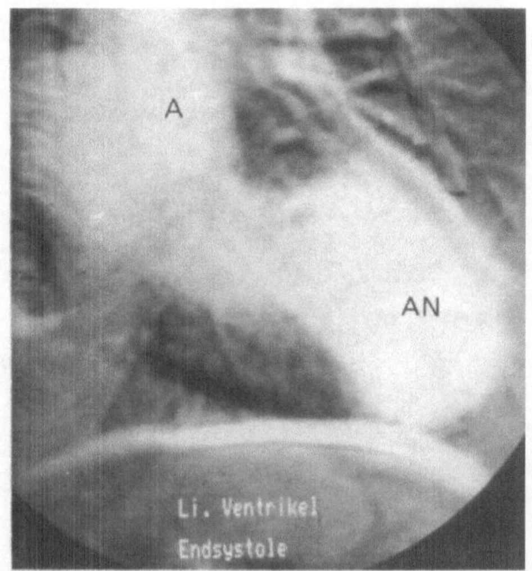

a

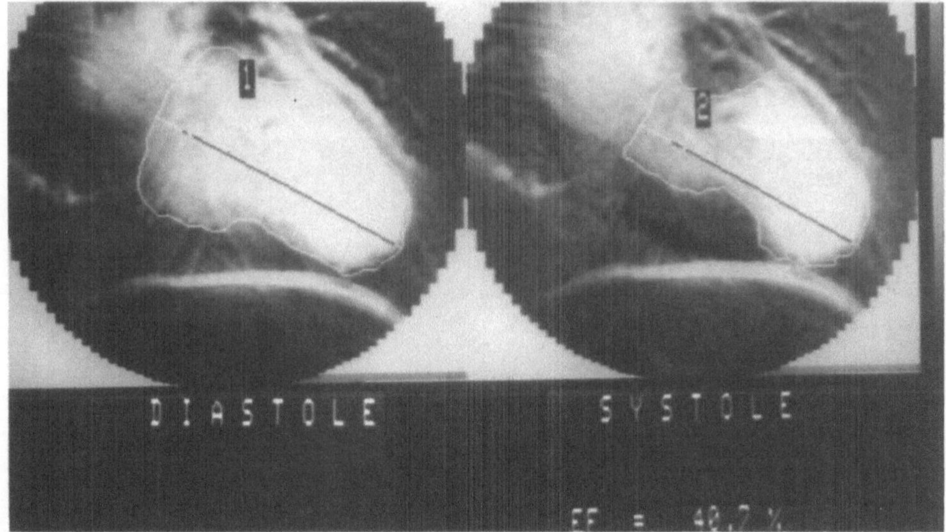

b

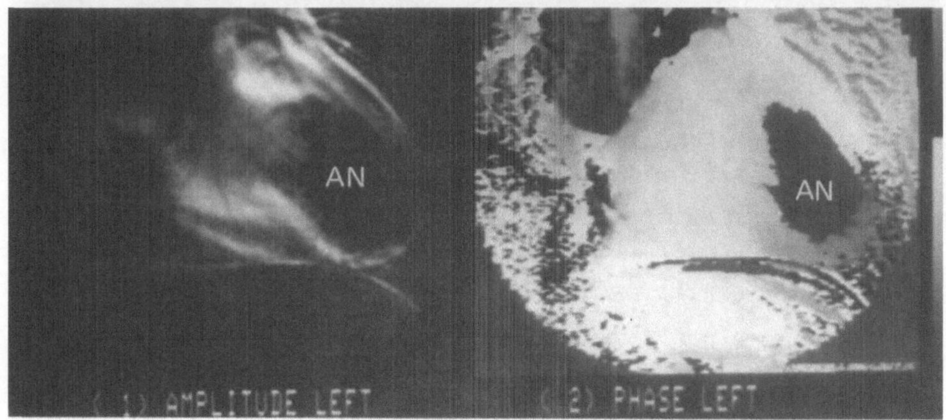

c

DIASTOLE
SYSTOLE
EF = 73.4 %
EDV = 214.1 ML
ESV = 56.9 ML
SV = 157.2 ML
ENTER HEART RATE : 68
CO = 10.7 L/MIN

a

25-08-07 M
449/85
E F = 77.0 %
DIASTOLE
SYSTOLE
EDV
2.8
CONTRACTIBILITY:
3
(DV/DT)/EDV
5
-3.4 (0.17 SEC)
ESV
FILLING SPEED:
2.8 (0.59 SEC)
-3.4
.00
1.00
0.17
0.59 (SEC)

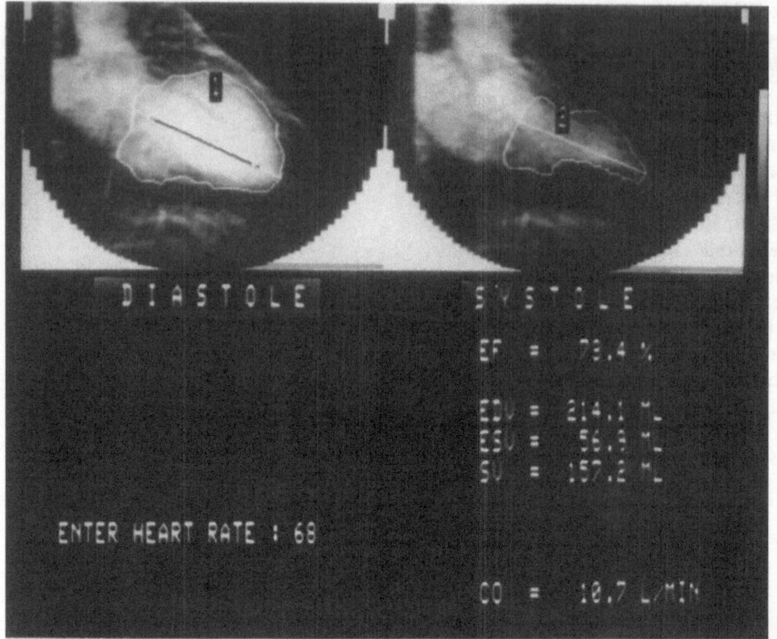

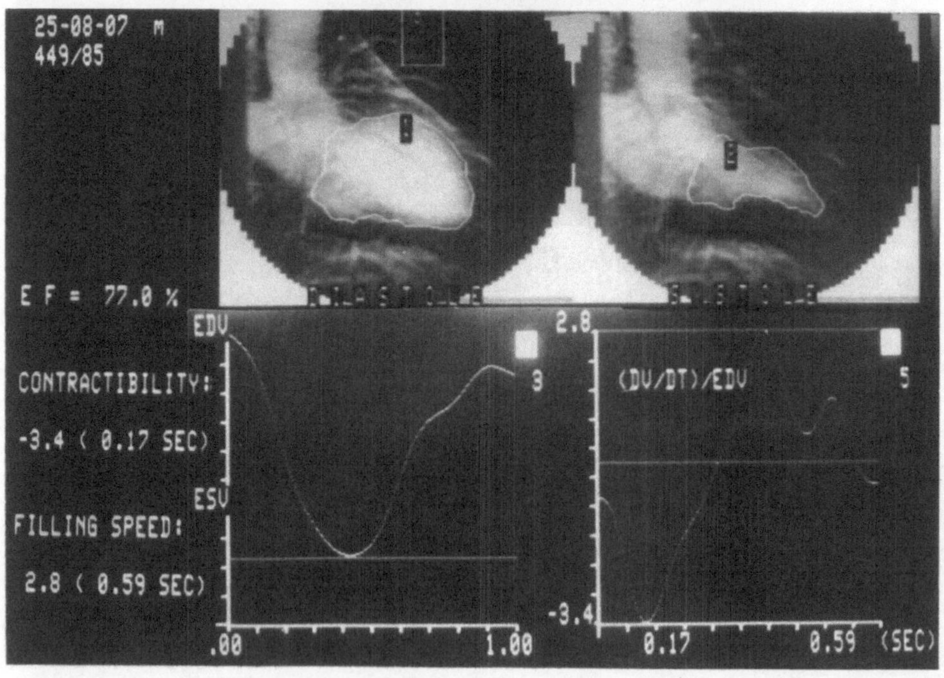

b

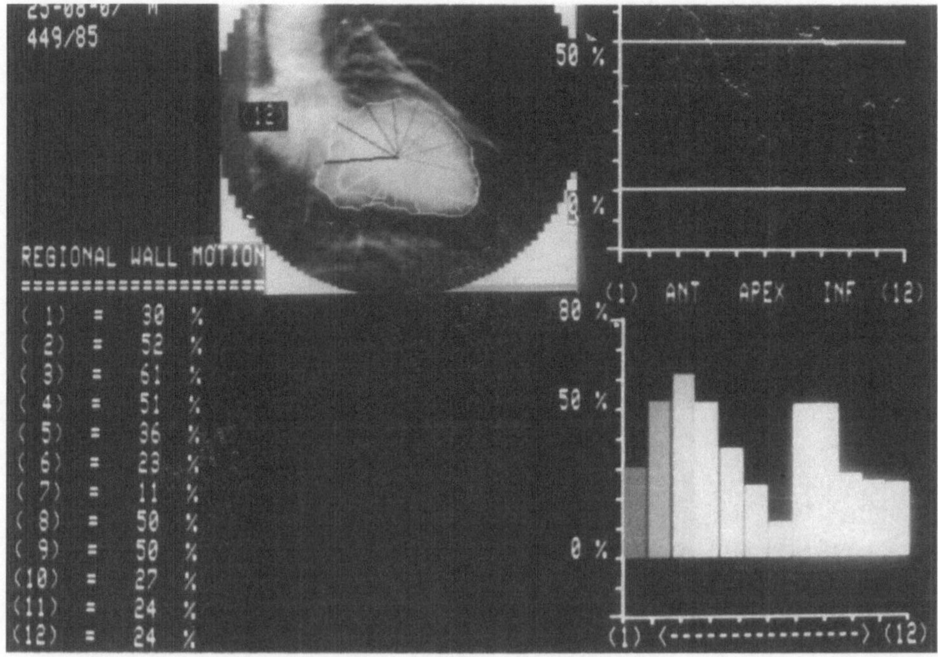

c

Abb. 81 a–c.   Herz-DSA. Funktionsdiagnostik.
Funktionsdiagnostik des linken Ventrikels in rechts angehobener Projektion. Derselbe Patient wie
Abb. 77.   **a** Geometrische Bestimmung der Ejektionsfraktion (*EF*) aus enddiastolischer (*1*) und
endsystolischer (*2*) Umriß-ROI des linken Ventrikels: Normalbefund mit 73,4%. Angabe des enddiastolischen Volumens (*EDV*), endsystolischen Volumens (*ESV*), Schlagvolumens (*SV*) und des
Herzminutenvolumens (*CO* Cardiac Output).   **b** Densitometrische Bestimmung der Ejektionsfraktion (*EF*) aus enddiastolischer (*1*) und endsystolischer (*2*) Umriß-ROI des linken Ventrikels
(derselbe Patient wie Abb. 80a): 77,0%. Berechnung der Ventrikelvolumenkurve (unter Bild „Diastole") und der Ableitung (*DV/DT*)/ *EDV* (unter Bild „Systole"). Angabe des Betrages und Zeit-
punktes der maximalen Entleerungsgeschwindigkeit (Contractibility) und der maximalen Fül-
lungsgeschwindigkeit (Filling speed).   **c** Analyse der regionalen Ventrikelwandbewegung in
12 Sektoren anhand der enddiastolischen und endsystolischen Umriß-ROI (derselbe Patient wie
Abb. 80a). Angabe der relativen systolischen Verkürzungsbeträge als Kurvenverlauf (*rechts oben*)
und als sektorkorreliertes Säulenhistogramm (*rechts unten*). Die im Herzspitzenbereich gegenüber
Vorder- und Hinterwand deutlich geringeren Werte sind auch bei Normokontraktilität typisch

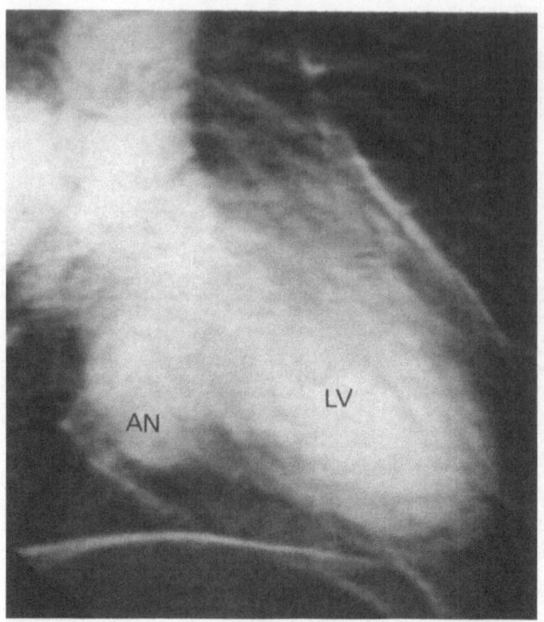

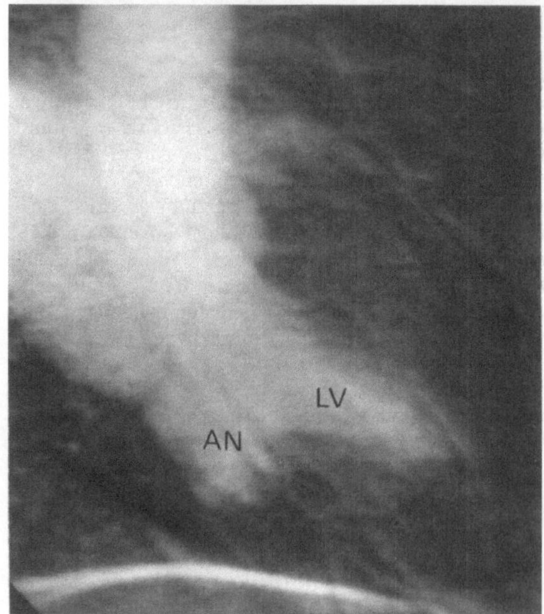

Abb. 82a, b. Herz-DSA. Morphologie nach Myokardinfarkt.
Kleines basales Hinterwandaneurysma (*AN*) des linken Ventrikels (*LV*) bei Zustand nach Hinterwandinfarkt. Technische Daten wie Abb. 77. Globale Ejektionsfraktion mit 76,2% normal.
a Enddiastole, **b** Endsystole

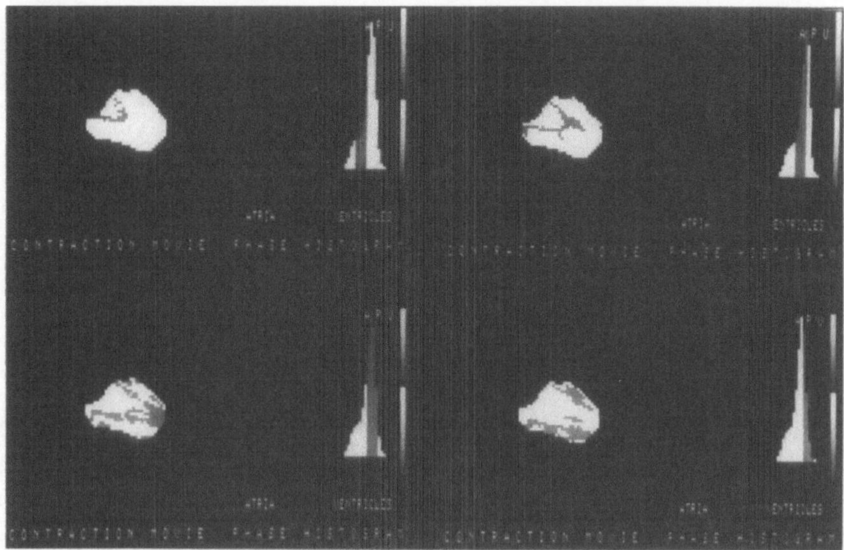

Abb. 83.   Herz-DSA. Normaler Kontraktionsablauf.
Funktionsdiagnostik: Analyse des Kontraktionsablaufs (= Dichteverlaufs) des linken Ventrikels in rechts angehobener Projektion (Contraction Movie) mit zeitlicher Zuordnung des Phasenhistogramms (*jeweils rechts daneben*). *Normalbefund:* Bewegungsfront wandert parabolisch von der Herzbasis zur Herzspitze und verbreitet sich gleichmäßig über Vorder- und Hinterwand

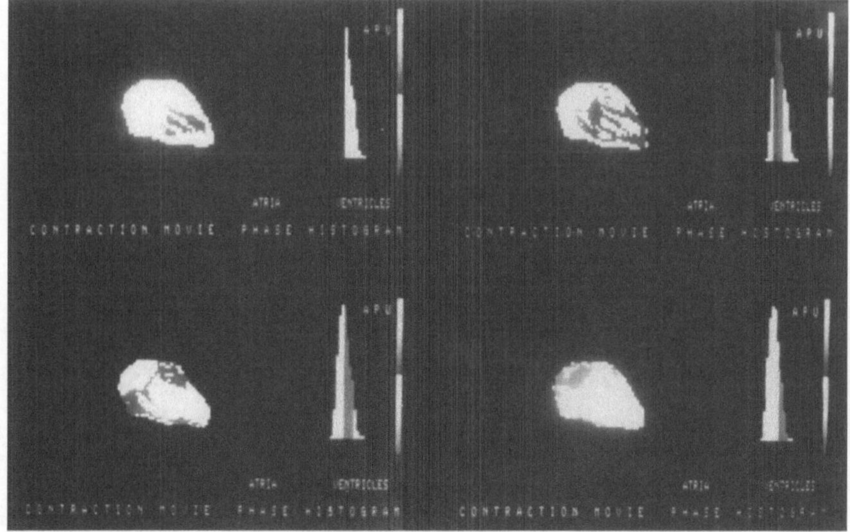

Abb. 84.   Herz-DSA. Pathologischer Kontraktionsablauf.
Funktionsdiagnostik: Analyse des Kontraktionsablaufs des linken Ventrikels in rechts angehobener Projektion bei *Mitralklappenstenose.* Durch Turbulenzen frühzeitige Phasenänderung im Einflußtrakt des linken Ventrikels (*Bildteil links oben*), von dort aus teilinverse Dispersion der Phasenmaxima in basaler und apikaler Rechtung. Dunkle Säule im Phasenhistogramm (*jeweils rechts daneben*) zeigt zeitliche Lage in bezug auf das Bewegungsmaximum

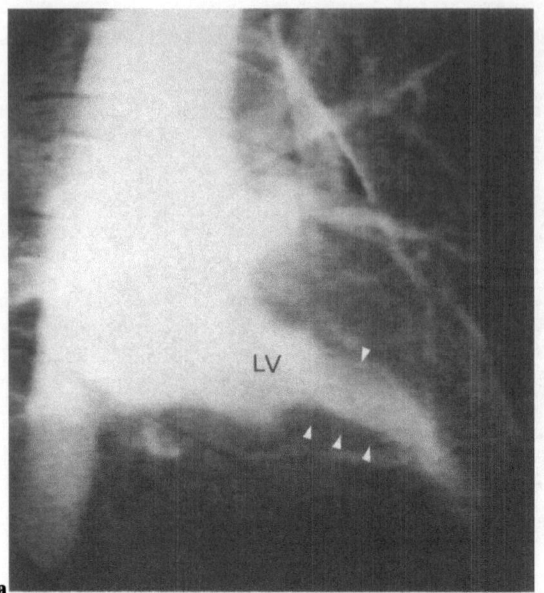

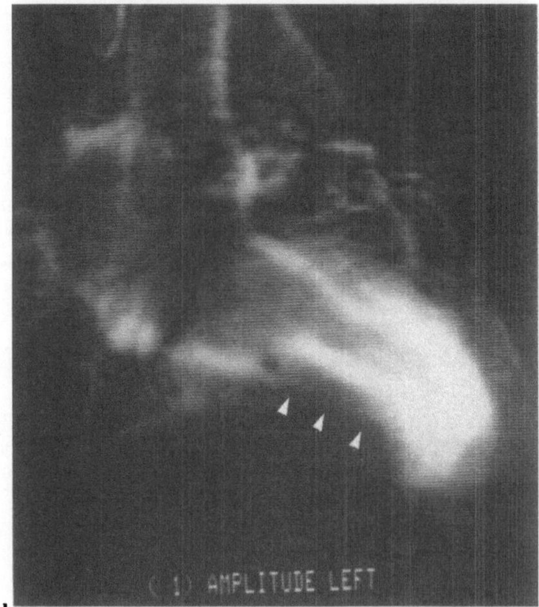

Abb. 85a, b.   Herz-DSA. Morphologie bei Linksherzvitium.
Sogenannte Subvalvuläre Aortenstenose (HOCM/IHSS). Intraventrikuläres Drucksprungphäno-
men manometrisch positiv. Morphologie des linken Ventrikels (*LV*) in rechts angehobener Projektion. **a** Endsystole: typischer Muskelwulst an der diaphragmalen (*Pfeilgruppe*) und anterioren
(*Einzelpfeil*) Kontur des Ausflußtrakts. **b** Amplitudenanalyse: Verstärkte Kontraktion der hyper-
trophischen Myokardbezirke (Spitze, distale Vorder- und diaphragmale Hinterwand: hell). Wulst-
bildung im Ausflußtrakt (*Pfeile*)

Abb. 86. Herz-DSA. Morphologie bei Mitralvitium.
Kombiniertes Mitralvitium mit überwiegender Stenose (Druckgradient 11 mm Hg), leichtgradige pulmonale Hypertonie (Mitteldruck in der A. pulmonalis: 24 mm Hg). Technische Daten wie Abb. 77. Linkes Herz in rechts angehobener Projektion: erhebliche Vergrößerung des linken Vorhofs (*LA;* s. Maße), mäßige Vergrößerung des linken Ventrikels (*LV*) bei zusätzlicher Aortenklappeninsuffizienz I

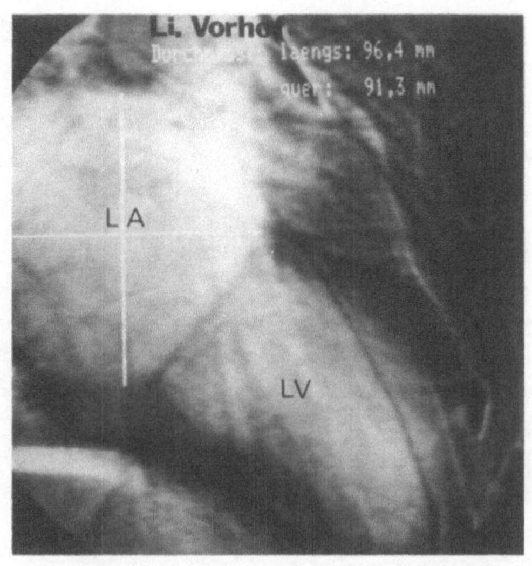

Abb. 87. Herz-DSA. Shuntvitium.
Hochsitzender Ventrikelseptumdefekt (VSD) bei Endokardkissendefekt mit Links-rechts-Shunt. Transvenöse Untersuchungstechnik. Erfassung des rezirkulatorischen Kontrastblutübertritts (►) in links angehobener Projektion vom linken (*LV*) zum rechten Ventrikel (*RV*). *LA* linker Vorhof, *A* Aorta ascendens

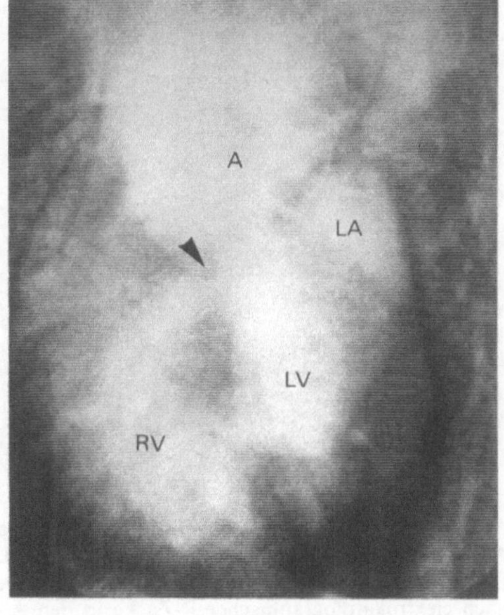

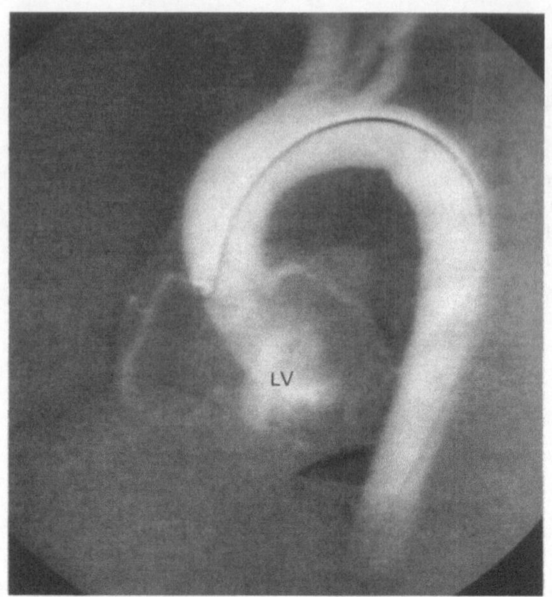

a

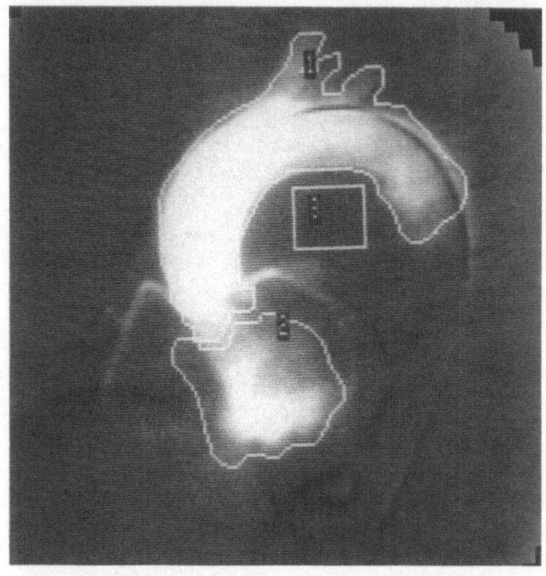

b

Abb. 88 a, b. I. a. DSA zur Quantifizierung einer Aortenklappeninsuffizienz.
Aortenklappeninsuffizienz des Schweregrades II. Links seitliche Projektion. BV-Format: 36 cm.
Bildfrequenz: 8/s. Integrierte Maske. Intraarterielle Technik. KM: 15 ml, 25 ml/s frühsystolisch
nach elektrokardiographischer R-Zacke in den Aortenbulbus. **a** Morphologie auf 512 × 512 -
Pixelmatrix. *LV* linker Ventrikel mit regurgitiertem Kontrastblut. **b** Berechnung der Regurgita-
tionsfraktion in manueller ROI-Technik auf 256 × 256 - Pixelmatrix. (*1*) Irreguläre ROI über
Aorta thoracalis. Koronararterien hier außer Ansatz. (*2*) Irreguläre ROI über linkem Ventrikel.
(*3*) ROI zur Hintergrundsubtraktion für videodensitometrisches Verfahren. Ergebnis in diesem
Beispiel: 21,3% Regurgitation

Abb. 89. Koronar-DSA.
Selektive i. a. DSA-Darstellung der rechten Koronararterie in links seitlicher Projektion. BV-Format: 25 cm. Bildfrequenz: 25/s. Manuelle KM-Injektion, ca. 4 ml. Hochgradige exzentrische Stenose (ca. 90%; →) im mittleren Abschnitt. ≫ Judkins-Katheter in der Aorta ascendens

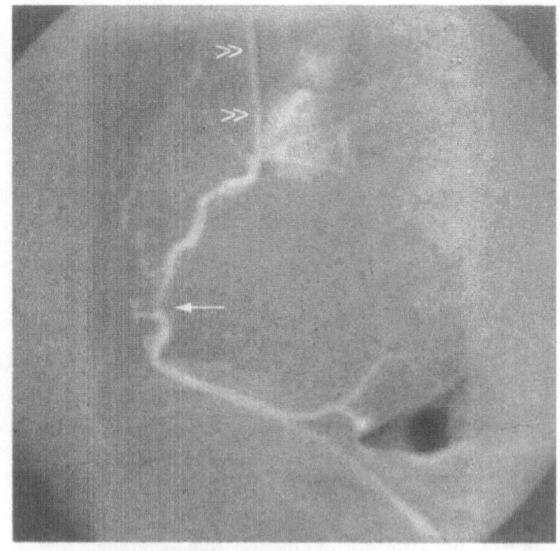

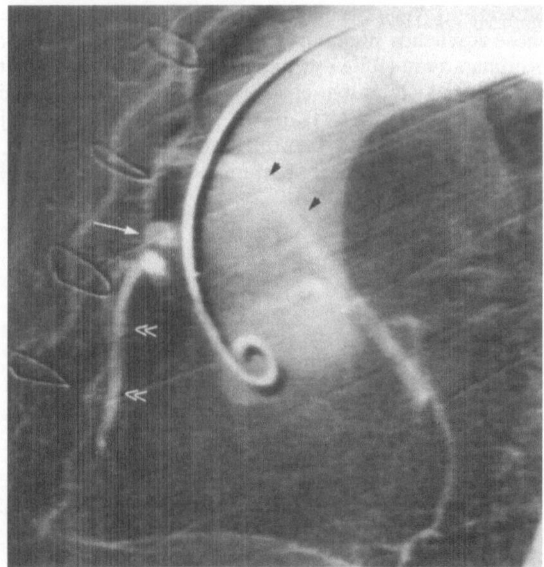

Abb. 90. DSA aortokoronarer Bypassgefäße.
I. a. DSA zur Darstellung aortokoronarer Bypass-(ACB-) Gefäße in links seitlicher Projektion. BV-Format: 25 cm. Bildfrequenz: 12/s. Zustand nach 3fach ACB. KM: 20 ml, 10 ml/s in den Aortenbulbus. Späte Serienaufnahme mit Dokumentation des durchgängigen ACB (schwarze Pfeile) zum R. interventricularis anterior („LAD") der linken Koronararterie (LCA) einschließlich seines periaortalen Verlaufs, des durchgängigen ACB (≫) zu einem marginalen Ast der LCA und des ostiumnah verschlossenen ACB (weißer Pfeil: Gefäßstumpf) zum Ramus diagnonalis der LCA. Beachtliche Kaliberunterschiede der offenen ACB im Hinblick auf die distal angeschlossenen genuinen Koronararterien gut erkennbar. Fernere Gefäßperipherie nicht hinreichend beurteilbar

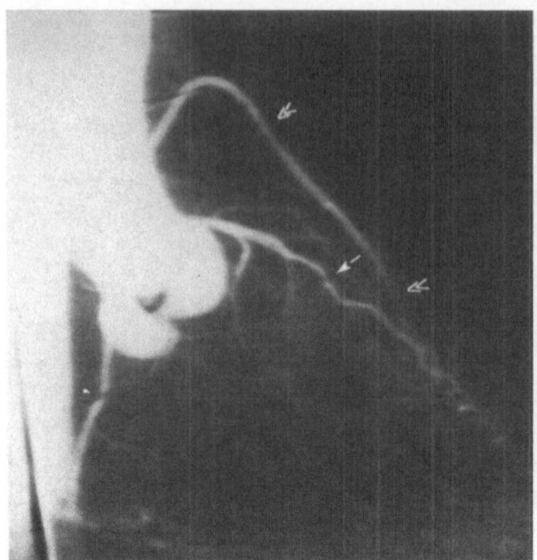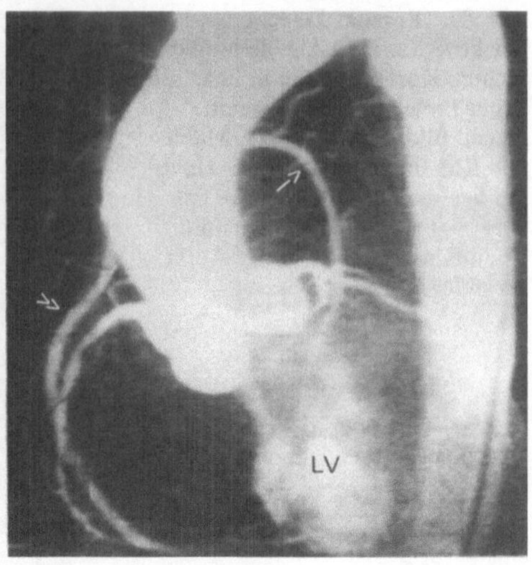

a

Abb. 91a, b.   DSA aortokoronarer Bypassgefäße.
I. a. DSA zur Darstellung aortokoronarer Bypass-(ACB-) Gefäße. Technische Daten wie Abb. 90.
Zustand nach 2fach ACB.   **a** Rechts angehobene Projektion. ACB zum Ramus interventricularis
anterior („LAD") der linken Koronararterie (LCA) durchgängig, aber nahe der distalen Anasto-
mose zusehends stenosiert (≫). Umschriebene ca. 75%-Stenose der LAD (→). ACB zur rechten
Koronararterie (RCA) in dieser Projektion infolge Überlagerung durch Aorta descendens nicht
sichtbar, jedoch umschriebene ca. 90%-Stenose der genuinen RCA (▶). Systolische Phase: linker
Ventrikel frei von KM (s. **b**).   **b** Links angehobene Projektion: →: ACB zur LAD. ≫ ACB zur
RCA, scheinbare Überkreuzung mit der genuinen RCA in Höhe der in (**a**) nachgewiesenen Stenose. Diastolische Phase: KM im linken Ventrikel (*LV*) als Zeichen einer geringgradigen Aortenklappeninsuffizienz (Grad I)

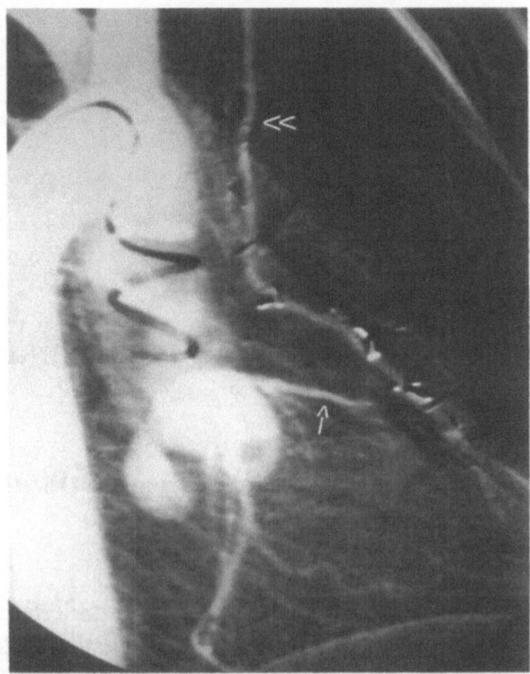

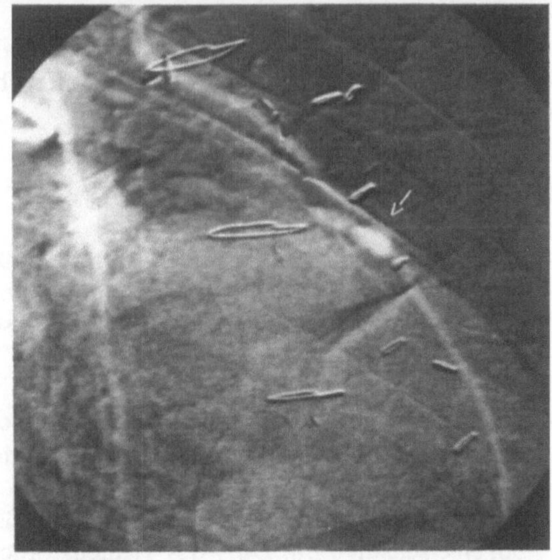

Abb. 92a, b.   DSA des A. mammaria-Bypass.
I.a. DSA zur Darstellung eines A. mammaria-Koronarbypass. KM-Injektion in die Aorta ascendens (hier über Paulin-Katheter): 35 ml, 15 ml/s. Bildfrequenz: 12/s. **a** Projektion: ca. 40° rechts angehoben. BV-Format: 25 cm. A. mammaria (≫) proximal ausreichend dargestellt, Anastomosenbereich zum Ramus interventricularis anterior („LAD") der linken Koronararterie (→) jedoch durch Artefakte infolge Metallklammern überlagert. **b** Zusatzprojektion: ca. 20° rechts angehoben. BV-Format: 17 cm. Anastomosenbereich mit kleinem Aneurysma (→) nunmehr gut beurteilbar

3.5 Thorakale Aorta

W. Gross-Fengels, G. P. Krestin, K. F. R. Neufang

3.5.1 Differentialindikationsstellung i. v. DSA/i. a. DSA

Indikationen zur i. v. DSA

- Thorakales Aortenaneurysma (protrahierter, chronischer Verlauf),
- kongenitale Anomalie, z. B. Aortenisthmusstenose, A. lusoria (Abb. 94),
- Abgangsstenosen der brachiozephalen Gefäße (s. S. 81 ff.),
- Lungensequester
- Kontrolle nach Operation (z. B. Prothesenimplantation),
- Kontrolle nach perkutaner transluminaler Therapie.

Indikationen zur i. a. DSA

- Alle vorgenannten Indikationen, wenn i. v. DSA nicht diagnostisch,
- wenn der akute Zustand des Patienten eine rasche und zuverlässige Therapie erfordert, insbesondere Patienten mit Linksherzinsuffizienz oder hypovolämischem Schock,
- akute Aortenruptur,
- akute Aortendissektion, wenn Bolus-CT nicht ausreicht und eine Beurteilung der Aortenklappenfunktion oder Koronararterienabgänge erforderlich ist
- spinale Angiome (s. S. 130 f.),
- exakte Lokalisation ektoper Nebenschilddrüsenadenome (i. a. DSA des Aortenbogens, selektive i. a. DSA des Truncus brachiocephalicus, der A. carotis communis sinistra, der A. subclavia sinistra).

Merke: Chronische und angeborene Gefäßveränderungen werden eher mit der i. v. DSA untersucht. Bei akuten Gefäßveränderungen, insbesondere bei reduziertem Zustand des Patienten, ist die i. a. DSA angezeigt, v. a. wenn die Bolus-CT nicht alle für die Operationsplanung relevanten Fragen beantworten kann.

3.5.2 Technik der i.v. DSA

Katheter
Straight F5, High-Flow, Injektionsort: zentralvenös.

Kontrastmittel
Nichtionisch, 370 mg Jod/ml, 40 ml (45 ml), Flußrate 20 ml/s.

Aufnahmeparameter
EKG-Triggerung, 2 (4) B/s.

Seriendauer
10–15 (20) s.

BV-Format
35 cm, Zoom 25 cm nur bei zusätzlichen Serien.

Aufnahmeserien
1. Serie 40–60° RPO (LAO). Aortenverkalkungen erleichtern die Einstellung unter DL. Objektumfang: Bulbus aortae, Aorta ascendens, Arcus aortae und Aorta thoracalis descendens (soweit möglich). Dichteunterschiede mit DSA-Blende ausgleichen, ggf. zusätzlich Reismehlbeutel über Lungenspitzen.

2. Serie: p. a., Objektumfang: Aorta thoracalis descendens, proximale Aorta abdominalis. Gegebenenfalls weitere Serien bei fehlender Darstellung eines vermuteten Dissektionsspaltes mit weniger starker Aufdrehung des Arcus aortae und 15–20° kraniokaudaler Röhrenneigung. Durch mehrere Ebenen und Winkeleinstellungen erhöht sich die Wahrscheinlichkeit mit der die Dissektionsmembran erfaßt wird. Bei Veränderungen im oberen Abschnitt der Aorta descendens sind in einzelnen Fällen seitliche Einstellungen erforderlich (Abb. 102).

Fehlermöglichkeiten, Probleme, Einschränkungen

- *Gefäßpulsationen:* Gefäß-Pleura-Grenzen können bei herzphasenungleichen Masken- und Füllungsbildern ein Dissekat vortäuschen (Abb. 98) →EKG-Triggerung, höhere Bildfrequenz, sorgfältige Maskenwahl.
- *Atmungsbewegungen* bei nicht kooperationsfähigen Patienten→Atemtraining, Abstimmung zwischen Apnoebeginn und Serienbeginn optimieren, bei intubierten und relaxierten Patienten Beatmung aussetzen, individuelle Kreislaufzeit berücksichtigen.
- *Systembedingte geometrische Auflösung* (Pixelgröße) begrenzt Erkennbarkeit der Dissektionsmembran in Abhängigkeit von der erzielten arteriellen KM-Konzentration.

- Verminderung des *Herzzeitvolumens* durch begleitende Aorteninsuffizienz, Perikardtamponade oder Myokardischämie (z. B. Einbeziehung der Koronararterien) verschlechtert die Bolusqualität.
- Projektionsbedingte *Überlagerung* der thorakalen Aorta durch Lungengefäße→spätere Maske, 2. Serie mit kraniokaudaler Röhrenkippung (10–20°).
- *Turbulenzen* in großen Aneurysmen verzögern den KM-Abstrom, verringern die Bildqualität distaler Gefäßabschnitte→Serie verlängern.
- Zeitgleiche *Durchströmung* von wahrem und falschem Lumen erschwert Erkennung der Dissektionsmembran.
- *Typ-A-Dissektion:* im Gegensatz zur Arteriographie begleitende Aorteninsuffizienz nicht diagnostizierbar.
- Identifizierung der meist dorsal oder ventral im Bereich der distalen Aorta descendens oder Aorta abdominalis gelegenen *Reentrystelle* ist häufig nicht exakt möglich→seitliche Projektion wählen.

Merke: Die i. v. DSA Serien müssen besonders bei der Frage nach einem Dissekat und Beteiligung brachiozephaler Gefäße von einem erfahrenen Untersucher ausgespielt werden. Durch die Wahl einer späten Maske, in der das wahre Lumen bereits kontrastiert ist, gelingt es u. U., gleichzeitig das wahre Lumen negativ und das falsche Lumen positiv kontrastiert darzustellen. Überlagerungen der thorakalen Aorta mit dem kontrastierten linken Ventrikel und noch gefüllten Lungengefäßen lassen sich durch Wahl einer späten Maske verringern oder beseitigen, ggf. Maskenintegration: „blurred mask".

3.5.3 Technik der i. a. DSA

Punktionsort
A. femoralis, ggf. A. axillaris dextra (bei vermuteter Typ-B-Dissektion, um eine unbeabsichtigte Sondierung des falschen Lumens zu vermeiden).

Katheter
Pigtail F5, High flow (Straight F5, High flow) Sidewinder F6 nur wenn selektive brachiozephale oder viszerale Arteriographie vorgesehen: Aortographie vor Invertierung der Katheterspitze; Lage in Aorta ascendens, mindestens 4 cm proximal des Truncus brachiocephalicus.

Injektionsort
Proximale Aorta ascendens.

Kontrastmittel
Nichtionisch, 300 mg J/ml, 20 ml, Flußrate 15 ml/s.

Aufnahmeparameter
2–(4) B/s, Injektionsbeginn 1–1,5 s nach Serienbeginn, Seriendauer: 10–15 s, 35 cm BV-Eingangsfeld.

Aufnahmeserien
1.Serie 30–40° RPO (LAO). 2.Serie 10–20° RPO (LAO), ggf. 3.Serie 60–90° RPO (LAO).

Vorteile der i. a. DSA gegenüber der konventionellen Blattfilmangiographie

- Verringerung des KM-Volumens auf ca. ⅓.
- Geringere Flußraten ermöglichen Einsatz dünnerer Katheter (gilt auch für Selektivdarstellung).
- Sofortbild verkürzt Seriendauer und Untersuchungszeit: sofortige Entscheidung über Zusatz- oder Wiederholungsserien.
- Hohe Kontrastauflösung und Aufsummierung verschiedener Füllungsbilder erlaubt übersichtliche Darstellung von Kollateralkreisläufen, Shunts und Stealphänomenen.

Fehlermöglichkeiten, Probleme, Einschränkungen

- Bewegungs- und Pulsationsartefakte,
- unvollständige Durchmischung des KM mit Blut in langsam durchströmten Aneurysmen→höhere KM-Volumina mit geringerer KM-Konzentrationen: z. B. 40–50 ml, 150 mg J/ml,
- vorgetäuschte Stenosen über besonders dichten Knochenstrukturen→Maskenbild analysieren, andere Bildebene wählen,
- darüber hinaus die typischen Komplikationen der arteriellen Punktion und Sondierung (s. S.68ff.), insbesondere Ablösung parietaler Thromben im Aneurysmasack beim Vorführen des Führungsdrahtes oder Katheters, Embolisation von thrombotischem Material und atherosklerotischen Plaques in brachiozephale Gefäße, iatrogene Dissektion.

3.5.4 Thorakales Aortenaneurysma

Ätiologie

- In der Mehrzahl atherosklerotisch, häufig gleichzeitig AVL der unteren Extremität (Abb.101),
- selten bakteriell oder mykotisch,
- traumatisch nach Verkehrsunfällen,
- nach Gefäßoperationen an den Nahtstellen bzw. durch Erweiterung des Prothesenmaterials.

Formen

- *Aneurysma verum:* Degenerative oder entzündliche Veränderungen aller Wandschichten führen zu einer segmentalen Vorbuchtung.

- *Aneurysma falsum, A.spurium, Pseudoaneurysma:* Riß aller Arterienwand-schichten und periadventielles Hämatom. Verbindung zum Gefäßlumen, spontane Thrombosierung möglich.
- *Aneurysma dissecans:* Einriß nur der Intima, Ausbildung eines Pseudolumens in der Aortenwand: wahres und falsches Lumen, Nachweis der Perforations- und Reperforationsstelle.

Merke: Die bildgebende Diagnostik hat im wesentlichen folgende Fragen zu beantworten:

- Liegt eine Dissektion vor?
- Wo liegt der proximale Einriß (Entry)?
- Sind die hirnversorgenden Gefäße betroffen?

- *Typ 1:* Intimaeinriß im Bereich der Aorta ascendens, die Dissektion erstreckt sich bis nach distal der brachiozephalen Gefäßabgänge (Abb.100).
- *Typ 2:* Intimaeinriß im Bereich der Aorta ascendens, die Dissektion endet vor dem Truncus brachiocephalicus.
- *Typ 3:* Einriß und Dissektion distal des Abganges der A. subclavia sinistra (Abb.99 und 101).

Merke: Da die seltenen Typ-2-Dissektionen wie Typ-1-Dissektionen zu behandeln sind, werden heute oft nur noch 2 Typen differenziert:
- Typ A: Alle Aortendissektionen mit Beteiligung der Aorta ascendens.
- Typ B: Beginn der Dissektion distal der brachiozephalen Gefäße.

Voruntersuchungen

Thoraxübersichtsaufnahme, Durchleuchtung, evtl. Ösophagogramm
Verbreiterung des Aorten- oder Mediastinalschattens, Veränderung der Aortenkontur, Verlagerung von Trachea oder Ösophagus, Hämatothorax (meist links), extrapleurale Blutung.

Echokardiographie
Duplikation der Aortenwurzelechos bei supravalvulär beginnender Dissektion, Erweiterung der Aortenwurzel, evtl. Perikarderguß.

Computertomographie
Erweiterung des Aortendurchmessers, Wandverkalkungen, periaortale, pleurale, perikardiale Blutung. Im Bolus-CT Dichteanstieg im perfundierten Lumen, thrombotischer Randsaum, Dissektionsmembran, Dichteunterschied im wahren und falschen Lumen.

Merke: Bei Verdacht auf *akute* Aortendissektion keine Zeit mit Voruntersuchungen verlieren! Weiterführende Methode der Wahl ist die CT. Eine Angiographie ist nur bei nichtdiagnostischer CT notwendig. Bei Typ-B-Dissektionen kann die i.v. DSA die konventionelle Blattfilmangiographie in den meisten Fällen ersetzen. Problematisch ist die Diagnostik bei der Typ-A-Dissektion, die mit der i.v. DSA nur in 50% gelingt: daher direkt mit i.a. DSA untersuchen. Zur Abklärung eines unkomplizierten Aneurysma verum und falsum ist die i.v. DSA meist ausreichend.

3.5.5 Thorakale Aortenruptur

- *Absoluter Notfall,* höchste Dringlichkeitsstufe: nur ein Bruchteil der Patienten überlebt die ersten Stunden.
- *Stumpfes Thoraxtrauma,* meist schwere Verkehrsunfälle.
- Wenn Zweifel an der klinischen Diagnose: Bei unruhigen Patienten konventionelle *Blattfilmarteriographie,* sonst i.a. DSA.
- Nur bei stabilen Kreislaufverhältnissen und kooperationsfähigen Patienten kann eine i.v. DSA erfolgen. Diese erlaubt auch die Beurteilung der großen mediastinalen Venen, die zusätzlich verletzt sein können und von Kompressionseffekten der Pulmonalarterien durch mediastinale Hämatome.

Typische angiographische Befunde

- Sackförmige, die Aortenkontur überragende Ausbuchtungen, distal des Abganges der A. subclavia sinistra beginnend.
- Dissektion: Quer- oder schrägverlaufendes, schmales Aufhellungsband innerhalb einer homogenen KM-Säule.
- Verschluß von Seitenästen, z.B. A. subclavia sinistra (Intimaaufrollung, Embolus).
- Umgehungskreisläufe, Stealphänomene.

3.5.6 Kongenitale Veränderungen der thorakalen Aorta und mediastinalen Arterien

Aortenisthmusstenose

Die i.v. DSA liefert bei dieser Fragestellung der konventionellen Angiographie vergleichbare Informationen über Lokalisation, Stenosegrad, Einbeziehung der brachiozephalen Gefäße und Kollateralkreisläufe. Sie ist die Methode der Wahl, sofern nicht eine blutige Bestimmung des Druckgradienten erforderlich ist (Abb. 95).

Aortendoppelung, rechts deszendierende Aorta und Aortendivertikel

I. v. DSA anwendbar.

> *Merke:* Die hohe Strahlenexposition sowie die Anfälligkeit für Bewegungsartefakte schränkt bei Kindern (unter etwa 8 Jahren) die Anwendung der i. v. DSA ein. Neben einer Anpassung der KM-Menge und Injektionsgeschwindigkeit ist bei jüngeren, noch nicht kooperationsfähigen Patienten eine stärkere Sedierung, ggf. Allgemeinnarkose erforderlich.

3.5.7 Kontrolle nach interventionellen Maßnahmen und Operationen an der Aorta thoracalis

Zustand nach Operation von Aortenaneurysmen

- Nach Operationen von Aortenaneurysmen ist die i. v. DSA Methode der Wahl, sofern die Bolus-CT-Fragen offen läßt, 95% diagnostische Untersuchungen.
- I. a. DSA nur, wenn vor Reoperation die i. v. DSA nicht diagnostisch oder technisch unzureichend.

Zustand nach Operation von Aortendissektionen

Durchblutung der Gefäßprothese, Anastomosenverhältnisse (Einengung, Aneurysma), Weite der thorakalen Aorta, Perfusion des falschen Lumens distal vom Operationsgebiet.

Zustand nach operativer Korrektur oder PTA einer Aortenisthmusstenose

Weite des Aortenbogens und der Aorta ascendens, Weite der Anastomose bzw. der Prothese, Persistenz von Kollateralkreisläufen, Komplikationen (Restenosierung, Naht-/Prothesenaneurysma, Dissektion) (Abb. 96 und 97).

Literatur

Arlart IP, Hamann H, Stenz R (1985) Transvenöse digitale Subtraktionsangiographie (DSA) der thorakalen Aorta nach operativer Korrektur einer Isthmusstenose. RöFo 142: 41–46
Boxt LM (1983) Intravenous digital subtraction angiography of the thoracic and abdominal aorta. Cardiovasc Intervent Radiol 6: 205–213
Grossmann LB, Buonocore E, Modic MT (1984) Digital subtraction angiography of aortic dissection. Radiology 150: 323–325
Guthaner DF, Miller DC (1983) Digital subtraction angiography of aortic dissection. AJR 141: 157–161

Harder T, Schlolaut KH, Lackner K et al. (1986) Digitale Subtraktionsangiographie (DSA) der Aorta. RöFo 145: 420–427

Hendrickx P, Luska G, Laas J, H et al. (1986) IV-DSA zur Diagnostik und Verlaufskontrolle der thorakalen Aortendissektion. RoFo 144: 505–509

Herter M, Harder T, Leipner N et al. (1987) Computertomographie und Angiographie bei der Aortendissektion. RöFo 147: 124–131

Meaney TF (1983) Digital subtraction angiography in the thorax. In: Heintzen P, Brenneke R (Eds) Digital imaging in cardiovascular radiology. Thieme, Stuttgart

Moodie DS, Yiannikas J, Gill CC et al. (1982) Intravenous digital subtraction angiography in the evaluation of congenital abnormalities of the aorta and aortic arch. Am Heart J 104: 628–634

Rauber K, Kollath J (1983) Die Diagnose der Aortenruptur durch digitale Subtraktionsangiographie (DSA). RöFo 139: 167–170

Sahn DJ, Valdes-Cruz LM, Ovitt TW et al. (1982) Two dimensional echocardiography and intravenous digital video subtraction angiography for diagnosis and evaluation of double aortic arch. Am J Cardiol 50: 342–346

Starck E, Rauber K (1983) Erste Ergebnisse mit der digitalen Subtraktionsangiographie in der Traumatologie. Unfallchirurgie 9: 187–192

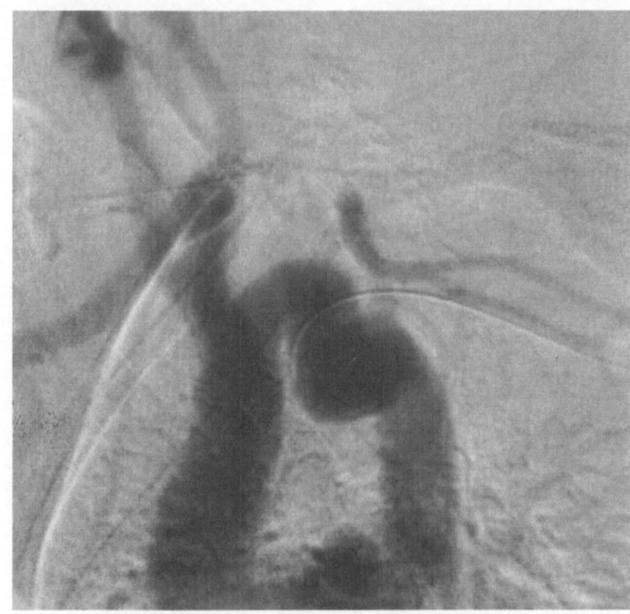

Abb. 93. Aortenkinking.
22 Jahre, weibl., arterielle Hypertonie, systolisches Strömungsgeräusch. I.v. DSA, RPO: Deutliches Kinking des Aortenbogens, Taillierung der Aorta zwischen dem Abgang der linken A. carotis communis und der A. subclavia sinistra

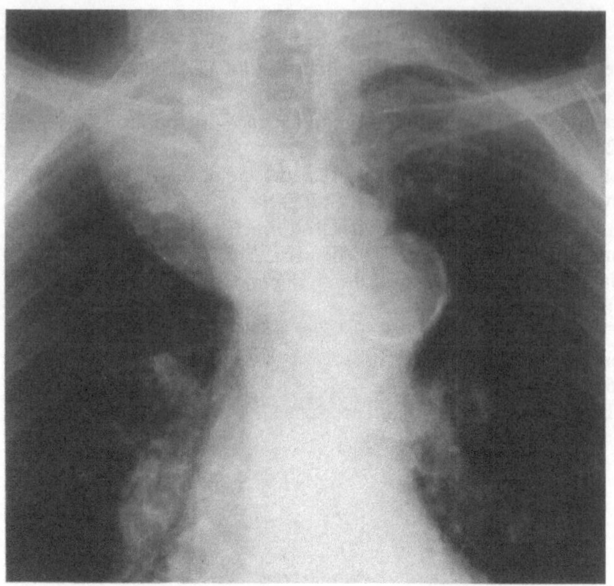

a

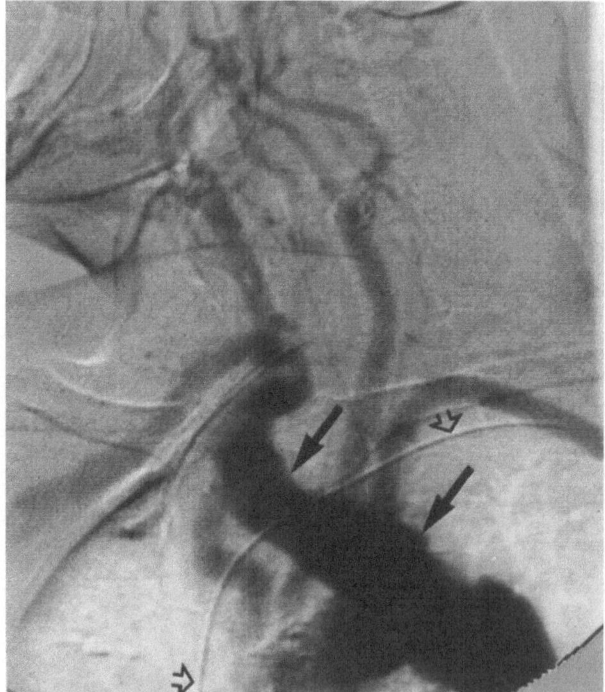

b

Abb. 94a, b.   Aortensklerose.
79 Jahre, männl., Katarakt. **a** Präoperative Thoraxübersichtsaufnahme, p. a. (Ausschnittsvergrößerung): Rechtsseitige mediastinale Verdichtungsstruktur mit deutlicher Kalksichel. **b** I. v. DSA,
RPO, zusätzlich Kopfdrehung nach rechts: Deutliche, atherosklerotische Wandveränderungen im
Aortenbogen. A. lusoria mit aneurysmatischer Erweiterung (→) (über die linke V. cubitalis einge-
führter, zentralvenös plazierter Katheter (⇨))

Abb. 95. Aortenisthmusstenose.
15 Jahre, männl., arterielle Hypertonie, deutliche Blutdruckdifferenz
zwischen oberer und unterer Körperhälfte, Verdachtsdiagnose Aortenisthmusstenose. I. v. DSA des
Aortenbogens, RPO: Stenose des
proximalen Abschnittes der A. thoracalis descendens (→). Kollateralkreislauf mit Hypertrophie der rechten A. mammaria interna und der
linken A. subclavia

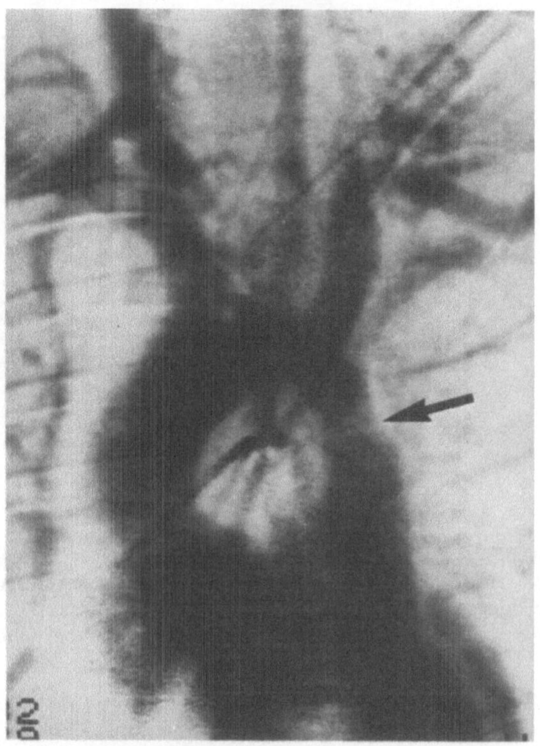

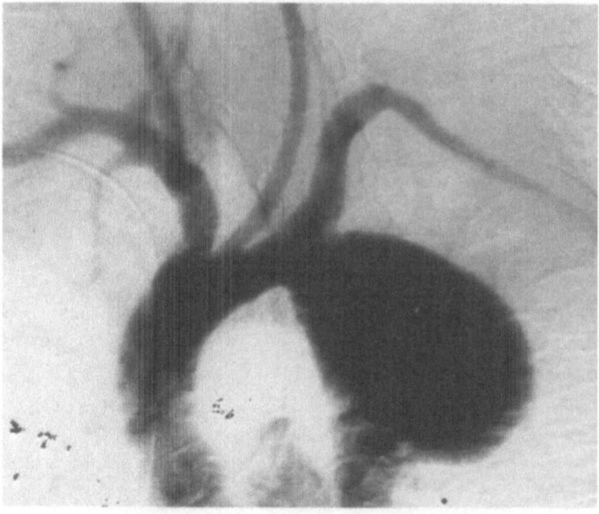

Abb. 96. Zustand nach operativer Korrektur einer Aortenisthmusstenose.
47 Jahre, weibl., über 4 Jahre progrediente Verbreiterung des Aortenschattens im Thoraxüber-
sichtsbild. I. v. DSA, RPO: Großes, sackförmiges Aneurysma der deszendierenden Aorta thoracalis mit Einbeziehung des Abganges der linken A. subclavia. Operativ-histologischer Befund: 8 cm
großes Aneurysma verum, mukoide Degeneration der Aortenwand

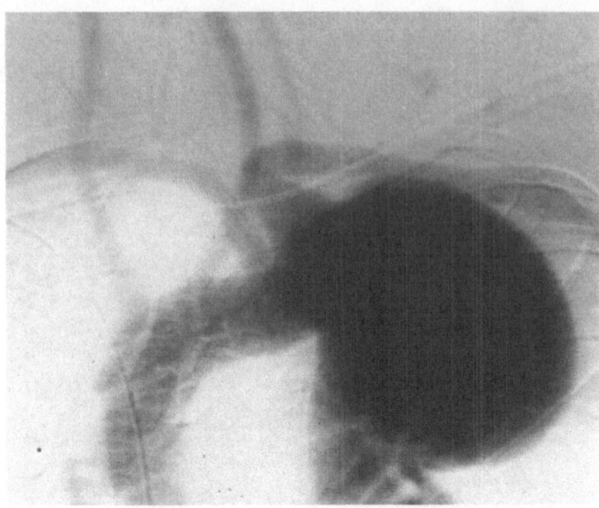

Abb. 97. Zustand nach operativer Korrektur einer Aortenisthmusstenose.
38 Jahre, männl. I.v. DSA, RPO: Großes, glatt konturiertes Aneurysma der Aorta thoracalis descendens mit Einbeziehung der linken A.subclavia. Deutliche Knickbildung im proximalen Abschnitt des Aortenbogens. Zusätzlich Aortenbogenanomalie mit A.lusoria

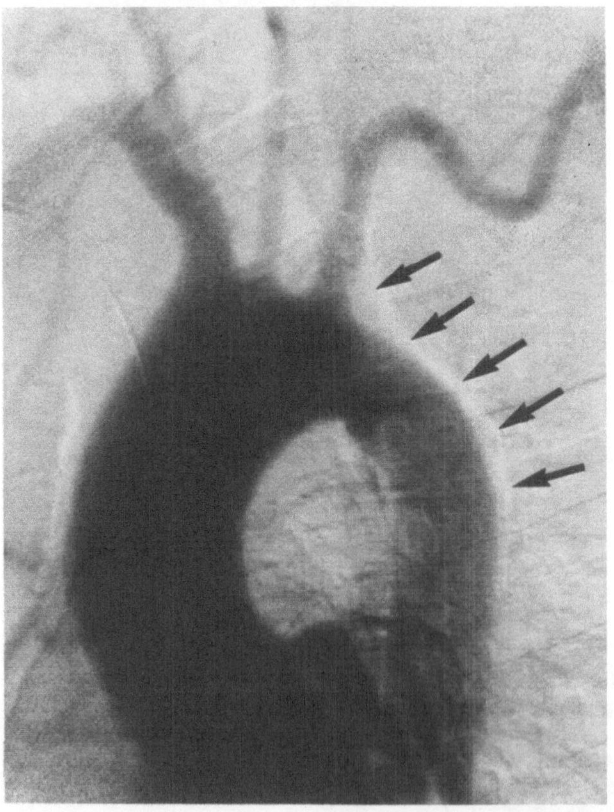

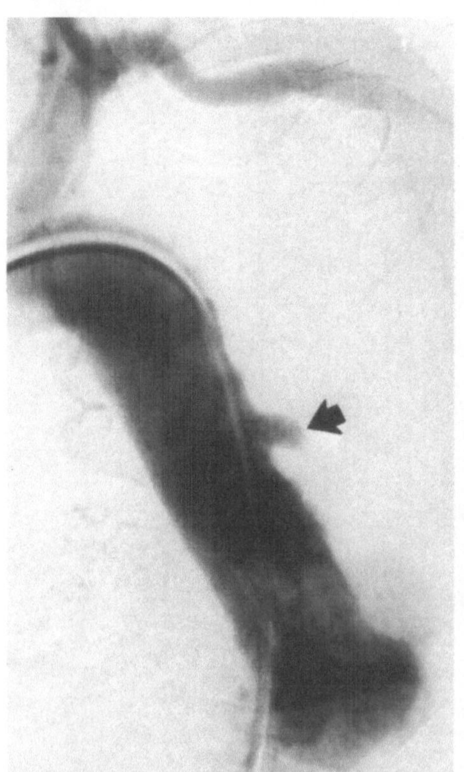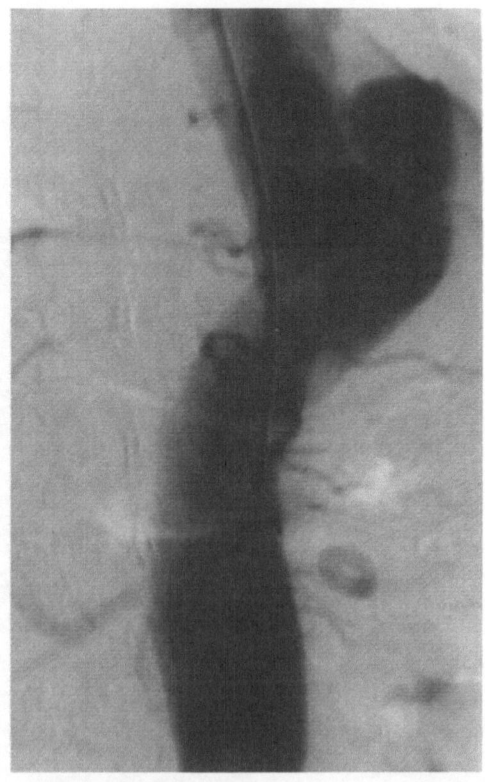

a   b

Abb. 99 a, b.   Dissezierendes Aortenaneurysma Typ III nach de Bakey.
a I.a. DSA (unmittelbar im Anschluß an die Koronarographie durchgeführt). Ausschnittsvergrößerung der Aorta descendens, RPO-Projektion: Stummelförmige Kontrastierung der „Entry"-Stelle (➡). **b** I.a. DSA des thorakoabdominellen Überganges, p.a.: Unregelmäßig konturierter, teilthrombosierter Aneurysmasack in Höhe des Diaphragmas

Abb. 98.   Aortenektasie.
56 Jahre, männl. Thoraxübersichtsaufnahme: Aortenschatten verbreitert. Thorakales CT: kein Aortenaneurysma. I.v. DSA, RPO (ohne EKG-Triggerung). Weite Aorta ascendens, Artefakt lateral an der deszendierenden Aorta (→) durch Pulsation der Aorta und pleurale Umschlagsfalte: *keine Dissektion*

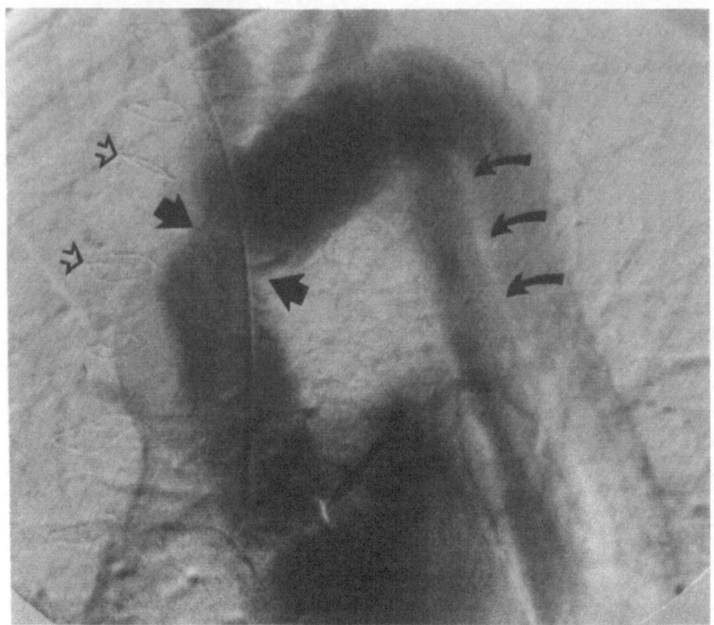

a

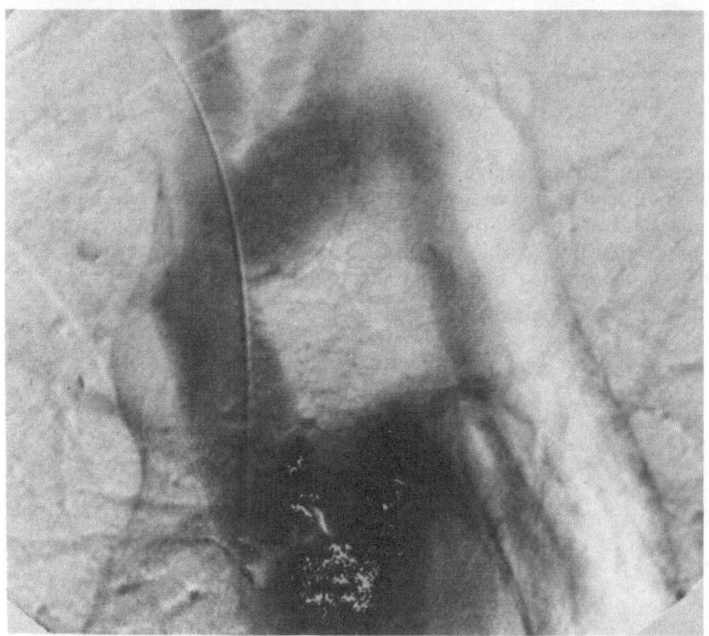

b

Abb. 100 a, b.   Zustand nach operativer Versorgung eines dissezierenden Aortenaneurysmas Typ I.
49 Jahre, weibl. Ersatz der Aortenklappe und der Aorta ascendens. **a** I. v. DSA, RPO: Aortenklappenprothese (→), Sternalcerclagen (⇒), zentralvenös plazierter Angiographiekatheter, angedeutete Taillierung im Anastomosenbereich (◆). Dissekat in der deszendierenden Aorta (⌒↘).
b Gleiche Angiographieszene wie **a,** spätere Maskenwahl: Dissekat im deszendierenden Aortenabschnitt mit jetzt deutlich erkennbarer Phasenverschiebung durch zeitungleiche Durchströmung beider Lumina

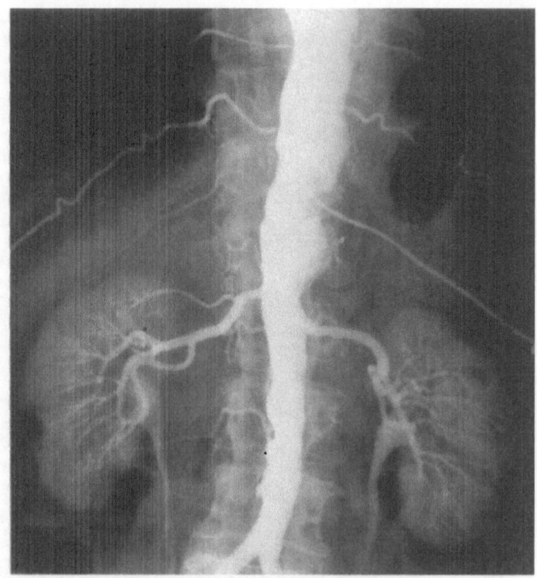

a

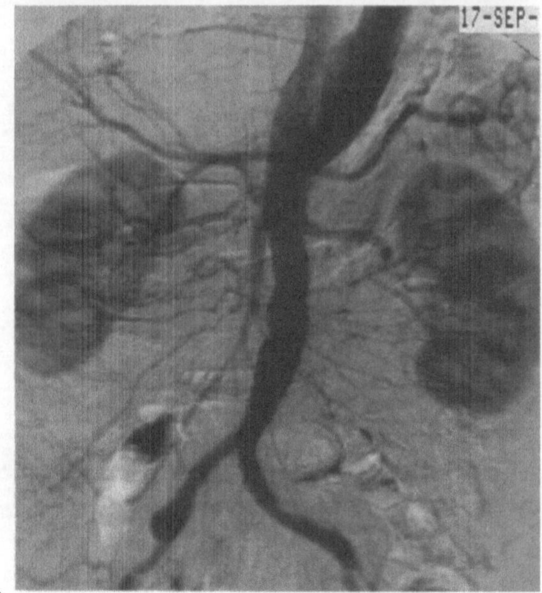

b

Abb. 101 a, b.   Dissezierendes Aortenaneurysma Typ III.
66 Jahre, weibl. generalisiertes AVL.   a Translumbale Arteriographie in Blattfilmtechnik: Kaliberstarke Interkostalarterien, schwere atherosklerotische Konturunregelmäßigkeiten, fehlende Kontrastierung der unpaaren, ventral abgehenden Viszeralarterien.   b I.v. DSA: Deutlich erkennbarer
Dissektionsspalt, der bis in Höhe der Nierenarterienabgänge reicht. Im Gegensatz zur translum-
balen Arteriographie kontrastiert sich auch das rechts ventrolateral gelegene wahre Lumen,
dadurch Darstellung des Truncus coeliacus und der A. mesenterica superior

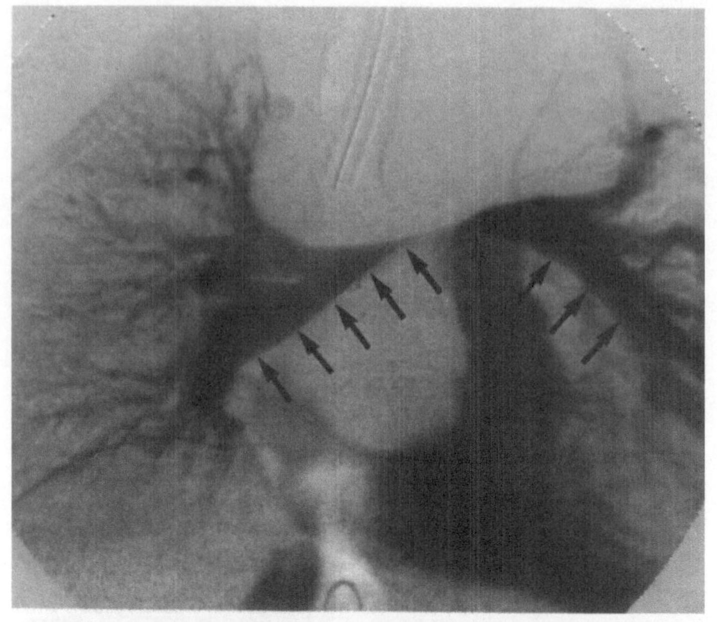

a

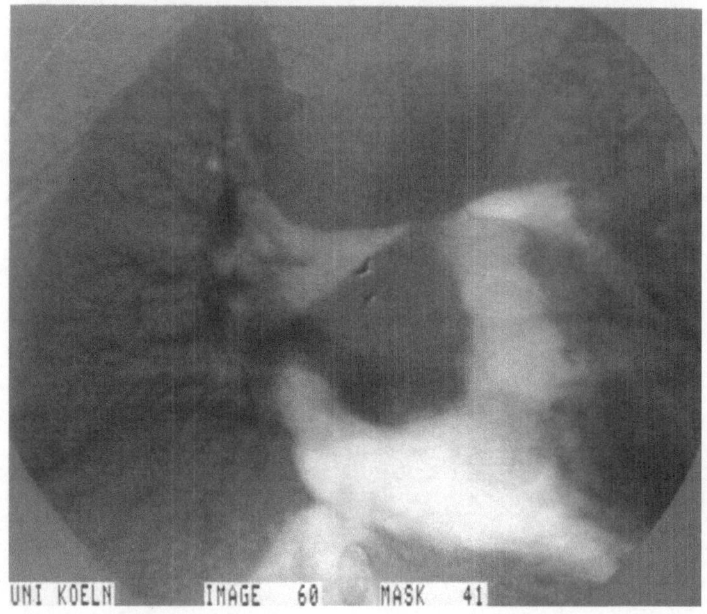

b

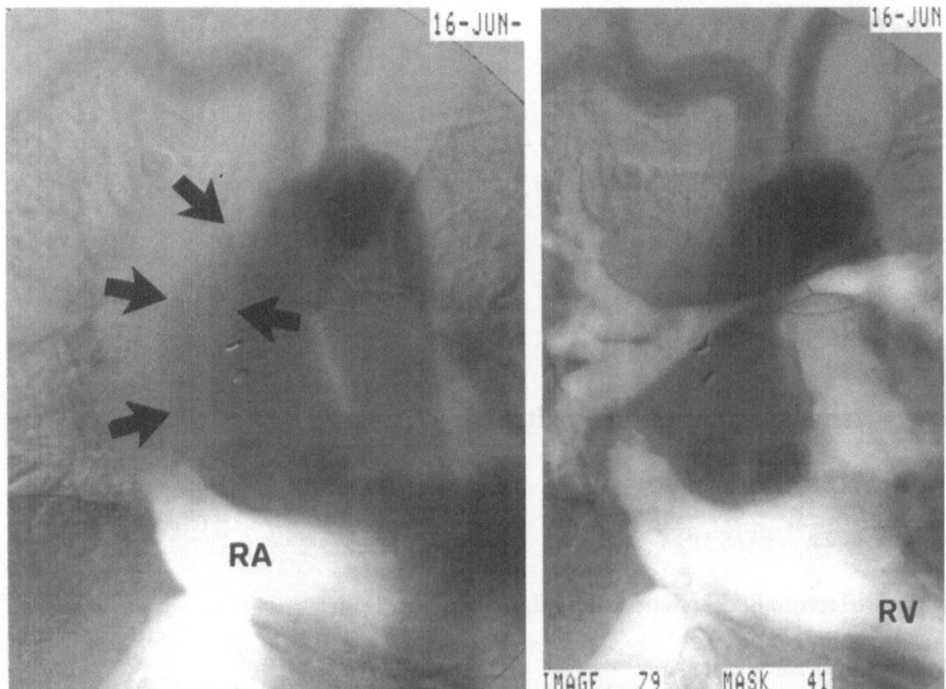

Abb. 102 a–d.   Pulmonalisangiographie und thorakale Aortographie.
61jähriger Patient, koronare Herzkrankheit, Z.n. koronarer Bypass-OP vor 2 Jahren, jetzt akute Thoraxschmerzen ohne infarkttypische EKG- oder Enzymveränderungen, massive respiratorische Insuffizienz. Auswärtige Verdachtsdiagnose: Lungenembolie. Pulmonalisangiographie, IV-DSA der Aorta thorakalis (hier über eine singuläre KM-Gabe dargestellt, 25 Grad LPO): Rupturiertes, disseziertes Aortenaneurysma Typ A mit massivem Mediastinalhämatom (operativ bestätigt) breite Pfeile: Begrenzung der Dissektion im Ascendensbereich; schmale Pfeile: Begrenzung des Mediastinalhämatoms mit massiver Kompression des Hauptstammes der re. und li. Pulmonalarterie; *(RA)* rechter Vorhof, *(RV)* rechter Ventrikel. **(a)** pulmonal-arterielle Phase: massive Kompression des Hauptstammes der re. und li. Pulmonalarterie ohne Zeichen einer Lungenembolie. **(b)** pulmonal-venöse Phase (späte Maskenwahl): freie Durchgängigkeit der Lungenvenen, keine massive Vergrößerung des li. Vorhofs. **(c)** aortale Phase: Dissektion im Ascendensbereich beginnend, bis zur Aorta thor. descendens reichend. **(d)** aortale Phase (späte Maskenwahl): die topographische Lagebeziehung zwischen dem dissezierten Aortenaneurysma und den massiv komprimierten Pulmonalarterien wird übersichtlich dargestellt

3.6 Arterien der oberen Extremität

D. Beyer, K. F. R. Neufang

3.6.1 Differentialindikationsstellung i. v. DSA/i. a. DSA

Indikationen zur i. v. DSA

- Syndrom der oberen Thoraxapertur (Skalenussyndrom, Halsrippe),
- Frakturen,
- Schußverletzungen (Abb. 104), akute Ischämie,
- Embolie (Abb. 105 und 106),
- Aneurysma (mykotisch, thrombotisch, anlagebedingt),
- AV-Fistel (traumatisch, spontan, iatrogen),
- Dialyseshunts (s. S. 322 ff.),
- Kontrolle nach Gefäßoperation, perkutaner transluminaler Angioplastie oder selektiver Katheterlyse (Abb. 107)

Indikationen zur i. a. DSA

- Wenn i. v. DSA nicht diagnostisch,
- M. Raynaud,
- Knochen- oder Weichteiltumoren,
- Gefäßmißbildungen,
- akutes Trauma, wenn i. v. DSA diagnostisch nicht ausreichend (z. B. Intimaflap, Dissektion, Artefakte durch Projektile oder metallische Fremdkörper),
- vor geplantem A. mammaria-interna-Bypass (Abb. 108).

Merke: Die Blattfilmtechnik ist nur noch ausnahmsweise bei der Armangiographie erforderlich, z. B. bei unruhigen Patienten.

3.6.2 Technik der i.v. DSA

Gerätetechnische Voraussetzungen

Wie bei i.v. und i.a. DSA der unteren Extremitäten (s. S.204ff.)

Patientenvorbereitung

Patient nüchtern, im Notfall reichen 4 h Nahrungskarenz.

Patientenlagerung

- Rückenlage, p.a. Strahlengang,
- Lagerung des Patienten nahe am Tischrand der nicht zu untersuchenden Seite,
- zur Darstellung der A.brachialis und axillaris Oberarm fest an die Thoraxwand anlegen. Auf den Axillabereich Reismehlbeutel auflegen (Abb.106),
- DSA-Filterblenden bis zum Rand des Humerus einfahren,
- Patienten auf längere Apnoezeit vorbereiten.

Merke: Noch wichtiger als bei der i.v. DSA der Becken-Bein-Gefäße ist bei der i.v. DSA der Armgefäße die *sorgfältige Harmonisierung* des Bildes durch Filterblenden, Reismehlbeutel und untersuchungsgerechte Lagerung vor der KM-Injektion.

Untersuchungstechnik

- Immer zentralvenöse Injektion,
- Zugang über die V.basilica der Gegenseite oder die V.femoralis,
- 40 ml KM (nichtionisch, 370 mg J/ml, Flow 20 ml/s,
- 35 cm BV-Eingangsfeld, für weitere Details 17 cm BV-Eingangsfeld,
- 5-10 µGy/Bild, 1 Bild/s,
- sorgfältiges Pixelshift,
- Funktionsaufnahmen (Abb.104, 106c, d).

3.6.3 Technik der i.a. DSA

Darstellung der Abgänge aus dem Aortenbogen (s.S.81ff.)

Selektive Darstellung der A.axillaris und brachialis

nach Vorschieben eines F5 oder F7-Katheters über den Abgang der A.vertebralis hinaus,

8–15 ml KM nichtionisch, 150 mg J/ml von Hand,
2–5 µGy/B, 2 B/s,
35 cm BV-Eingangsfeld, für Details 17 cm BV-Eingangsfeld.

Darstellung der Unterarm- und Handarterien

Wenn möglich für die Handangiographie Katheter noch weiter peripher plazieren.
Alternativ Direktpunktion der A. brachialis.

15 ml KM, nichtionisch, 150 mg J/ml von Hand.
Wenn peripherer Kontrast nicht ausreicht: 300 mg J/ml.
5–10 µGy/B, 2 B/s.

Je nach untersuchter Gefäßprovinz 35 oder 25 cm BV-Eingangsfeld, an der Hand
17 cm BV-Eingangsfeld.

Untersuchungstechnische Probleme

Bewegungsartefakte
- Atemstillstand!
- unruhiger Patient (Schmerzen?)
Abhilfe: bei unruhigen Patienten mit Schmerzen Haltebänder, Analgesie, Sand-
  säcke.

Sättigungsartefakte
- DSA-Filter, Reismehlbeutel; gut einblenden, damit keine direkte Strahlung auf
  den BV gelangt.

Geringe Ortsauflösung (insbesondere bei der i. v. DSA (Abb. 103))
- feine lineare Strukturen können übersehen werden: Dissektionsmembran, Intimaaufrollung, intraluminale Thromben.

Merke: Bei akuten Gefäßprozessen unbedingt indirekte Hinweise auf Gefäß-
schädigung beachten: Strömungsverlangsamung, Umgehungskreisläufe.

- Kleine Ulzera und Stenosen an kleinen Gefäßen sind nicht mehr sicher nachweisbar.
Abhilfe:
- I. a. DSA, KM-Konzentration erhöhen, Katheter weiter vorschieben, evtl. Strahlendosis erhöhen.

Literatur

Abendroth D, Fürst H, Becker HM (1984) Syndrom der engen oberen Thoraxapertur. Dtsch Med Wschr 109: 334–340

Gavant ML, Gold RF, Fabian TC et al. (1986) Vascular trauma to the extremities and lower neck: initial assessment with intravenous digital subtraction angiography. Radiology 158: 755–760

Goodman PC, Jeffrey RB, Brant-Zawadzki M (1984) Digital subtraction angiography in extremity trauma. Radiology 153: 61–64

Harder T, Lackner K, Herter M (1984) Digitale Subtraktionsangiographie (DSA) arterieller Gefäßerkrankungen der oberen Extremität. In: Thurn P, Felix R (Hrsg) Standortbestimmung der digitalen Subtraktionsangiographie. Wissenschaftliche Buchreihe Schering, Berlin

Shetty PC, Krasicky GA, Sharma RP et al. (1985) Mycotic aneurysms in intravenous drug abusers: the utility of intravenous digital subtraction angiography. Radiology 155: 319–321

Sibbitt RR, Plamaz JC, Garcia F et al. (1986) Trauma of the extremities: prospective comparison of digital and conventional angiography. Radiology 160: 179–182

Starck E, Rauber K (1983) Erste Ergebnisse mit der digitalen Subtraktionsangiographie (DSA) in der Traumatologie. Unfallchirurgie 9: 187–192

Steudel A, Harder T, Lackner K et al. (1986) Digitale Subtraktionsangiographie in der Traumatologie. RöFo 144: 30–35

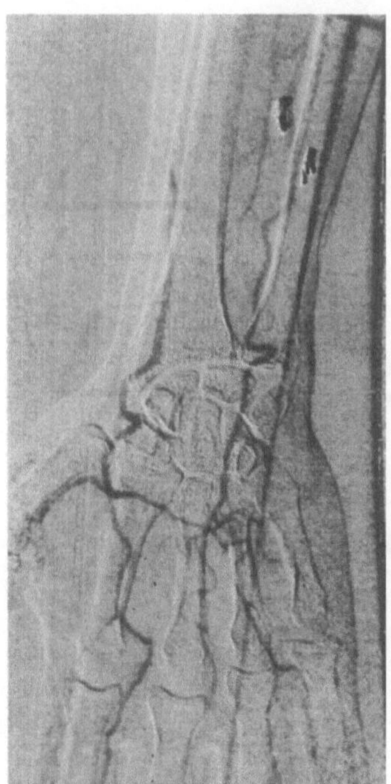
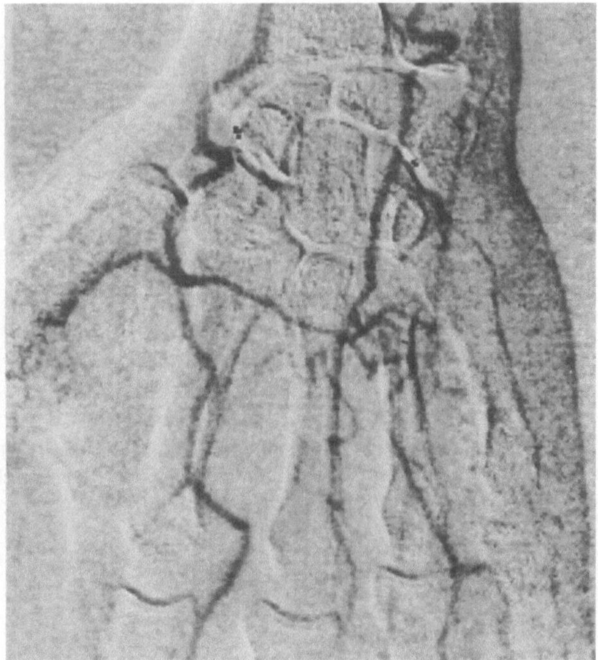

a   b

Abb. 103a, b.   I. v. DSA bei peripheren Durchblutungsstörungen der Hand.
60 Jahre, männl. Vor 16 Tagen plötzlicher Unterarmschmerz in der rechten Hand mit Verdacht auf Verschluß der Digitalarterien des III. Strahls. Fehlende Kontrastierung der rechten A. interossea. Arterien des rechten Armes bis in Höhe des Handwurzelknochen frei durchgängig. Im Rahmen der venösen Untersuchung keine eindeutige Aussage zum Verschluß von Interdigitalarterien möglich

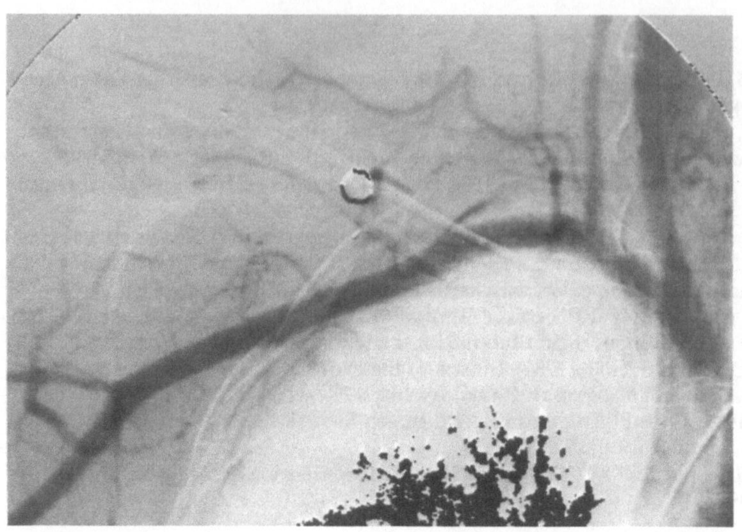

a

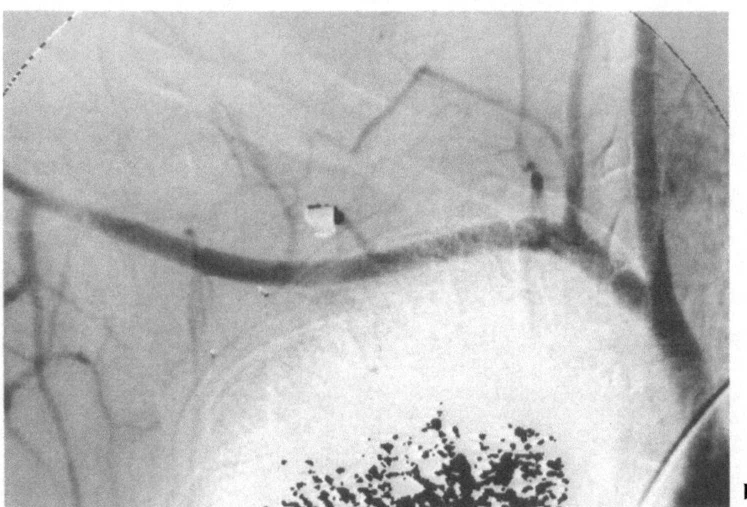

b

Abb. 104a, b.   I. v. DSA bei Zustand nach Schußverletzung (Kleinkaliberbleiprojektil).
a p. a.-Position, Arm dem Körper anliegend, 25 cm-Bildverstärker. **b** p. a.-Position, Arm eleviert und abduziert. 25 cm-Bildverstärker. Unauffällige Anatomie, zeitgerechte Durchströmung. Artefakte in den Weichteilen durch Projektiltrümmer

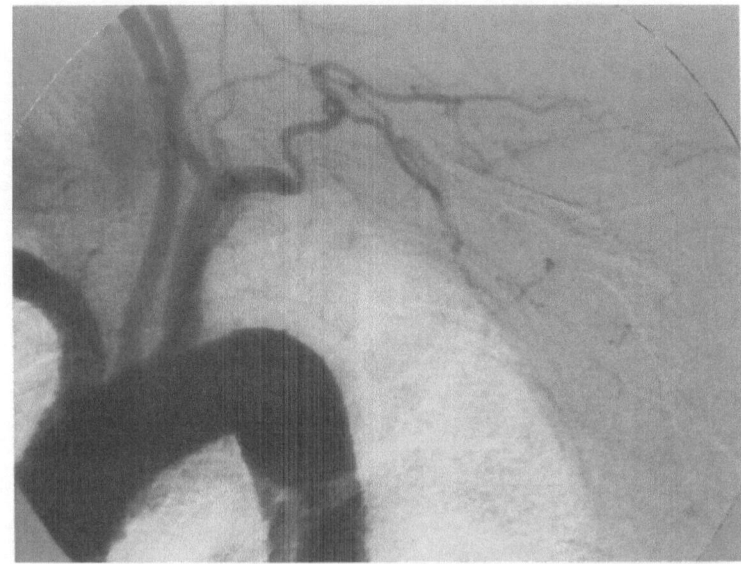

a

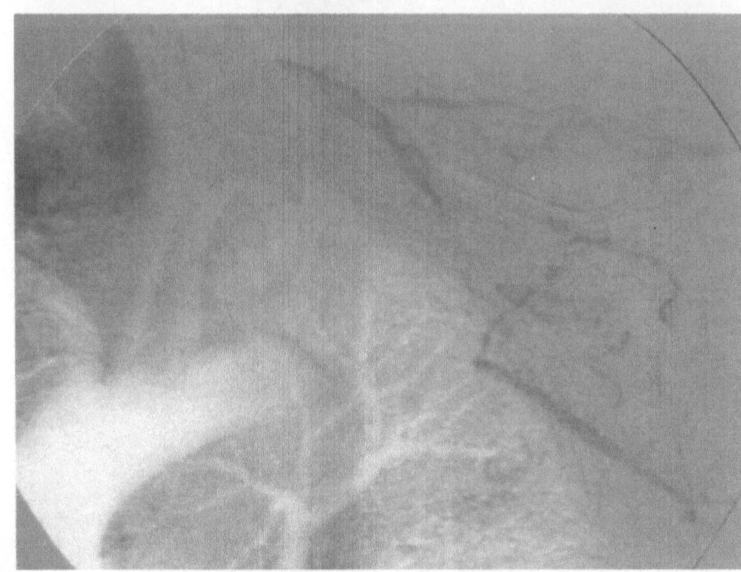

b

Abb. 105a, b.   I. v. DSA bei subakutem Verschluß der linken A. subclavia.
52 Jahre, männl.   **a** 30°-LAO-Position. Gute Darstellung der Abgänge der großen Kopf-Hals-Gefäße. Hinter dem Abgang der linken A. vertebralis ist die linke A. subclavia verschlossen. Versorgung des linken Armes über Kollateralen.   **b** Spätaufnahme. Nur noch das Kollateralnetz und die abführende A. brachialis sind kontrastgefüllt. Durch geänderte Maske aus der frühen arteriellen Phase enthält die Lunge weniger KM: Armgefäße besser sichtbar

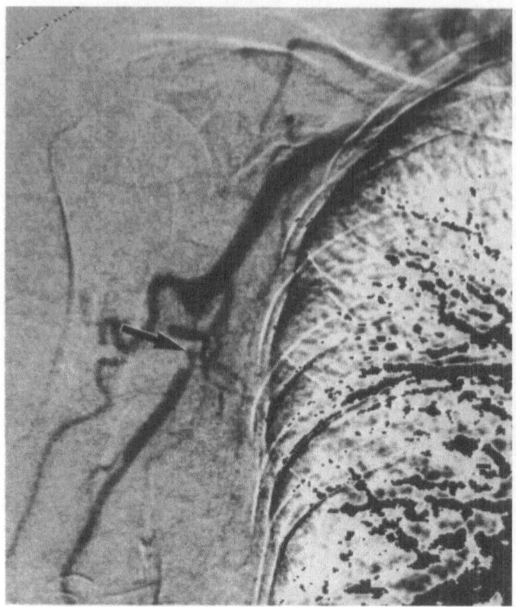

a

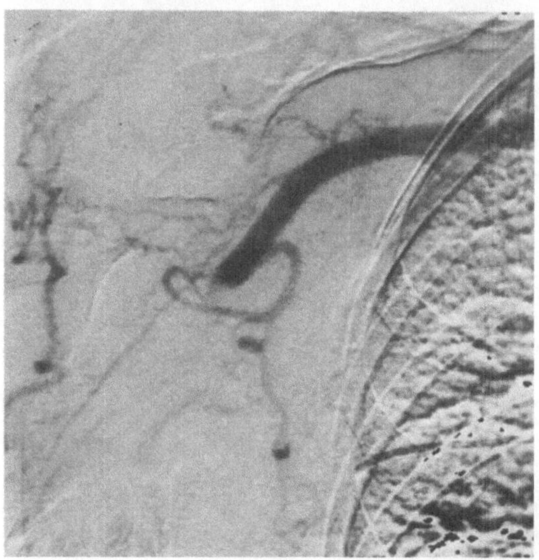

b

Abb. 106 a–d.   I. v. DSA bei akuten embolischen und funktionellen Verschlüssen der A. axillaris.
a 56 Jahre, weibl. Akute Embolie der A. axillaris rechts bei absoluter Arrhythmie und Vorhofflim-
mern. Im Bereich der A. axillaris kurzstreckiger, zum Teil noch konstrastmittelumflossener Embolus im Gefäß; geringer Kollateralkreislauf. **b** 75 Jahre, weibl. Akuter embolischer Verschluß der
A. axillaris. Vollständiger Abbruch der KM-Säule in der A. axillaris rechts mit nur spärlichem
Kollateralkreislauf. **c, d** 45 Jahre, weibl. Funktionelle Stenose durch Narbenplatte nach Radiatio
wegen Mammakarzinom. **c** p. a.-Serie mit an die Thoraxwand angelegtem linken Arm. Freie
Durchgängigkeit der linken A. subclavia, A. axillaris und A. brachialis. **d** Serie mit Elevation des
Armes. Funktionelle Stenose über eine Strecke von 8 cm mit nur spärlichem Kollateralkreislauf

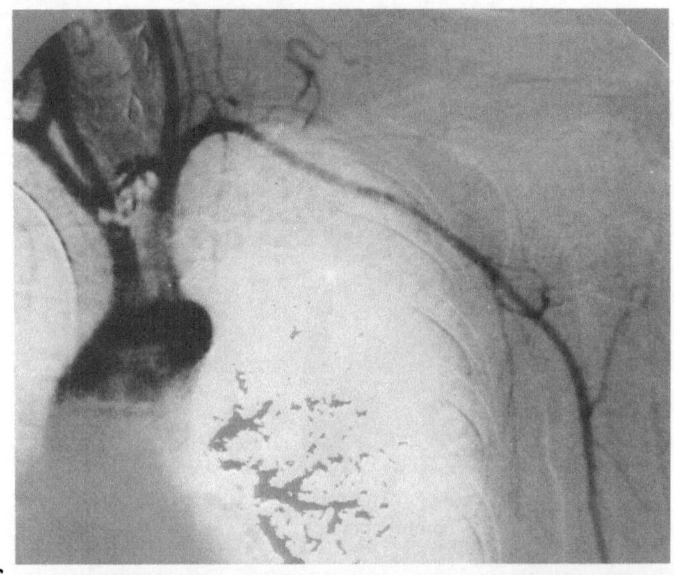

c

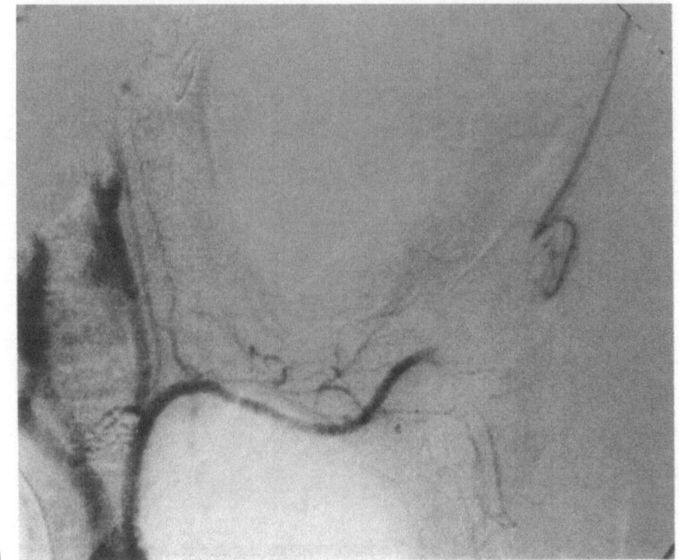

d

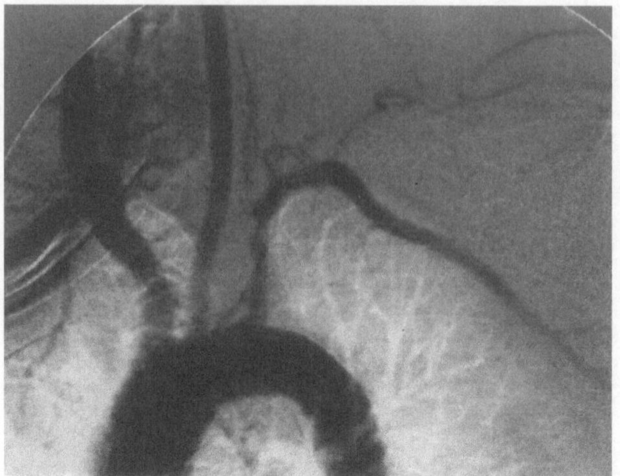

a

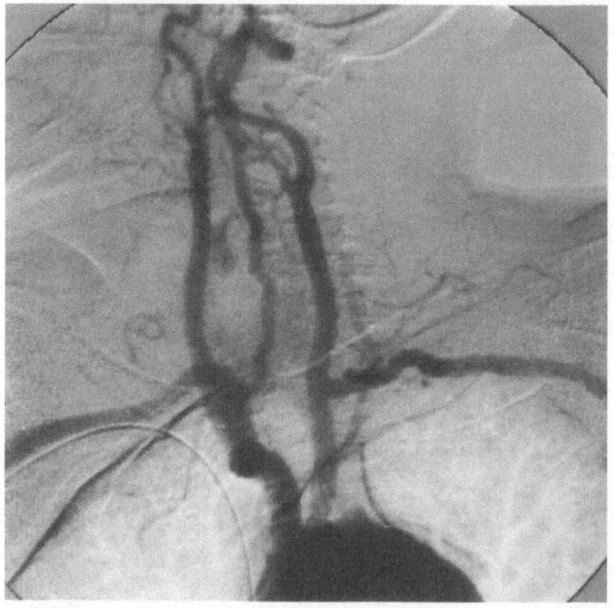

b

Abb. 107a, b. I . v. DSA bei Veränderungen an der A. subclavia.
a 32 Jahre, männl. Kontrolle nach perkutaner transluminaler Angioplastie der linken A. subclavia
vor 3 Monaten. Darstellung des Aortenbogens und seiner Gefäßabgänge in 30°-LAO-Position.
Im Vergleich zur Vorkontrolle nur mäßige Erweiterung des Lumens, das immer noch perlschnur-
artig mit hochgradigen, segmentalen Stenosen verändert ist. Orthograder Fluß in der hypoplasti-
schen linken A. vertebralis. **b** 63 Jahre, weibl. Kontrolle nach Transposition der abgangsnah verschlossenen linken A. subclavia auf die linke A. carotis communis. 30°-LAO-Position. Orthograde
Füllung der linken A. subclavia und der linken A. vertebralis über die A. carotis communis. Der
ehemalige Abgang der A. subclavia links ist als stummelförmiges KM-Depot am Aortenbogen
abgrenzbar. Orthograde Durchströmung der übrigen Kopf-Hals-Gefäße. Bewegungsartefakte an
Aortenbogen und A. subclavia durch pleuromediastinale Umschlagfalten

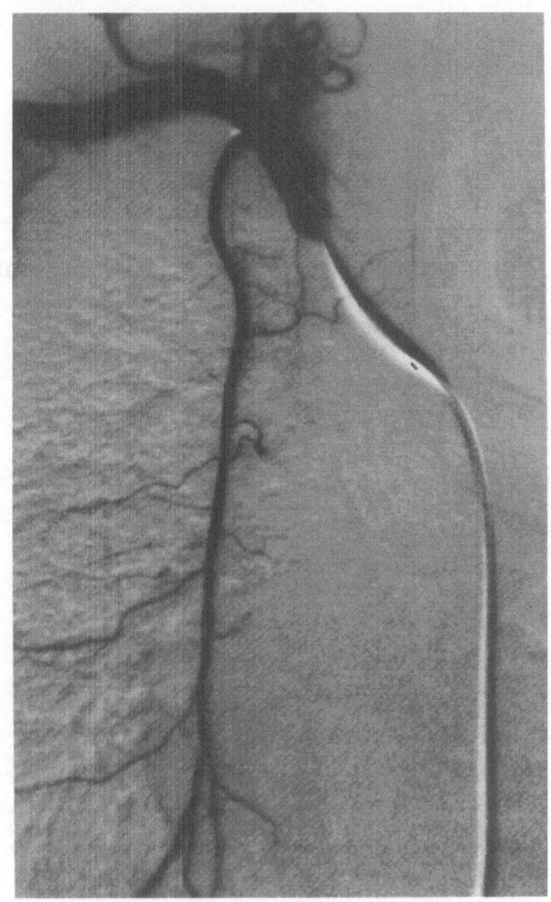

Abb. 108.   I. a. DSA der A. subclavia rechts vor geplantem A. Mammaria-interna-Bypass.
Kontrastreiche Darstellung der rechten A. mammaria interna und ihrer Seitenäste über ihren gesamten Verlauf. Keine Abgangsstenose. Damit ist das Gefäß für einen Koronarchirurgischen Eingriff geeignet

3.7 Abdominelle Aorta und Arterien der unteren Extremität

D. BEYER, K. F. R. NEUFANG

> *Merke:* In der präoperativen Diagnostik arterieller Gefäßverschlüsse oder -stenosen der unteren Extremitäten werden folgende Anforderungen an die Angiographie gestellt:
>
> - Darstellung aller Gefäße von den Nierenarterien bis zur Trifurkation der Unterschenkel mit ausreichender Detailauflösung.
> - Darstellung etwaiger Kollateralkreisläufe (Interkostal- und Lumbalarterien, unpaare Viszeraläste, Kollateralkreisläufe der Beckengefäße, Oberschenkel- und Knieregion).

3.7.1 Differentialindikationsstellung i. v. DSA/i. a. DSA

Indikationen zur i. v. DSA:

- Chronische arterielle Verschlußkrankheit (weitaus häufigste Ursache) (Abb. 111–113),
- akute Embolie oder Thrombose (Abb. 110, 112, 113),
- Kompressionssyndrom der A. poplitea (Abb. 114),
- Bauchaortenaneurysma (Abb. 118 und 119),
- mykotische oder traumatische (punktionsbedingte) Aneurysmen der Becken-Bein-Strombahn (Abb. 120),
- Kontrolle nach Gefäßoperation oder perkutaner transluminaler Angioplastie (Abb. 115–117),
- spontane bzw. traumatische AV-Fisteln, iatrogene AV-Fisteln nach Beckenvenenthrombose (Abb. 121 und 122).

Indikationen zur i. a. DSA:

- Alle genannten Indikationen, wenn i. v. DSA nicht diagnostisch oder unklar.

Merke: Die herkömmliche Blattfilmangiographie ist nur noch dann als *alleiniges* Verfahren indiziert, wenn
– der Patient sehr unruhig und unkooperativ ist,
– die gerätetechnischen Voraussetzungen zur DSA nicht gegeben sind.

– Zur Darstellung von Unterschenkelgefäßen unterhalb der Trifurkation bei Planung eines femoroinfraglenoidalen Bypass (Abb. 123).
– Posttraumatische Beckenblutung.
– Weichteil- oder Knochentumoren (Abb. 124).
– Bei Patienten mit erhöhten Retentionswerten, um die KM-Gesamtdosis niedrig zu halten.
– Bei Patienten mit kardialer Risikoanamnese (schwere Angina pectoris, koronare Herzkrankheit, Linksherzinsuffizienz) um Volumenbelastung und KM-Gesamtdosis niedrig zu halten.
– Als Ergänzung zur Blattfilmserie, wenn DSA und konventionelle Angiographie simultan auf einem Arbeitsplatz durchgeführt werden können.

Merke: Bei seitenunterschiedlichem KM-Abstrom hinter Stenosen oder Verschlüssen kann eine Extremität in der Peripherie eine so stark verminderte Durchblutung zeigen, daß eine simultane Darstellung mit der Verschiebeangiographie auf *einer* Blattfilmserie nicht gelingt. Die Darstellung nicht gefüllter Gefäßabschnitte und ggf. gedrehte Aufnahmen der Profundagabel können ergänzend mit i.a. DSA erfolgen!

3.7.2 Die i.v. DSA bei arterieller Verschlußkrankheit der unteren Extremität

Untersuchungstechnik

Gerätetechnische Voraussetzungen (Abb. 109)

– Bildverstärker mit 35–40 cm großem Feld – entsprechend der nutzbaren Fläche eines 35 × 35 cm Blattfilms evtl. mit geringen Verlusten durch das kreisförmige Bildformat.
– Matrixgröße von mindestens 512^2, besser 1024^2, um ausreichende Ortsauflösung kleiner Gefäße der Trifurkation zu erreichen.

Cave: Bei geringeren Matrixgrößen sinkt die Ortsauflösung unter das Mindestmaß von 1,5 Linienpaaren/mm ab, wobei 2–2,5 Linienpaare/mm wünschenswert wären.

– Möglichst unterschiedliche Dosisstufen zur Auswahl, um an Ober- und Unterschenkelstrombahn höhere, und am Körperstamm und Becken niedrigere Bilddosen applizieren zu können.

- Frei wählbare Bildfrequenz, die zusammen mit der vorwählbaren Bilddosis zu einer der Fragestellung angepaßten Minimierung der Strahlendosis führt.
- Niedrige Aufnahmespannung zur optimalen Nutzung des bei der i.v. DSA relativ geringen Jodsignals.
- DSA-Filterblende zur Harmonisierung des Bildes, insbesondere zum Ausgleich des Raumes zwischen den Innenseiten der Ober- und Unterschenkel („Mittelbalken"). Vgl. Abb. 8
- Elektronische Bildrasterverschiebung (Pixel shift) zum Ausgleich qualitätseinschränkender Bewegungsartefakte.

Merke: Der Mittelbalken mit abgeschrägten Kanten, der ferngesteuert elektronisch vor die Tiefenblende bewegt und drehbar exakt zwischen den beiden Beinen positioniert werden kann, verhindert die durch hohe Absorptionsunterschiede im Untersuchungsfeld begünstigten Sättigungsartefakte.
Liegt am DSA-Gerät keine Möglichkeit vor, einen „Mittelbalken" einzufahren oder ist der Durchmesser des Bildverstärkereingangs zu gering, empfiehlt sich die Cross-leg-Technik, wobei die Patienten die Beine in Höhe des Sprunggelenks kreuzen.

Patientenvorbereitung

- Patient nüchtern, im Notfall reichen 4 h Nahrungskarenz,
- laxierende Maßnahmen am Vortage,
- Patientenaufklärung (KM-Nebenwirkungen, selten Armvenenthrombose oder Thrombophlebitis durch zentralvenösen Katheter),
- in etwa 10% erforderliche femoralvenöse Punktion,
- gezielte Anamnese bezüglich abgelaufener Schulter-Arm-Venenthrombosen zur Vermeidung vergeblicher Sondierungsversuche der Armvenen,
- Punktion der Seite mit Herzschrittmacherimplantation vermeiden (häufiger venöse Stenosen oder Verschlüsse).

Patientenlagerung (Abb. 109)

- Rückenlage, p.a.-Strahlengang,
- Kompression des Abdomens mit einem breiten Gurt zur Verringerung der Patientendurchmesser, zur Abdrängung des Darmes und Reduktion der Bauchatmung und Strahlendosis,

Merke: Eine Kompression des Abdomens bewirkt neben der erstrebten Verbesserung der Bildqualität eine Verringerung der Strahlenexposition auf die Hälfte (!) je eingesparter 3 cm Schichtdicke.

- zur Darstellung der Beingefäße Beine möglichst dicht aneinanderlegen (ausgeprägte „O-Beine" bringen Probleme im Absorptionsausgleich!),
- Beruhigung des Patienten vor dem Injektionsvorgang, um Verkrampfen der Beinmuskulatur oder Muskelzittern zu verhindern.

Merke: Bei 4 Serien mit je 40 ml KM ist ein zusätzliches „Aufdrehen" der beiden Profundagabeln meist nicht möglich. Hier sollte versucht werden, durch Außenrotation der Oberschenkel die Profundagabel besser darzustellen (gelingt in ca. 80%). Bewährt hat sich die Fenstertechnik mit größerer Fensterbreite, so daß auch exzentrische Stenosen eher erkannt werden. Dies gilt auch für die Abgänge der Viszeralgefäße und Iliakagabeln.

Injektionstechnik

- Immer zentralvenöse Injektion,
- Zugang über rechte oder linke V.basilica, selten V.femoralis.

Cave: Die Punktion der mehr nach lateral verlaufenden V.cephalica ist möglichst zu vermeiden, da dieses Gefäß in einem 90°-Winkel in die V.subclavia einmündet und eine Mündungsklappe aufweisen kann. Ist eine Punktion der V.cephalica nicht zu umgehen, läßt sich ein Festhaken des Führungsdrahtes durch Elevation des Armes vermeiden.

- Wahl der Punktionskanüle, der Hautanästhesie, des Führungsdrahtes und des Katheters sowie Lagekontrolle der Katheterspitze im rechten Vorhof (s.S.59ff.),
- vor der ersten Abdomenserie Injektion von 2 mg Buscopan zur Verringerung der Darmperistaltik,
- 40 ml nichtionisches, auf Körpertemperatur vorgewärmtes KM, Flow von 17–20 ml/s mit Hochdruckinjektor,
- Führung des Patienten nach Beendigung der Serie.

Aufnahmeparameter (Tabelle 9, Abb.109)

- Im Abdominalbereich Bildfolge von 2 B/s erforderlich.
- Kann im Ober- und Unterschenkelbereich auf 1 B/s reduziert werden.
- Bildverstärkereingangsdosis im Abdomen und am Unterschenkel zur Darstellung kleinerer Gefäße (Nierenarterien, Trifurkation) 10 μGy/Bild.
- Im Becken- und Oberschenkelbereich reichen meist 5 μGy/Bild aus.
- Seriendauer je nach Befund während der Echtzeitsubtraktion auf dem Untersuchungsmonitor, Beendigung der Serie nach Erreichen der maximalen KM-Konzentration im Zielgebiet.

Tabelle 9. Untersuchungsdaten bei der venösen DSA der unteren Körperhälfte. (Alle Serien mit vollem Feld; 33 cm nutzbarer Eingangsdurchmesser des BV)

Gefäßabschnitt	Bildfolge (B/s)	Dosis am BV (μR/B)	mittlere Aufnahme- zahl	Kompres- sion Buscopan	DSA-Filter (Mittel- balken)	Pixel shift
Bauchaorta	2	1000	26	ja	nein	bis 10%
Becken und Femoralisgabeln	1–2	500	22	ja	ja	bis 10%
Oberschenkel mit Adduktorenkanal	1	500	12	nein	ja	etwa 35%
Unterschenkel mit Popliteasegment	1	1000	14	nein	ja	bis 90%

- Nur selten Ausdehnung der Serie um einige Sekunden um ggf. aus der kapillaren oder venösen Phase geeignetere Masken auszuwählen.

Merke: Bei stark seitenungleicher Erscheinungszeit des Kontrastmittelbolus kann durch direkte Echtzeitbeobachtung des Kontrastmittelflusses die Serienlänge so ausgelegt werden, daß auch auf der verzögert perfundierten Seite eine optimale Kontrastierung erreicht wird. Dies ist ein eindeutiger Vorteil der DSA gegenüber der Blattfilmangiographie.

- Elektrische Tischverschiebung um 1 Schritt ist bisher nicht bei allen Anlagen möglich. Vorteil ist eine bis zu 50%ige KM-Ersparnis bzw. die Option für zusätzliche schräge Serien im Becken oder an den Profundaabgängen.

Bildnachverarbeitung

Wahl von Masken- und Füllungsbild
- Identifikation des besten Füllungsbildes,
- Wechsel der Maske solange bis optimale Subtraktion erreicht.

Pixel shift
- Indiziert, wenn trotz Variation von Maske und Füllungsbild die Elimination von Bewegungsartefakten unmöglich ist.
- Vor allem bei linearen Bewegungsartefakten z.B. Muskelkontraktion am Oberschenkel (Patella „wandert" während der Injektion nach kranial!), Verschiebung der Beine.
- Bildstörungen durch komplexe Bewegungsabläufe wie Ureterperistaltik bzw. Darmmotilität lassen sich kaum beseitigen.

Merke: 80–90% der Bildserien vom Unterschenkel und 30–40% vom Oberschenkel müssen durch Pixel shift nachgebessert werden. Deshalb ist die elektronische Rasterverschiebung eine der *wichtigsten* Voraussetzungen, um die i. v.
DSA der Beingefäße erfolgreich einsetzen zu können!

Fenstertechnik

- Normale Fenstereinstellung zwischen ($-110/+110$ und $-75/+75$ am Digitron).
- Bei enger Fensterbreite bessere Erkennung kleinlumiger Gefäße (Umgehungskreisläufe, Rete articulare genus).
- Bei größerer Fensterbreite (am Digitron $-150/+150$ oder weiter) und ausrei-
  chendem Kontrast Möglichkeit durch sich überlagernde Gefäße „hindurchzuse-
  hen", weil sie transparenter werden.

Dokumentation

Die Bilddokumentation mit 10×10 cm Multiformatbildern wird von Gefäßchirurgen meist *nicht* akzeptiert.
Bewährt haben sich ungeteilte 24×30 cm Bildformate, die auch bei radiologisch-
chirurgischen Besprechungen und im Operationssaal am Schaukasten noch aus
größerem Abstand beurteilt werden können.
Je Untersuchung werden normalerweise 4, maximal 6 Filme benötigt.

Merke: Die Bildnachverarbeitung und Bilddokumentation für eine i. v. DSA
des unteren Körperabschnitts erfordert ca. 10 min. Für eine möglichst kurze
Untersuchungsdauer und somit hohe Geräteauslastung hat sich eine Trennung
von Bilderzeugung und -nachverarbeitung mit Dokumentation bewährt. Diese
Rationalisierung des Betriebsablaufs wird ermöglicht durch die z. B. am Digi-
tron/Siemens realisierte Speicherkapazität einer Winchester-Platte von über
150 MByte, die für 7–8 Patienten/Tag ausreicht.

Ergebnisse (Tabelle 10)

- Da die Bauchaorta nur in *einer* Serie dargestellt wird, resultieren an der *linken
  Nierenarterie* in 8% unzureichende Ergebnisse durch den nach dorsal gerichteten Abgang des Gefäßes, Überlagerungen durch A. lienalis und A. mesenterica
  superior, sowie Darmgas.
- Die in 5% mit nur „ausreichend" benotete Bildqualität an der *Aortenbifurkation*
  beruht auf dichten Kalkplaques bei geringem Kontrast, die in 21% nur „ausreichenden" Ergebnisse an den *Beckengefäßen* gehen vorwiegend auf Darmgas-
  überlagerungen, Wandverkalkungen und geringe KM-Konzentration im arteriellen Gefäß zurück.

Tabelle 10.   Ergebnisse der i.v. DSA der unteren Körperhälfte. (Digitron 2, n = 245 Untersuchungen; Radiologisches Institut der Universität zu Köln)

| | Bildqualität | | | |
	Sehr gut/ gut [%]	Diagnostisch ausreichend [%]	Diagnostisch unzureichend [%]	Pathologische Befunde [%]
Stamm rechte Nierenarterie	77	19	4	3
Stamm linke Nierenarterie	78	14	8	4
Aortenbifurkation	94	5	1	68
Iliaka-Internagabel	76	21	3	65
Femoralisgabel	79	19	2	58
A. femoralis superficialis	100	$\emptyset$	$\emptyset$	68
A. poplitea	96	3	1	26
Trifurkation	86	13	1	62

Merke: Je besser der Patient auf die i.v. DSA durch Laxantien und Kompression vorbereitet ist, und je besser die Qualität des arteriellen KM-Bolus ist, desto besser werden die Ergebnisse im Bifurkations- und Beckenbereich!

- In 19% ist die Darstellung der *Femoralisgabel* nur „ausreichend". Die erforderlichen zusätzlichen Schrägserien mit Aufdrehen der Gabel sind mit der i.v. DSA bisher nur selten möglich: Mögliche Verbesserung der Ergebnisse durch Außenrotation des Oberschenkels im Hüftgelenk und elektrische Tischverschiebung!
- Die 13% diagnostisch noch ausreichende Darstellung der *Trifurkation* werden hervorgerufen durch höchstgradige arteriosklerotische Veränderungen am Gefäß mit nur noch minimalem Jodsignal kompliziert durch seitenungleichen Fluß.

Merke: Mit Ausnahme der linken Nierenarterie liegen die diagnostisch unzureichenden Ergebnisse der i.v. DSA der unteren Körperhälfte deutlich unter 5%! (Tabelle 10)

3.7.3 Die i.v. DSA beim Bauchaortenaneurysma (BAA)

Entscheidende Fragen des Chirurgen zur Operationsplanung sind:

- Liegt das BAA infrarenal?
- Ist der Abgang der A. mesenterica superior frei?

- Dehnt sich das BAA auf die Beckenarterien aus?
- Liegt eine Hufeisenniere vor?
- Finden sich Stenosen oder Verschlüsse in der Peripherie?

Gerätetechnische Voraussetzungen, Patientenvorbereitung und -lagerung, Injektionstechnik und Aufnahmeparameter sind die gleichen wie bei der i. v. DSA der unteren Körperhälfte.

Untersuchungstechnische Besonderheiten (Abb. 118 und 119)

1. Serie: BAA p. a.

2. Serie (fakultativ): Seitlich *die* Seite anheben, zu der das Aneurysma nach ventrolateral ausweicht (links 45° LAO/RPO, rechts 45° RAO/LPO), um den Abgang der entsprechenden Nierenarterie herauszudrehen. Ggf. weitere Serie mit geänderter Angulation.

3. Serie (fakultativ): Seitliche Einstellung bei Verdacht auf Mitbeteiligung oder Stenose an der Abgangsstelle der A. mesenterica superior (selten).

4. Serie: Beckenetage von der Bifurkation bis zur Femoralisgabel.

Merke: Bei einer auf über 15 s verlängerten Kreislaufzeit bis zum Erscheinen des KM im Abdominalbereich und/oder deutlich verlangsamtem Fluß mit Verwirbelung des Kontrastblutes im BAA verschlechtert sich die Bildqualität im Beckenbereich erheblich. Abhilfe:

- Besonders bei Darstellung peripherer Gefäßregionen Kontrastmittelbolus entsprechend früher injizieren!
- Abdomen *vorsichtig* komprimieren!

Angiographische Kriterien des BAA (Abb. 118 und 119)

- Sackförmige oder diffuse Verbreiterung des Aortenlumens.
- Unregelmäßige Wandkonturen mit thrombotischen Auflagerungen.
- Fehlende Darstellung von Lumbalarterien.
- Eventuell Verschluß der A. mesenterica inferior.
- Distanzierung der verkalkten Gefäßwand vom durchströmten Gefäßlumen bei Wandthrombosierung (bei DSA Kalk nicht immer zu identifizieren!).
- Distanzierung zwischen vorderer Wirbelsäulenbegrenzung und durchströmtem Gefäßlumen bei wandständiger Thrombosierung im seitlichen Strahlengang.

Merke: Die Dicke des thrombotischen Randsaumes und die Lage des exzentrischen Lumens werden *sonographisch* bestimmt!

3.7.4 Die i.v. DSA beim arteriovenösen Shunt nach Beckenvenenthrombose

Nach Thrombose der Beckenvenen wird am Schluß der Operation mit Wiedereröffnung der Beckenstrombahn ein AV-Shunt in der Leiste angelegt, um eine Rethrombosierung der V.iliaca zu verhindern (Abb.121 und 122).

Indikationen

- Darstellung des offenen Shunts, der abführenden Beckenvene und der V.cava inferior.
- Dokumentation des Shuntverschlusses.
- Darstellung einer Stenose oder eines Verschlusses der abführenden Beckenvene mit venösem Rückstau in die Oberschenkelvenen und venösem Umgehungskreislauf bei offenem AV-Shunt.

Untersuchungstechnische Besonderheiten

1. Serie:
- Anhebung der Gegenseite bzw. Angulation des L-C-Arms um 30°.
- Zentrierung auf das Foramen obturatum, damit auch die venöse Oberschenkelstrombahn *distal* des Shunts partiell mitdargestellt wird.
- Dichteunterschiede an der Oberschenkelinnenseite mit DSA-Filterblende oder Reismehlbeutel sorgfältig kompensieren.
- Vor Injektion der KM i.v. Gabe von 40 mg Buscopan zur Verringerung der Darmperistaltik.

2. Serie:
- Unveränderte Lage des Patienten.
- Zentrierung auf den 5.LWK zur Darstellung der Venenbifurkation und des Abflusses in die V.cava inferior.

3.7.5 Die i.a. DSA der unteren Körperhälfte

Vorteile gegenüber der i.v. DSA

- Bessere Bildqualität,
- geringere KM-Belastung des Patienten,
- wirtschaftlicheres Verfahren: geringerer KM-Verbrauch gegenüber der i.v. DSA und geringerer Filmverbrauch gegenüber der konventionellen Angiographie.

Merke: Bei Bildverstärkerdurchmessern unter 30 cm wird der Vorteil der geringen KM-Menge/Injektion durch die notwendige Anzahl der mehrfachen Injektionen aufgehoben! Je größer der Bildverstärkereingang, desto weniger

Standardprojektionen und desto mehr Schrägprojektionen zur Darstellung der Nierenarterienabgänge, der Internaabgänge und der Femoralisgabeln können angefertigt werden!

Gerätetechnische Voraussetzungen

Es gelten die gleichen Voraussetzungen wie zur i.v. DSA (s. S. 205f.).

Patientenvorbereitung

Wie i.v. DSA (s. S. 206).
Auch bei der i.a. DSA kann die Darmgasüberlagerung im Becken eine artefaktfreie Darstellung beeinträchtigen!

Übersichtsangiographie

Katheter
F4 oder F5 Pigtail-high-flow oder F5-straight-high-flow mit 8 Seitenlöchern. Einführung transfemoral, transaxillär oder translumbal.

Injektionsort
Katheterspitze in der Aorta abdominalis oberhalb der Nierenarterienabgänge. Bei Darstellung der Becken-, Oberschenkel-, und Unterschenkelarterien Zurückziehen der Katheterspitze über die Bifurkation.

KM-Bolus
25 ml 150 mgJ/ml, Flow: 20 ml/s.

Aufnahmeparameter
wie bei der i.v. DSA (S. 207), 2–5 µGy/B meist ausreichend. In der Regel 2 B/s. Nur am Unterschenkel und Fuß sind 10 µGy/B erforderlich.

Aufnahmeprojektionen
(bei 35 cm Bildverstärker)
- Bauchaorta p.a. vom Nierenarterienabgang bis unterhalb der Bifurkation,
- Becken p.a. von der Linea terminalis bis zur Profundagabel,
- Oberschenkel p.a.,
- Knie- und Unterschenkel p.a.

Merke: Die Darstellung der Unterschenkelarterien ab Unterschenkelmitte und am Fuß gelingt nur mit i.a. DSA und ist auch der konventionellen Angiographie überlegen. Allerdings sollte hier ein KM-Bolus mit 300 mgJ/ml gewählt werden!

Wegen der geringeren KM-Menge *zusätzliche Projektionen* möglich:
- *Beckenschrägprojektionen* LAO und RAO mit 30° Anhebung zur Darstellung der *Iliaka- und Profundagabel* und zum besseren Nachweis dorsal gelegener Plaques und exzentrischer Stenosen in den Beckenarterien.

Bildnachverarbeitung
wie i.v. DSA (S.208f.).

Dokumentation
wie i.v. DSA (S.209f.).

Ergebnisse
95% sehr gute bis diagnostisch ausreichende Bildqualität.

Selektive Angiographie (Abb.123 und 124)

Katheter
F4- oder F5-Selektivkatheter (multipurpose, headhunter) transfemoral oder Nadelpunktion.

Kontrastmittel
Je nach Katheterlage 8-20 ml, 150 mg J/ml evtl. 300 mg J/ml, Injektion von Hand.

Aufnahmeparameter
2-5 µGy/B, nur am Fuß 10 µGy/B, 1-2 B/s, 35 cm BV, evtl. Ausschnitt 17 cm.

Projektionen je nach Fragestellung
Bei Tumoren in 2 Ebenen.

Literatur

Arlart IP (1986) Abdominelles Aortenaneurysma: Diagnostische Bedeutung der transvenösen DSA. Röntgenpraxis 39: 206-211
Arlart IP, Merk J, Bähren W (1984) Arterielle DSA bei malignen hypervaskularisierten Knochentumoren. RöFo 141: 541-544
Busch HP, Prager P, Storz LW et al. (1986) Intraarterialle DSA der Becken-Bein-Gefäße mit einem 57 cm-Bildverstärker. RöFo 145: 14-20

Frank T, Voigt W (1984) Venöse digitale Subtraktionsarteriographie der Becken-Bein-Region mit Schrittverschiebung. Röntgen-Bl. 37: 373–376

Gersten K, Pillari G, Greenspan B et al. (1986) Crossed-leg technique for digital subtraction angiography. AJR 146: 843–844

Gmelin E, Liepe B, Borgis KJ et al. (1984) Intràarterielle DSA der Femoralisgabel zur konventionellen Becken-Bein-Angiographie. Röntgen-Bl. 37: 337–380

Harder T, Herter M, Lackner K (1984) Intravenöse digitale Subtraktionsangiographie der Beinarterien mit Tischverschiebung. RöFo 140: 690–694

Harder T, Jansen R, Lackner K et al. (1983) Digitale Videosubtraktionsangiographie (DVSA) der Bauchaorta, der Becken- und Beinarterien. RöFo 138: 301–309

Hendrickx P, Luska G, Fischer M et al. (1985) Periphervenöse DSA der Unterschenkelarterien bei AVK-Patienten. RöFo 143: 341–346

Kinnison M, Perler BA, White RJ et al. (1984) Tailored approach for evaluation of peripheral vascular disease: intravenous digital subtraction angiography. AJR 142: 1205–1209

Lackner K, Harder T, Herter M et al. (1985) Gefäßdiagnostik der Extremitäten. Konventionelle Angiographie – digitale Subtraktionsangiographie. Dtsch Med Wschr 110: 1130–1131

Langer M, Felix R (1986) Intraarterielle DSA versus intravenöse DSA bei arterieller Verschlußkrankheit der unteren Extremitäten. In: Oeser H (Hrsg) Angiographisches Symposium. Medizinisch-wissenschaftliche Buchreihe. Schering, Berlin

Neufang KFR, Beyer D, Friedmann G (1986) Die transvenöse Digitale Subtraktionsangiographie am Digitron bei arterieller Verschlußkrankheit der unteren Körperhälfte. Electromedica 54: 60–71

Neufang KFR, Friedmann G, Mödder U (1984) DSA des Beckens und der unteren Extremitäten. In: Thurn P, Felix R (Hrsg) Standortbestimmung der digitalen Subtraktionsangiographie (DSA). Medizinisch-wissenschaftliche Buchreihe. Schering, Berlin

Neufang KFR, Friedmann G, Peters PE et al. (1983) Indikationen zur intraarteriellen digitalen Subtraktionsangiographie (IA-DSA) bei Gefäßprozessen. RöFo 139: 160–166

Neufang KFR, Gross-Fengels W, Beyer D (1987) Bedeutung der Untersuchungstechnik und Bildnachverarbeitung für die Qualität der venösen DSA der unteren Extremität. In: Riemann HE, Kollath J (Hrsg) Digitale Radiographie 1986. Schnetztor, Konstanz

Neufang KFR, Schmitz-Rixen T, de Vleeschauwer P et al. (1986) Postoperative follow-up with non-invasive tests and intravenous DSA of patients with long bypasses to the lower limb. In: Balas P (Hrsg) Progress in Angiology. Minerva Medica, Torino

Picus D, Totty WG (1984) Iatrogenic femoral arteriovenous fistulae: evaluation by digital vascular imaging. AJR 142: 567–570

Prager P, Busch HP, Georgi M et al. (1985) Ergebnisse der transvenösen digitalen Subtraktionsangiographie mit einem 57 cm Bildverstärker bei Durchblutungsstörungen der unteren Extremitäten. Röntgen-Bl. 38: 168–172

Stacul F, Pozzi-Mucelli R, Predonzan F et al. (1985) Routine evaluation of arteriopathies of the lower extremities by digital subtraction angiography. Eur J Radiol 5: 276–280

Steudel A, Harder Th, Lackner K et al. (1986) Digitale Subtraktionsangiographie in der Traumatologie. RöFo 144: 30–35

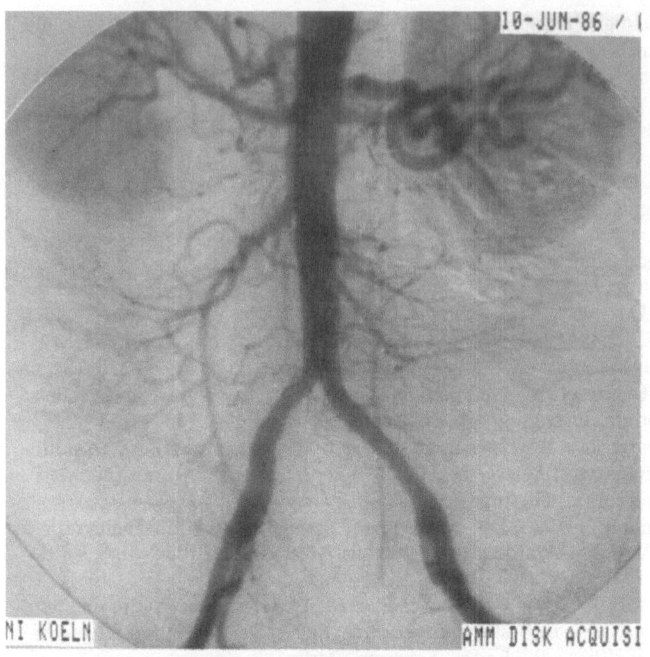

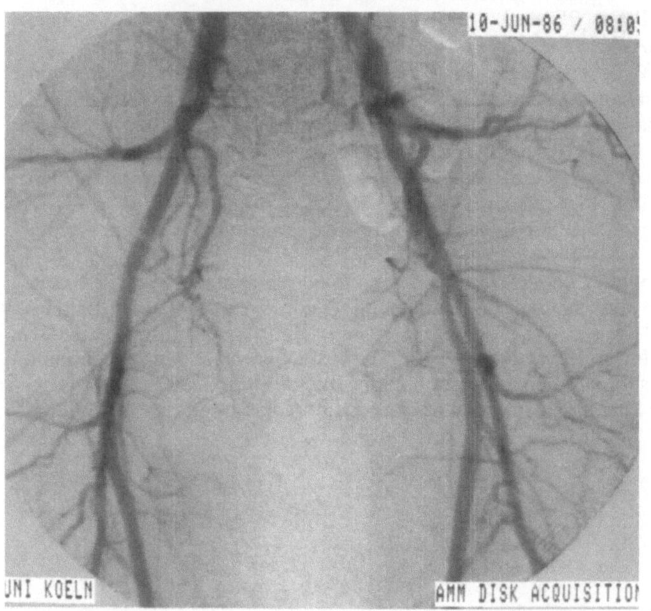

Abb. 109a–d.   I. v. DSA – Normalbefund.
42 Jahre, männl. Kontrastreiche Darstellung der Bauchaorta mit den viszeralen Gefäßen (**a**), den Becken- (**b**), Ober- (**c**) und Unterschenkelgefäßen (**d**). Hochabgehende A. profunda femoris links mit gut beurteilbarem Profundaabgang. Regelrechte Darstellung der Trifurkation mit ihren Seitenästen sowie feiner Gefäße des Rete articulare genus. Verbesserung der Bildqualität durch Pixel shift

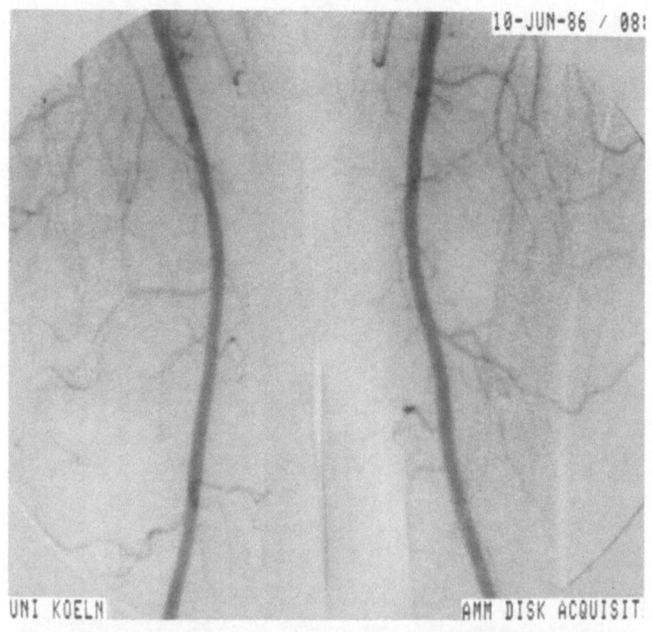
10-JUN-86 / 08:
c UNI KOELN
AMM DISK ACQUISIT

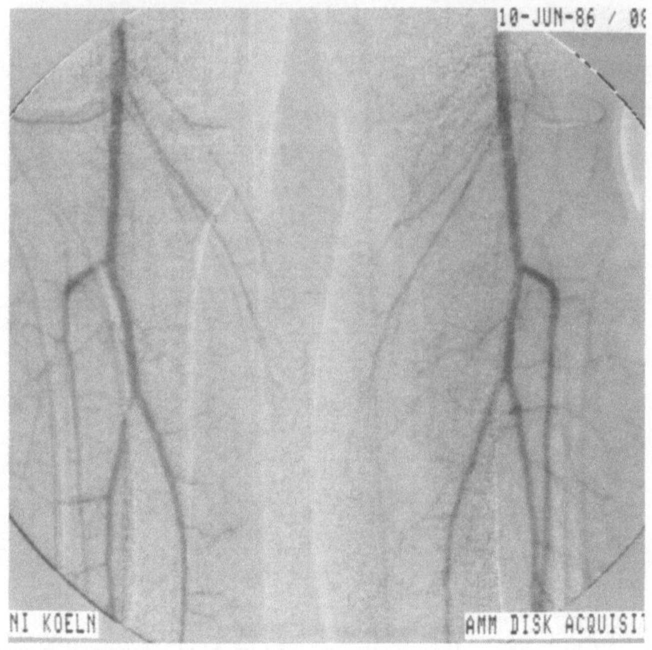
10-JUN-86 / 08
NI KOELN
AMM DISK ACQUISI
d

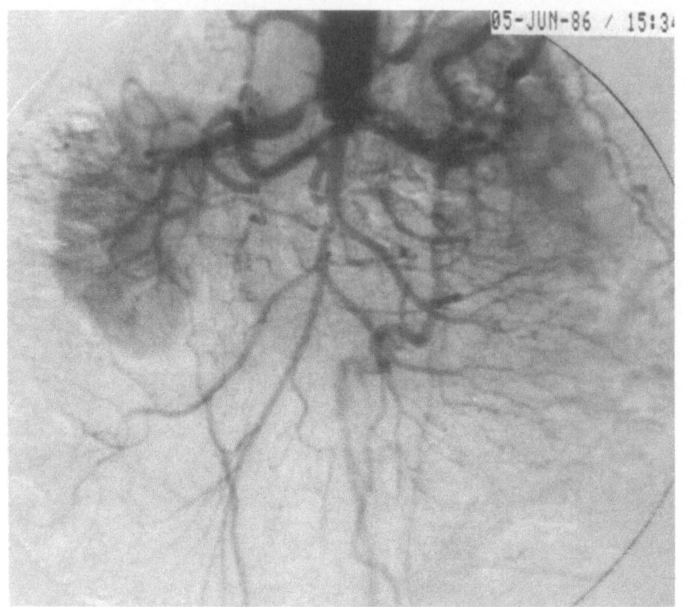

a

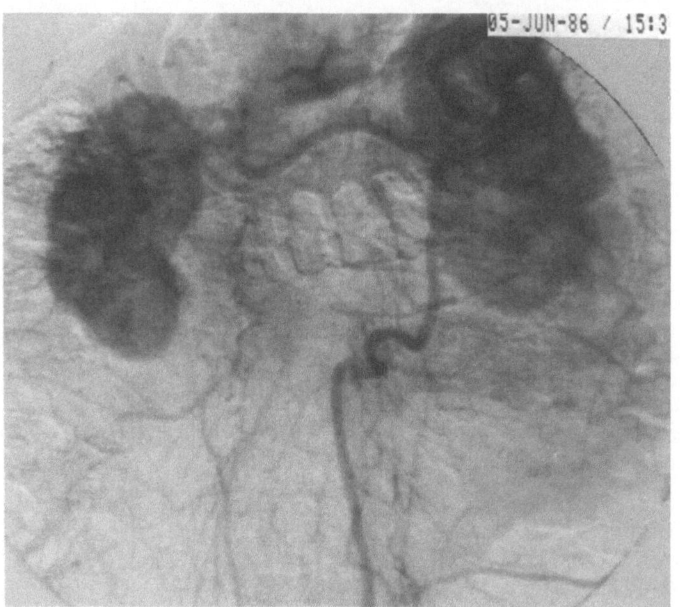

b

Abb. 110a–d.   I.v. DSA bei Aortenverschluß.
a 67 Jahre, männl. Infrarenaler Aortenverschluß. Hochgradige aortennahe Abgangsstenose der
A. renalis rechts sowie mäßiggradig auch links. Freie Durchströmung der A. mesenterica superior.
Ausgeprägte Riolan-I-Anastomose. Seitenäste der A. mesenterica superior trotz schlechter Vorbereitung gut sichtbar. **b** Späte Phase. Parenchymphase beider Nieren. Gut gefüllte Riolan-I-Anastomose als Verbindung zur A. mesenterica inferior.   **c** Becken-Oberschenkel-Einstellung. Über
die Riolan-I-Anastomose Auffüllung des Plexus rectalis beidseits, der Aa. iliacae internae und der

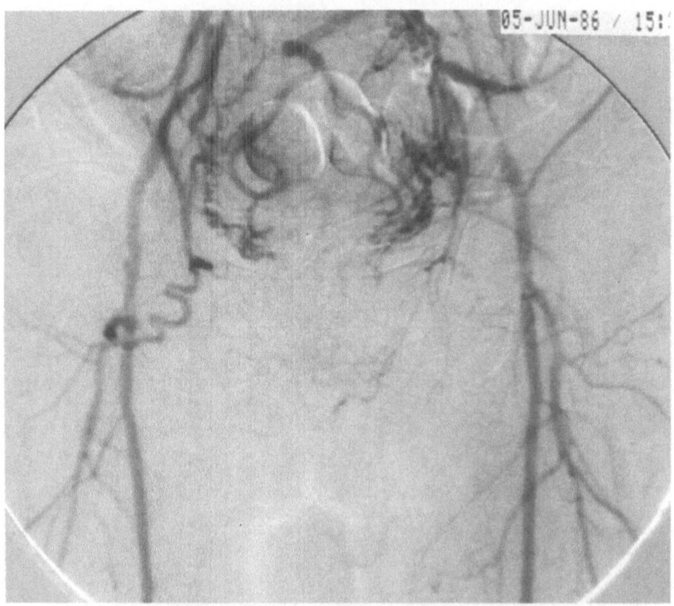

c

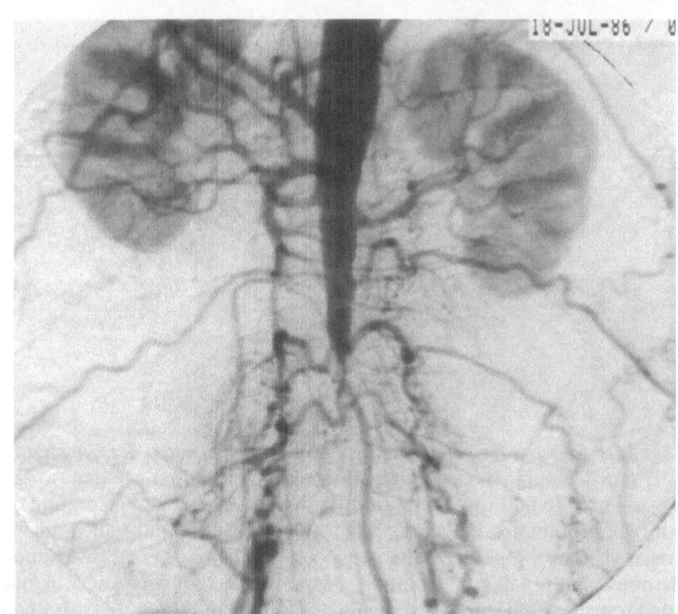

d

Beckenstrombahn. Langstreckige Stenose der A. iliaca externa links. Regelrechte Darstellung der Ober- und Unterschenkeletage (ohne Bild). **d** Hoher Aortenverschluß. 54 Jahre, weibl. Regelrechte Darstellung der suprarenalen Bauchaorta. Konisches Zulaufen der infrarenalen Bauchaorta mit Verschluß in Höhe des Abganges der A. mesenterica superior. Keine Nierenarterienstenosen. Ausgeprägter Kollateralkreislauf über hypertrophierte Interkostal- und Lumbalgefäße mit guter Auffüllung der Peripherie (ohne Abbildung)

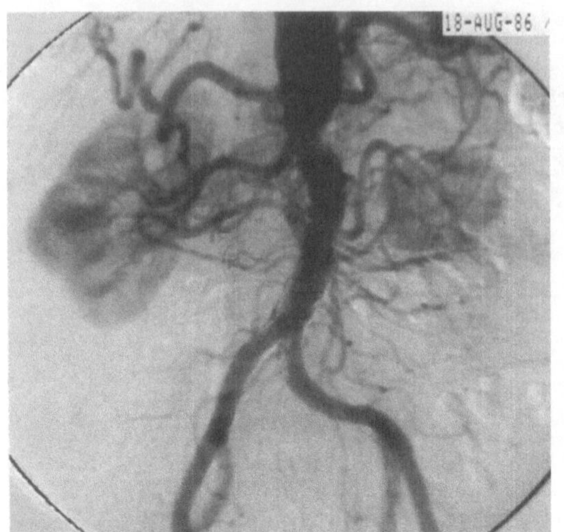

a

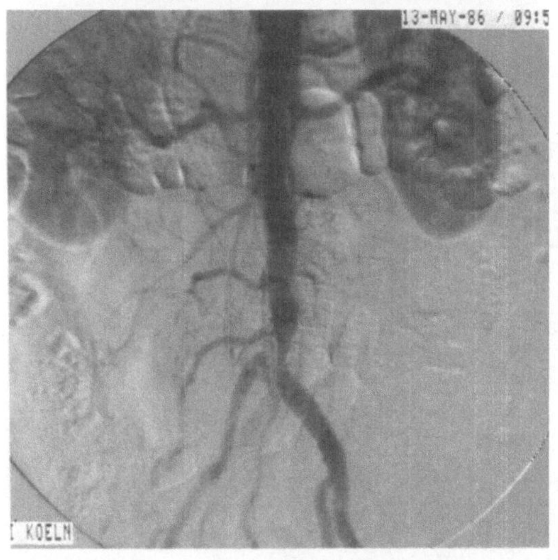

b

Abb. 111 a–d. I. v. DSA bei arteriosklerotischen Stenosen der Bauchaorta und der Bifurkation.
a 67 Jahre, männl. Hochgradige arteriosklerotische Stenose der Aorta in Höhe der Nierengefäß-
abgänge. Verschluß des Hauptastes der linken A. renalis. Versorgung des linken unteren Pols über
ein hypertrophiertes Polgefäß. Arteriosklerotische Plaques auch am Abgang der rechten Nierenarterie. Hypertrophie der A. hepatica communis und der A. gastroduodenalis mit Einspeisen von
Kontrastblut in die A. mesenterica superior, die hochgradige Plaques an ihrem Abgang und
abgangsnahen Teil aufweist. Deutliche Wandverkalkung der infrarenalen Bauchaorta bis in die
Bifurkation reichend. Beckengefäße frei. **b** 49 Jahre, männl. Abgangsstenose der A. iliaca communis rechts. Deutliche arteriosklerotische Plaques mit Einengung der infrarenalen Bauchaorta.
Nierenarterien frei. Normale Lumenweite der linksseitigen Beckengefäße. Abgangsstenose der
rechten A. iliaca communis mit Verschluß der A. iliaca interna rechts Hypertrophie der Aa. lumba-
les III und IV rechts mit Einspeisen von Kontrastblut in die Beckenetage. A. mesenterica inferior

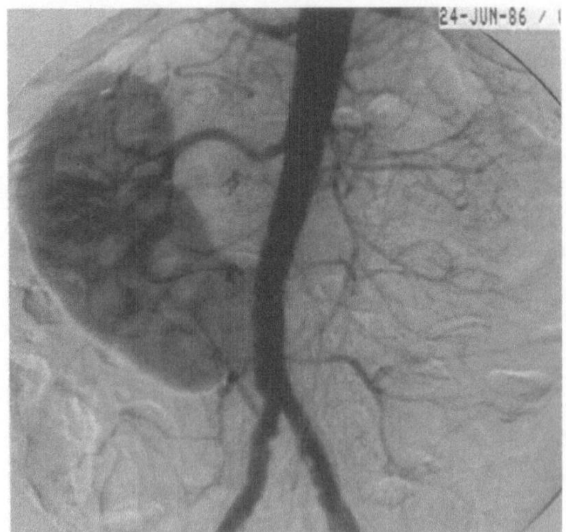

c

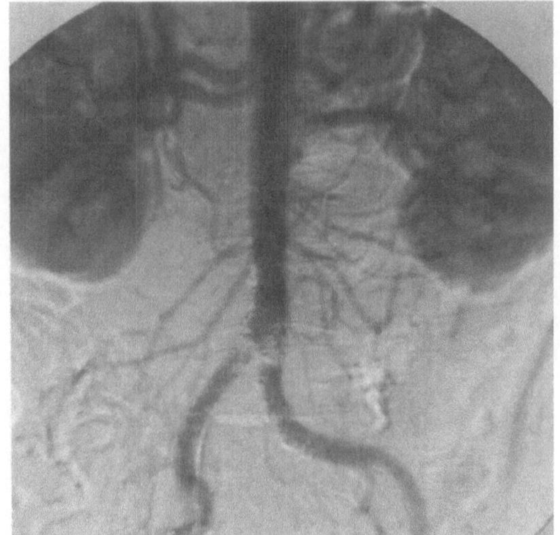

d

frei. Überlagerung der Bifurkation durch Kalk in Plaques und eine Dünndarmschlinge, die ein dissektionsähnliches Bild vortäuschen. **c** 49 Jahre, männl. Unilaterale Verschmelzungsniere rechts mit gekreuzter Dystopie der linken Niere. Regelrechter Abgang der rechten Nierenhauptarterie ohne Stenose. Nur geringe Plaques der infrarenalen Bauchaorta bei geringer Elongation. Bei Zustand nach perkutaner transluminaler Angioplastie der rechten A. iliaca communis noch Wandunregelmäßigkeiten. Freier Abgang der unteren Polarterie der Verschmelzungsniere aus dem erweiterten Gefäßbereich. Kontrastreiche Darstellung der Lumbalarterien. **d** 51 Jahre, männl. Wandverkalkungen der infrarenalen Bauchaorta und der Beckengefäße. Multiple, kalkdichte Plaques, die sich durch ihre zirkuläre Lage in Höhe der Bifurkation in das Gefäßlumen projizieren; damit exakter Grad der Bifurkationsstenose nicht zu bestimmen. Abgangsstenose der A. iliaca interna links

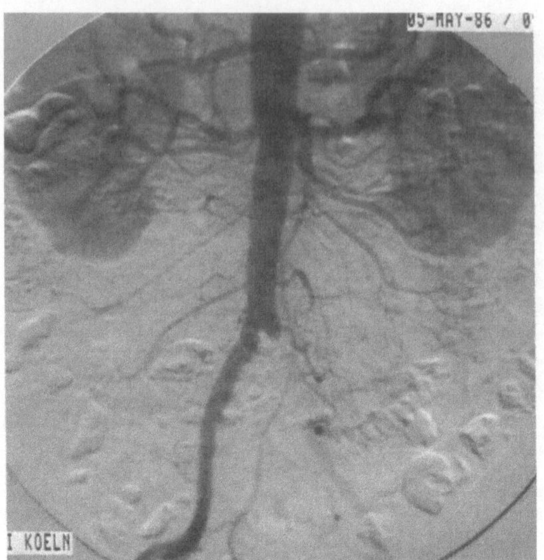

a

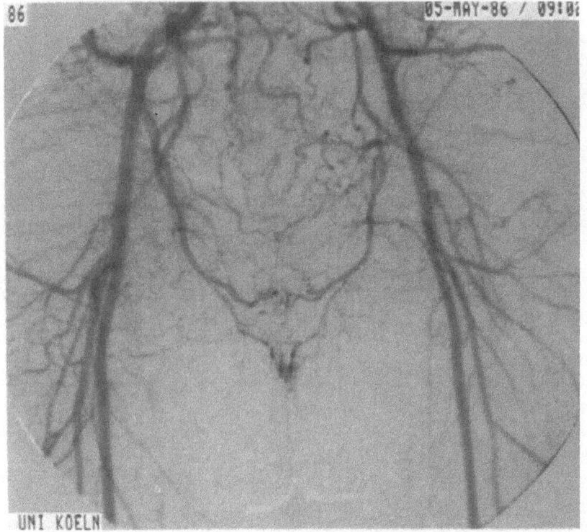

b

Abb. 112a–d. I.v. DSA bei vollständigen Verschlüssen der Beckenetage.
a 45 Jahre, männl. Regelrechte Darstellung der viszeralen Gefäßäste und infrarenalen Bauchaorta. Vollständiger Verschluß der A. iliaca communis links. Offene, nicht hypertrophierte A. mesenterica inferior. Rechts arteriosklerotische Plaques der A. iliaca communis. **b** gleicher Patient, Beckenetage: Wiederauffüllung der A. iliaca interna und externa links via Plexus rectalis gespeist aus der rechtsseitigen A. iliaca interna. Oberschenkelstrombahn frei. **c** 52 Jahre, männl. Stenose beider Nierenarterien, unpaare Viszeraläste frei. A. mesenterica inferior offen. Hochgradige Stenose der rechten A. iliaca communis. Hypertrophierte A. lumbalis IV rechts. **d** gleicher Patient, Beckenetage: Langstreckiger Verschluß der A. iliaca externa rechts Wiederauffüllung der A. profunda femoris rechts über Internaäste, insbesondere die A. obturatoria. Links langstreckige Stenosierung der A. iliaca interna, sowie Stenose der A. iliaca externa. Nur noch filiformes Lumen der A. femoralis superficialis links

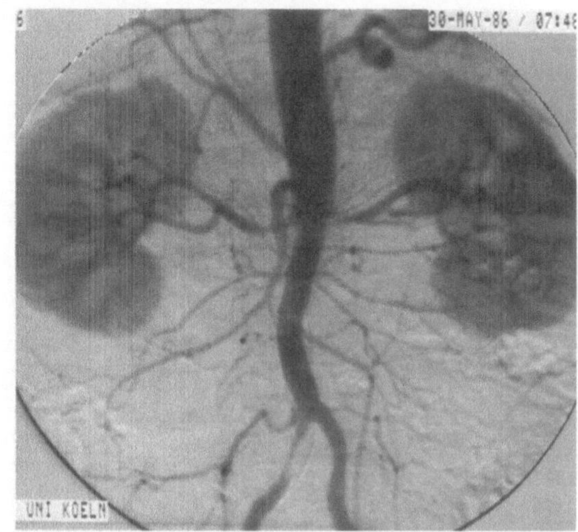

c

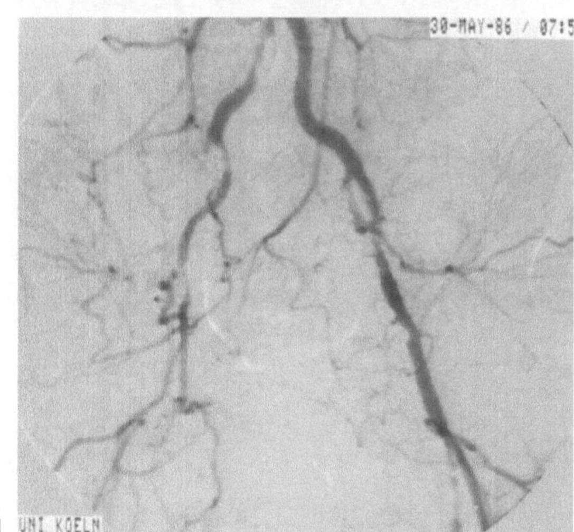

d

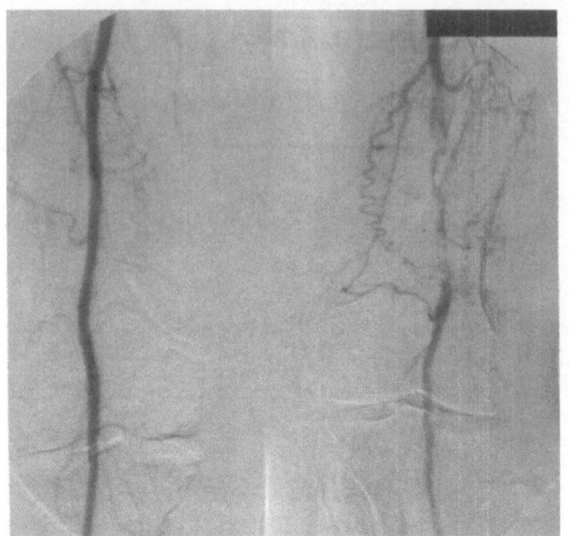

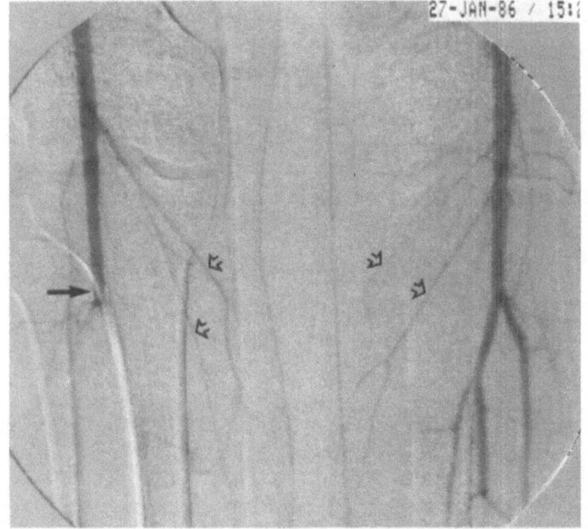

Abb. 113a–d.   I. v. DSA bei Verschlüssen der Ober- und Unterschenkelgefäße.
a 72 Jahre, männl. Langstreckiger, subtotaler Verschluß der A. femoralis superficialis hinter dem Adduktorenkanal. Das Gefäß ist nur noch abschnittsweise abgrenzbar und von Thromben ausgefüllt. Gute Kollateralisierung über Seitenäste mit Wiederauffüllung des Poplitealsegmentes. **b** 44 Jahre, männl. Akute Ischämie des rechten Beines durch embolischen Verschluß der Unterschenkelarterien im Trifurkationsbereich (→). Die vorgeschalteten Gefäßabschnitte sind frei durchgängig und ohne arteriosklerotische Wandveränderungen. Zartkalibrige Arterien des Rete articulare genus (⇒) beidseits gut abgrenzbar. Bildverbesserung durch Pixel Shift. **c** 29 Jahre, männl. „Thrombose par effort" der A. femoralis superficialis rechts nach mehrstündigem Surfen (➡). Beginnende Kollateralisierung nach distal. **d** Auffüllung der distalen A. poplitea über Kollateralen (→). Im Vergleich zur Gegenseite lumenverminderte Unterschenkelarterien und segmentaler, kurzstreckiger Verschluß der A. tibialis posterior (←). Verbesserung der Bildqualität durch Pixel Shift

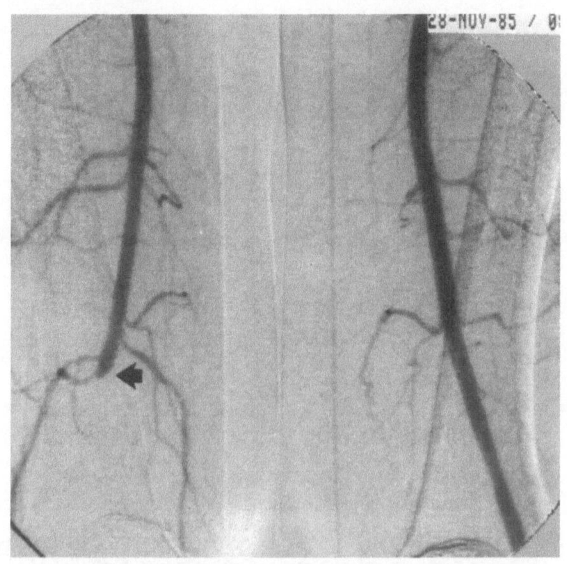

c

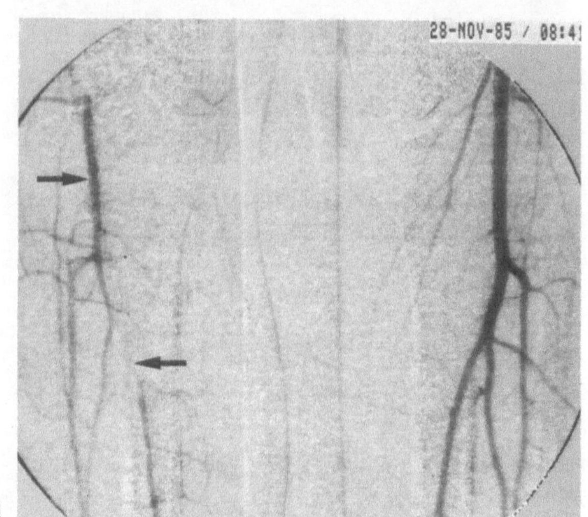

d

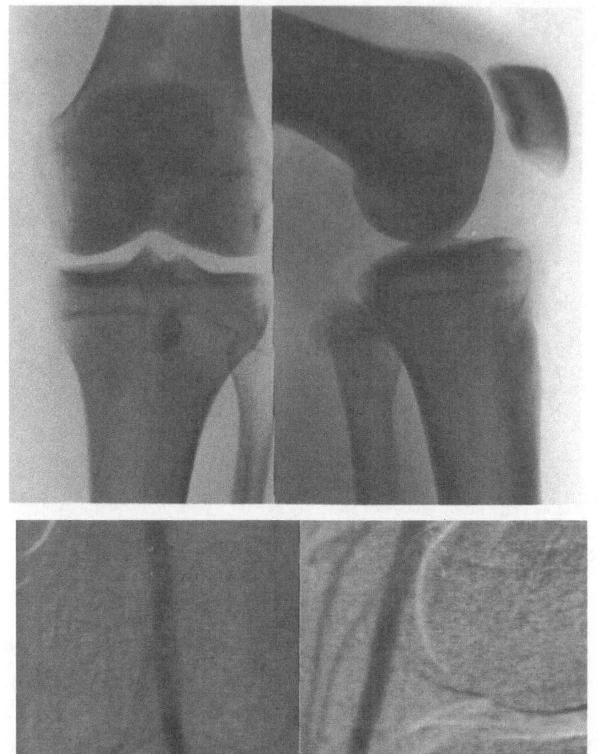

a

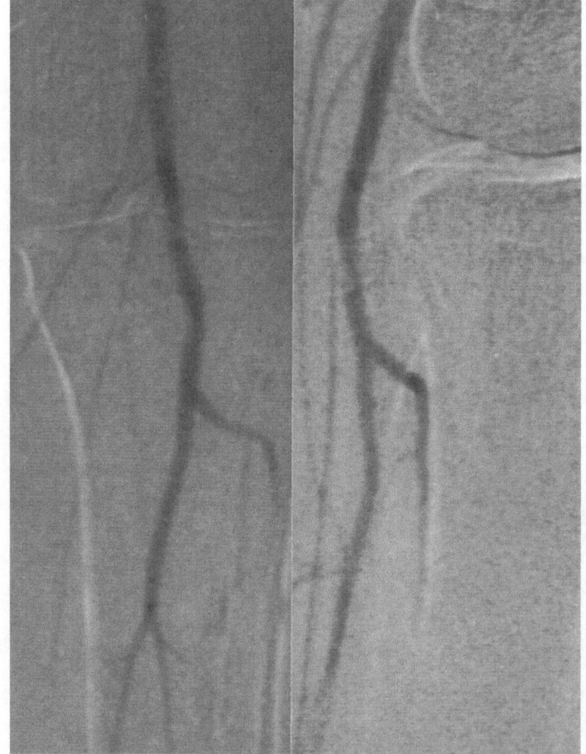

b

Abb. 114a, b.   I. v. DSA bei Kompression und Verlagerung der linken A. poplitea durch kartilaginäre Exostose.
a 25 Jahre männl. Von der dorsalen Zirkumferenz der Tibiametaphyse fingerförmig nach dorsal ausladende Exostose.   **b** I. v. DSA der A. poplitea a. p. und seitlich. Mäßige Verlagerung und Kompression der A. poplitea vorwiegend von medial

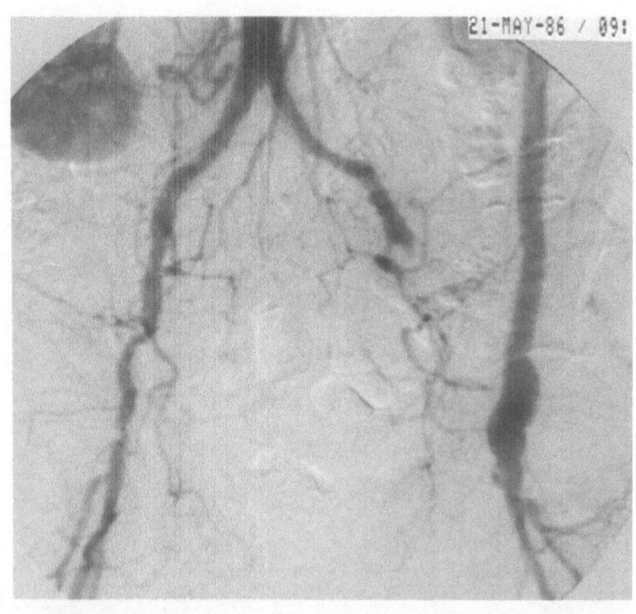

a

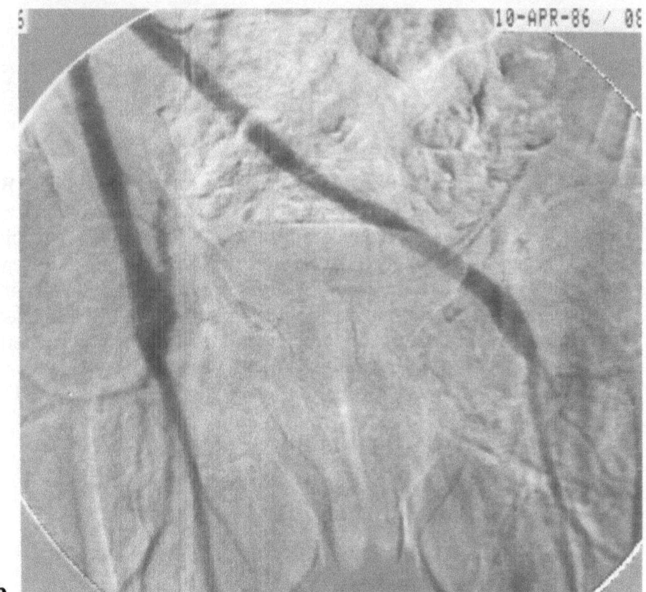

b

Abb. 115a, b.　I. v. DSA bei extraanatomischen Umleitungen.
a 83 Jahre, männl. Links-axillo- links-femoraler Bypass bei Verschluß der A. iliaca externa links.
Zeitgerechte Durchströmung des Bypass mit leichter Erweiterung an der Nahtstelle und guter
Auffüllung der A. profunda femoris. Langstreckige arteriosklerotische Wandauflagerungen in der
rechten Beckenstrombahn, insbesondere im Externabereich und der A. femoralis communis.
b 66 Jahre, männl. Rechts-axillo-bifemoraler Bypass. Kontrastierung des frei durchgängigen
Bypass, der die rechte A. profunda femoris und die linke A. femoralis superficialis auffüllt

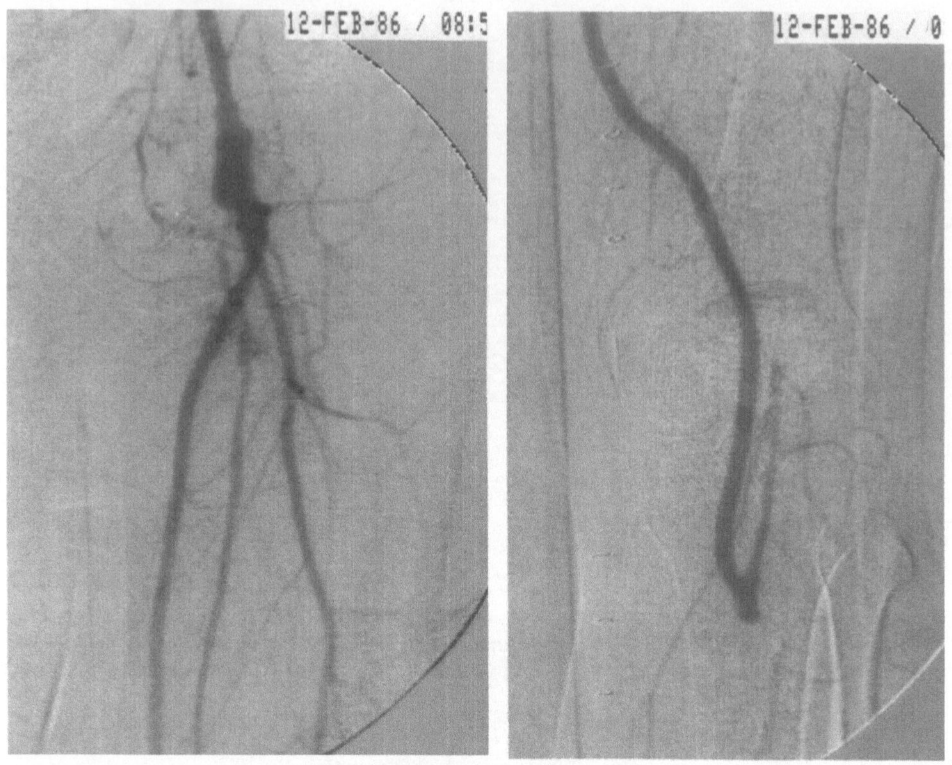

a

b

Abb. 116a–d.   I.v. DSA bei Zustand nach femoro-infraglenoidalem Bypass.
a 45 Jahre, männl. Becken-Oberschenkel-Etage: Operativ bedingte, geringe Erweiterung an der Ansatzstelle des Bypass. Abgangsstenose der A. femoralis superficialis. Nahtmaterial postoperationem. Hochgradige Stenosen der A. femoralis superficialis. **b** Regelrechte Durchgängigkeit des Bypass mit Wiederauffüllung der A. poplitea oberhalb der vollständig verschlossenen Trifurkation. Retrograder Fluß in die A. poplitea mit Auffüllung feiner Äste des Rete articulare genus. **c** Am Unterschenkel bis auf die feinen Äste des Rete articulare genus keine präformierte Strombahn mehr darstellbar. **d** Aufnahme des Bypass bei 90°-Kniebeugung („Flexionsangiogramm") Torsion und Knickung des Bypass bei Kniebeugung, jedoch gute Durchgängigkeit

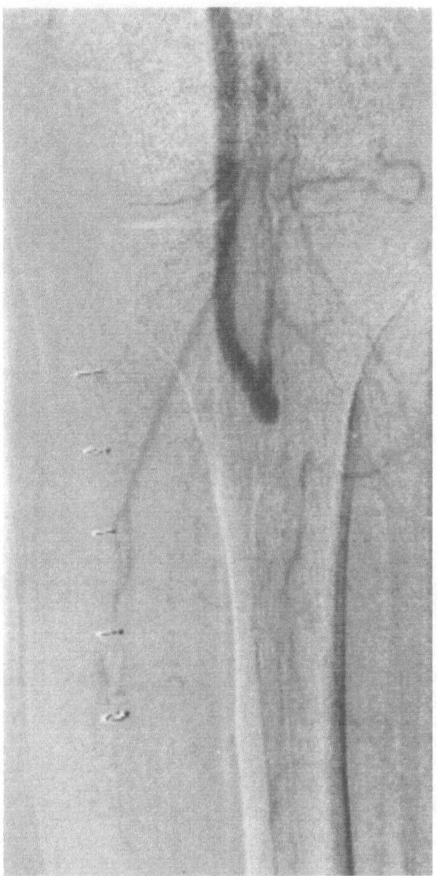

c

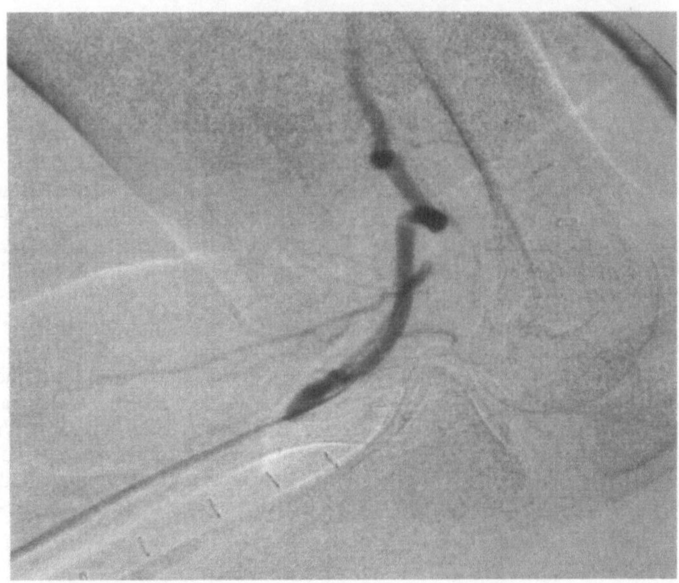

d

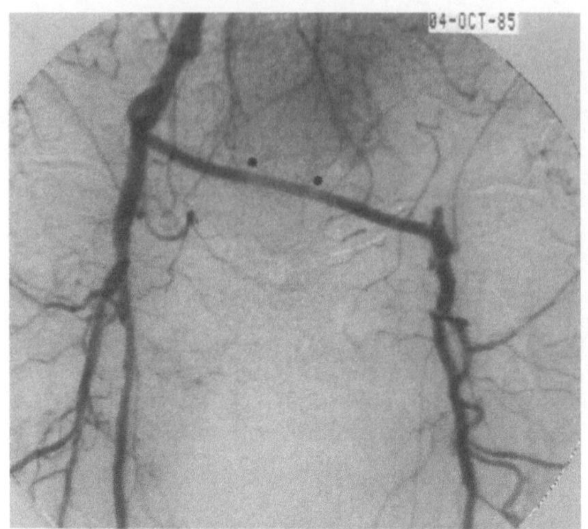

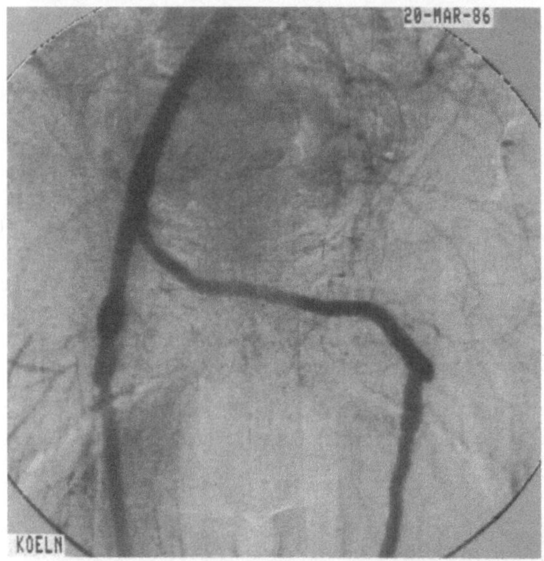

Abb. 117a–d.   I.v. DSA bei rechtsiliako-, linksfemoralen Cross-over-Prothesen.
a 65 Jahre, weibl. Ausfall der linksseitigen Beckenstrombahn und Überbrückung durch Cross-over-Bypass. Ausfall der linken A. femoralis superficialis. Gute Darstellung der Endäste der A. mesenterica superior (Aa. rectales superior). Abschwächung des Jodsignals (*) im mittleren Prothesenabschnitt, hervorgerufen durch eingefahrenen stabförmigen DSA-Filter („Mittelbalken") mit vermehrter Absorption und Aufhärtung der Strahlung. **b** 66 Jahre, männl. Aorto-rechtsfemorale Prothese mit rechtsiliako-/linksfemoralem Cross-over-Bypass und Anschluß an einen beidseitigen femoro-supraglenoidalen Bypass. Verspätete Auffüllung der Prothese. Deshalb noch vorhandene Beckenstrombahn beidseits bereits abgeflossen. **c** gleicher Patient, Darstellung des beidseitigen femoro-glenoidalen Bypass. Schnellerer Fluß links mit Wiederauffüllung des poplitealen Segmentes und retrograder Darstellung eines Anteils der A. femoralis superficialis mit Kollateralen. **d** Vollständige Darstellung des rechten femoro-supraglenoidalen Bypass auf späteren Aufnahmen mit leichter Stenose an der Anastomose mit der A. poplitea

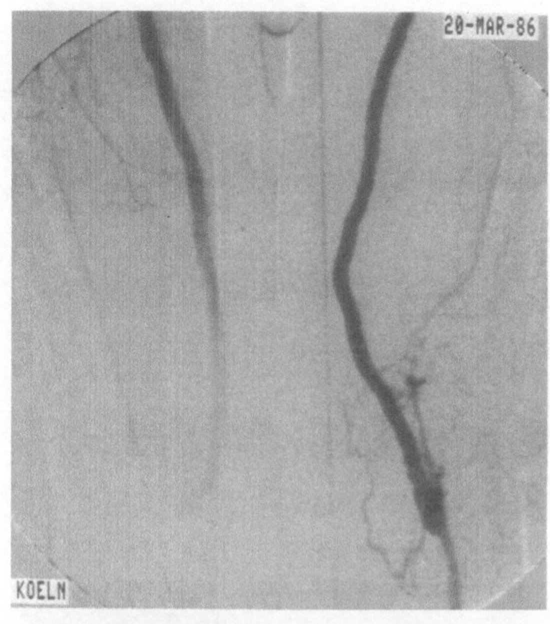

c

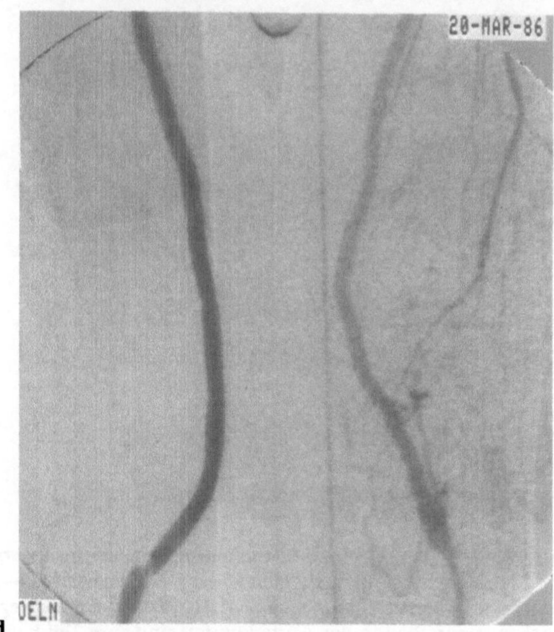

d

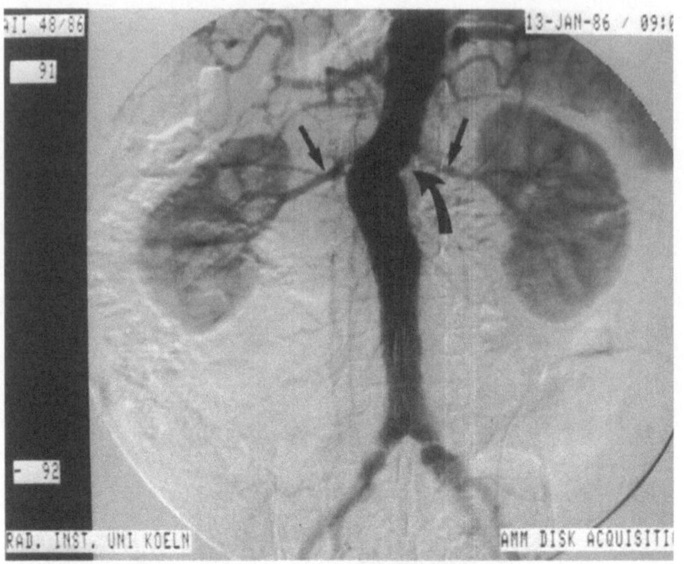

a

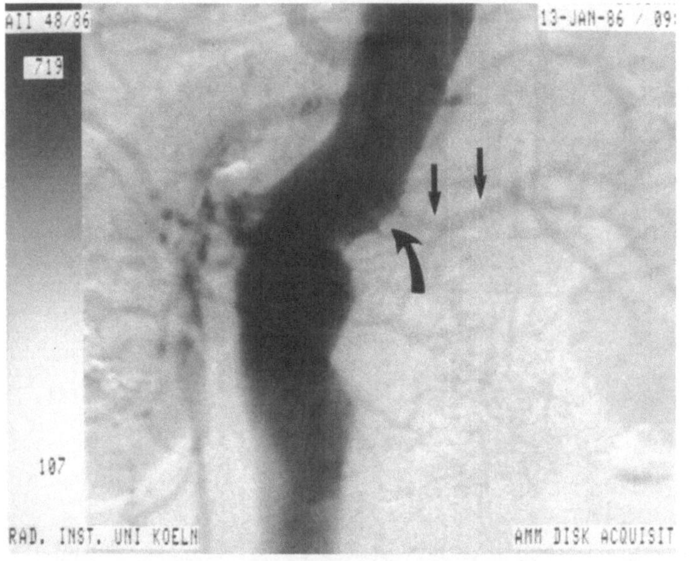

b

Abb. 118 a–d.   I. v. DSA bei infrarenalem Bauchaortenaneurysma (BAA).
a 71 Jahre, männl. Die nicht stenosierten Nierenarterien (→) gehen oberhalb des nach rechts und ventral gerichteten Aneurysmahalses (⌒↘) ab. Da es wegen der Elongation beim BAA immer auch zu einer Torsion der Aorta kommt, sind zum Teil halbschräge Aufnahmen zur freien Projektion, insbesondere der linken Nierenarterie zu empfehlen. Zur exakten Beurteilung des Abgangs der A. mesenterica superior ist eine streng seitliche oder 60–70° schräge Einstellung erforderlich. **b** Elektronische Ausschnittsvergrößerung der Nierenarterienabgänge (aus **a**).   **c** Elektronische Ausschnittsvergrößerung aus (**a**) der in das Bauchaortaaneurysma mit einbezogenen Anteile der A. iliaca communis beidseits (⇨).   **d** Unterhalb der Abgänge der A. iliaca interna beidseits regelrechte Darstellung der Beckenarterien und der proximalen Oberschenkelgefäße

AII 48/86
880
13-JAN-86 / 09:
0
RAD. INST. UNI KOELN
AMM DISK ACQUISIT

c

AII 48/86
75
13-JAN-86 / 09:
75
RAD. INST. UNI KOELN
AMM DISK ACQUISIT

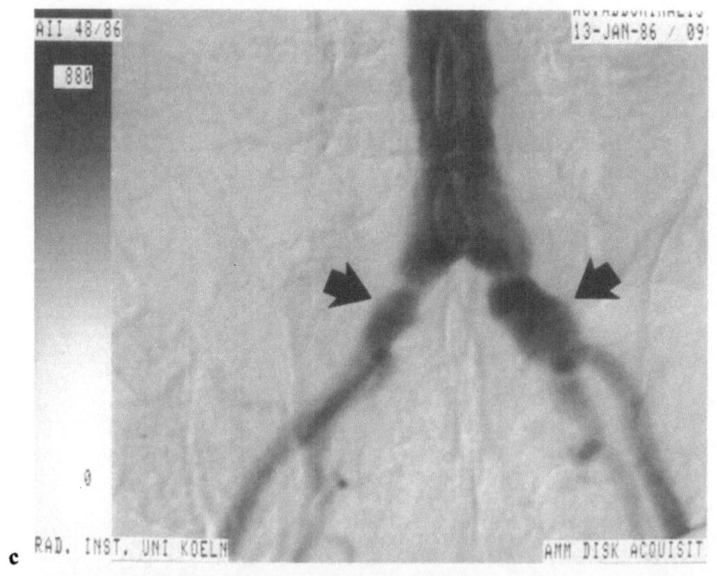

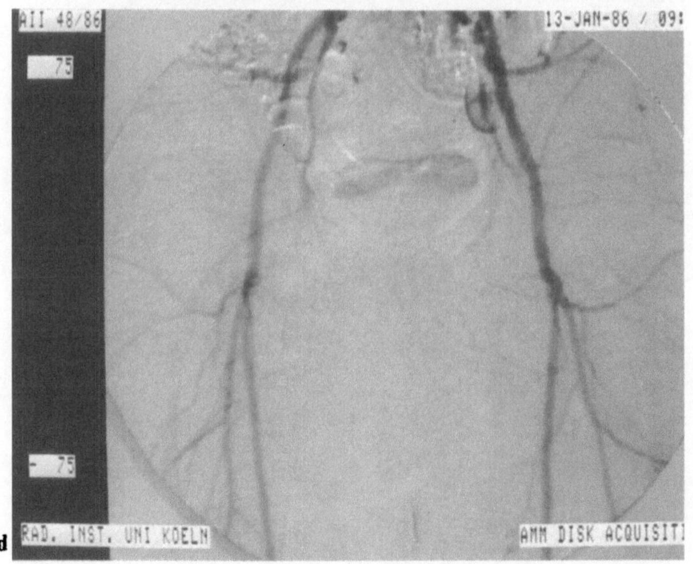

d

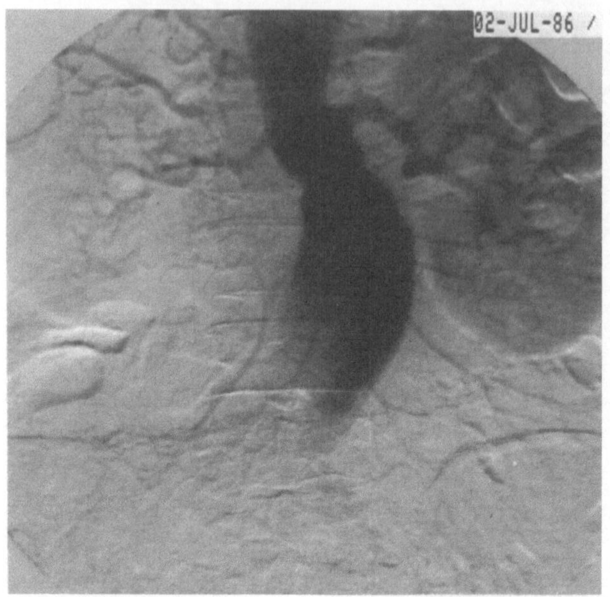

a

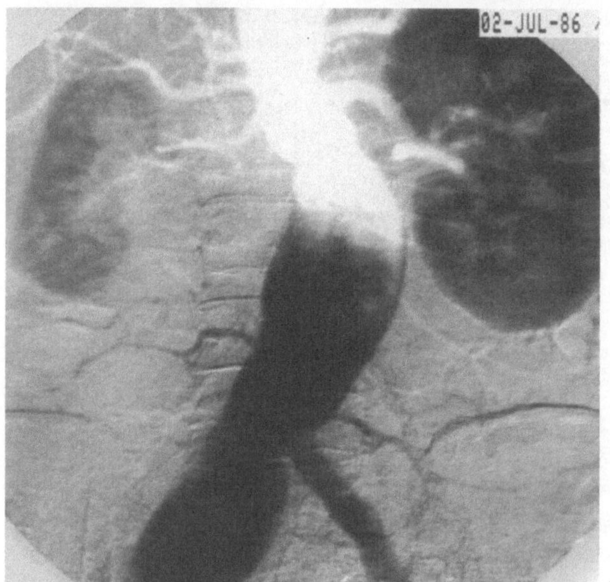

b

Abb. 119a–d.   I. v. DSA bei infrarenalen Bauchaortenaneurysmen.
a 61 Jahre, männl. Großes, infrarenales Bauchaortenaneurysma übergreifend auf die A. iliaca communis rechts. Frühe Phase. Schmallumige rechte A. renalis mit kleiner Niere. Kompensatorische Hypertrophie der linken Niere mit deutlich lumenweiterem Gefäß. Aneurysmahals nach links abgehend. Wegen langsamen Fluß und Verwirbelung des Kontrastblutes kann die supra- und infrarenale Aorta nicht simultan mit den Beckengefäßen dargestellt werden. **b** Auf den späten Füllungsaufnahmen mit früharterieller Maske Darstellung des unteren Aneurysmaanteils und der Mitbeteiligung der rechten A. iliaca communis bei normallumigem Abgang der linken A. lumbalis IV beidseits noch offen.

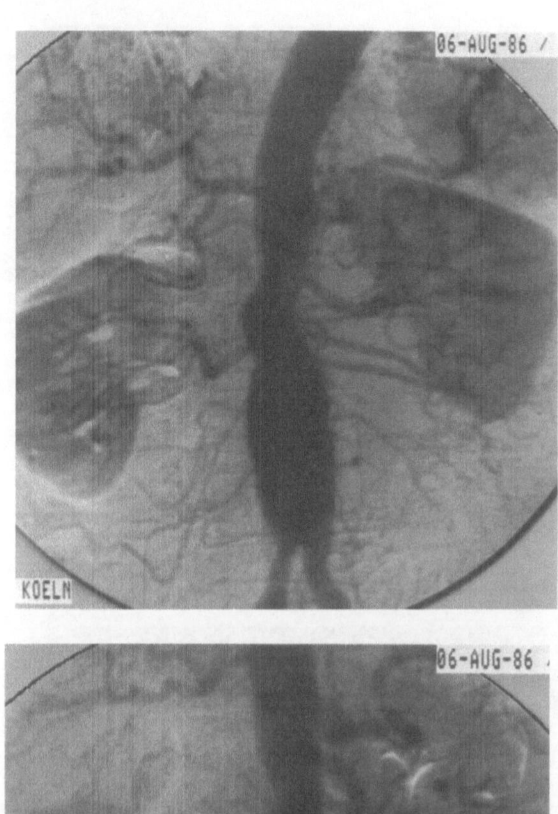

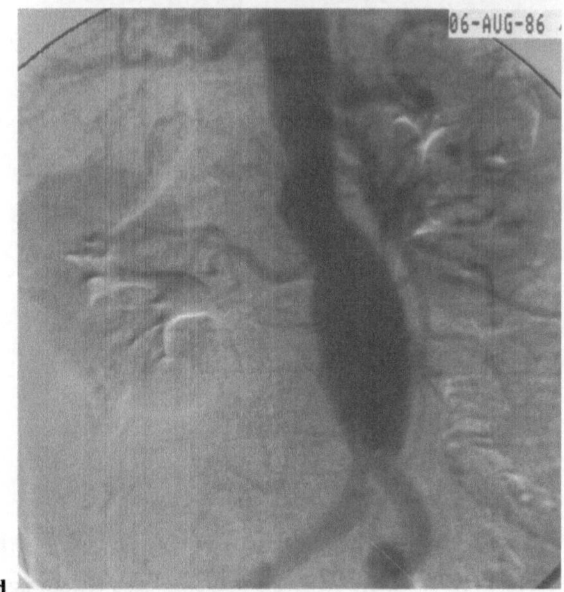

c 62 Jahre, männl. A. p.-Einstellung: Regelrechter Abgang der normal weiten linken Nierenarterie oberhalb des Aneurysmas. Abgang der rechten Nierenarterie wahrscheinlich dorsal aus dem Aneurysmahals. Geringe spindelförmige Erweiterung des infrarenalen Aortenlumens. Iliakalarterien nicht mit einbezogen. d Nach Anheben der rechten Seite um 45° Freiprojektion der rechts dorsal aus dem Hals des Aneurysma abgehenden, nicht stenosierten Nierenarterie. Gleichzeitig ist es möglich, den Abgang der A. mesenterica superior überlagerungsfrei darzustellen

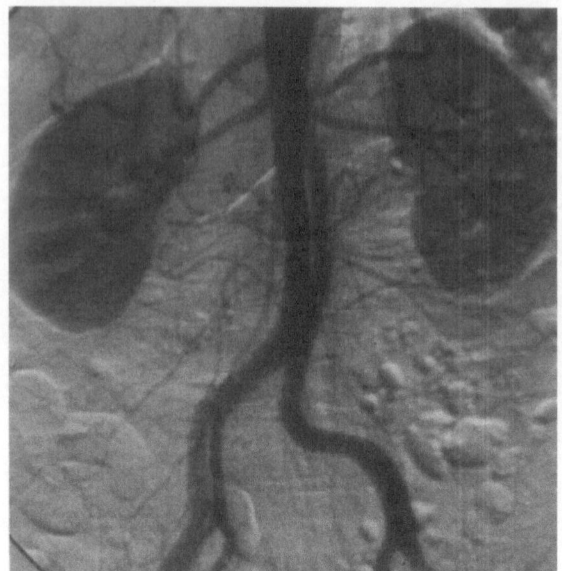

a

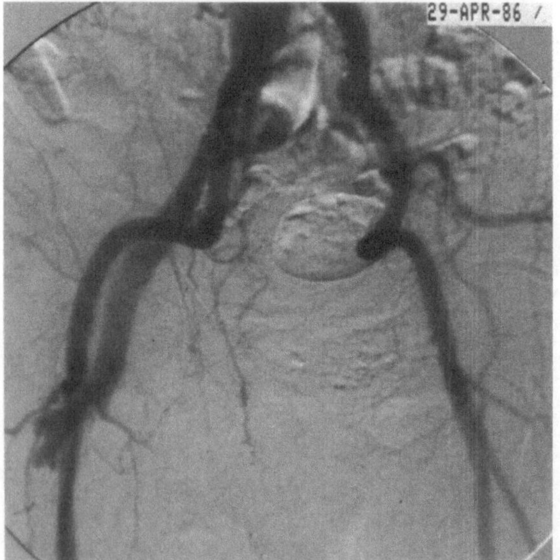

b

Abb. 120 a–f.   I. v. DSA bei Komplikationen nach Gefäßeingriff.
a 63 Jahre, weibl. Zustand nach Herzkatheter von rechts femoral. Langstreckige Dissektion der Aorta abdominalis und rechten Iliakalgefäße, bis nach links infrarenal heraufreichend. Durch die zum Strahlengang tangentiale Stellung der dünnen Dissektionsmembran gute Trennung zwischen echtem und falschem Lumen möglich.   **b** 66 Jahre, männl. AV-Fistel nach Herzkatheter von rechts-femoral. Regelrechte Darstellung der Becken-Bein-Strombahn. In Höhe der ehemaligen Punktionsstelle breite Verbindung zur V. femoralis mit kräftigem Kontrastmittelabstrom über die rechten Beckenvenen.

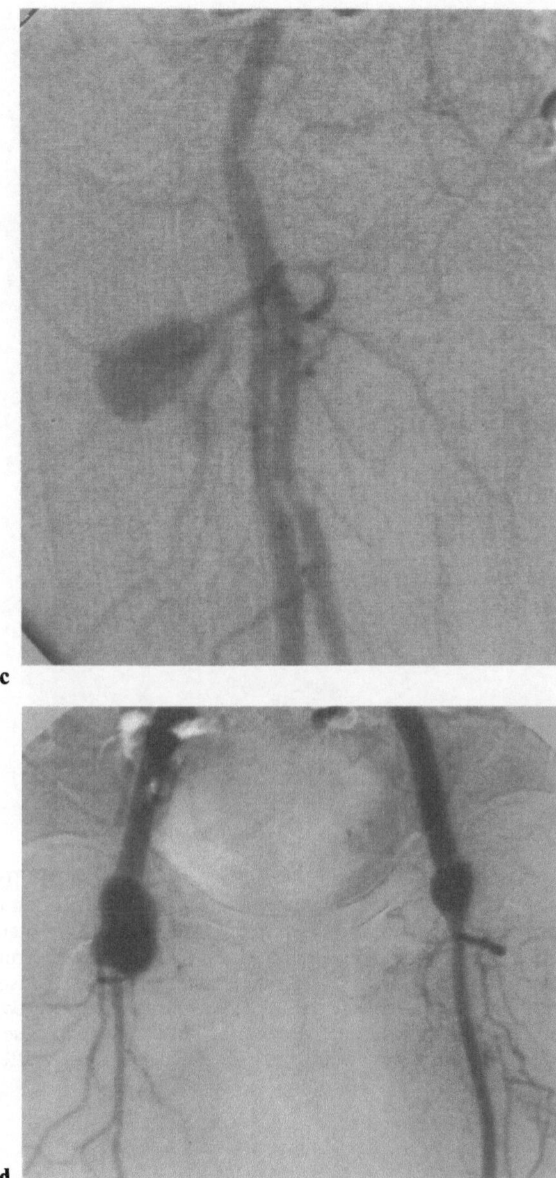

c 55 Jahre, weibl. Aneurysma spurium nach Angiographie. Links-30°-angehobene Aufnahme. Nach ventral reichender Punktionskanal mit Nachweis eines sich zunehmend füllenden KM-Depots in den Weichteilen. **d** 55 Jahre, weibl. Bilaterale Nahtaneurysmen nach aortobifemoraler Prothese. Regelrechte Darstellung der aortobifemoralen Prothese. Beidseits in Projektion auf die Nahtstelle Nachweis einer Gefäßerweiterung. Links regelrechte Verlängerung der Prothese auf einen femoro-supraglenoidalen Bypass, der sich zeitgerecht füllt. Rechts Ausfall der A. femoralis superficialis.

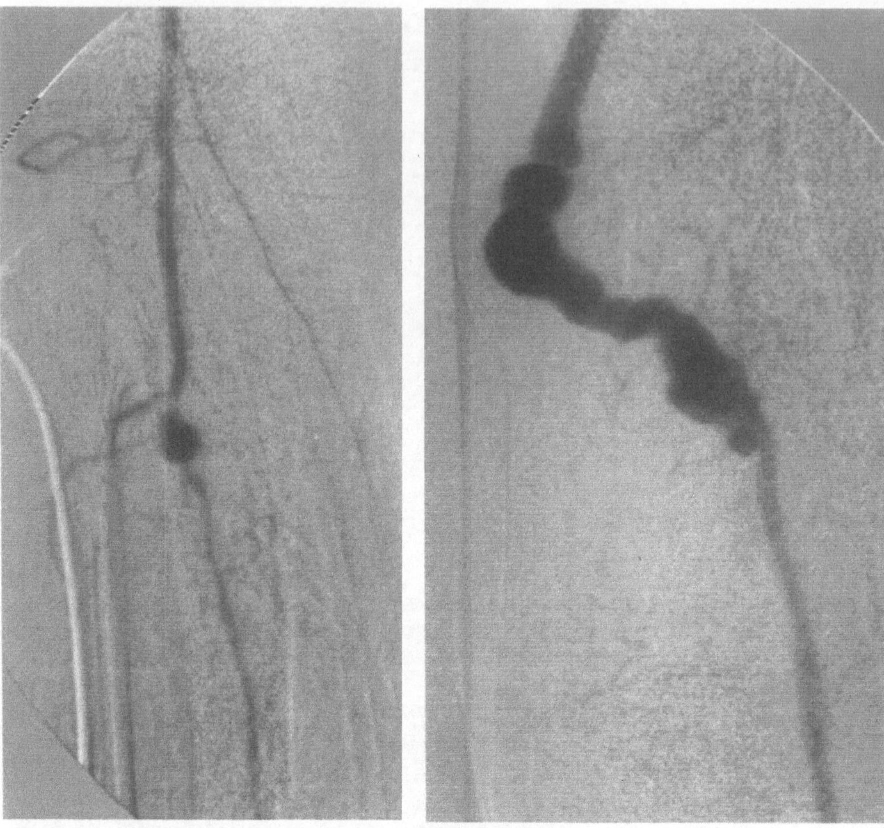

e   f

Abb. 120e. 55 Jahre, männl. Aneurysma spurium an der Trifurkation bei Zustand nach intraoperativer Perforation mit Fogarty-Katheter. Von der Trifurkation steht nur noch die A. tibialis posterior. Proximaler Abbruch der stenosierten A. tibialis anterior. Verschluß der A. fibularis. Etwa 1 cm großes Kontrastmitteldepot in Projektion auf den Truncus tibiofibularis mit vorgeschalteter höhergradiger Stenose. **f** 55 Jahre, männl. Aneurysmatische Wanddegenerationen im distalen Abschnitt eines alloplastischen femoro-supraglenoidalen Bypass (Materialermüdung). Elongation und tubuläre Erweiterung des distalen Anteils der Prothese mit regelrechter Weite des Anschlusses an die A. poplitea. Deutlich seitengleicher Kontrastmittelabfluß mit Verzögerung links

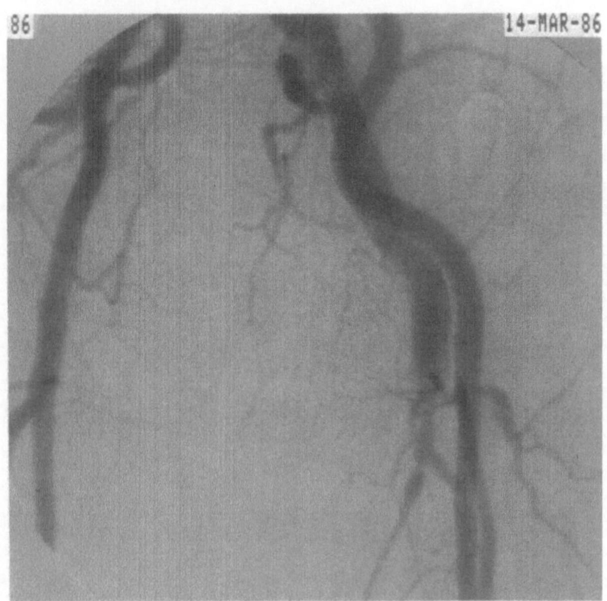

a

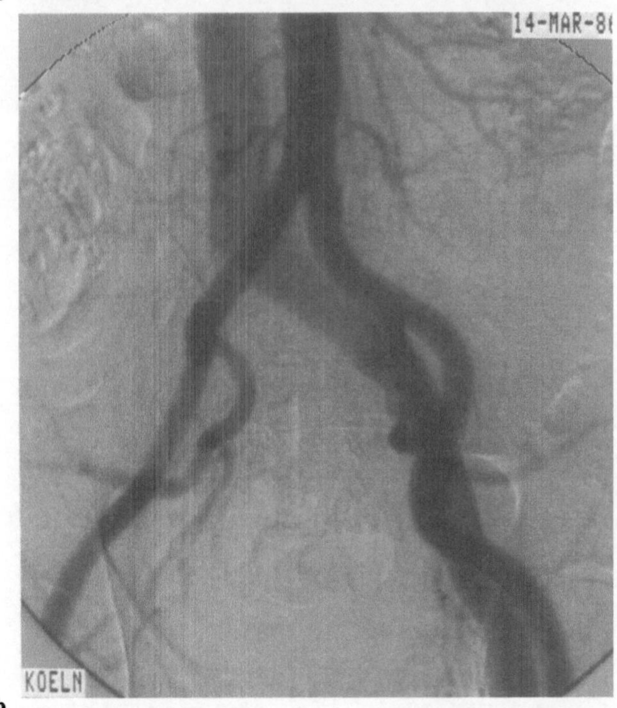

b

Abb. 121 a, b.   I. v. DSA bei künstlichem AV-Shunt nach Operation einer Beckenvenenthrombose, Normalbefund.
35 Jahre, männl.   **a** Geringe Elongation der linken arteriellen Beckenstrombahn. Regelrechte Darstellung des AV-Shunts mit normalem Abstrom über die A. iliaca externa und communis. **b** Hohe Einstellung mit Darstellung der Venenbifurkation und der V. cava inferior

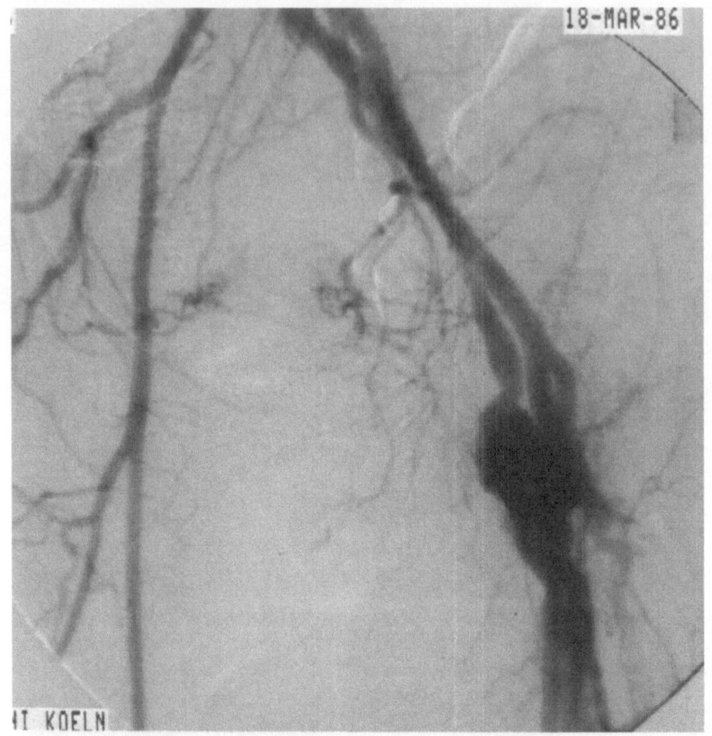

a

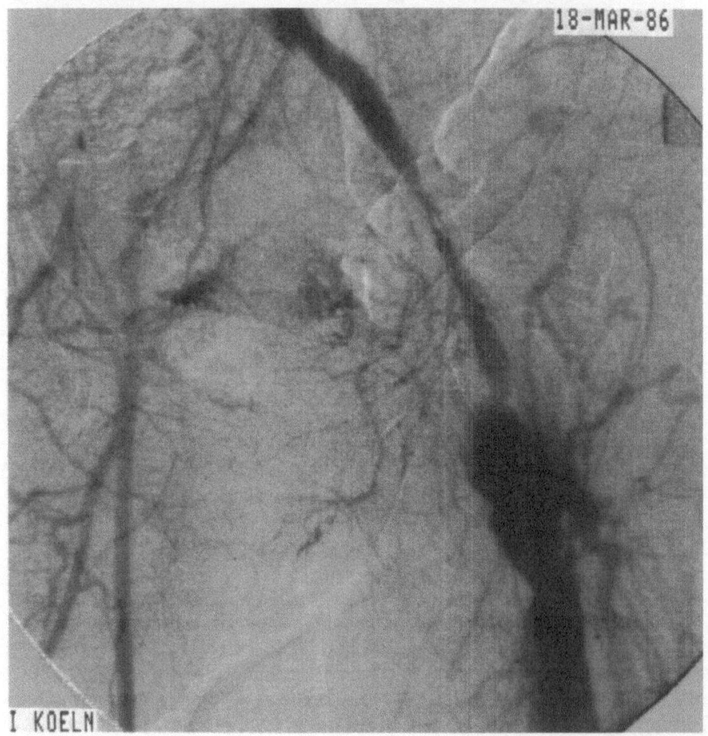

b

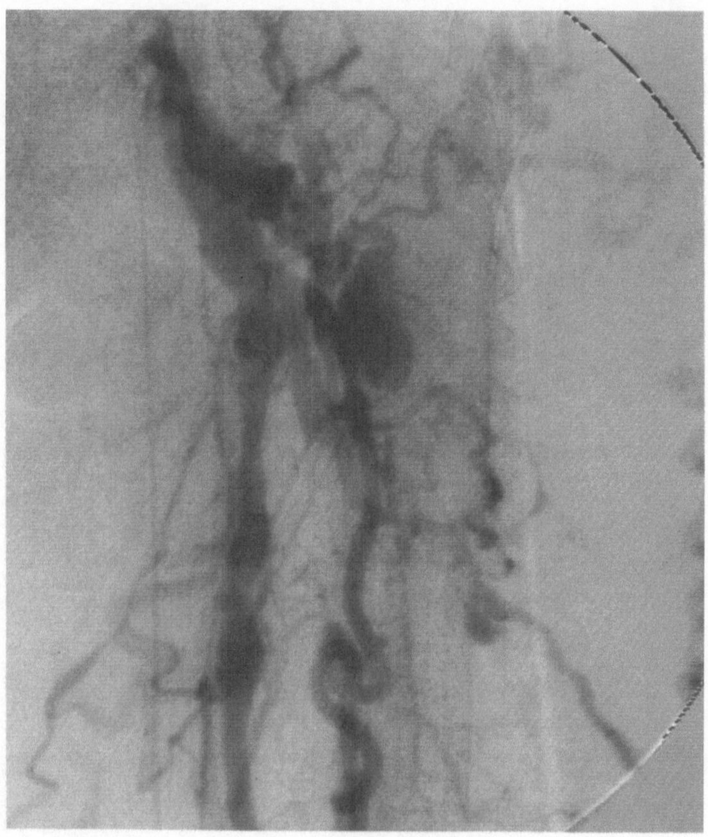

c

Abb. 122 a–c. I. v. DSA bei AV-Shunt nach Beckenvenenthrombose.
40 Jahre, weibl. **a** Aufnahme 30° rechts angehoben. Regelrechte Darstellung des AV-Shunts mit
kontrastreichem Rückfluß in die Oberschenkelvenen. Überlagerung der abfließenden Beckenvene
links durch den arteriellen Zufluß. **b** Spätere Phase. Langstreckige Stenosierung der abführenden
Beckenvene mit venösem Rückfluß in die Oberschenkelvenen. **c** Einstellung auf den Oberschenkel. Venöse Phase. Der massive Rückfluß in die varikös erweiterten Oberschenkelvenen ist deutlich nachweisbar. Kein Abfluß dieser Venen zur Gegenseite

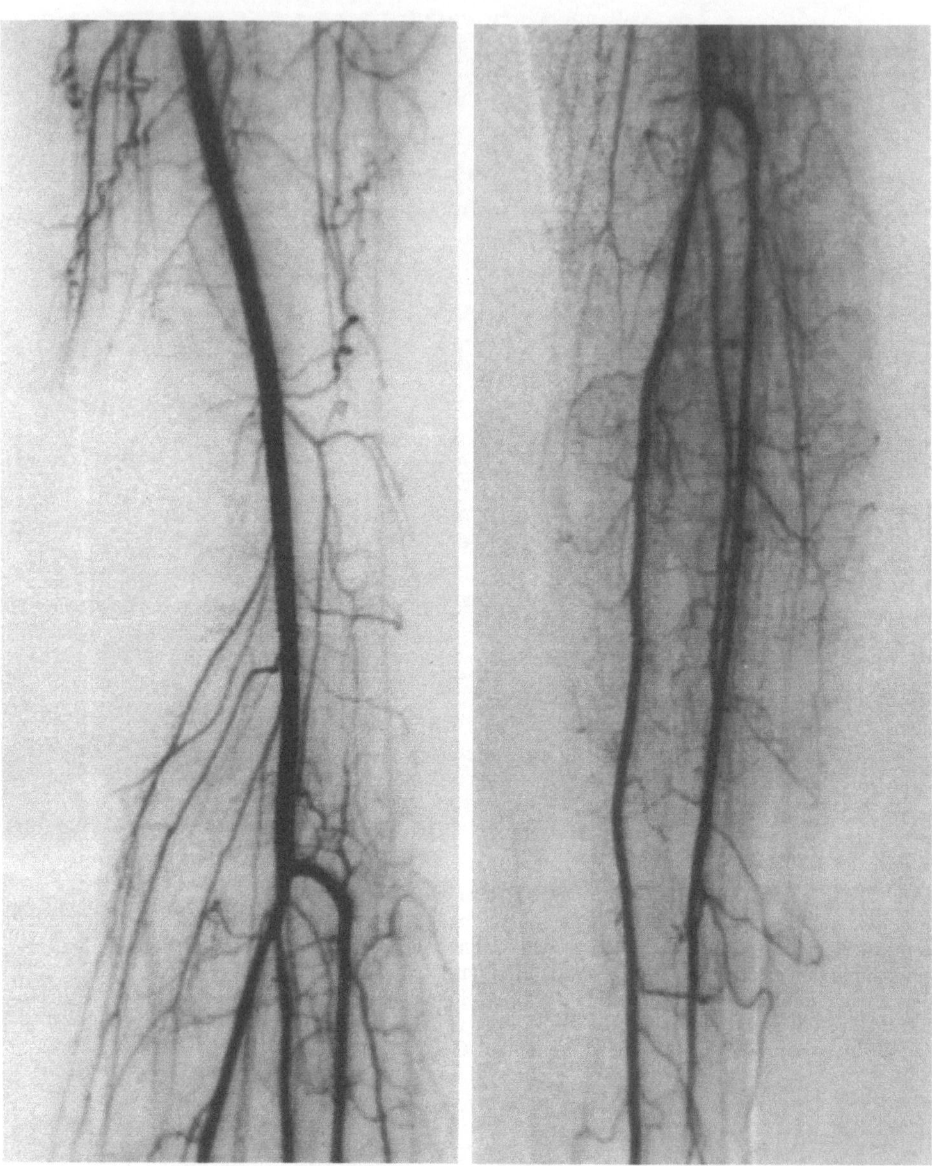

Abb. 123a–d. I. a. DSA der Beinstrombahn nach lokaler Lyse.
a 65 Jahre, weibl. Zustand nach lokaler Lyse einer arteriellen Embolie in der linken Trifurkation.
Kontrolle. A. femoralis superficialis, Poplitea und Trifurkation frei durchgängig. Kontrastreiche
Darstellung der Trifurkation und des Rete articulare genus. b A. tibialis posterior frei durchgän-
gig, ebenso die A. peronea. Scheinbarer Abbruch der A. tibialis anterior im distalen Unterschen-
keldrittel. c Die Einstellung auf das distale Unterschenkeldrittel und den Fuß zeigt einen
Abbruch der A. tibialis posterior und anterior in Höhe des Sprunggelenkes. Durchblutung des
Fußes nur über Kollateralen. d 54 Jahre, weibl. I. a. DSA eines in die A. femoralis communis
implantierten Ports zur Dauerperfusion. Nach Punktion des Ports mit der Huber-Nadel manuelle
Injektion und kontrastreiche arterielle Darstellung der A. femoralis superficialis

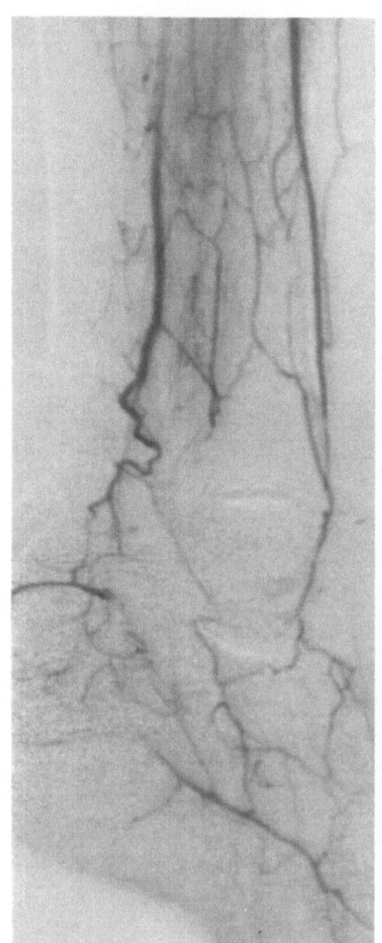

c

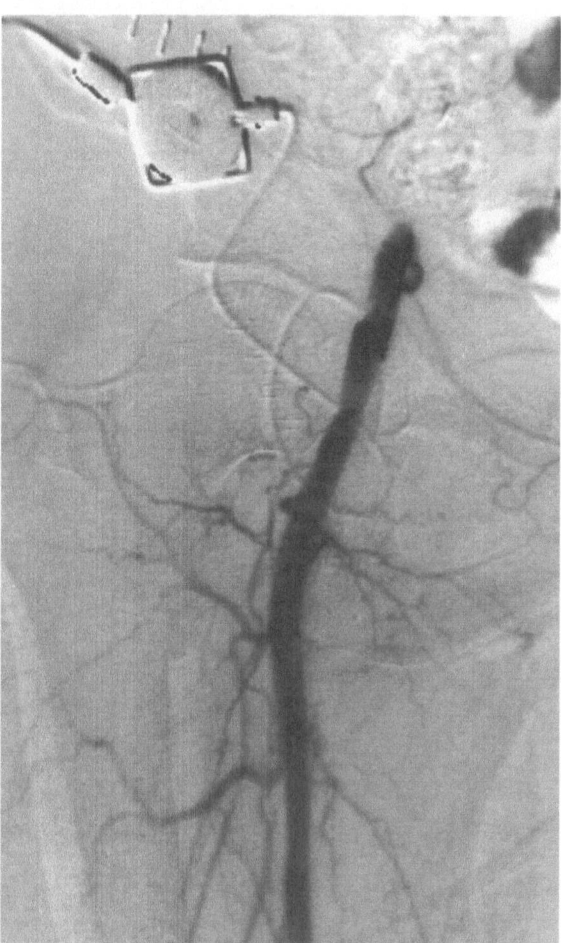

d

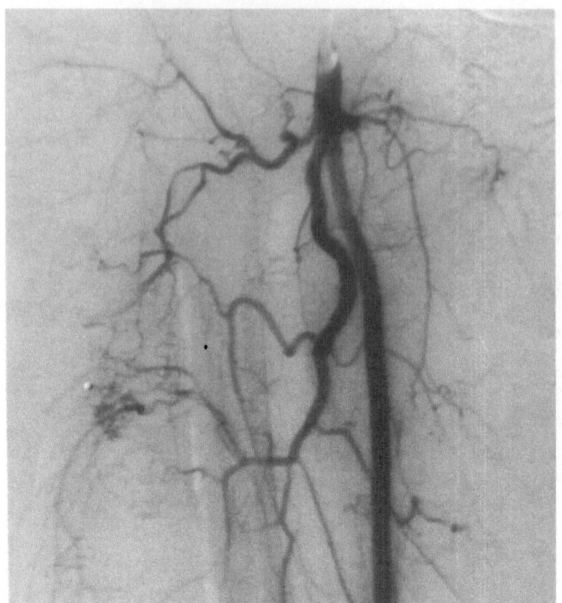

a

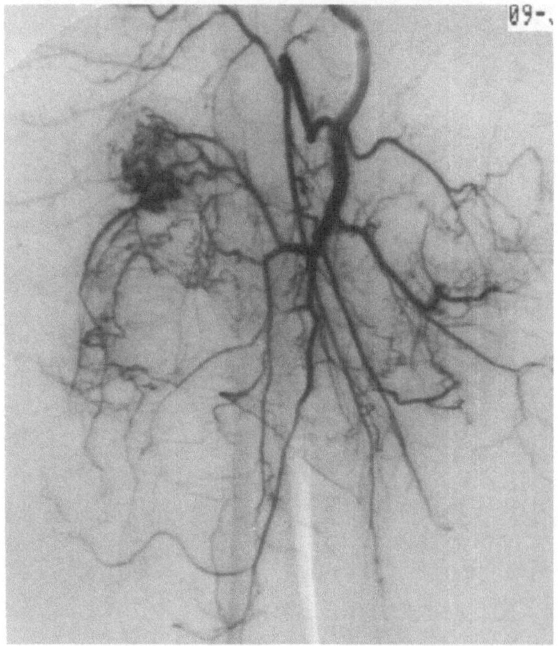

b

Abb. 124 a–d. I. a. DSA der rechten Oberschenkelstrombahn bei Liposarkom.
68 Jahre, weibl. **a** Antegrade Darstellung der Profundagabel mit übergehängtem F5-Katheter nach links-femoraler Punktion. Versorgung des Tumors über die hypertrophierte A. profunda femoris mit Nachweis multipler, pathologischer Gefäße, die sehr detailreich zur Darstellung kommen. **b** Nach superselektivem Vorschieben des Katheters in die A. profunda femoris isolierte Darstellung der tumorversorgenden Gefäße mit kontrastreicher Darstellung auch kleiner patholo-

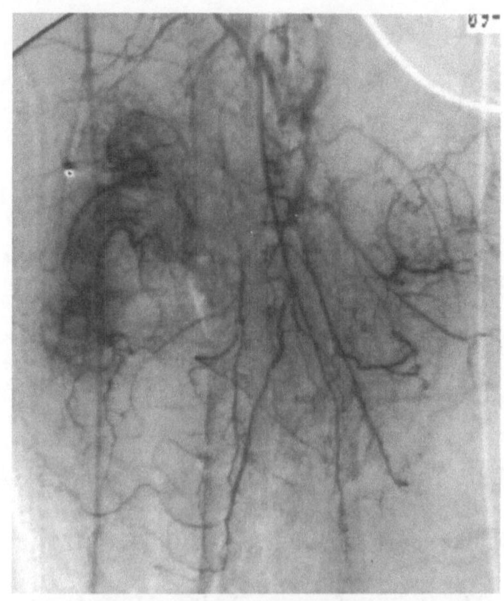

c

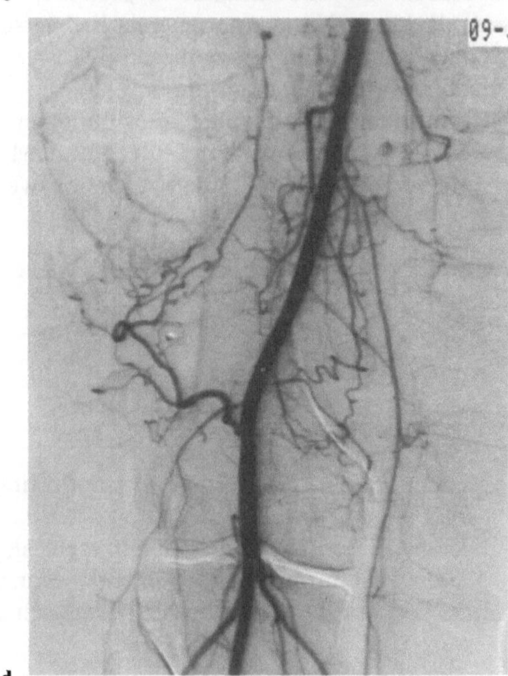

d

gischer Gefäße. **c** Spätphase von **b**. Deutliches KM-Pooling mit Verweilen des Kontrastmittels in den pathologischen Gefäßen. Leichte Parenchymanfärbung des Tumors. **d** Untersuchung des distalen Oberschenkeldrittels mit Kniegelenk. Eindeutige Mitversorgung des Tumors von kaudal durch aus der A. femoralis superficialis abgehende hypertrophierte Muskeläste

3.8 Niere

K. F. R. Neufang, D. Beyer

3.8.1 Differentialindikationsstellung i.v. DSA/i.a. DSA

Indikationen zur i.v. DSA (Abb. 125–135)

- Verdacht auf renovaskuläre Hypertonie,
- Verdacht auf Nierenarterienembolie/-verschluß,
- Diagnosesicherung Einzelniere,
- Kontrolle nach Operation,
- Kontrolle nach perkutaner transluminaler Angioplastie (PTA),
- (Transplantatnieren: *Cave:* Zu großes KM-Angebot bei mehreren Serien, insbesondere bei bereits erhöhten Retentionswerten).

Merke: Etwa 95% aller i.v. DSA der Niere dienen der Abklärung einer Hypertonie.

Fehlindikationen zur i.v. DSA

- Nierentumoren: Zu geringe Ortsauflösung nach intravenöser Kontrastmittelgabe,
- Nierenspender: Poläste werden in mehr als einem Drittel der Fälle übersehen,
- Nierenvenenthrombosen: Fehlende Darstellung der Nierenvenen nach i.v. Injektion des KM nicht beweisend, da auch bei Gesunden häufig fehlend.

Indikationen zur i.a. DSA (Abb. 136–140)

- Alle vorgenannten Indikationen, wenn i.v. DSA nicht diagnostisch oder unklar,
- während perkutaner transluminaler Angioplastie (PTA),
- Transplantatniere (Stenose, Abstoßung),
- präoperativ: Gefäßversorgung, Tumorembolisation, Nierenvene,

- Verdacht auf Nierenvenenthrombose,
- pararenale (z. B. suprarenale) Raumforderung.

Merke: Die Blattfilmangiographie ist heute nur noch erforderlich
- wenn der Patient nicht kooperiert,
- wenn der Durchmesser des Patienten zu groß ist, um ein ausreichendes Jodsignal zu ermöglichen,
- bei der perkutanen transluminalen Angioplastie, um Ballondurchmesser und
-länge zu bestimmen.

3.8.2 Nierenarterienstenose

Merke: Etwa 95% aller i.v. DSA der Niere dienen der Abklärung einer Hypertonie.

Formen der Nierenarterienstenose (Abb. 127, 129)

- *Arteriosklerose* (65%), jenseits des 50. Lebensjahres gehäuft. 70% einseitig, 30%
beidseitig. Lokalisation: Aortennahe 2 cm der Nierenarterien.
- *Fibromuskuläre Dysplasie* (35%), meist vor dem 40. Lebensjahr diagnostiziert.
Mehrere Formen (Fibroplasie der Media, Perimedia oder Intima; Hyperplasie
oder Dissektion der Media). Frauen bevorzugt, Lokalisation: jeder Abschnitt
der Nierenarterie, selten isolierter Segmentarterienbefall. Rechte Seite bevorzugt.

Merke: Häufigste Ursachen des renovaskulären Hochdruckes sind Stenosen
der Nierenhauptarterie, einer Pol- oder Segmentarterie.

Voruntersuchungen

Klinische Untersuchung
Sicherung der Hypertonie, Geräuschbefund.

Labor
Elektrolyte, Kreatinin (Clearance).

Sonographie
Organgröße, Parenchym (Breite, Reflexmuster). Nierentumor, Nierenarterienaneurysma, Nebennierenprozeß und Bauchaortenaneurysma ausschließen!

Merke: Eine *selektive Reninbestimmung* aus dem Nierenvenenblut kann zusammen mit der i.v. DSA (femoralvenöser Zugang, Blutentnahme vor KM-Injektion!) durchgeführt werden. Das Urogramm erfolgt nach der i.v. DSA! Abdomenübersicht („Leeraufnahme") *vor* KM-Injektion nicht vergessen!

Mit der i.v. DSA konkurrierende Funktionsuntersuchungen

Seitengetrennte Jod-131-Hippuran-Clearence

Unspezifisch, bei zahlreichen Nephrouropathien pathologisch.

Isotopennephrogramm (ING)

Sensitivität 85%, Spezifität 79%. Negativer Vorhersagewert über 97%, positiver Vorhersagewert bei einer Prävalenz der Nierenarterienstenose im untersuchten Krankengut von 10%: 32,0%.

Merke: Der Wert des ING liegt im weitgehenden Ausschluß einer hämodynamisch wirksamen Stenose bei Normalbefund.

Lopirintest (Captopril-Test)

Lopirin bewirkt als selektiver Hemmer des Angiotensin-converting-enzyme (ACE) bei angiotensinabhängigem Hypertonus nach i.v. Injektion oder oraler Gabe einen schnellen RR-Abfall und raschen Anstieg des peripheren Plasmarenins.

Technik der i.v. DSA

Gerätetechnische Voraussetzungen

- Bildverstärker mit 25 cm Feld reicht aus, um beide Nierenarterien bis zum Hilus darzustellen (Abb. 125). Bei 35 cm Feld bessere Übersicht über beide Organe, insbesondere bei Lageanomalien und aberrierenden Gefäßen (s. Abb. 6, 111 c).
- Matrixgröße 512 × 512.
- Bei gepulster Aufnahmetechnik bessere Bildqualität als bei kontinuierlichem Durchleuchtungsbetrieb.
- EKG-Triggerung als Option (nur bei Pulsbetrieb möglich).
- Frei wählbare Bildfrequenz (nur bei Pulsbetrieb möglich): 1 B/s meist ausreichend, wesentliche Voraussetzung zur Minimierung der Strahlenexposition, besonders bei jüngeren Patienten.
- L-C-Arm zur Doppelangulation: Gefäßüberlagerungen können gelegentlich nur mit Doppelangulation ausreichend geklärt werden (Abb. 129).
- Kompressorium.

Patientenvorbereitung

- nüchtern,
- laxierende Maßnahmen am Vortage,
- Aufklärung: KM-Nebenwirkungen, seltene Armvenenthrombose oder Thrombophlebitis. In weniger als 5% femoralvenöser Zugang, da meist jüngere Patienten.

Patientenlagerung

- Rückenlage. Wenn technisch möglich, a.p.-Strahlengang bevorzugen (Strahlenentlastung des roten Knochenmarks in der LWS), sonst p.a.
- Kompression des Abdomens mit einem breiten Gurt zur Verringerung des Patientendurchmessers sowie zur Abdrängung des Darmes von Gefäßabgängen aus der Aorta. Zugleich Reduktion der Bauchatmung, Verringerung der Strahlendosis.

Injektionstechnik

- Zentralvenös (V. basilica bevorzugt) 40 ml, 20 ml/s.
- Vor KM-Injektion 40 mg Buscopan oder anderes Spasmolytikum.

Merke: Kontraindikationen für Buscopan beachten – Engwinkelglaukom, Prostataadenom mit Restharnbildung, Stenosen im Magen-Darm-Trakt, Tachyarrhythmie.

Aufnahmeparameter

- 1(–2) B/s.
- (EKG-Triggerung).
- 35 cm BV. Nur bei schlanken Patienten ist ein „Zoomen" auf 25 oder 17 cm sinnvoll, da sonst der Effekt der höheren Ortsauflösung durch geringere Kontrastauflösung verloren gehen kann (höhere Aufnahmespannung, s. S. 8).
- Seriendauer 8–12 s.
- 5 (10) µGy/B, Pulsbetrieb.
- Im Durchschnitt 2–3 Serien:
  1. Serie – sagittal,
  2. Serie – links 20° angehoben,
  3. und folgende Serien – rechts angehoben, falls erforderlich ergänzende Serie(n) mit stärkerer kraniokaudaler Röhrenkippung (L-C-Arm!).
- Bei Überlappung durch sich früh aufzweigende Nierenarterien oder A. hepatica/A. gastroduodenalis: 20° kaudal geneigter Strahlengang.

Merke: Die i.v. DSA erfolgt in gleicher Technik:
- Bei Verdacht auf Nierenarterienembolie/-verschluß (lange Serie!), zur Diagnosesicherung einer Einzelniere (meist nur eine Serie erforderlich).
- Als Kontrolle nach Operation oder perkutaner transluminaler Angioplastie.

Ergebnisse

Diagnostische Untersuchungen: über 95%,
Gesamttreffsicherheit: um 90%,
Sensitivität (richtig positiv): 86%,
Spezifität (richtig negativ): 92%,
Vorhersagewerte bei Prävalenz einer Nierenarterienstenose von 10%:
- normaler Vorhersagewert: 98,3%,
- pathologischer Vorhersagewert: 55,6%.

Merke: Wenn durch Voruntersuchungen eine Patientenauswahl erfolgt, und in etwa 10% der Patienten eine Nierenarterienstenose zu erwarten ist, so haben über 50% der Patienten mit als pathologisch bezeichneter i.v. DSA wirklich eine hämodynamisch wirksame Nierenarterienstenose, und über 98% der Patienten mit negativer i.v. DSA keine Nierenarterienstenose. Bei besserer Selektion der Patienten nimmt der pathologische Vorhersagewert weiter zu und die Zahl falsch-positiver Befunde folglich ab.

Fehlermöglichkeiten, Probleme und Einschränkungen (Abb. 18, 125, 126, 128–130)

- Starke *Gefäßpulsationen* → EKG-Triggerung!
- *Adipositas* (Streustrahlung, hohe KV: geringes Jodsignal) → stärker komprimieren.
- *Eingeschränkte Herzleistung* (*Cave* hohe KM-Menge und Verstärkung der Herzinsuffizienz).
- *Höheres Lebensalter:* Patienten jenseits des 60. Lebensjahres (Zahl der eingeschränkt oder nicht beurteilbaren Untersuchungen nimmt signifikant zu).
- *Eingeschränkte Kooperationsfähigkeit,* Sprachschwierigkeiten, Angst → Patienten beruhigen, Untersuchungsvorgang erklären, evtl. Dolmetscher.
- *Ungenügende Darmreinigung.*
- *Gefäßüberlagerungen* (mehrere Serien, Doppelangulation).
- *Plaques mit Kalkeinlagerungen* (täuschen einen höheren Stenosegrad vor).

Merke: Eine ausreichende Darstellung von Subsegmentarterien gelingt auch bei guter Untersuchungstechnik mit der i.v. DSA in nur etwa 30%.
Infolge Gasüberlagerung von Magen und linker Kolonflexur sind auf der linken Seite häufiger als rechts Artefakte durch Darmgas zu erwarten!

3.8.3 Transplantatniere

Indikationen zur Angiographie

Häufigste Fragestellung ist die Transplantatnierenarterienstenose (schwer einstellbarer Hypertonus, evtl. Geräuschbefund, meist kein akuter Funktionsverlust) (Abb. 137).
Typische Befunde:

- Knickstenose der Transplantatnierenarterie (Operationstechnik!),
- Arteriosklerose der Transplantatnierenarterie,
- Stenose der A. iliaca communis,
- Aneurysma der Transplantatnierenarterie (selten),
- arteriovenöse Fistel nach diagnostischer Punktion (selten).

Merke: Die Abstoßung (Hypertonie, Funktionsverlust, evtl. Schmerzen, Fieber) wird heute in der Regel *nicht* angiographisch, sondern klinisch, sonographisch (Duplex-Scan!), nuklearmedizinisch und/oder durch Punktion diagnostiziert.

Angiographische Technik

Merke: Obwohl bei normalen Retentionswerten auch eine i.v. DSA zu diskutieren ist, hat die i.v. DSA folgende Nachteile:

- Häufig schwierige Topographie.
- Schrägverlaufende Transplantatnierenarterien werden verkürzt dargestellt, täuschen vor allem bei neidrigem Kontrast und Pulsationen Stenosen und Knickbildungen vor.
- Zur Freiprojektion erforderliche mehrfache Serien bedeuten ein zu hohes KM-Volumen, auch wenn nichtionisches KM verwendet wird.

Wir bevorzugen daher die i.a. DSA in folgender Technik:

Punktionsort
Kontralaterale A. femoralis.

Katheter
Sidewinder F5, in die A. iliaca communis der Gegenseite überhängen.

Kontrastmittel
Nichtionisch, 150–200 mg J/ml (für kleinere Gefäße: 300 mg/ml). 12–15 ml/Serie, 8–10 ml/s.

Aufnahmeparameter
2 B/s, Seriendauer 8–12 s, bei Verdacht auf Abstoßung bis 20 s. 25 (17) cm BV. 2–5 µGy/B.

Aufnahmeserien

1. Serie: Gegenseite 30–45° angehoben,
2. und evtl. folgende Serien: je nach Topographie, evtl. mit kraniokaudaler Röhrenkippung.

Merke: Vorteile der i.a. DSA sind ein höherer Kontrast im Gefäß und damit bessere Bildqualität bei erheblich geringerer KM-, möglicherweise auch geringerer Strahlenbelastung als bei der i.v. DSA.

Fehlermöglichkeiten

- Nierenarterienabgang nicht freiprojiziert: Stenose übersehen.
- Stark verkürzte Darstellung eines Nierenarteriensegmentes infolge steilem Verlauf durch die Bildebene und Vortäuschung pathologischer Knickbildungen oder Stenosen.

Merke: Die schwierige Topographie macht gelegentlich mehr als 3 Bildserien erforderlich, um alle Abschnitte der Transplantatnierenarterie zuverlässig beurteilen zu können.

3.8.4 Nierentumoren

Indikationen zur Angiographie

Komplementär zur Urographie, Sonographie und Computertomographie bei folgenden ausgewählten Fragestellungen:

- Gefäßversorgung präoperativ,
- artdiagnostische Hinweise (z.B. Gefäßbild bei Onkozytom oder Karzinom, Abb. 138a, b),
- Embolisation präoperativ (s. S. 293) (Abb. 138–140).

Angiographische Technik

In der Regel mehrere Aufnahmeserien erforderlich.

1. Serie: Abdominelle Übersichtsaortographie

- Gefäßabgänge aus der Aorta,
- multiple Nierenarterien,
- Polgefäße,
- Kapselgefäße,
- pathologische extrarenale Gefäße (suprarenale, ureterale, pelvine Arterien).

2. und folgende Serien: Selektive Angiographie
zur überlagerungsfreien und kontrastreichen Darstellung von

- intrarenalen und
- peri- und pararenalen Gefäßen.

Merke: Alle angiographischen Serien können als i.a. DSA durchgeführt werden.

Untere Kavographie
(siehe S.319): v.a. bei zentral wachsenden und rechtsseitigen Tumoren.

Punktionsort
A. femoralis.

Katheter
Selektivkatheter F5-F7 (renal, multipurpose, Sidewinder).

Merke: Auch die Übersichtsaortographie kann *ohne* Katheterwechsel bereits mit dem Selektivkatheter erfolgen. Katheterspitze bei BWK 12 positionieren!

Kontrastmittel
Nichtionisch.
Aortographie: 150-200 mg/ml, 25 ml, Flow 15 ml/s.
Selektive Angiographie: 150-300 mg J/ml, 10-15 ml, Druckinjektion mit Flow 6-8 ml/s. KM-Volumen bei großen Tumoren erhöhen.

Merke: Eine höhere KM-Konzentration verbessert die Erkennbarkeit kleinerer Gefäße.

Aufnahmeparameter
2 B/s, 5 µGy/B. Bildverstärkerformat: Übersicht - 35 cm, selektiv - 25, 17 cm. Serienlänge nach Fragestellung: Nur arterielle Gefäßabgänge - bis 10 s, Parenchym und venöser Abfluß - bis 20 s.

Hilfsmittel
- Vor allem bei starker Luftüberlagerung: Buscopan i.v.
- Kompressorium (verkleinert Patientendurchmesser, verbessert Abbildungsbedingungen, verringert Strahlenexposition).

Merke: Die angiographische Technik weicht bei anderen Indikationen zur i.a. DSA der Nieren nicht wesentlich ab.

- Nierenspender: Meist nur Übersichtsangiographie, ggf. mehrere Serien. Kann auch mit Pigtail-Katheter erfolgen.
- Pararenale Raumforderung: Bei selektiver Darstellung dem jeweiligen Gefäßsystem angemessene Reduktion der KM-Menge, meist Handinjektion.
- Verdacht auf Nierenvenenthrombose: maximale Serienlänge, evtl. Serie erst nach KM-Injektion auslösen.
- Während PTA (s. S. 292).

Fehlermöglichkeiten

Überstrahlung an der Körperkante (täuscht Parenchymausfälle vor):

- Stärker einblenden,
- mehr medial zentrieren,
- stärker zoomen,
- Kompensationsfilter einfahren,
- evtl. Reismehlsäckchen.

Nierenvene nicht identifizierbar:

- KM-Dosis erhöhen,
- Serie länger auslegen, bei begrenzter Seriendauer Aufnahmeserie nach KM-Injektion auslösen.

Umschriebene Perfusionsausfälle: Polarterie?

- Übersichtsaortographie mit höherem KM-Volumen und rascherer Injektion wiederholen, ggf. Schrägeinstellungen.

Bewegungsartefakte (bei i. a. DSA selten):

- Spasmolyse, Kompressorium, Patienten besser instruieren.

Literatur

Arlart IP (1984) Venöse digitale Subtraktionsangiographie der Nieren in der Hypertoniediagnostik. RöFo 140: 10–15
Arlart IP, Ingrisch H (1984) Renovaskuläre Hypertonie. Thieme, Stuttgart
Busch HP, Strauss LG, Hoeverls J et al. (1984) Fibromuscular dysplasia, a pitfall in intravenous digital subtraction angiography. Eur J Radiol 4: 42–43
Campbell DR, Mason WF, Flemming BK et al. (1983) Digital subtraction arteriography in the diagnosis of renovascular hypertension. J Can Assoc Radiol 34: 261–263
Clark RA, Alexander ES (1983) Digital subtraction angiography of the renal arteries: prospective comparison with conventional angiography. Invest Radiol 18: 6–10
Engelmann U, Schaub T, Schweden F et al. (1984) Digital subtraction angiography in staging renal cell carcinoma: comparison with computerized tomography and histopathology. J Urol 132: 1093–1096
Hillman BJ (1985) Digital radiology of the kidney. Radiol Clin North Am 23: 211–226
Hillman BJ, Zukoski CF, Ovitt TW et al. (1982) Evaluation of potential renal donors and renal allograft recipients: digital video subtraction angiography. AJR 138: 921–925

Neufang KFR, Ewen K (1983) Die Strahlenexposition bei der digitalen Subtraktionsangiographie (DSA) der Nieren und des Aortenbogens. RöFo 139: 300–303
Neufang KFR, Zanella FE, Mödder U (1984) Zur Bildqualität bei der intravenösen digitalen Subtraktionsangiographie der Nierengefäße (IV-Nieren-DSA). Röntgen-Bl. 37: 237–241
Neufang KFR, Friedmann G (1986) How good is the image quality of renal venous DSA under routine conditions? – A critical analysis of 300 examinations. Eur J Radiol 6: 291–295
Neufang KFR, Degenhardt S, Mödder U (1987) Diagnostik der renovaskulären Hypertonie mit venöser DSA-Bildqualität und Aussagekraft 1987. RöFo 147: 257–261
Rath M, Baumer K, Ingrisch H (1984) Digitale Subtraktionsangiographie der Nieren. Zentralbl Radiol 128: 121
Rath M, Castro L, Schuler M et al. (1984) Digital subtraction angiography in the diagnosis of arterial complications after renal transplantation. Eur J Radiol 4: 34–37
Schwarten DE (1984) Percutaneous transluminal angioplasty of the renal arteries: intravenous digital subtraction angiography for follow up. Radiology 150: 369–373
Smith CW, Winfield AC, Price RR et al. (1982) Evaluation of digital venous angiography for the diagnosis of renovascular hypertension. Radiology 144: 51–54

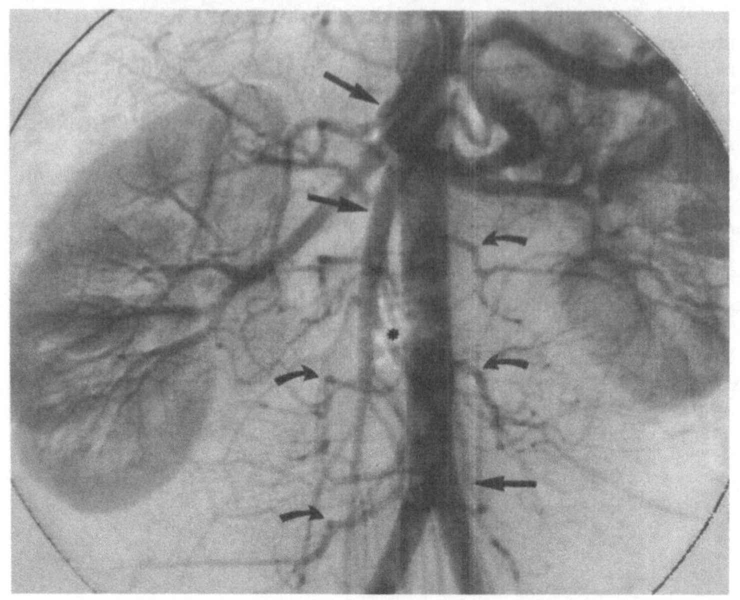

a

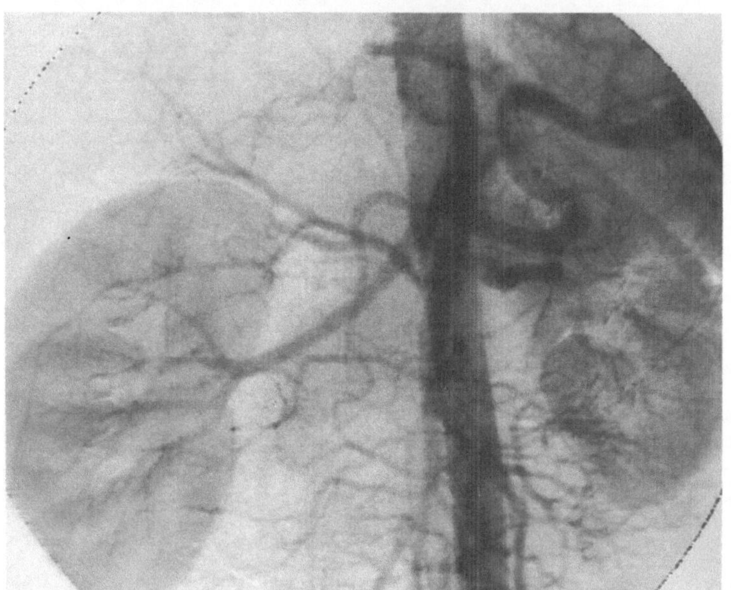

b

Abb. 125 a–d.   I. v. DSA der Niere, Wert von Schrägaufnahmen.
a 23 Jahre, weibl., Normalbefund. Auf der p. a.-Serie (25 cm BV) bei sehr guter Bildqualität erschwerte Beurteilbarkeit der Gefäßabgänge durch überlagernde Äste des Truncus coeliacus und der A. mesenterica superior (→). Die Äste der unpaarigen Viszeralarterien dürfen ebensowenig wie die paarigen Lumbalarterien (⌒↘) mit akzessorischen Nierenarterien verwechselt werden.
* Artefakt durch Luft im Duodenum.   **b** Die 25° links angehobene Aufnahmeserie zeigt überlagerungsfrei die rechte Nierenarterie. Die im Schrägdurchmesser größere Körperdicke bewirkt auch bei diesem schlanken Patienten durch eine Erhöhung der Aufnahmespannung eine Abnahme von Kontrast und Konturschärfe.

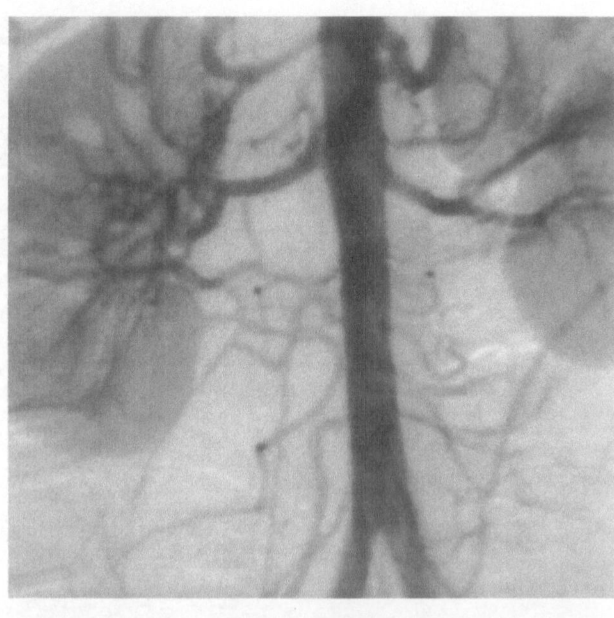

c

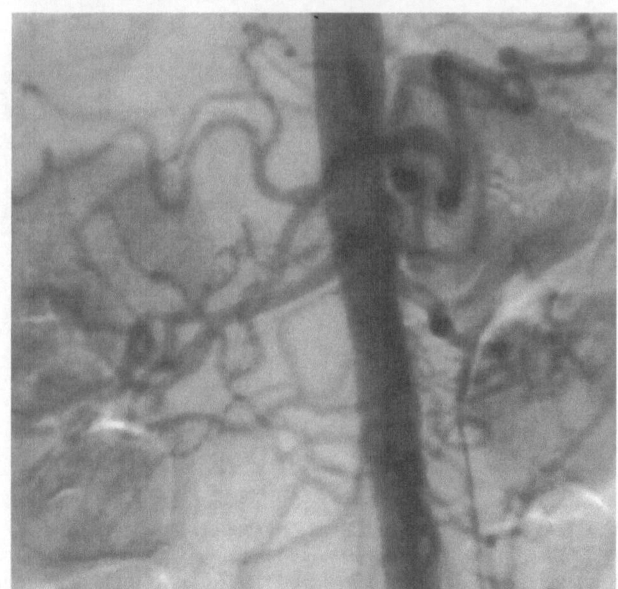

d

c 31 Jahre, weibl., Bewegungsartefakt. Auf der p.a.-Serie (elektronischer Bildausschnitt) unklarer Befund am Abgang der rechten Nierenarterie: Bandförmige Stenose? d Die 20° links angehobene Aufnahmeserie (elektronischer Bildausschnitt) zeigt überlagerungsfrei die rechte Nierenarterie ohne pathologischen Befund. Der Befund in der p.a.-Serie (c) ist durch Pulsationen der angrenzenden A. mesenterica superior vorgetäuscht

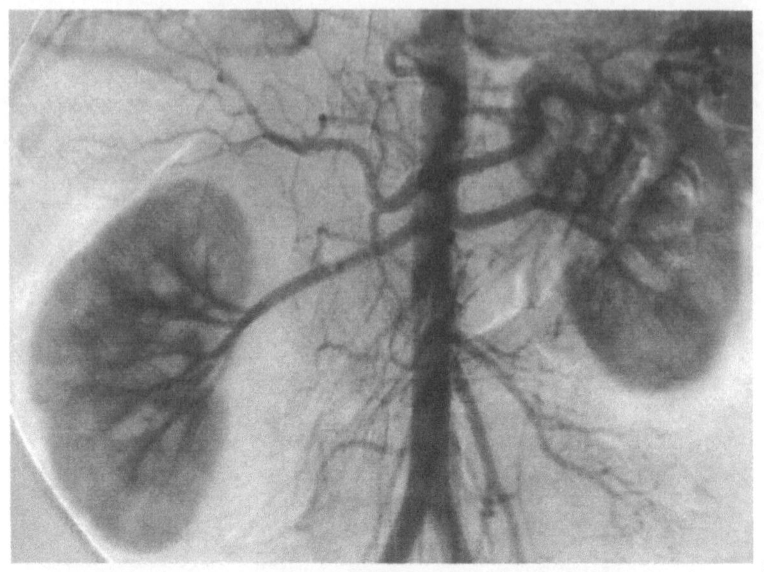

a

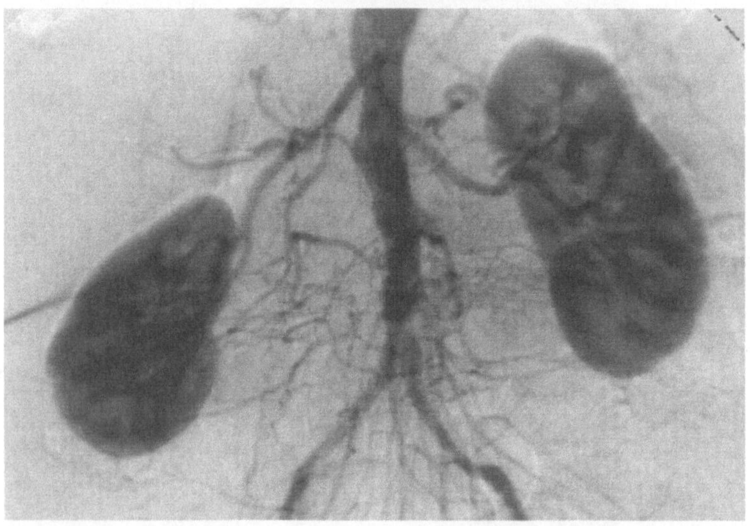

b

Abb. 126a–d.   I. v. DSA der Niere, Normalbefunde.
a 47 Jahre, männl. Während rechts auch die Segment- und Subsegmentarterien abgrenzbar sind, überlagert links Luft im Magen und der Kolonflexur den Nierenhilus und läßt eine Beurteilung der Äste erster und höherer Ordnung nicht zu. **b** 72 Jahre, weibl. Massive Arteriosklerose der Bauchaorta mit Bifurkationsstenose (links > rechts). Hoher Abgang der Nierenarterien. Rechte Nierenarterie durch A. hepatica communis überlagert, auf der 20° links angehobenen Serie (ohne Abbildung) frei. **c** Venöse Phase zu (**b**). Kräftige Parenchymanfärbung, Kippung der rechten Niere, beide Nierenvenen frei. Flache Kompression der linken Nierenarterie durch die Aorta täuscht eine Stenose nur vor. **d** 23 Jahre, weibl. Die Darstellung der Nieren- und Portalvenen gelingt in nur etwa 15%. Hier kräftige indirekte Splenoportographie ohne Nierenvenendarstellung, Normalbefund

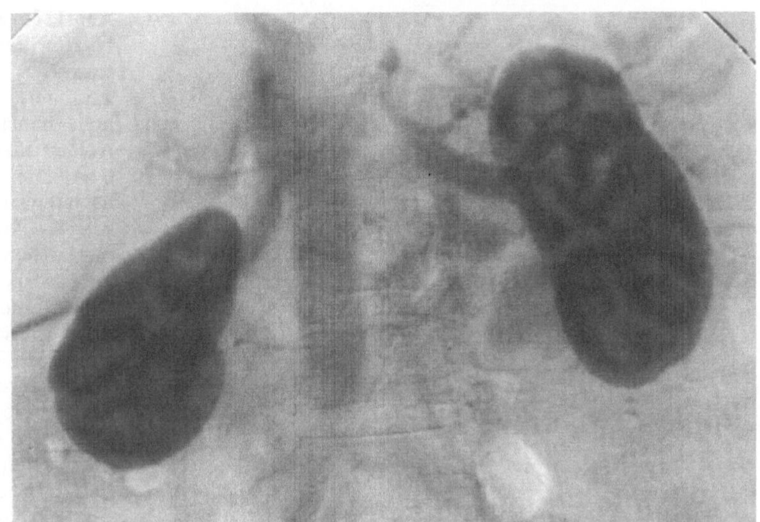

c

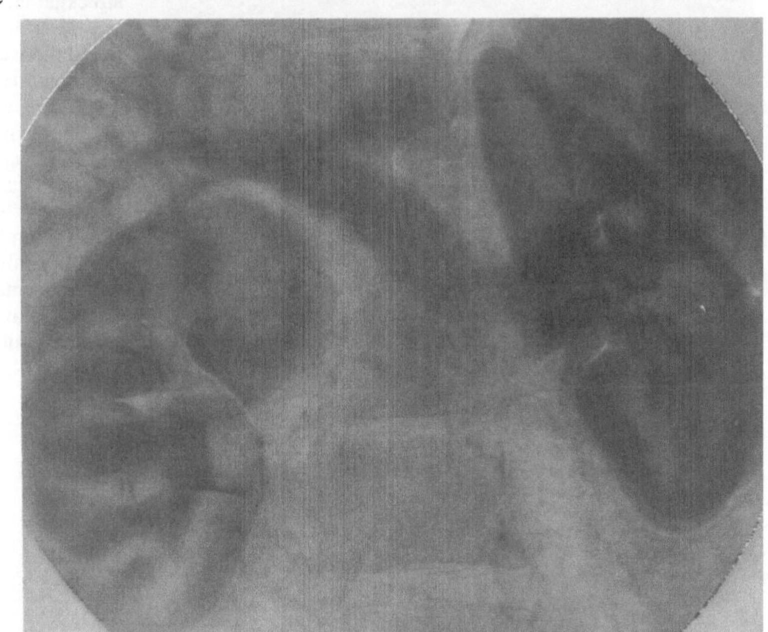

d

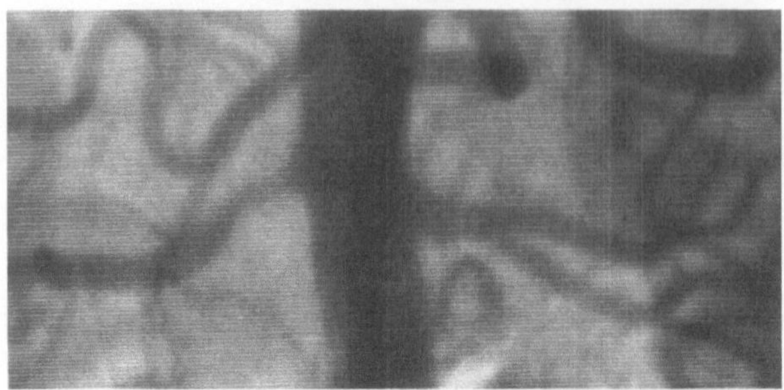

a

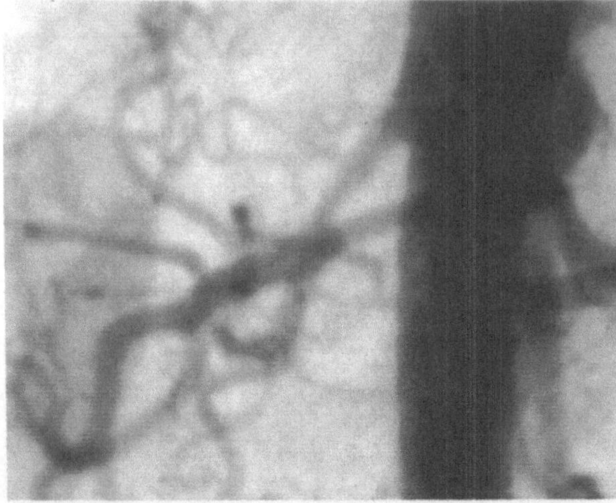

b

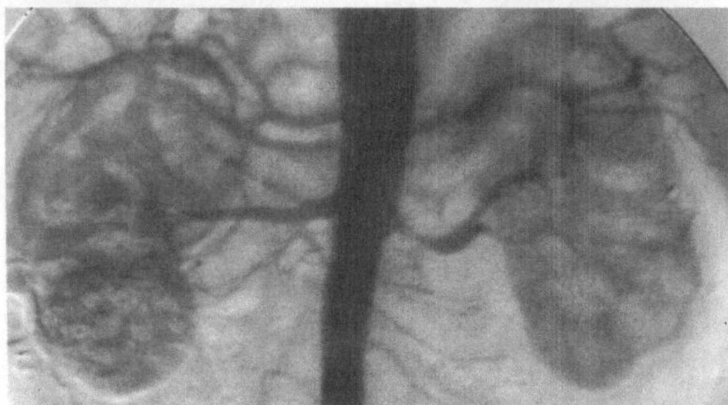

c

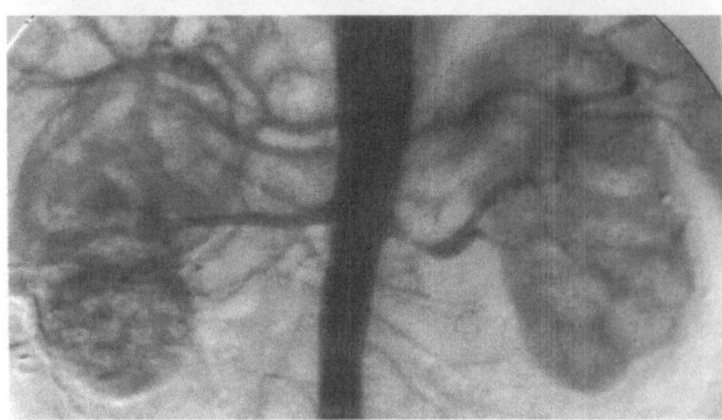

d

Abb. 127 a–d.   I. v. DSA der Niere: Nierenarterienstenose.
a 50 Jahre, weibl. Abgangsnahe tubuläre Stenose der rechten Nierenarterie.
b 54 Jahre, weibl. Zustand nach transluminaler Angioplastie einer langstreckigen fibromuskulären Nierenarterienstenose rechts. Kontrolluntersuchung: erneut langstreckige, distal konisch zulaufende Restenose. Teilweise Überlagerung durch die atypisch aus der A. mesenterica superior abgehende A. hepatica (Voruntersuchung, ohne Abbildung). **c** 52 Jahre, weibl. Beidseits hochgradige, langstreckige Nierenarterienstenosen bei früher Teilung mit poststenotischer Dilatation der jeweiligen Hauptäste.
d 48 Jahre, männl. Langstreckige Nierenarterienstenose links mit geringer poststenotischer Dilatation. Bei zugleich pathologisch erhöhten Retentionswerten lassen die auffallend schmallumigen intrarenalen Segmentarterien und spärlichen Gefäße an eine Arteriolosklerose denken

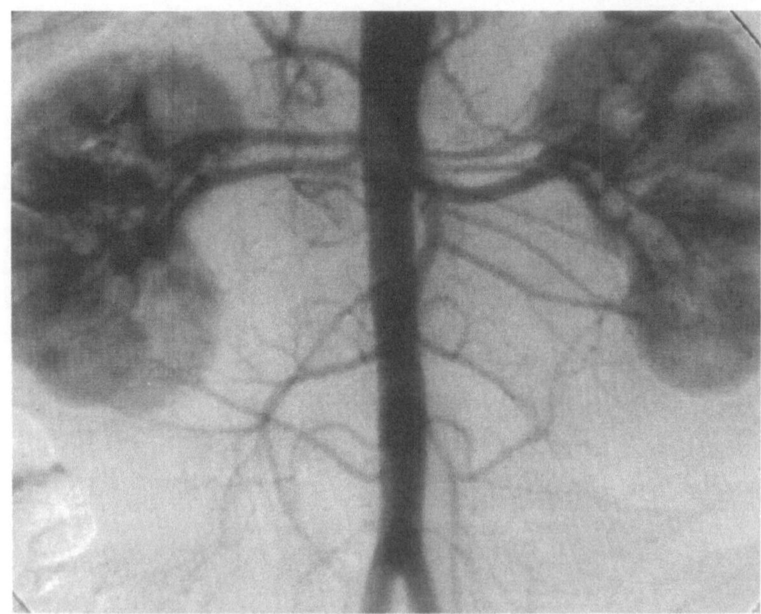

a

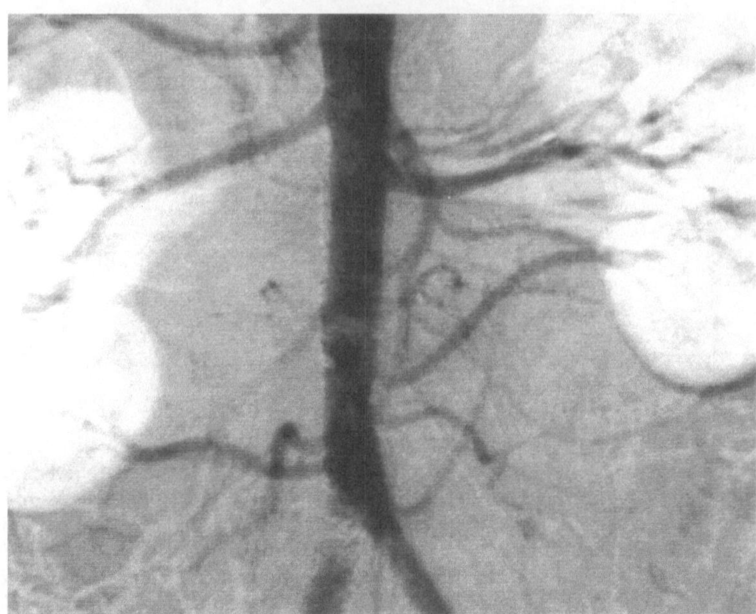

b

Abb. 128a, b.   I.v. DSA der Niere, Mehrfachversorgung.
a 45 Jahre, männl. Rechts 2 Nierenhauptarterien, möglicherweise breiter gemeinsamer Abgang
aus der Aorta, zusätzlich ein bei L4 abgehender unterer Polast. Links Einzelversorgung.
b 54 Jahre, männl. Doppelversorgung beidseits, Verdacht auf Abgangsstenose der linken unteren
Polarterie. Beurteilung erschwert durch aortoiliakale Gefäßsklerose mit Kalkartefakten. Zusätzlich war bei dem adipösen Patienten die Wahl einer späten (venösen) Maske erforderlich

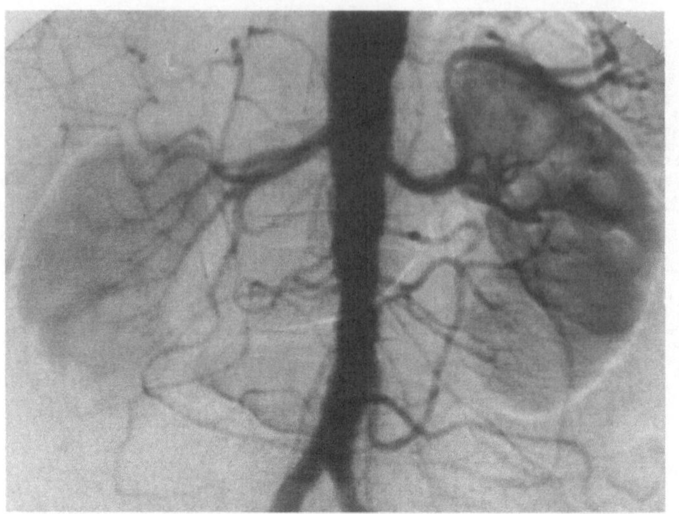

a

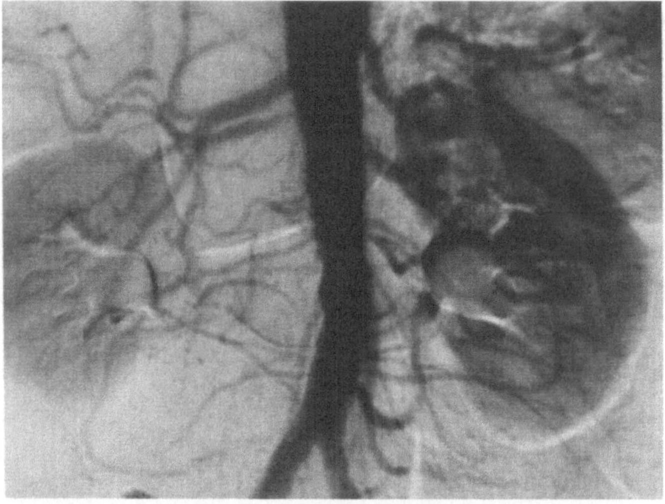

b

Abb. 129 a–d.   I. v. DSA der Niere: Nierenarterienstenose.
64 Jahre, weibl. Methodische Grenzen der i. v. DSA bei beidseitigen Nierenarterienstenosen und multiplen Gefäßüberlagerungen auch bei guter Bolusqualität und schlankem, kooperativen Patienten. **a** p. a.-Serie: Überlagerung beider Nierenarterien, Abgänge nicht beurteilbar, rechts verzögerte Parenchymanfärbung als Hinweis auf hämodynamisch wirksame Nierenarterienstenose. **b** 2. Serie, 10° links angehoben und 15° kraniokaudale Röhrenkippung: die rechte Nierenarterie wird unter der A. hepatica communis frei sichtbar und zeigt eine langstreckige Stenose. Der Abgang der linken Nierenarterie liegt nicht einsehbar hinter der Aorta. **c** 30° links angehobene Serie: Bestätigung der hochgradigen Nierenarterienstenose rechts. **d** 20° rechts angehobene Serie und 15° kraniokaudale Röhrenkippung: außer der bekannten Nierenarterienstenose rechts kurze, exzentrische, hochgradige Nierenarterienstenose links, teilweise von der A. lienalis überlagert. Sämtliche Befunde sind arteriell bestätigt, zusätzlich Nachweis unterer Poläste beidseits, die mit der i. v. DSA nicht sicher zu identifizieren sind (**a, c**)

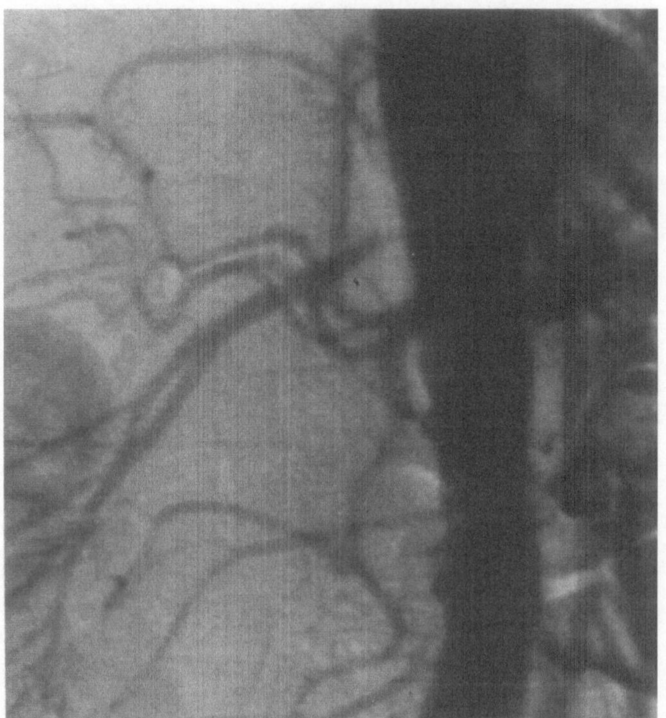

c

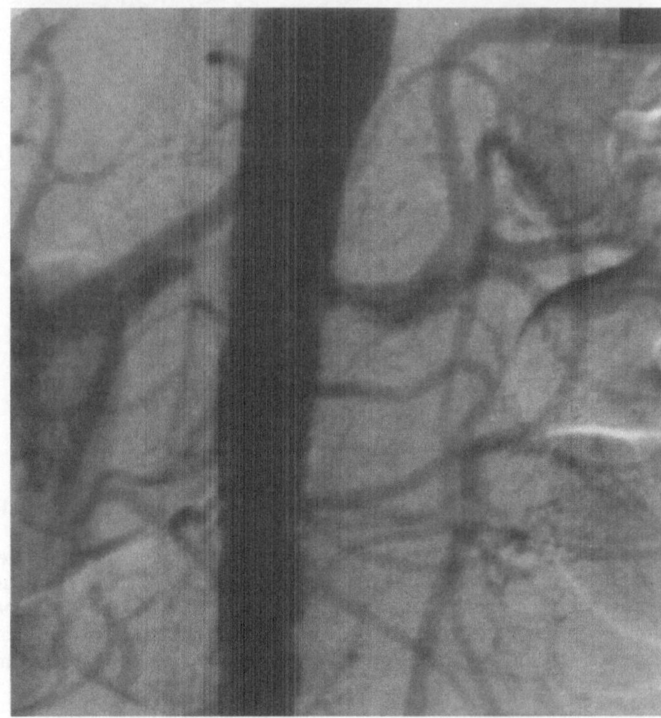

d

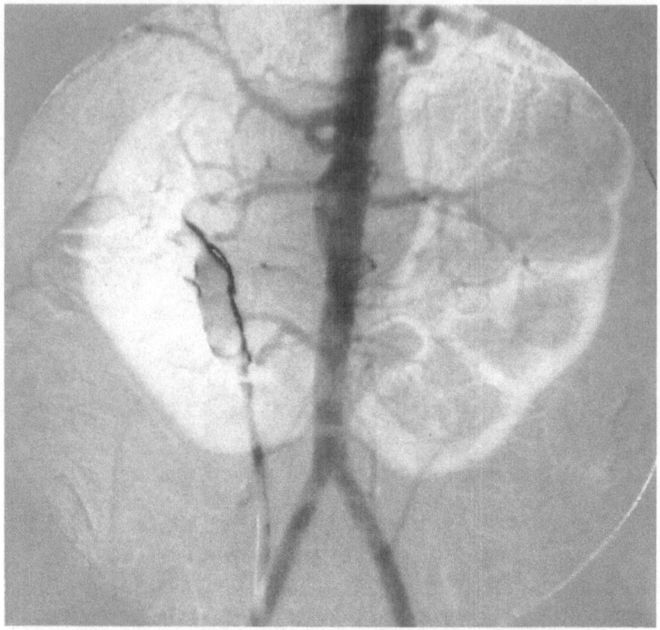

a

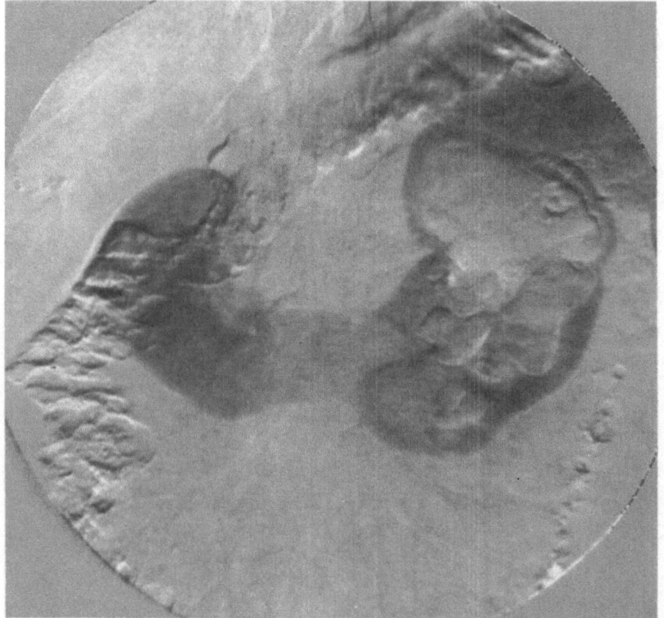

b

Abb. 130 a, b.   I. v. DSA der Niere: Hufeisenniere mit Hydronephrose der linken Teilanlage.
18 Jahre, männl. **a** Bei wenig kooperativem, schlecht vorbereitetem Patienten muß die Maske aus
der venösen Phase gewählt werden. Zwei Nierenarterien rechts, eine Nierenarterie links. Artefakt
durch Peristaltik von Ureter und Nierenbecken. **b** Die Parenchymphase zeigt Lage und Ausdehnung des Organs, die Ektasie des linken Hohlsystems und Verschmälerung des verbliebenen
Parenchymsaumes

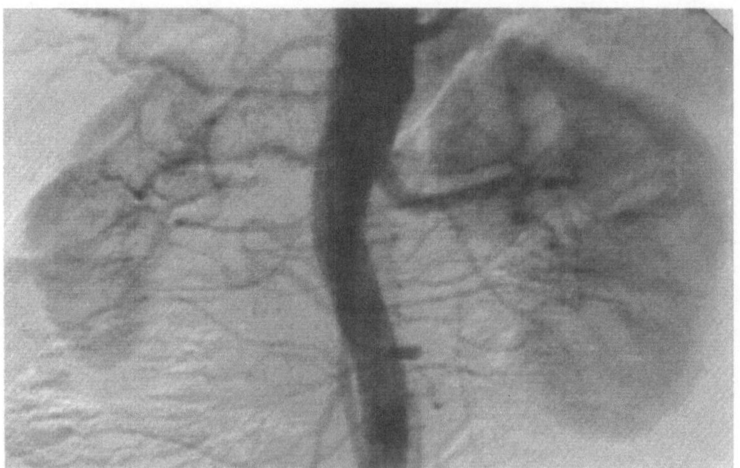

Abb. 131. I.v. DSA der Niere: Unterschiedliche Organgröße.
47 Jahre, weibl. Langjähriger Hypertonus, bekannte kleine rechte Niere. Im Urogramm keine Zeichen der Pyelonephritis, Clearance rechts 29%, nach der ING-Kurve Verdacht auf renovaskuläre Ursache. Kleine Niere mit harmonisch schmallumigen Arterien ohne Abgangsstenose.

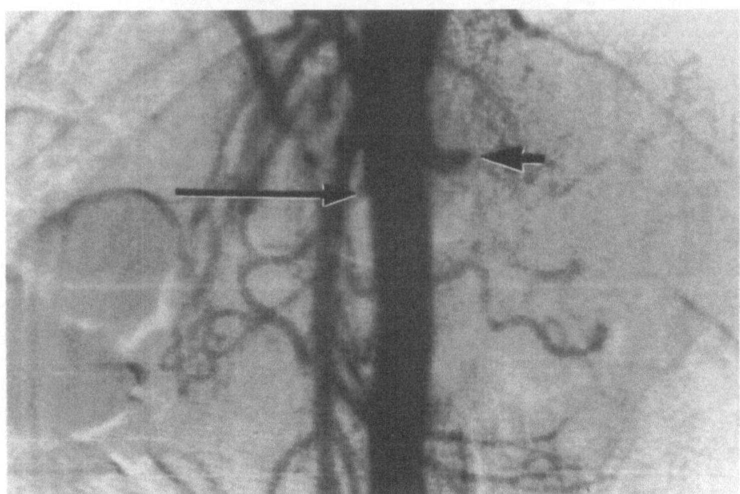

Abb. 132. I.v. DSA der Niere: Bilateraler Nierenarterienverschluß.
5 Jahre, weibl. Komplizierter postoperativer Verlauf nach ausgedehnter transperitonealer Operation eines Neuroblastoms mit beidseitigem Nierenarterienverschluß. I.v. DSA über einen zur Dialyse liegenden Sheldon-Katheter

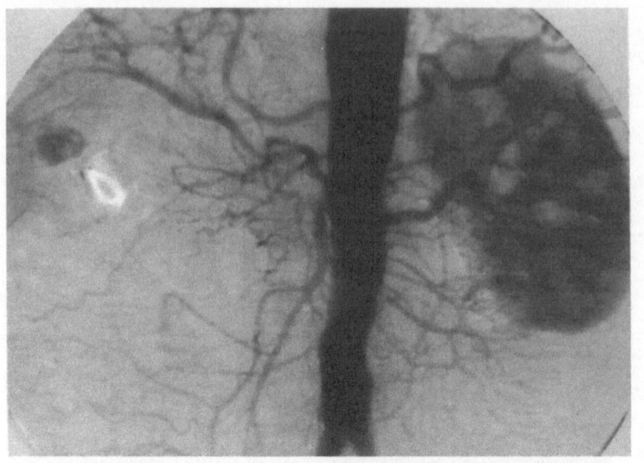

a

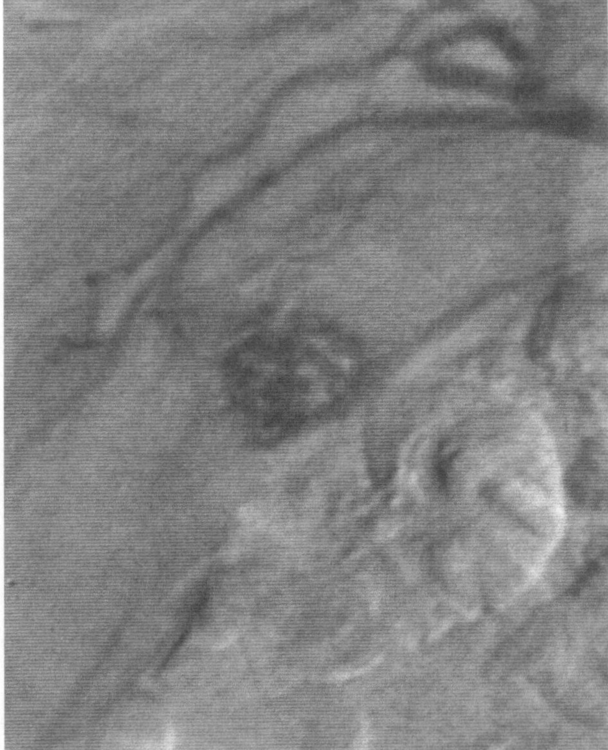

b

Abb. 133a, b.   I. v. DSA der Niere, extrarenale Befunde.
a 56 Jahre, männl. Chronischer atherosklerotischer Verschluß der rechten Nierenarterie („Auto-
amputation"). Rundliche, 2 cm große, Kontrastmittel anreichernde Struktur im rechten Oberbauch. **b** Die ergänzende, auf den rechten Oberbauch zentrierte Serie (25-cm-Bildausschnitt)
zeigt geknäuelte Gefäßstrukturen und kontrastfreie Areale. Sonographisch am ehesten teilthrombosiertes Hämangiom am Unterrand der Leber

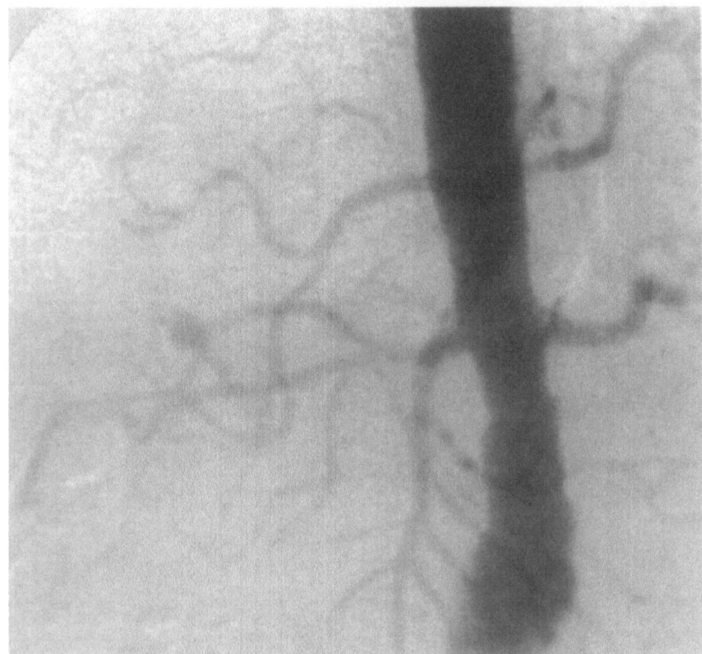

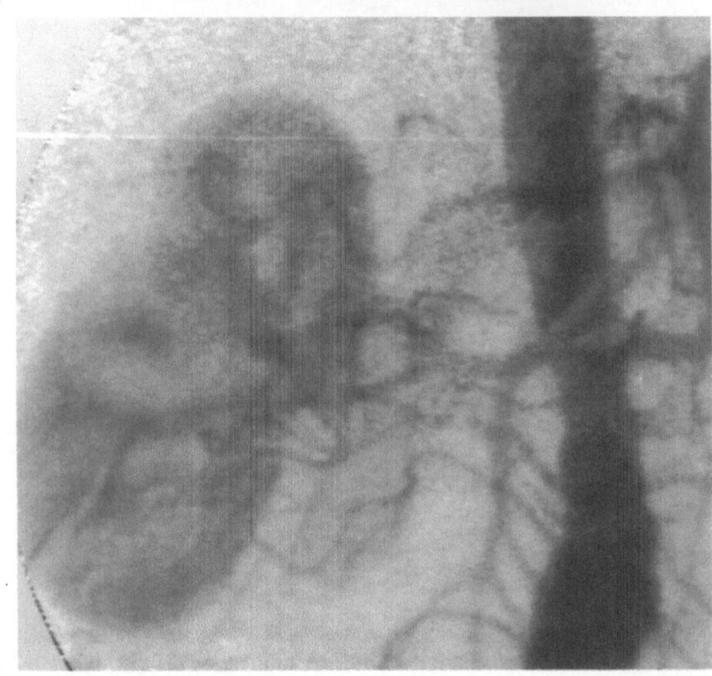

Abb. 134a, b.   I. v. DSA der Niere: Nierenarterienaneurysma.
63 Jahre, männl. Zufallsbefund bei Hypertoniediagnostik. Aneurysmatische Aufweitung einer Segmentarterie rechts auf gut 1 cm Durchmesser (**a**) mit keilförmigem Perfusionsausfall (**b**) ohne Trauma in der Anamnese

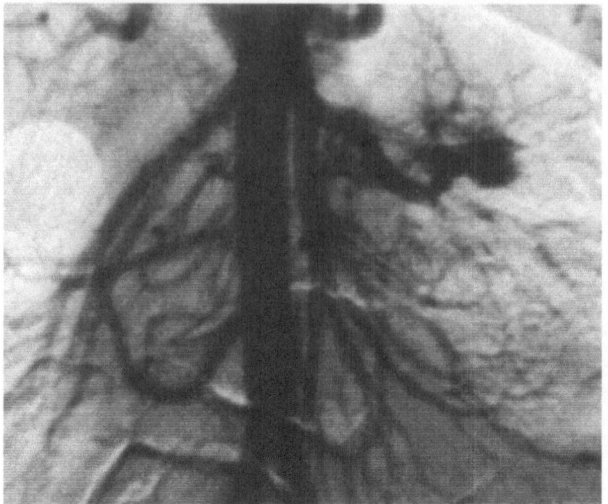

a

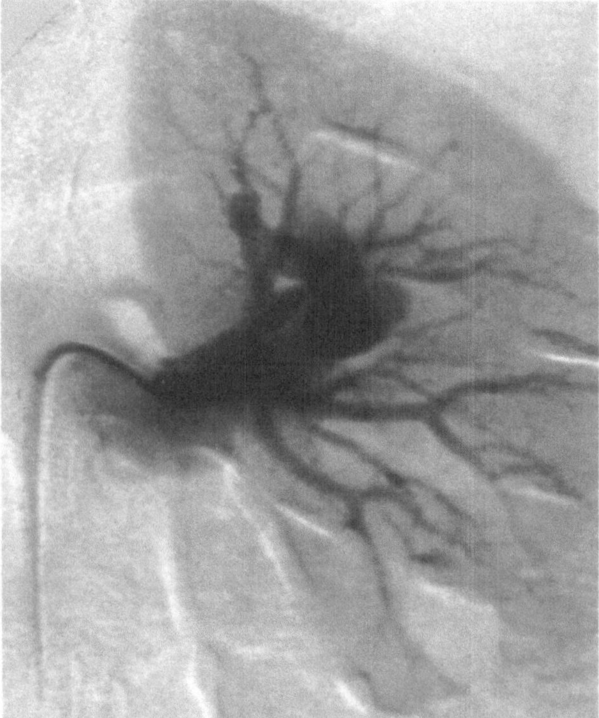

b

Abb. 135 a, b.   I. v. DSA der Niere: Arteriovenöse Fistel als Zufallsbefund.
21 Jahre, weibl. Untersuchung wegen intermittierender Hypertonie.   **a** Rundliche, früharteriell
kontrastaufnehmende Struktur von etwa 2 cm Durchmesser im linken oberen Nierenhilus, die mit
2 Gefäßen in Verbindung steht, Verdacht auf frühe Venenfüllung.   **b** Selektive i. a. DSA: Bestätigung der breit offenen AV-Fistel mit frühem venösem KM-Abstrom. Möglicherweise Folge nach
perkutaner Nierenbiopsie vor 2 Jahren

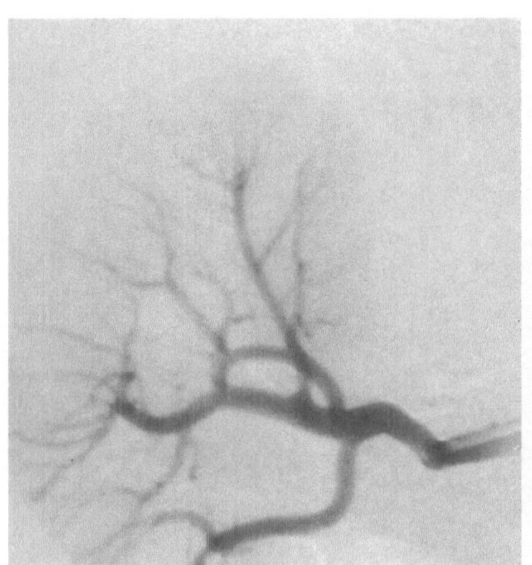

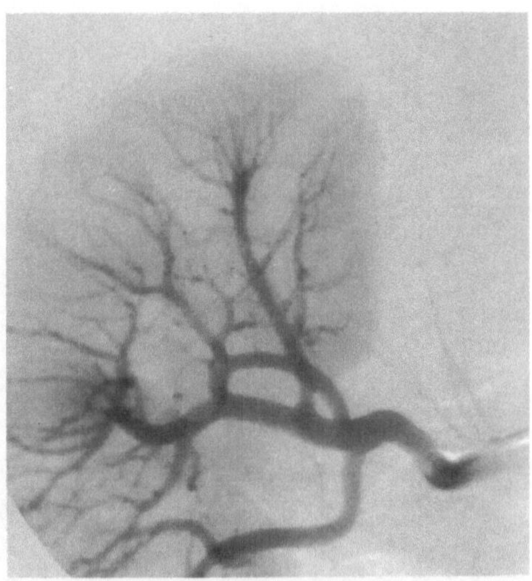

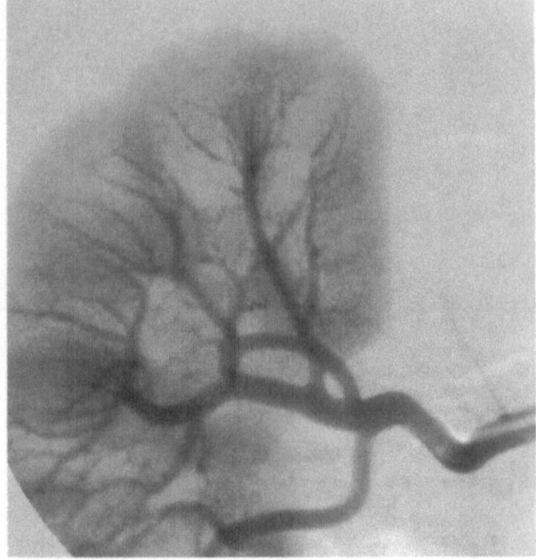

Abb. 136a-c.   I. a. DSA der Niere, Normalbefund.
Demonstration der maximal möglichen
Detailauflösung bei guten Untersuchungsbedingungen: Keine Gasüberlagerung,
schlanker Patient, 17 cm Bildfeld,
512 × 512 Matrix, 300 mg J/ml, 10 μGy/B.
Normalbefund mit (**a**) früharterieller,
(**b**) arterieller, (**c**) spätarterieller Phase. Die
Auflösung reicht aus, um auch die zarten,
pinselstrichartigen, zur Nebenniere ziehen-
den Arterien nachzuweisen

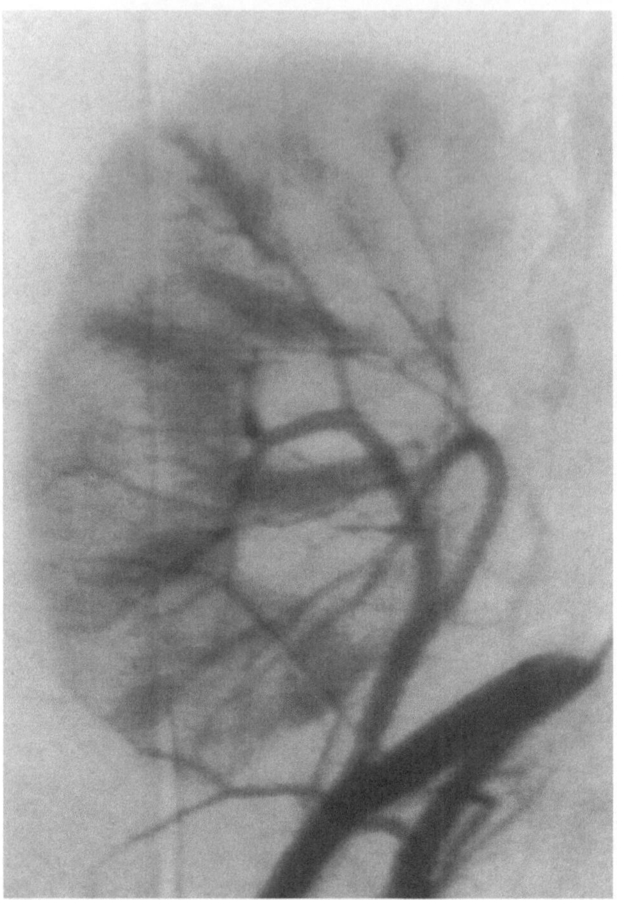

Abb. 137.   I. a. DSA einer Transplantatniere.
Sondierung der rechten Iliakalarterie nach links femoral-arterieller Punktion. Die End-zu-Seit-Anastomose der Transplantatnierenarterie mit der A. iliaca communis ist offen; keine Stenose, keine Knickbildung. 1 Serie, 12 ml KM, 300 mg J/ml

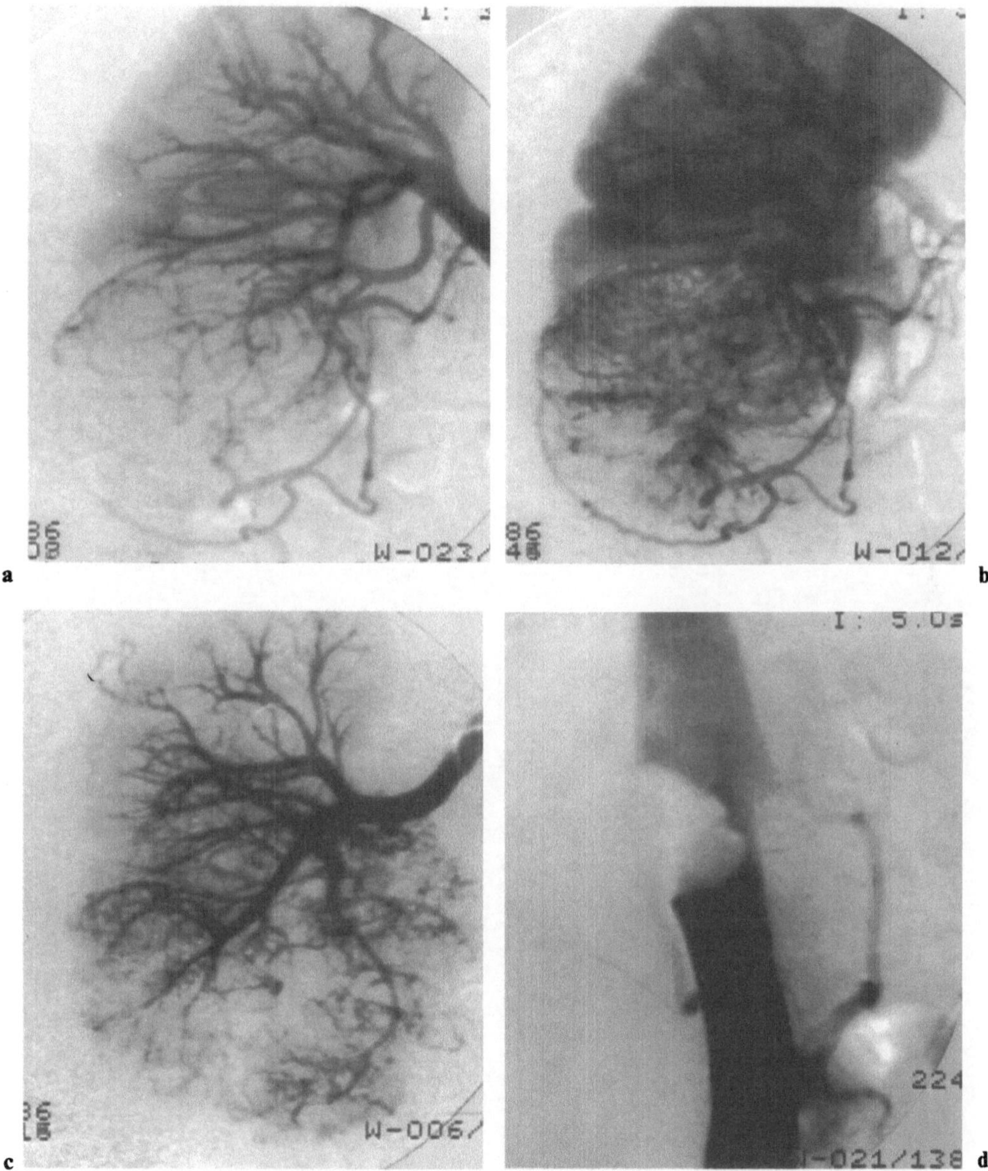

Abb. 138 a–d. I. a. DSA bei Nierentumoren.
54 Jahre, männl., „Onkozytom". **a** Gefäßreicher Tumor am rechten unteren Nierenpol mit hypertrophierten Kapselgefäßen. **b** In der spätarteriellen Phase auffallend radspeichenartig-radiäre Anordnung der Tumorgefäße. **c** 52 Jahre, weibl. Hypernephrom mit typischen pathologischen Gefäßen, kleinen KM-Seen in der früharteriellen Phase und hypertrophiertem Kapselgefäß. **d** Digitale Subtraktionsphlebographie nach Punktion der rechten Leistenvene beim gleichen Patienten. Nachweis eines großen Tumorzapfens, der über die Nierenvene in die untere Hohlvene vorwächst und diese weitgehend verlegt. Beginnende retroperitoneale venöse Kollateralenbildung

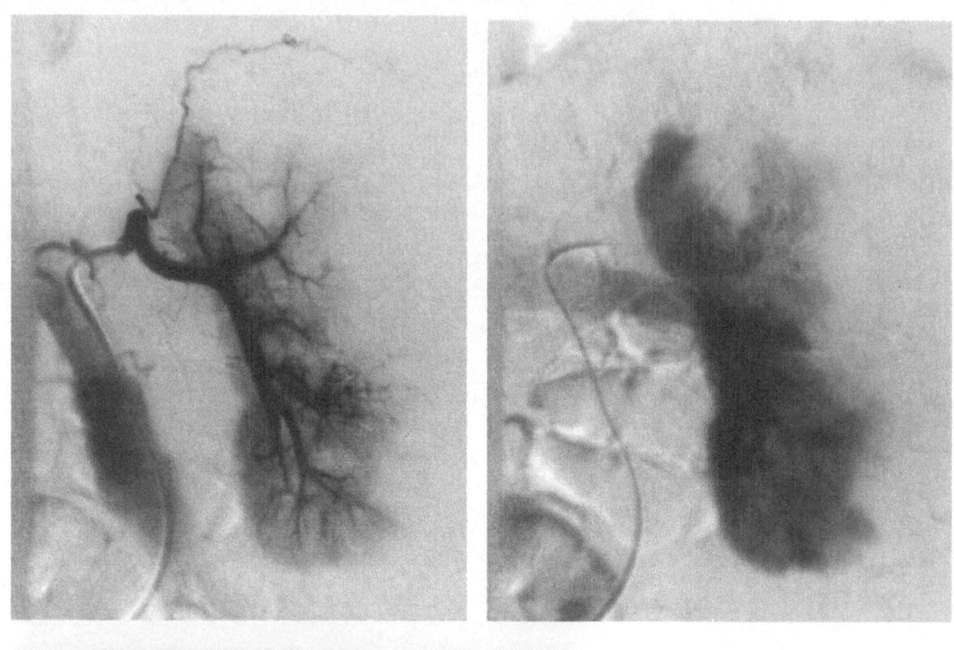

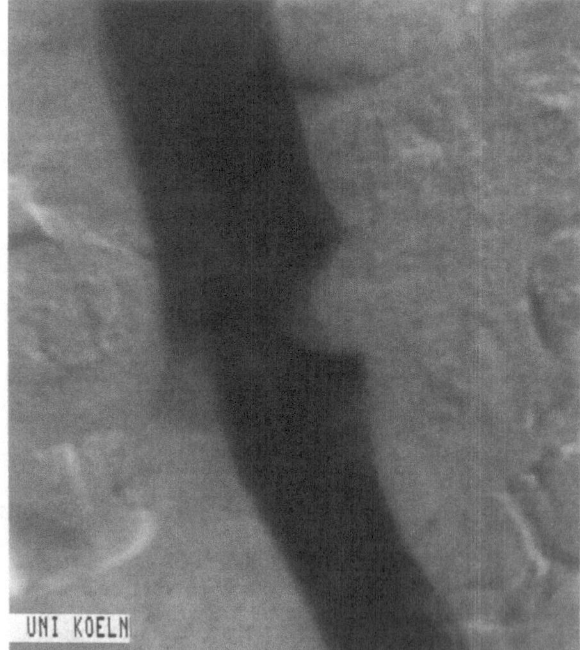

Abb. 139 a–c.   I. a. DSA bei Nierentumoren.
73 Jahre, männl. **a** Hypovaskularisiertes Hypernephrom mit weitgehender Zerstörung der lateralen Anteile und des oberen Pols der linken Niere. Hypertrophiertes Kapselgefäß. **b** Die Nierenvene ist noch durchgängig. **c** Die digitale Subtraktionskavographie beweist den bereits erfolgten Tumoreinbruch über die noch teildurchgängige Nierenvene bis in die untere Hohlvene

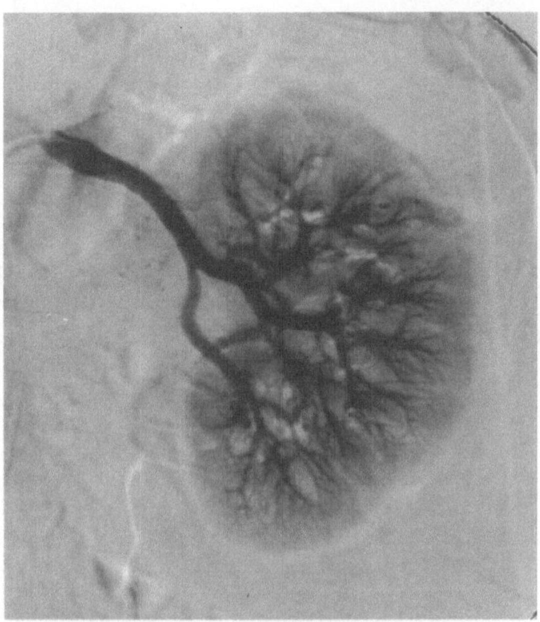

a

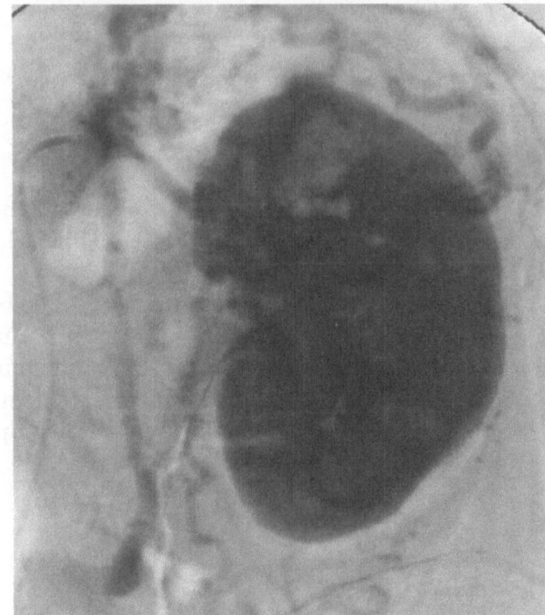

b

Abb. 140a, b.   I. a. DSA bei retroperitonealen Lymphomen.
48 Jahre, männl. **a** Keine Hinweise für niereneigenen Tumor. Lateralverlagerung des oberen Nierenpoles und Achskippung des Organes. Die Auflösung reicht aus, um spärliche, das hilusnahe Lymphompaket versorgende arterielle Gefäße sichtbar zu machen. **b** Komplette, durch externe Lymphomkompression hervorgerufene Nierenvenenthrombose mit retroperitonealem Umgehungskreislauf, der die V. testicularis einschließt

3.9 Oberbauchorgane und Mesenterialgefäße

G. P. Krestin, D. Beyer, K. F. R. Neufang

Merke: Die i.v. DSA dient lediglich zur Übersichtsangiographie der Aorta abdominalis. Eine aussagekräftige Zöliakographie oder Mesenterikographie erfordert die selektive und somit intraarterielle Darstellung.

3.9.1 Indikationen

Zöliakographie

- Präoperative Gefäßdarstellung vor geplantem leberchirurgischem Eingriff bei raumfordernden Prozessen (einschließlich lokaler Perfusionstherapie) (Abb. 141a und 142a).
- Zur Differentialdiagnose raumfordernder Leberprozesse bei unklaren sonographischen und computertomographischen Befunden (Abb. 143–146).
- Zur präoperativen Beurteilung der Operabilität von Pankreastumoren (evtl. auch Lokalisation von hormonproduzierenden Tumoren), wenn die Frage einer Gefäßummauerung sonographisch oder computertomographisch nicht eindeutig beantwortet werden konnte (Abb. 147).

Mesenterikographie

- Als Ergänzung zur Zöliakographie bei raumfordernden Prozessen der Leber und des Pankreas: Darstellung der Gefäßanatomie und der möglichen Kollateralversorgung (Abb. 141b und 142).
- Zur Darstellung einer Blutungsquelle bei massiver intestinaler Blutung (über 1 ml/s): selektive Angiographie der A. mesenterica superior und inferior erforderlich.

Merke: Besonders bei der Diagnose einer intestinalen Blutung stellt die Darmgasblähung und Darmbewegung ein erhebliches Hindernis dar. Die Untersuchung ist dann in Hypotonie (z. B. Buscopan) durchzuführen.

- Zur Klärung einer mesenterialen Durchblutungsstörung (arterielle Embolie und
  Thrombose, venöse Thrombose).

Merke: Die notfallmäßige Darstellung eines Verschlusses der A. mesenterica
superior im Stammbereich stellt die einzige Indikation zur Durchführung einer
Übersichtsaortographie und somit einer i. v. DSA dar. Voraussetzung ist eine
ausreichende Kooperationsfähigkeit und kardiale Suffizienz.

Indirekte Portographie

- Als Splenoportographie bzw. als Mesenterikoportographie zur Darstellung der
  Pfortaderäste vor leberchirurgischem Eingriff (Abb. 142b, d).
- Bei Pfortaderhochdruck zur Darstellung portosystemischer Umgehungskreis-
  läufe.
- Bei Pfortaderthrombose und kavernöser Transformation der Pfortader, wenn
  Sonographie oder Computertomographie nicht diagnostisch sind.
- Bei Mißbildungen oder Varikose der Pfortader.
- Zur Überprüfung der Durchgängigkeit portokavaler Shunts (Zöliakographie bei
  splenorenalen Shunts, Mesenterikographie bei mesenterikokavalen Shunts)
  (Abb. 149).

3.9.2 Technik der i. a. DSA der Viszeralarterien

Selektive Zöliakographie

Katheter
Zur selektiven Sondierung des Truncus coeliacus vorgeformte Katheter (F 5, 6, 7):
Multipurpose, Sidewinder.

Kontrastmittel
Nichtionisch, 300 mg J/ml, 15–30 ml, Flow 8–10 ml/s.

Aufnahmeparameter
2 B/s, Seriendauer bis 30 s zur Darstellung der portalen Phase, Bildverstärkerformat 35 cm, p. a.-Strahlengang. 5–10 μGy/B im Pulse-mode, 5 μGy/s im Continuous mode.

Merke: Bei verlangsamten Fluß dauert die Serie über 20 s. Verringerung der Strahlenexposition durch umschaltbare Bildfrequenz möglich, z.B Pause und ½ B/s in der portalen Phase.

- Kompressorium.
- Spasmolytikum i.v. nur bei Darmgasüberlagerung des Abganges des Truncus coeliacus.

Aufnahmeserien

Zur artdiagnostischen Beurteilung von Pankreastumoren evtl. superselektive Darstellung der A.hepatica bzw. A.gastroduodenalis oder der A.lienalis: Bildverstärkerformat 25 oder 17 cm verbessert Detailauflösung.

Selektive Mesenterikographie

Katheter

Wie selektive Zöliakographie.

Kontrastmittel

20 ml, nichtionisch, 300 mg J/ml, Flow 8 ml/s zur präoperativen Darstellung der Gefäßanatomie. 30 ml, nichtionisch, 300 mg J/ml, Flow 10 ml/s bei intestinaler Blutung oder mesenterikokavalem Shunt bzw. Darstellung der Mesenterialvenen.

Aufnahmeserien

Eine Serie meist ausreichend (bei mesenterikokavalem Shunt in 20° nach rechts gedrehter Projektion untersuchen!). Aufnahmeparameter wie bei Zöliakographie.

Merke: Zum rechten Körperrand bzw. nach kranial gegen die Lunge mit DSA-Filter einblenden, um Übersättigungsartefakte am Bildrand zu vermeiden.

Fehlermöglichkeiten, Probleme und Einschränkungen

- Adipositas: Kompression erforderlich. Bei gut kooperierendem Patienten (Apnoe) sind die Ergebnisse evtl. der Blattfilmtechnik überlegen.
- Eingeschränkte Kooperationsfähigkeit bei älteren Patienten, evtl. lange Apnoezeit nicht möglich (portale Phase!).
- Ausgeprägte Darmgasblähung oder ungenügende Darmreinigung (Mesenterikographie!).
- Zu kleines BV-Format oder zu kleine Matrix: Informationsverlust bei peripheren Veränderungen.
- Überstrahlungen in der Peripherie (rechter Leberrand): mit DSA-Filter kompensieren!

Vorteile der i.a. DSA gegenüber der konventionellen Blattfilmtechnik

– Geringere KM-Mengen.

Merke: Die KM-Ersparnis ist nicht so ausgeprägt wie bei anderen Indikationsbereichen der i.a. DSA. Bei Darstellung des Pfortadersystems ist etwa die Hälfte der konventionell üblichen KM-Menge erforderlich.

– Häufig kontrastreichere Darstellung des Pfortadersystems.
– Möglichkeit der simultanen Darstellung der arteriellen und portalen Phase im Zweiphasenbild (anatomische Übersichtlichkeit bei geplantem chirurgischem Eingriff) (Abb. 144).
– Geringere Gesamtuntersuchungsdauer durch Wegfall der Dunkelkammerarbeit und sofortige Verfügbarkeit der subtrahierten Aufnahmen.

Indikationen zur konventionellen Blattfilmtechnik

– Wenn großer Bildausschnitt erforderlich (z.B. Mesenterikographie bei intestinaler Blutung) und 35 cm BV-Format nicht vorhanden.
– Bei eingeschränkter Kooperationsfähigkeit des Patienten (Apnoe über 20 s nicht möglich).

3.9.3 Portdarstellung

Portsysteme dienen der intravasalen Applikation von Medikamenten und ermöglichen durch einen Verweilkatheter die kontinuierliche oder intermittierende intravenöse oder intraarterielle Medikamentengabe (z.B. Chemotherapeutika) ohne wiederholte Gefäßpunktion. Die Applikation sowohl von flüssigen Arzneimittellösungen als auch eines Kontrastmittels wird durch die Punktion des subkutan implantierten Systems erreicht, das mit einer Kunststoffmembran versehen ist und mit dem Gefäßsystem über einen Katheter in Verbindung steht. Im Bereich der Leber werden Portsysteme zur lokalen Chemotherapie von inoperablen Lebermetastasen oder primären Lebertumoren eingesetzt.
(Siehe S. 294).

Indikationen

– Überprüfung der Katheterlage und der durchströmten Leberareale (Abb. 148).
– Bei Verdacht auf Komplikationen.
– Katheterfehllage (wenn nur Teile der Leber durchströmt werden).
– Gefäßthrombosen (Abb. 146c, d).
– Extravasale Katheterlage mit evtl. chemischer Peritonitis.

Technik: Punktion des Portsystems mit der Huber-Nadel, manuelle Injektion von 5 ml 1:1 verdünntem KM, nichtionisch, 300 mg J/ml, Nachspülen des Systems mit heparinisiertem Kochsalz.

Ergebnisse: Geringe KM-Menge, optimale Darstellung der durchströmten Lebergefäße und somit Aussagen zur Katheterlage, zu evtl. Fehllagen, Gefäßthrombosen oder Extravasaten möglich.

Literatur

Arlart JP (1985) Mesenterikographie: Rolle der intraarteriellen DSA bei akuter Verschlußkrankheit. RöFo 143: 59–63

Braun SD, Newman GE, Dunnick MR (1985) Digital Splenoportography. AJR 144: 1003–1004

Busch HP, Hoevels J, Prager P et al. (1985) Intraarterielle DSA der mesenterico-splenoportalen Gefäße. Röntgenpraxis 38: 7–10

Dalla Palma L, Stacul F, Maffessanti M et al. (1983) Intra-arterial digital angiography of the liver. Eur J Radiol 3: 202–207

Flannigan BD, Gomes AS, Stambuk EC et al. (1983) Intra-arterial digital subtraction angiography: comparison with conventional hepatic arteriography. Radiology 148: 17–21

Foley WD, Stewart ET, Milbratts JR et al. (1983) Digital subtraction angiography of the portal venous system. AJR 140: 497–499

Grabbe E, Witte G, Jend HH et al. (1984) Die angiographische Oberbauchdiagnostik mit Hilfe der DSA. RöFo 140: 3–9

Gross-Fengels W, Beyer D, Krüger U et al. (1987) DSA zur Darstellung tumorbedingter Gefäßveränderungen und Komplikationen bei lokaler Chemotherapie der Leber über „Port-Systeme". RöFo 146: 420–424

Hoevels J, Busch HP, Beyer-Enke S (1987) Intraarterielle DSA versus konventionelle Angiographie zur Resektabilitätsbeurteilung des Pankreas- und periampullären Karzinoms. RöFo 146, 291–294

Krestin GP, Neufang KFR, Schellong H et al. (1986) Portohepatische Angiographie mit intraarterieller digitaler Subtraktionstechnik. Med Klin 81: 380–394

Nakagawa N, Takahashi M, Bussaka H et al. (1985) Intraarterial digital subtraction angiography vs. conventional angiography of abdominal diseases. Comp Radiol 9: 137–143

Neufang KFR, Peters PE (1985) Angiographie. In: Beyer D, Mödder U (Hrsg) Diagnostik des akuten Abdomens mit bildgebenden Verfahren – ein klinisch-radiologisches Konzept. Springer, Berlin Heidelberg New York Tokyo

Sanchez FW, Chuang VP, Murray DR et al. (1986) DSA evaluation of surgically implantable Infusaid pumpcatheter systems. AJR 146: 839–841

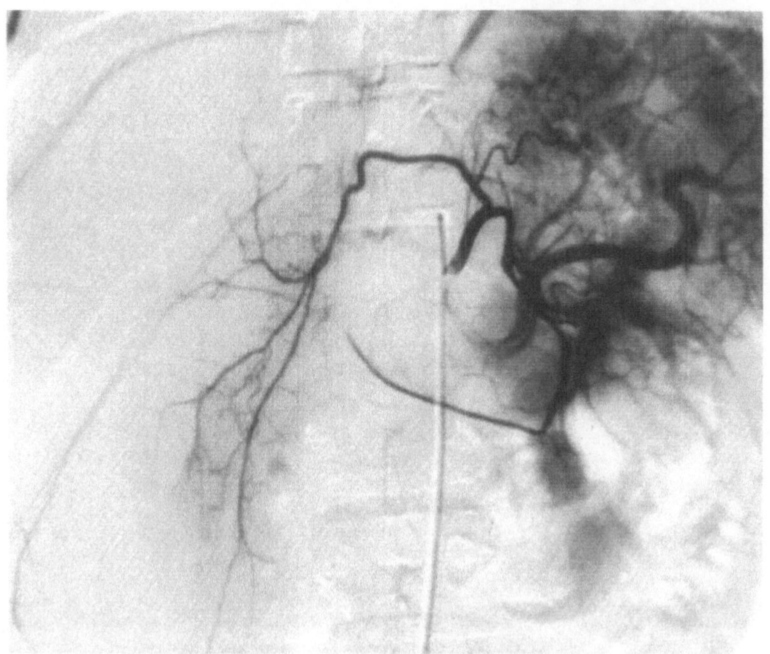

a

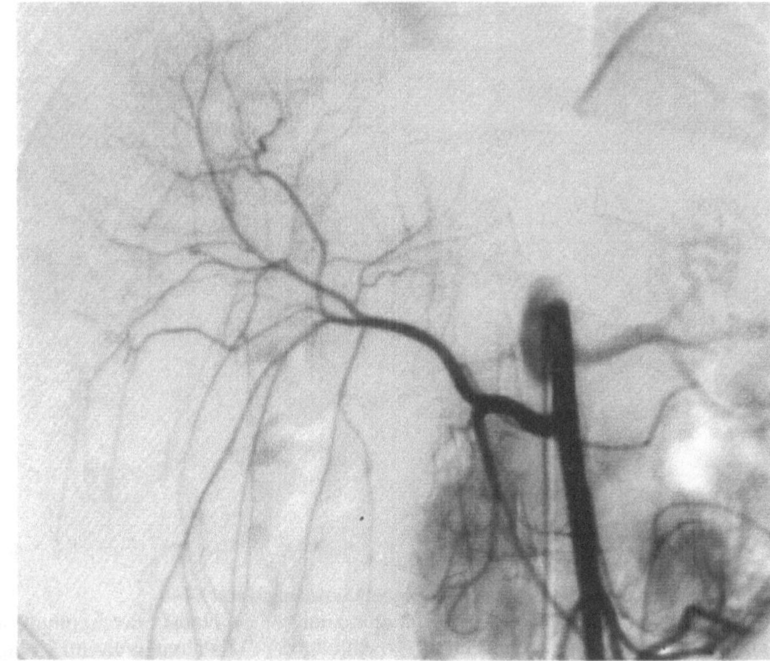

b

Abb. 141 a, b.   Echinokokkuszysten, i. a. DSA.
21 Jahre, männl. Darstellung der Gefäßanatomie vor geplanter Zystenresektion. Atypische Gefäßversorgung der Leber. **a** Zöliakographie: Truncus gastrosplenicus mit a. hepatica sinistra.
b Mesenterikographie: Truncus hepatomesentericus

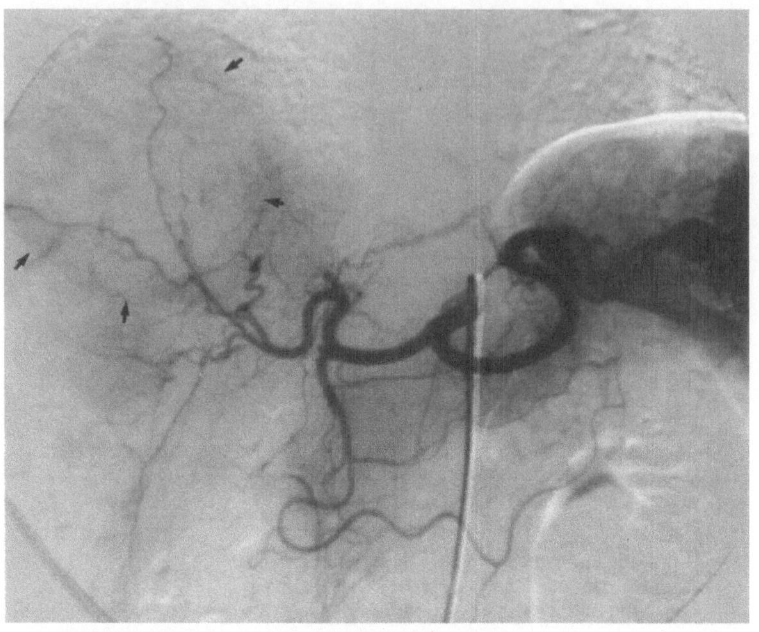

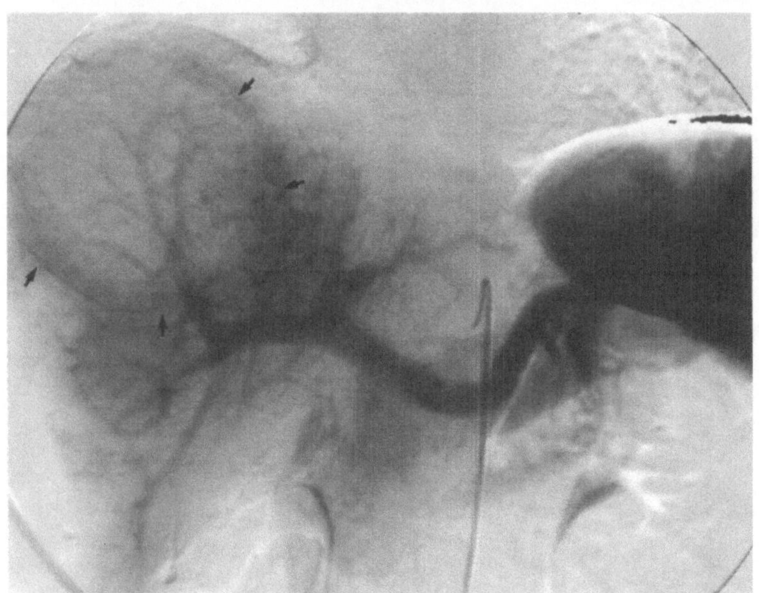

Abb. 142a–d.   Lebermetastasen eines Sigmakarzinoms, i. a. DSA.
40 Jahre, männl. Darstellung der Gefäßanatomie vor geplanter Portimplantation.   **a, b** Zöliakographie, arterielle und portale Phase. Darstellung der Gefäßanatomie und wenig vaskularisierter
Metastasen im rechten Leberlappen mit entsprechender Verlagerung der Arterien und Portalvenen (→).   **c, d** Mesenterikographie, arterielle und portale Phase. Nur geringe Mitversorgung der
Leber über Pankreasarkaden. Kontrastierung von Mesenterialvenen und Pfortader

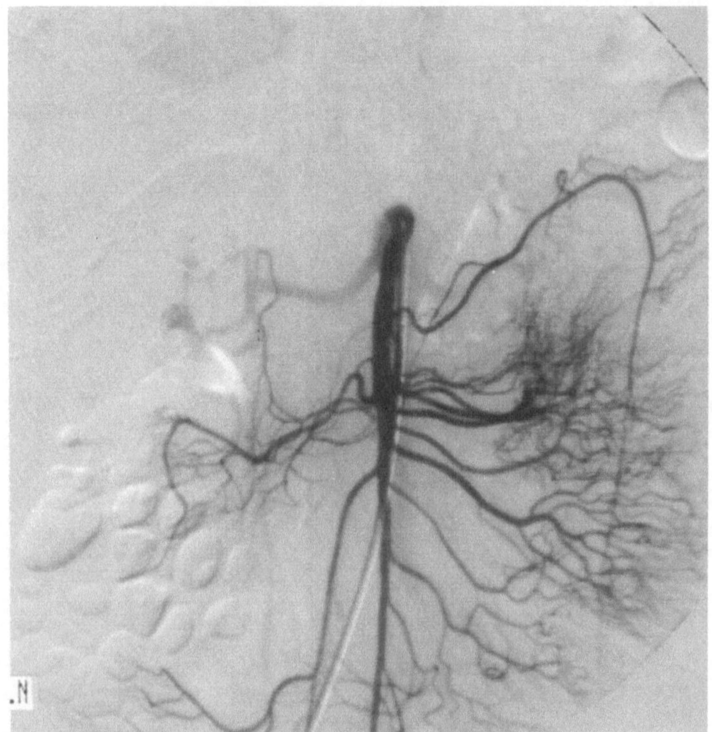

c

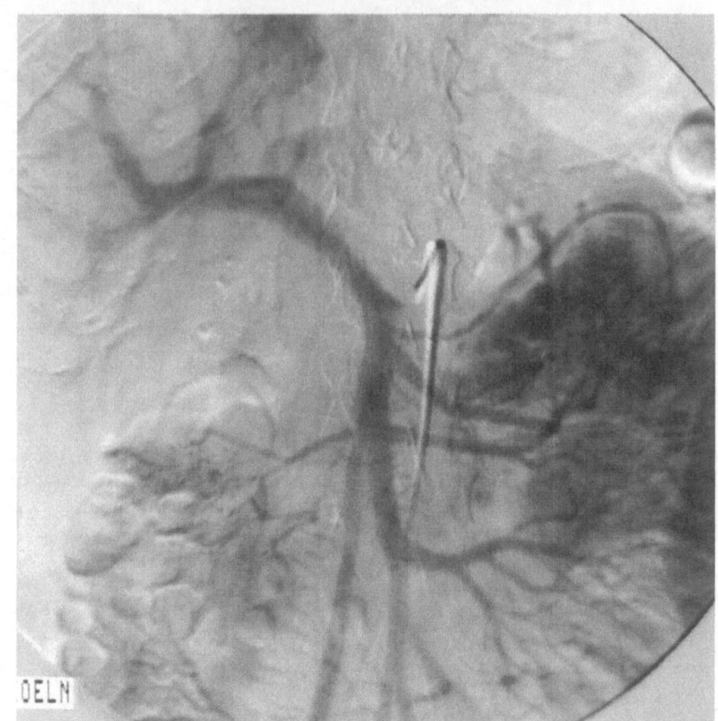

d

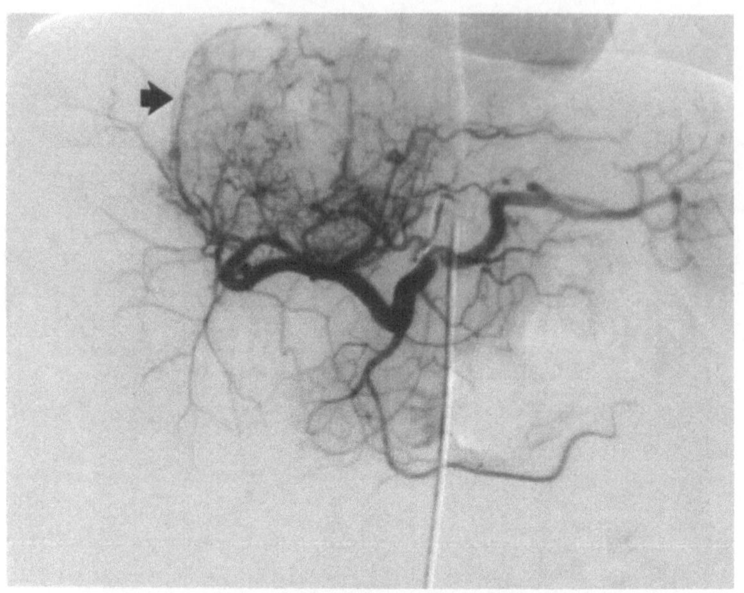

a

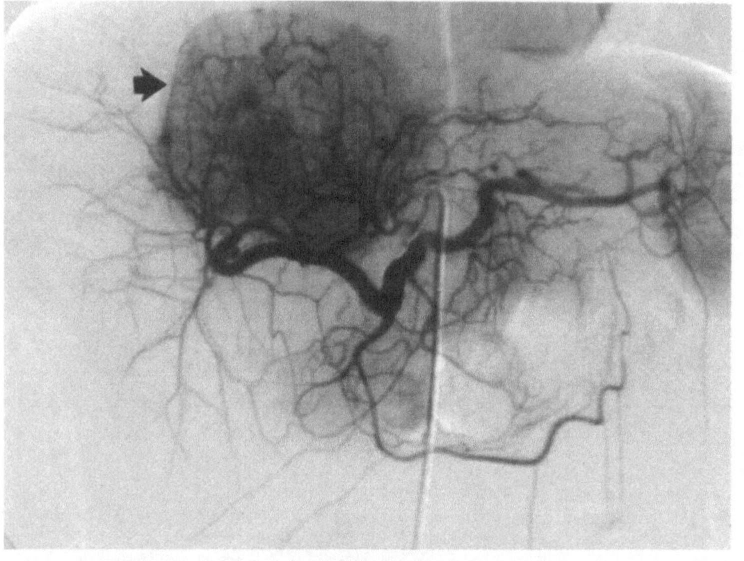

b

Abb. 143a–d. Fokal-noduläre Hyperplasie im Lobus quadratus, I. a.-DSA.
18 Jahre, weibl. Große, rundliche, glatt begrenzte, vaskularisierte Raumforderung im Lobus quadratus (→). Zöliakographie. **a** Arterielle Phase, **b** Parenchymphase, **c** portale Phase, **d** CT des Oberbauches nach intravenöser bolusartiger Kontrastmittelinjektion

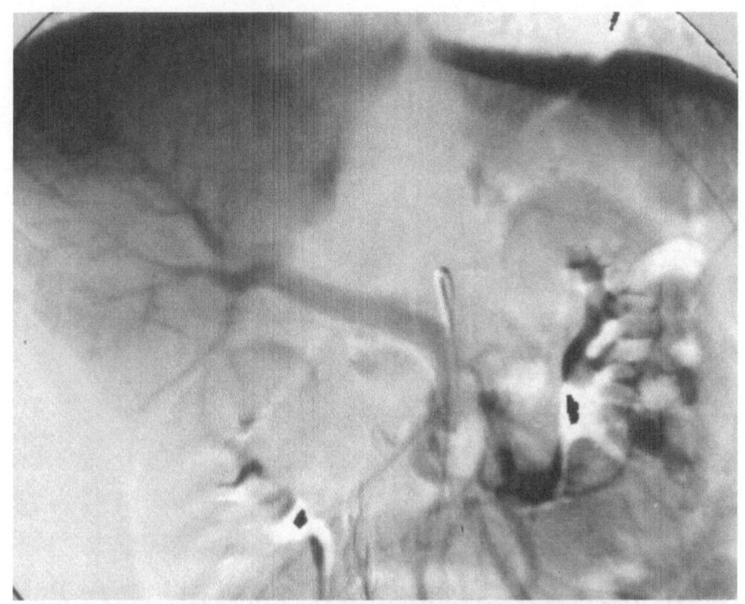

c

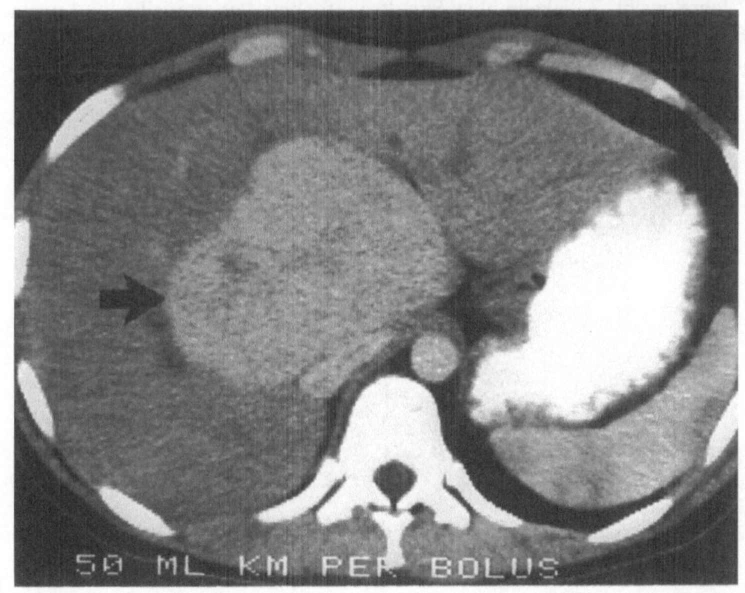

d

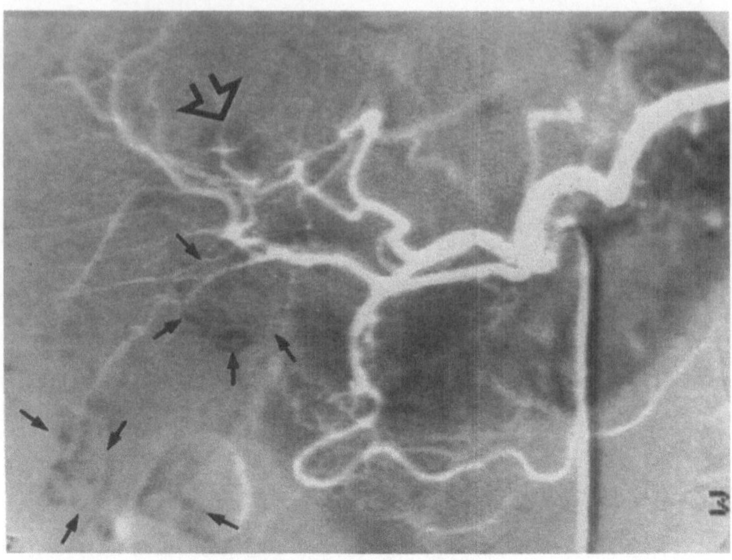

Abb. 144. Hämangiome und fokalnoduläre Hyperplasie der Leber, i. a. DSA.
47 Jahre, weibl. Zöliakographie, Simultanaufnahme der arteriellen und parenchymatösen Phase.
Die 2 Hämangiome (→) und die fokalnoduläre Hyperplasie (⇒) werden im rechten Leberlappen
an ihrem unterschiedlichen Gefäßbild unterscheidbar

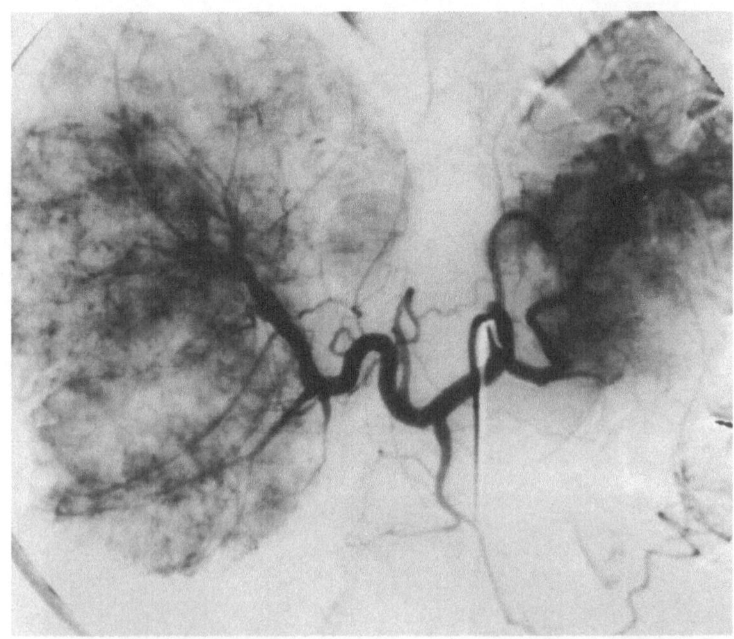

a

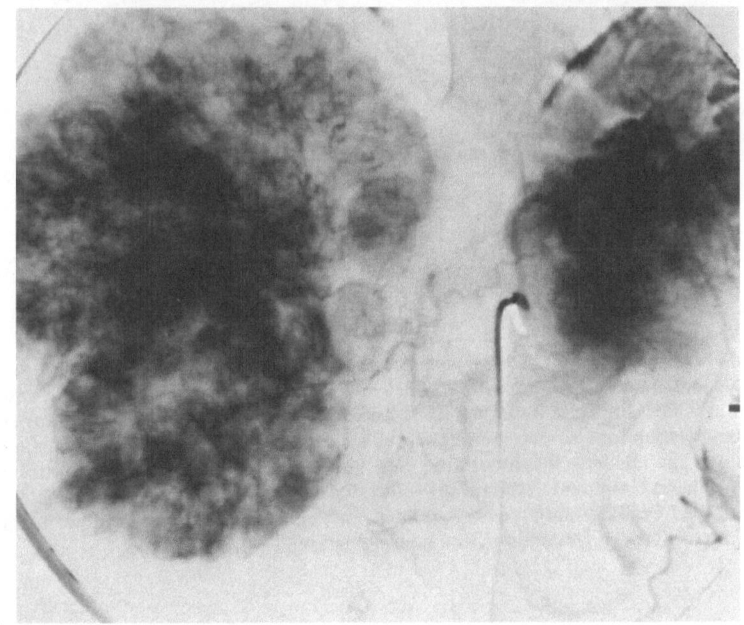

b

Abb. 145 a, b.   Leberzellkarzinom, i. a. DSA.
64 Jahre, männl. Großes Leberzellkarzinom, überwiegend im rechten Leberlappen mit Ausdehnung auch in den Lobus quadratus und linken Leberlappen. Zöliakographie. **a** Arterielle und frühe Parenchymphase, **b** späte Parenchymphase. Reich vaskularisierter Tumor mit pathologischen Gefäßen und Kontrastmittelseen

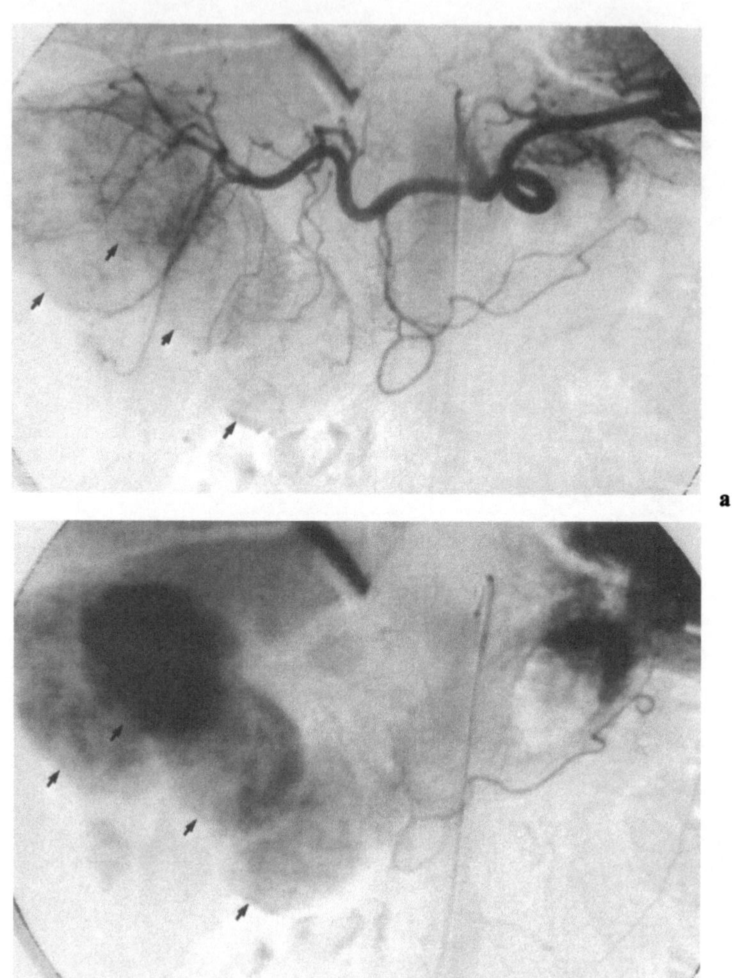

Abb. 146a–d.   In die Leber metastasiertes Karzinoid, i. a. DSA.
55 Jahre, männl.   **a** Arterielle Phase,   **b** parenchymatöse und portale Phase. Nachweis von 4 rundlichen, stark vaskularisierten Raumforderungen im rechten Leberlappen (→), Verlagerung von Arterien und Kontrastanreicherung in der Parenchymphase.   **c, d** Zustand nach Portimplantation zur lokalen Chemotherapie. Als Komplikation findet sich ein Extravasat (⇒) subkutan, ausgehend von der Verbindungsstelle zwischen Port- und Silastikkatheter. Deutlich unregelmäßige Wandkonturen der A. hepatica (▶) mit Sklerosierung und wandständigen Thromben. Unvollständige Darstellung der Lebermetastasen (→)

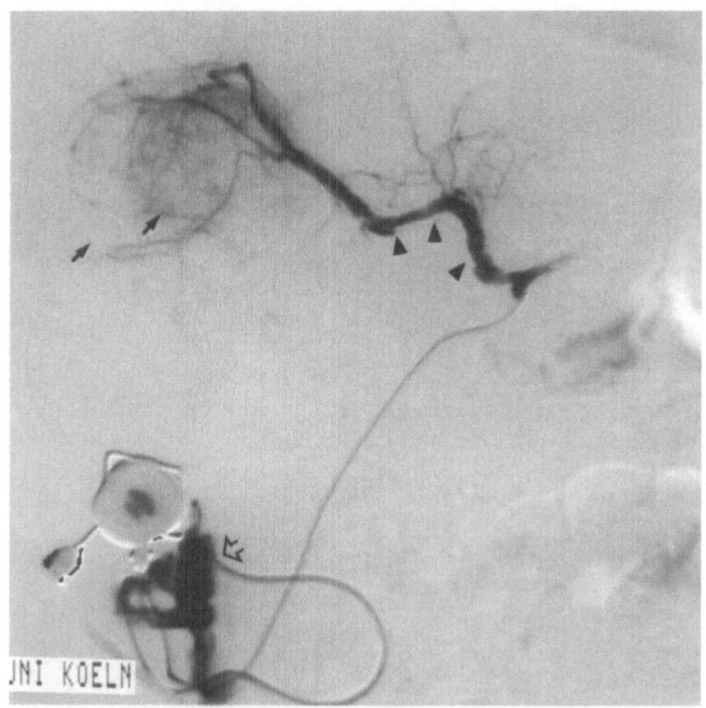

c

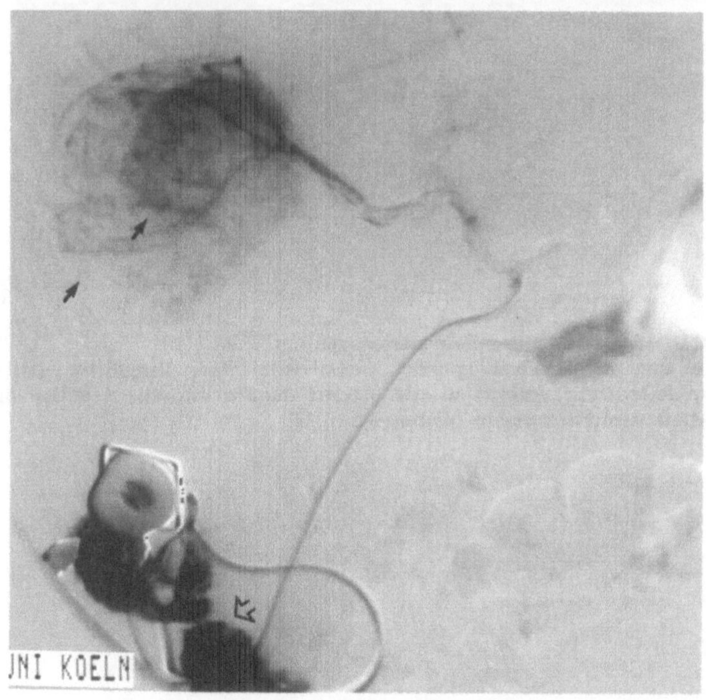

d

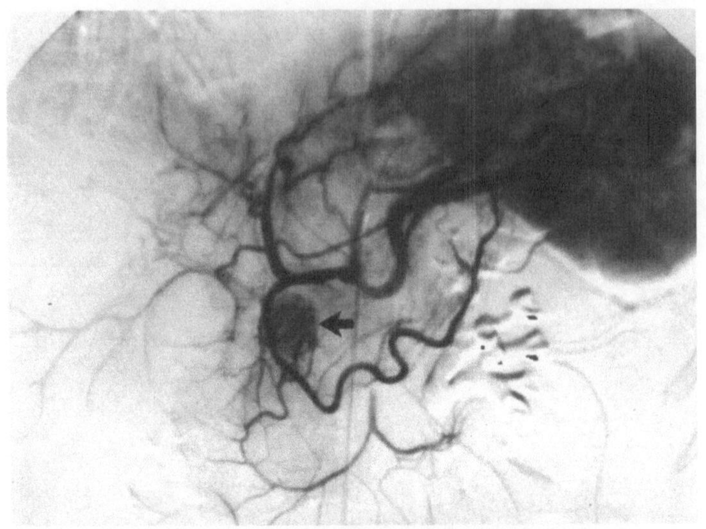

a

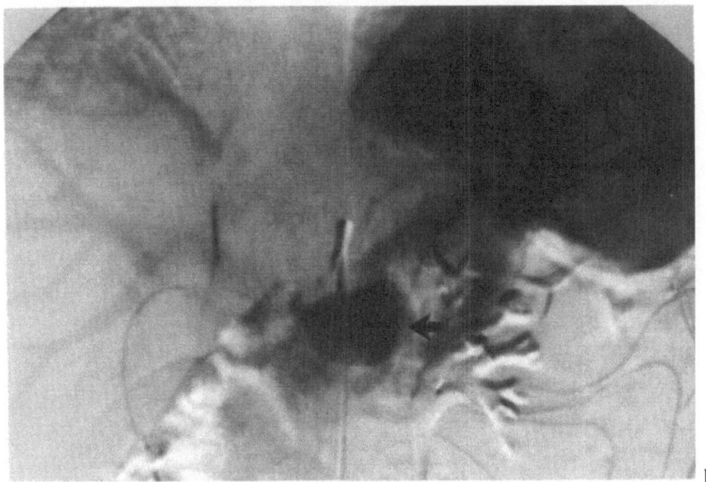

b

Abb. 147a, b.   Insulinom in Pankreaskopf, i. a. DSA.
20 Jahre, weibl. Zöliakographie.   **a** Arterielle Phase. Rundliche, glatt begrenzte, gefäßreiche Raumforderung, gespeist aus der A. gastro-duodenalis (→).   **b** Portale Phase. Starke, homogene Kontrastanreicherung im Tumor (→)

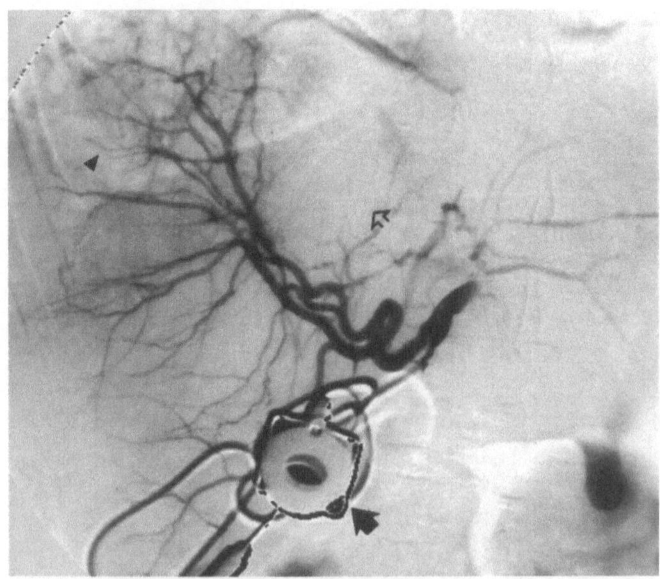

a

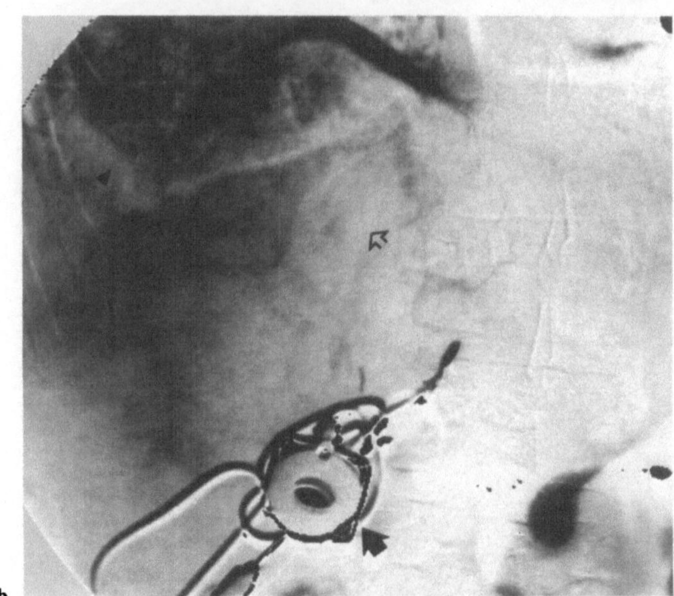

b

Abb. 148a, b.   Lebermetastasen eines Sigmakarzinoms, Portdarstellung.
62 Jahre, männl. **a** Arterielle Phase, **b** Parenchymphase. Nach Anspritzen des Portsystems ($\rightarrow$)
Kontrastierung pathologischer Gefäße in einer reich vaskularisierten Metastase ($\blacktriangleright$), Gefäßverlagerung durch eine gefäßarme Metastase ($\Rightarrow$)

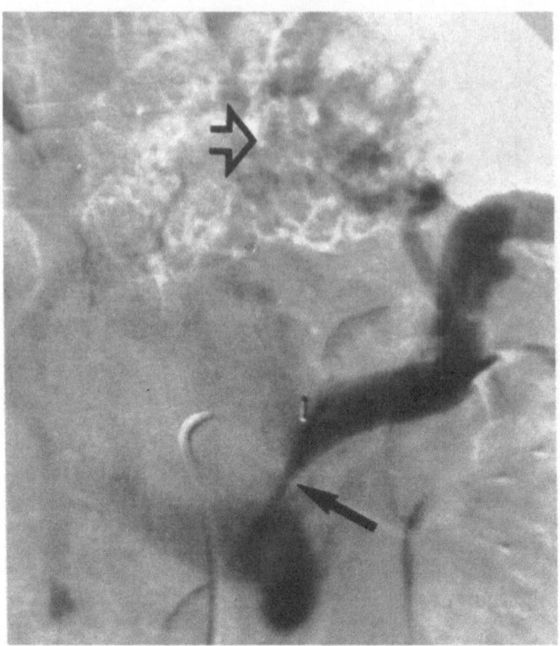

a

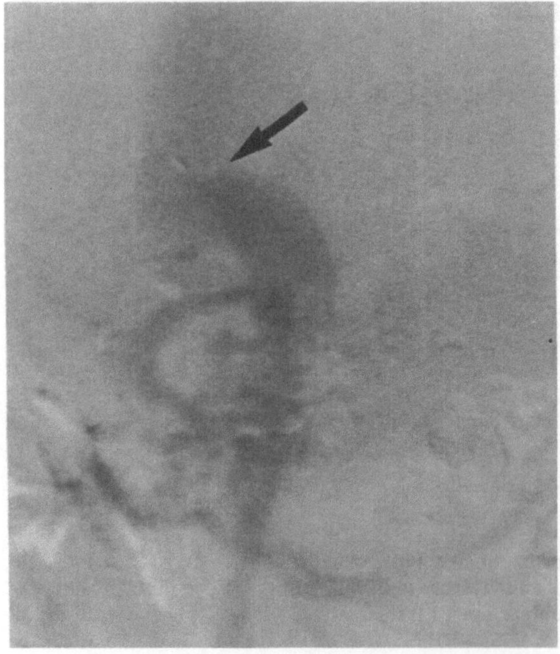

b

Abb. 149 a, b.   Portosystemische Shunts, postoperative Kontrollen mit i. a. DSA.
a 60 Jahre, männl. Indirekte Splenoportographie, venöse Phase. Stenose des splenorenalen H-Shunts (→) und Kollateralisation über die Vv. gastricae breves (⇒).   **b** 67 Jahre, weibl. Indirekte Mesenterikoportographie, venöse Phase. Durchgängiger mesenterikokavaler Shunt (→)

3.10 Interventionelle Radiologie

W. Gross-Fengels, D. Beyer, K. F. R. Neufang

Die stetige Weiterentwicklung der interventionellen Radiologie wurde in den letzten Jahren wesentlich durch die zunehmende Verfügbarkeit der DSA begünstigt, einige interventionelle Techniken erst durch die DSA ermöglicht.

3.10.1 Die i. a. DSA bei interventionellen Maßnahmen

Vorteile
- Höhere Kontrastauflösung ermöglicht geringere KM-Volumina und -konzentrationen mit besserer subjektiver Verträglichkeit.
- Niedrigere Flußraten erlauben Anwendung anspritzbarer Führungsdrähte (injectable guide-wire) und Katheter mit geringerem Durchmesser.
- Superselektive Sondierung von Seitenästen und Passage von Stenosen und Verschlüssen werden durch unmittelbar prätherapeutisch erstellte DSA-Serien erleichtert (extravasale oder subintimale Lage der Katheter leichter erkennbar!).
- Die sofortige Verfügbarkeit der Angiographieszene verkürzt Gesamtuntersuchungsdauer und Liegezeit des Katheters, dadurch geringe Thrombose- und Ischämiegefahr.
- Angiographische Therapiekontrollen können auch im Aorten- und Beckenbereich ohne Katheterwechsel über den Therapiekatheter erfolgen, dadurch geringere Rate lokaler Komplikationen an der Punktionsstelle.
- In unklaren Situationen können Zusatzserien erstellt und sofortige Entscheidungen über weitere therapeutische Maßnahmen getroffen werden.
- Geringere Filmkosten.

Nachteile
- Absolute Gefäßweite (Ballondurchmesser) nicht zuverlässig bestimmbar.
- Anfälligkeit für Bewegungsartefakte.

Merke: Die i. a. DSA erleichtert die Durchführung interventioneller Maßnahmen wesentlich und trägt zur Risikominderung bei.

Vorgehensweisen

- Bei *herkömmlicher Plazierungstechnik* werden im Untersuchungsraum zwei nebeneinander angeordnete Bildmonitore benötigt. Ein Monitor zeigt das aktuelle Durchleuchtungsbild, der andere gibt das gespeicherte, subtrahierte Füllungsbild mit der exakten anatomisch-angiographischen Topographie wieder. Gefäßabgänge oder Stenosen können auf diesem Monitor markiert werden. Durch Umschalten auf das nicht subtrahierte Füllungsbild gelingt eine Zuordnung der Gefäßabschnitte zu Knochenstrukturen oder Metallmarkierungen.
- Bei Anwendung der *Pfadfindertechnik* (road-mapping) wird das aktuelle Durchleuchtungsbild fortlaufend vom vorher gewonnenen Speicherbild subtrahiert (Abb. 26, 150). Kathetermanöver können ohne weitere KM-Gabe im scheinbar kontrastierten Gefäß verfolgt werden. Diese Technik setzt jedoch absolute Ruhigstellung der dargestellten Körperabschnitte über den gesamten Eingriff voraus.

3.10.2 Die i.a. DSA bei perkutaner transluminaler Angioplastie (PTA)

Technik

Aortographie
P.a. (a.p.), 35 cm BV, 2 B/s. KM: 300 mg J/ml, 20(-25) ml, 12-15 ml/s (Flußgeschwindigkeit dem Innendurchmesser des Dilatationskatheters anpassen).

Retrograde Iliakographie (Gegenstromtechnik)
P.a. (a.p.), 35 cm BV, 2 B/s. KM: 300 mg J/ml, 15-20 ml, 10-13 ml/s.

A. femoralis superficialis, A. poplitea
P.a. (a.p.), 35 cm BV, 1-2 B/s. KM: 150-200 mg J/ml, 10 ml, Handinjektion.

Vorteile
- Vor der PTA gelingt in Ergänzung zur i.v. DSA oder Blattfilmangiographie durch hohe Kontrastauflösung in der Regel eine ausgezeichnete Darstellung des peripheren Abstroms.
- Der obligat zu erhebende, aktuelle Ausgangsbefund (Abb. 151) läßt sich ohne größeren Aufwand erstellen (Progredienz der Stenose, zwischenzeitlicher Verschluß, Veränderungen an anderer Stelle).
- Katheterplazierungen werden durch parallele oder gleichzeitige Abbildung der Füllungsphase erleichtert (Abb. 153).

Merke: Zur Bestimmung der adäquaten Ballonweite sollte eine Blattfilmangiographie des zu behandelnden Gefäßabschnittes vorliegen. Die i.a. DSA ist zur Aktualisierung der Voruntersuchung und zur optimalen Katheterplazierung erforderlich.

3.10.3 Die i.a. DSA bei lokaler Katheterlyse

Technik

Injektion des Kontrastmittels über den zur Lyse plazierten *Katheter,* z.B. Multipurpose, F5, endständig offen. *KM:* 150–200 mg J/ml, 5–10 ml, Handinjektion (Abb. 154). 1. Serie: p.a., 35 cm BV, 1–2 B/s; weitere Serien 25 cm BV.

Vorteile
- Durch die geringere KM-Konzentration bessere subjektive Verträglichkeit, geringere Endothelläsion: KM fließt verschlußbedingt nur sehr verzögert ab, die Kontaktzeit des Kontrastmittels zum Endothel ist verlängert. Zur Vermeidung zusätzlicher Endothelschädigungen empfiehlt sich die Anwendung niederosmolarer, nichtionischer KM in geringer Konzentration (Abb. 152).
- KM-umflossene Thromben lassen sich mit der Bildnachverarbeitung in variabler Fenstertechnik besser als mit Filmangiographie darstellen.
- Die optimale Lage der Katheterspitze im Thrombus und das Fortschreiten der Lyse lassen sich mit geringem Aufwand überprüfen; eine sofortige Lagekorrektur des Katheters ist möglich, über die Notwendigkeit einer Zusatztherapie (z.B. PTA) kann entschieden werden (Abb. 155).

3.10.4 Die i.a. DSA bei Katheterembolisation

Technik

KM-Mengen und Flußraten richten sich nach Art des verwandten Katheters und dargestelltem Gefäßgebiet

Vorteile
- Das gespeicherte Bild der i.a. DSA erleichtert die selektive und superselektive Sondierung, da die Gefäßanatomie oft durch Tumorkompression, Lymphome oder pathologische Gefäße verändert ist.
- Durch gleichzeitige Darstellung und Markierung der Aorta bzw. nicht betroffener Gefäßabschnitte werden ausreichende Sicherheitsabstände gewahrt und unbeabsichtigte Embolisationen außerhalb des Tumors (Abb. 156) bzw. Blutungsbereiches vermieden.
- Sofortige Dokumentation des Therapieeffektes über liegenden Spezialkatheter, z.B. bei Verwendung von GAW-Spiralen (Gianturco-Wallace-Anderson) (Abb. 158) möglich. Bei selektiver Katheterlage sollte die KM-Injektion manuell mit geringem Druck erfolgen, um Turbulenzen und damit Reflux von Embolisat zu vermeiden. Eine sofortige Entscheidung über das Einbringen weiterer Embolisate ist möglich.
- Deutlich geringere KM-Belastung.

3.10.5 Die i.a. DSA bei regionaler Chemoperfusion der Leber

Nach zuvoriger angiographischer Klärung mit i.a. DSA (s. S.275ff.), die Gefäßanomalien und arterielle Tumorversorgung wiedergeben muß (bei geplanter Leberperfusion zusätzlich: Durchgängigkeit der Portalvene, Zeichen der Leberzirrhose, portale Hypertension), kann in üblicher Seldinger-Technik die Plazierung des Katheters zur möglichst superselektiven Perfusion des Tumorareales erfolgen. Die hohe Kontrastauflösung der i.a. DSA und die beschriebenen Plazierungstechniken erleichtern die Identifizierung des Tumors und superselektive Sondierung. Eine längerfristige Perfusion über Angiographiekatheter ist jedoch limitiert; eine Intervallbehandlung erfordert erneute Punktionen und aufwendige Sondierungen. Die regionale Chemotherapie wurde durch Einführung chirurgisch dauerhaft implantierter Kathetersysteme wesentlich vereinfacht. Erste Erfahrungen wurden mit diesen Systemen bei regionaler Perfusion von Lebertumoren und Metastasen (s.S.277f.) und inoperablen Weichteiltumoren (Abb.160) gewonnen. Eine Funktionskontrolle dieser Systeme und Darstellung perfundierter Gefäße mit DSA ist routinemäßig alle 8–12 Wochen erforderlich.

Technik (s.S.278)

Wichtige Befunde

- Thrombosierung bzw. Sklerosierung perfundierter Arterien mit Zirkulationsumkehr und unbeabsichtigter Perfusion nicht betroffener Gefäßgebiete.
- Dislokation der Katheterspitze,
- Okklusion des Katheters,
- Katheterleck,
- Diskonnektion der Systeme an der Verbindung zwischen Injektionskammer zum Silastikkatheter,
- Veränderungen der Tumorgröße (besser mit CT und Sonographie beurteilbar).

Merke: Wegen ihrer geringen Drucktoleranz und der damit verbundenen niedrigen Flußrate wird eine ausreichende angiographische Beurteilung dieser Systeme und der perfundierten Gefäßgebiete erst durch die hohe Kontrastauflösung der DSA ermöglicht.

3.10.6 Die i.v. DSA zur Kontrolle interventioneller Maßnahmen

Die geringere Invasivität der i.v. DSA ist nach interventionellen Maßnahmen von besonderem Wert.
- In der frühen posttherapeutischen Phase kann ein arterielles Vorgehen durch Hämatome an der primären Punktionsstelle erschwert sein.

- Kathetermanipulationen im Bereich der PTA-Lokalisation (z. B. Becken) sind zu umgehen (Abb. 159). Nach Katheterlyse sind arterielle Punktionen durch Antikoagulanziennachbehandlung mit höherem Blutungsrisiko verbunden.
- Bei klinischer Verschlechterung können bereits in der ambulanten Untersuchungsphase zuverlässige Therapieentscheidungen erfolgen und ggf. das taktische Vorgehen einer erneuten PTA, lokalen Katheterlyse oder ggf. operativen Intervention festgelegt werden (Abb. 157).

Literatur

Chang R, Kaufmann SL, Kadir S, Mitchell SE, White RI (1984) Digital subtraction angiography in interventional radiology. AJR 142: 363–366

Crummy AB, Stieghorst MF, Turski PA, Strother CM, Liebermann RP, Sackett JF, Turnipseed WD, Detmer DE, Mistretta CA (1982) Digital subtraction angiography: current status and use of intraarterial injection. Radiology 145: 303–307

Gross-Fengels W, Beyer D, Krüger U, Friedmann G, Ghussen F (1987) DSA zur Darstellung tumorbedingter Gefäßveränderungen und Komplikationen bei lokaler Chemotherapie der Leber über „Port-Systeme". RöFo 146: 420–424

Katzen BT (1985) Peripheral, abdominal and interventional applications of DSA. Radiol Clin North Am 23: 227–241

Kaufmann SL, Chang R, Kadir S, Mitchell SE, White RI (1983) Intraarterial digital subtraction angiography: a comparative view. Cardiovasc Intervent Radiol 6: 271–279

Lackner KR, Janson R, Franken T, Harder T, Thurn P (1983) Digitale Subtraktionsangiographie (DSA). Dtsch Med Wschr 108: 350–355

Mathias K, Haendle J (1982) Katheterdilatation mit der digitalen Bildsubtraktion. Röntgenpraxis 35: 9–14

Neithamer CD, Sniderman KW, Sprayregen S, Saddekni S, Srur MF, Rozenblit G, Sos TA (1986) Transluminal angioplasty in allograft renal-artery stenosis. Sem Interv Radiol 3: 93–103

Schwarten DE (1984) Percutaneous transluminal angioplasty of the iliac arteries: intravenous digital subtraction angiography for follow-up. Radiology 150: 363–367

Seyferth W, Polster W (1985) Pfadfindertechnik: eine Ergänzung der digitalen Subtraktionsangiographie im fluoroskopischen Betrieb. Electromedica 53: 39–45

Starck E, Herzer M, Kollath J, Lauterbach T (1983) Digitale Subtraktionsangiographie bei perkutaner transluminaler Angioplastie der Extremitäten- und Nierengefäße. Dtsch Med Wschr 108: 655–662

Turski PA, Stieghorst MF, Strother CM, Crummy AB, Liebermann RP, Mistretta CA (1982) Digital subtraction angiography „road map". AJR 139: 1233–1234

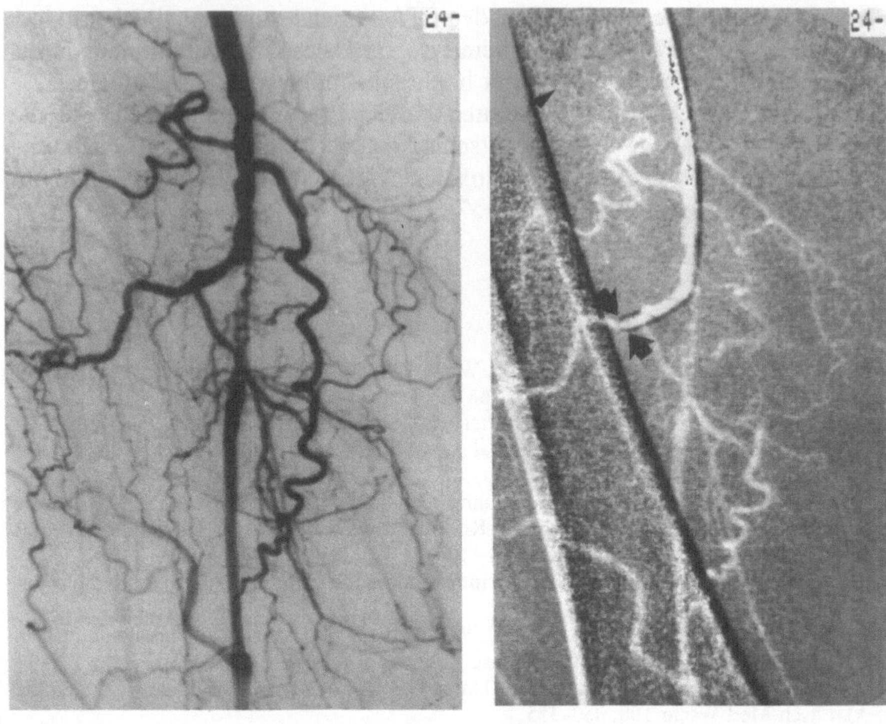

a   b

Abb. 150a–h.   PTA der rechten A. femoralis superficialis.
69 Jahre, männl., AVL II b, Gehstrecke 80 m, Fußpulse nicht palpabel. **a** Nach antegrader Punktion der A. femoralis communis dextra prätherapeutische i. a. DSA; 10 ml KM, 150 mg J/ml, Handinjektion: Subtotaler Verschluß der A. femoralis superficialis im Adduktorenkanal, filiformes Restlumen, deutlicher Kollateralkreislauf. **b** Pfadfindertechnik (verminderte Ortsauflösung durch niedrige Strahlendosis): Katheterspitze (➡) im Kollateralgefäß. **c** Pfadfindertechnik: Katheterrückzug, Katheterspitze unmittelbar proximal des stenosierten Segmentes plaziert. **d** Pfadfindertechnik: Passage des Katheters durch das stenosierte Segment.

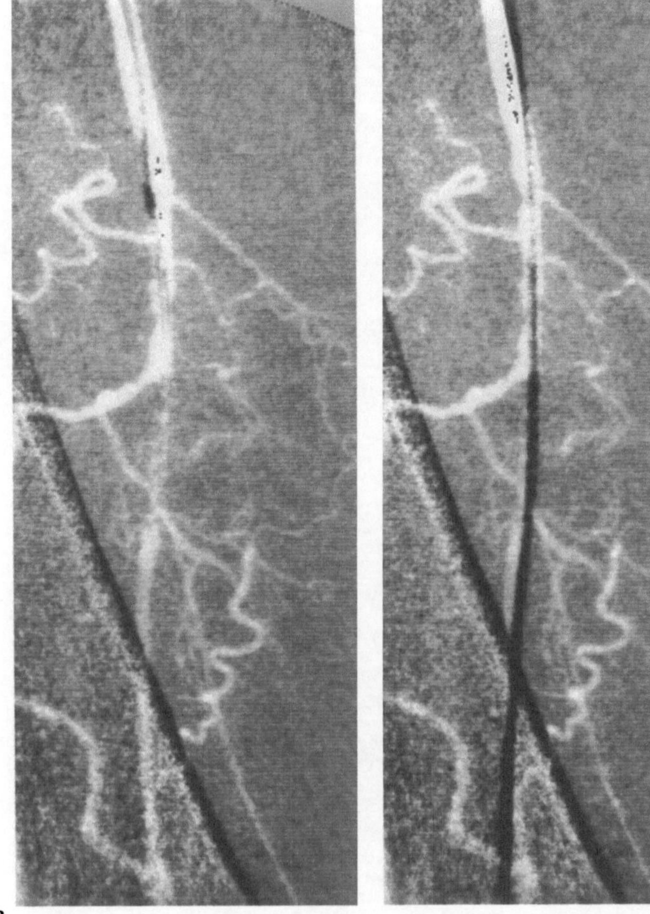

c d

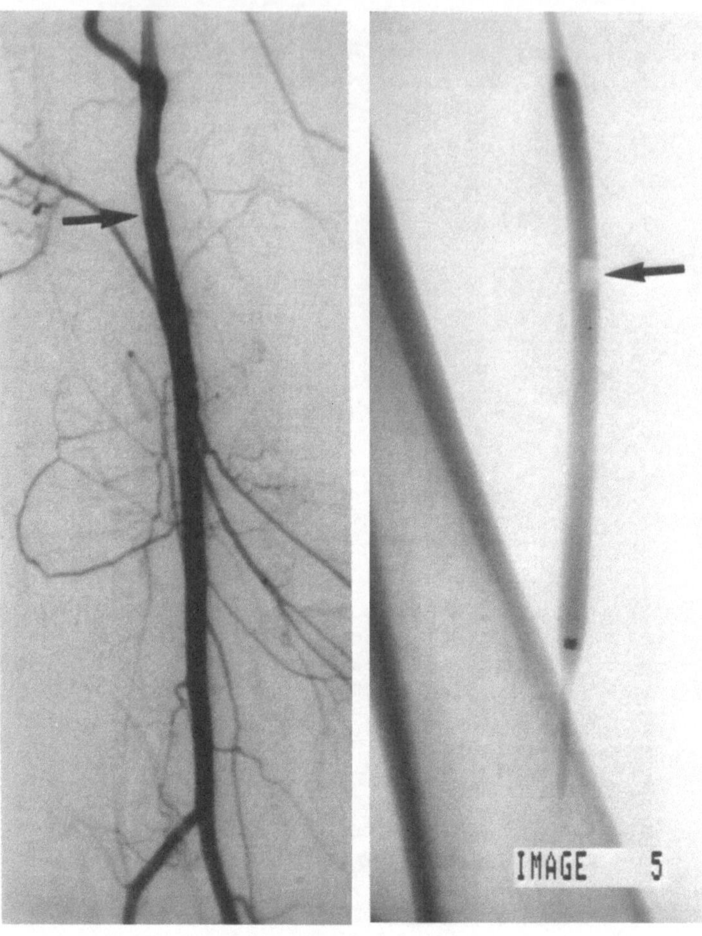

e   f

Abb. 150. **e** I.a. DSA: Nachweis der intravasalen Katheterlage (→ Katheterspitze). **f** Digitale Radiographie: Lagekontrolle des Ballonkatheters, Lufteinschluß (→). **g** I.a. DSA, posttherapeutisch: Vollständige Rekanalisation mit Wandkonturunregelmäßigkeiten, keine signifikante Reststenose. **h** I.a. DSA, Darstellung des peripheren Abstromes: kleinere, embolisch bedingte KM-Aussparungen im proximalen Abschnitt der A.tibialis posterior (→). Klinik nach 48 h: Unterschenkel warm, kräftige Fußpulse

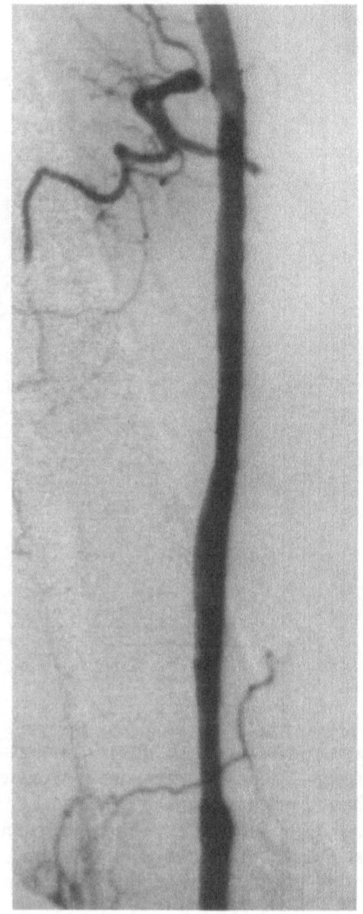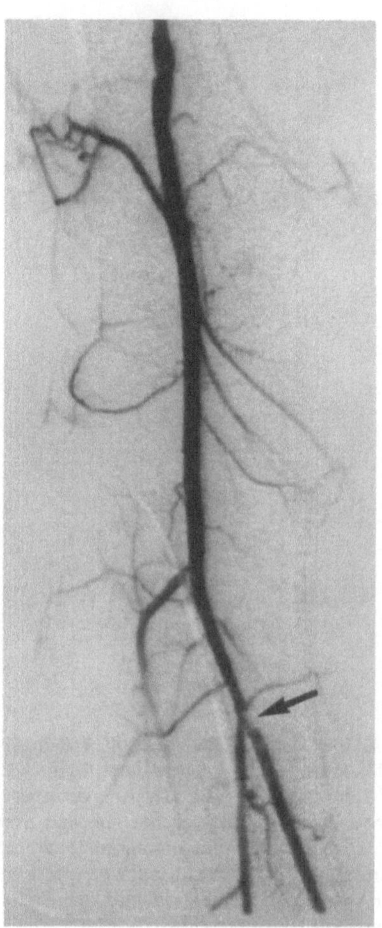

g

h

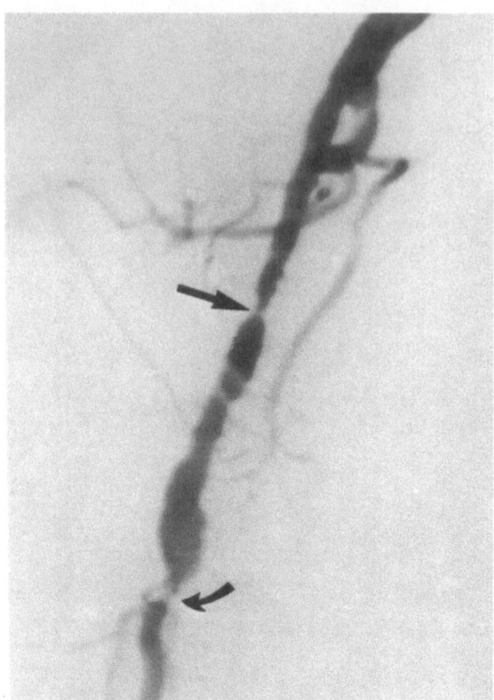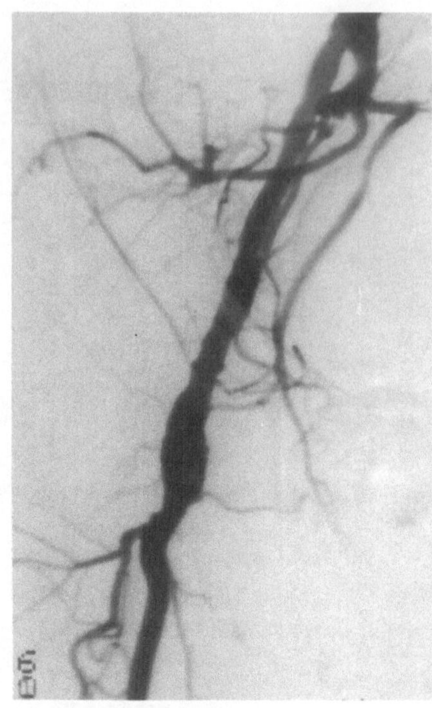

a

b

Abb. 151a, b.   PTA der rechten A. iliaca externa und der A. femoralis communis und Profunda.
77 Jahre, weibl., AVL III, Anlage einer Profunda-Patch-Plastik vor 12 Monaten. **a** I. a. DSA,
Cross-over-Technik, rechte Beckenstrombahn prätherapeutisch: schwere arteriosklerotische
Wandveränderungen, hochgradige Stenose der A. iliaca externa (→). Reststenose an der Pro-
funda-Patch-Erweiterungsplastik (⌒↘). Verschluß der A. femoralis superficialis. **b** I. a. DSA nach
PTA der A. iliaca externa und der Erweiterungsplastik: Deutliche Aufdehnung der stenosierten
Segmente

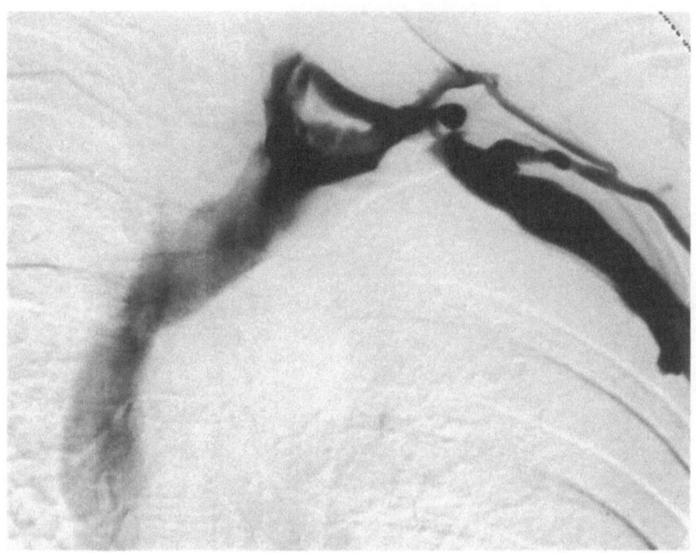

a

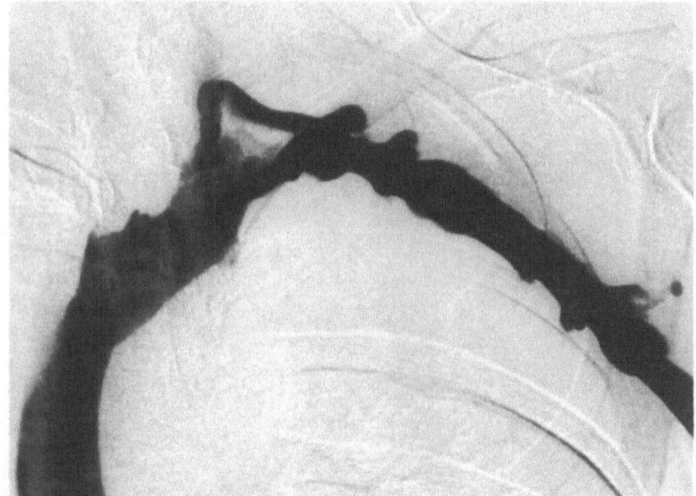

b

Abb. 152 a, b.   Lokale Katheterlyse der V. subclavia.
36 Jahre, weibl., plötzliche Armschwellung, Skalenussyndrom.   **a** Partielle Thrombosierung der V. subclavia sinistra.   **b** Nach Lysetherapie weitgehende Eröffnung, Reststenosierung. Umgehungskreislauf.

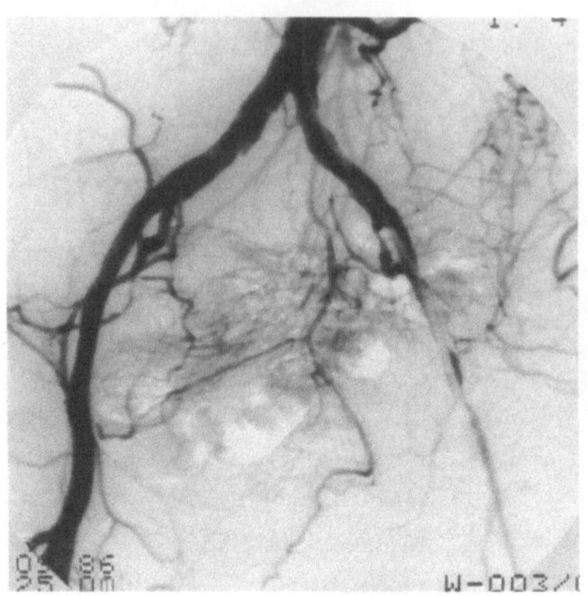

a

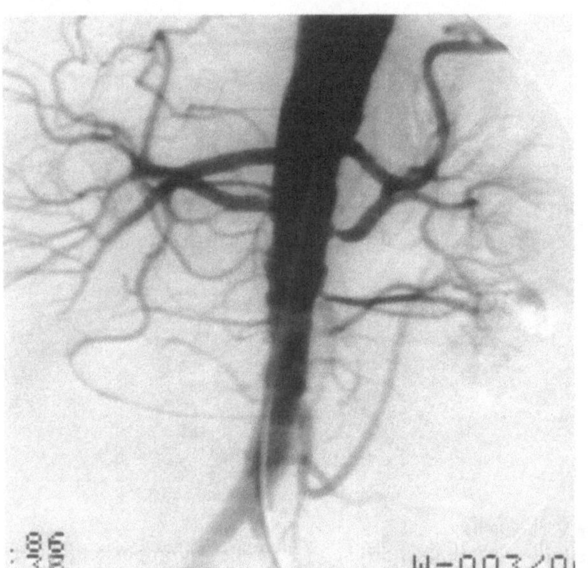

b

Abb. 153a–d. PTA der A. renalis sinistra.
64 Jahre, weibl., arterielle Hypertonie, Diabetes mellitus, kompensierte Niereninsuffizienz. **a** I.a.
DSA des Beckens: erschwerte Katheterpassage durch höhergradige Stenosierungen im Bereich
der linken A. iliaca externa und communis. Verminderter peripherer Abstrom durch partielle
Okklusion des Gefäßlumens. **b** I.a. DSA, abdominelle Übersichtsaortographie, 20 ml KM
300 mg J/ml, 15 ml/s: generalisierte Atherosklerose, Stenose proximal am Hauptast der A. renalis
sinistra, untere Polarterie. **c** Lagekontrolle des Ballonkatheters, digitale Radiographie: noch
bestehende Taillierung des Ballons. **d** Posttherapeutische i.a. DSA: Keine Reststenosierung

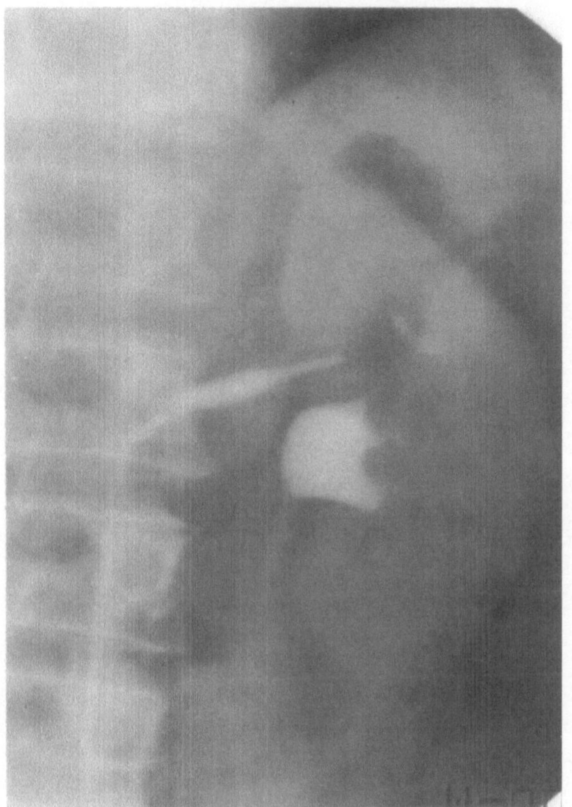

c

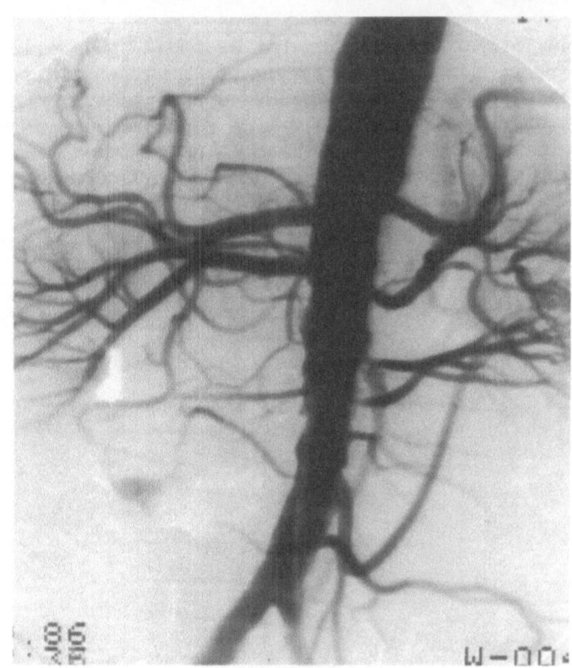

d

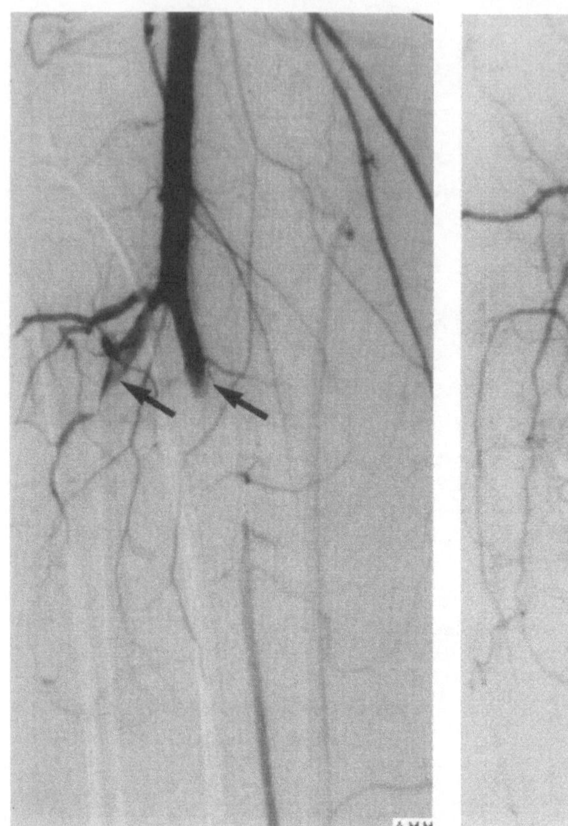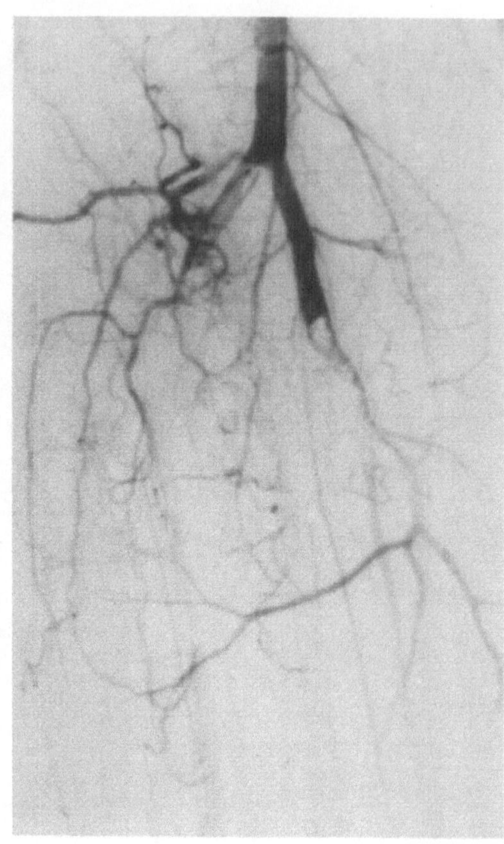

a   b

Abb. 154 a–d. Lokale Katheterlyse des rechten Unterschenkels.
48 Jahre, männl., seit 2 Tagen zunehmende Schmerzsymptomatik mit Paraesthesien im Bereich des rechten Fußes, keine Fußpulse palpabel. **a** Nach antegrader Punktion der rechten A. femoralis communis i. a. DSA der distalen A. poplitea: embolischer Verschluß der Trifurkation, Verschlußmaterial von KM umflossen (→). **b** Kontrolle nach 400 000 I. E. Urokinase: nur geringe Eröffnung. **c** Kontrolle nach 500 000 I. E. Urokinase: Kontrastierung der A. tibialis posterior und peronea. **d** Abschlußkontrolle (38 h nach Therapiebeginn): vollständige Eröffnung der Trifurkation

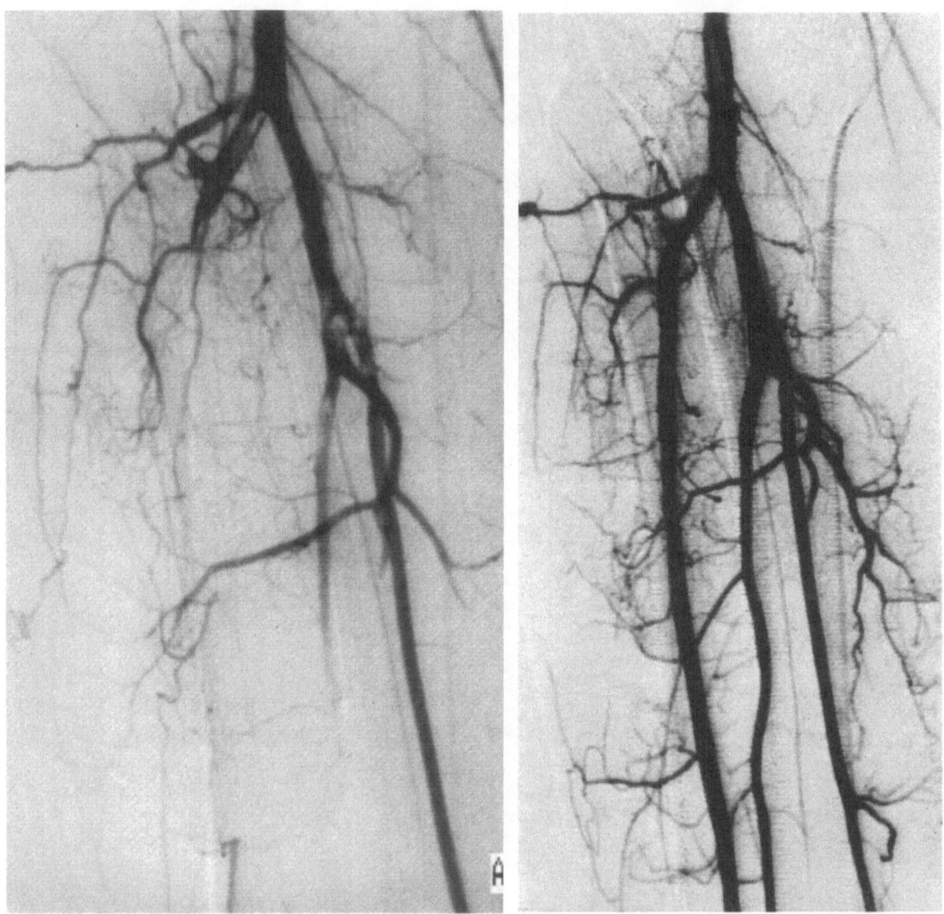

c

d

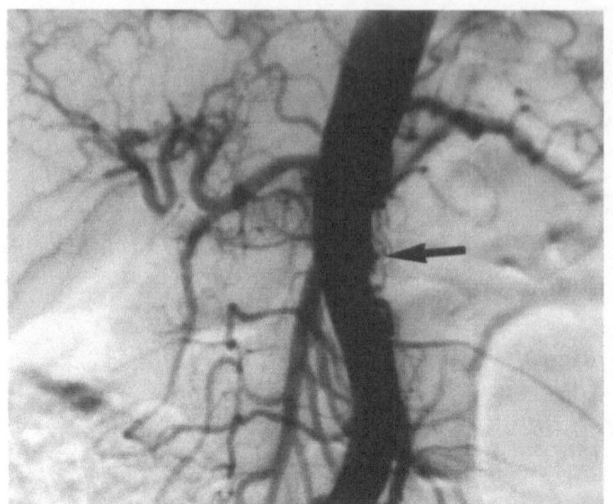

a

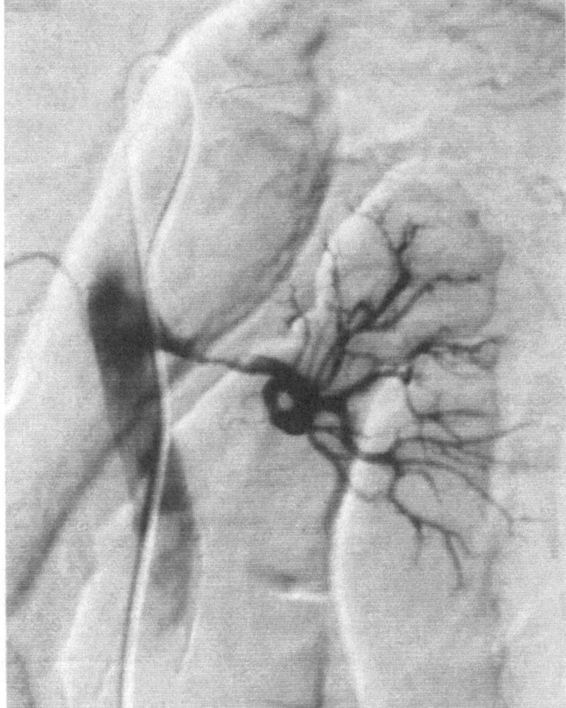

b

Abb. 155 a–d. Lokale Katheterlyse der A. renalis sinistra.
60 Jahre, weibl., Zustand nach rechtsseitiger Nephrektomie, akuter Flankenschmerz links, Anurie. **a** Übersichtsaortographie, i. a. DSA: Verschluß der A. renalis sinistra (→). **b** Kontrolle nach lokaler Applikation von 200000 IE Urokinase: partielle Eröffnung der A. renalis. **c** Zustand nach PTA der verbleibenden Nierenarterienstenose: weitgehende Aufdehnung. **d** I.v. DSA 3,5 Monate nach dem Primärereignis: linke Niere perfundiert, deutliche Konturunregelmäßigkeiten an der A. renalis. Klinik: Oligurie, Dialyse erforderlich

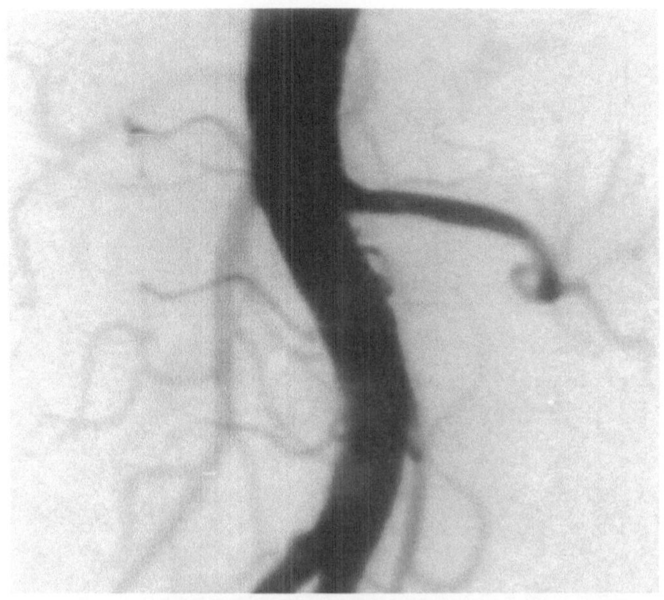

c

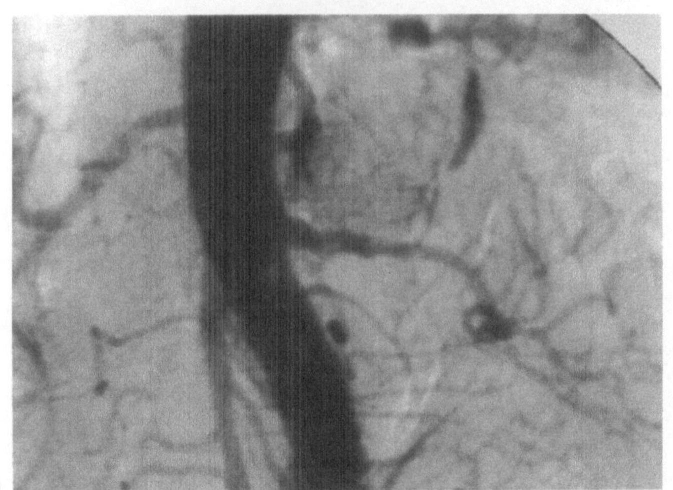

d

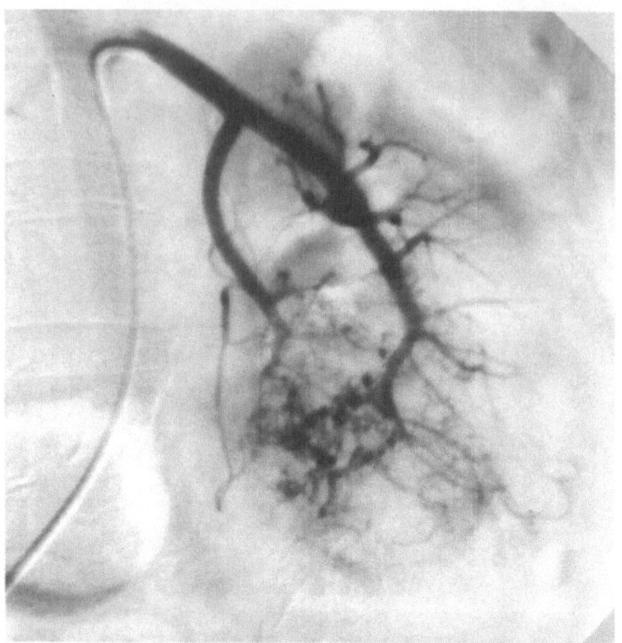

a

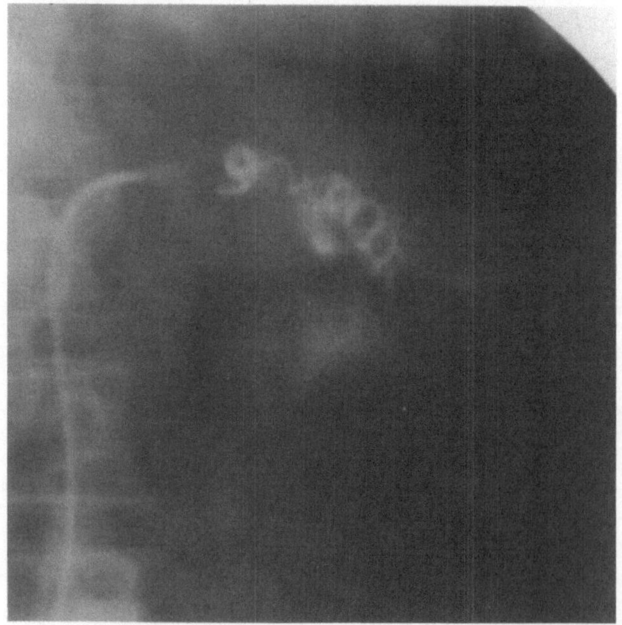

b

Abb. 156a–c. Präoperative Tumorembolisation.
66 Jahre, männl., Verdachtsdiagnose Hypernephrom. **a** Selektive Renovasographie links, i.a.
DSA: hypervaskularisierter Tumor am unteren Pol, pathologische Gefäße. **b** Digitale Radiographie: Lagekontrolle der GAW-Spiralen. **c** Posttherapeutische i.a. DSA, selektive Renovasographie: vollständiger Verschluß der linken A.renalis, KM-Reflux in die Aorta mit Kontrastierung
der A.renalis dextra

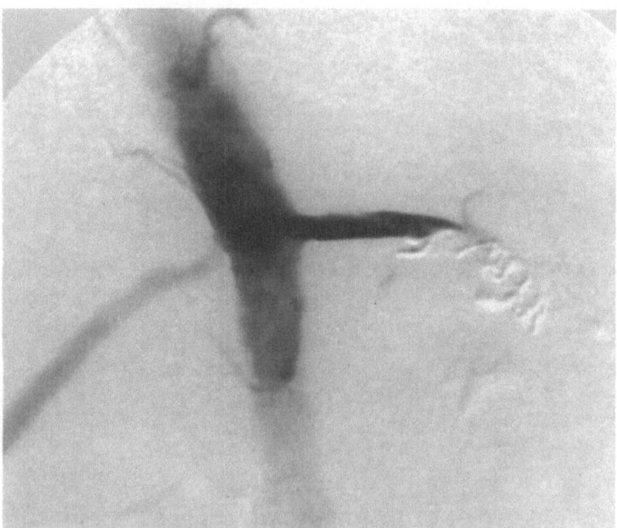

c

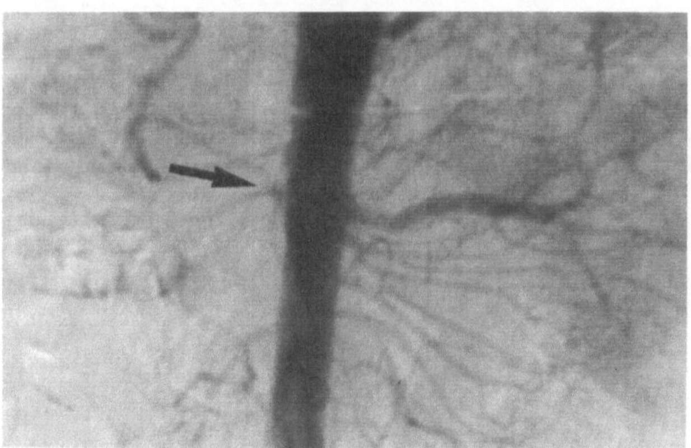

Abb. 157. Kontrolle interventioneller Maßnahmen.
44 Jahre, männl., Zustand nach PTA der A. renalis dextra in einer auswärtigen Klinik. I. v. DSA:
Verschluß der A. renalis dextra (→)

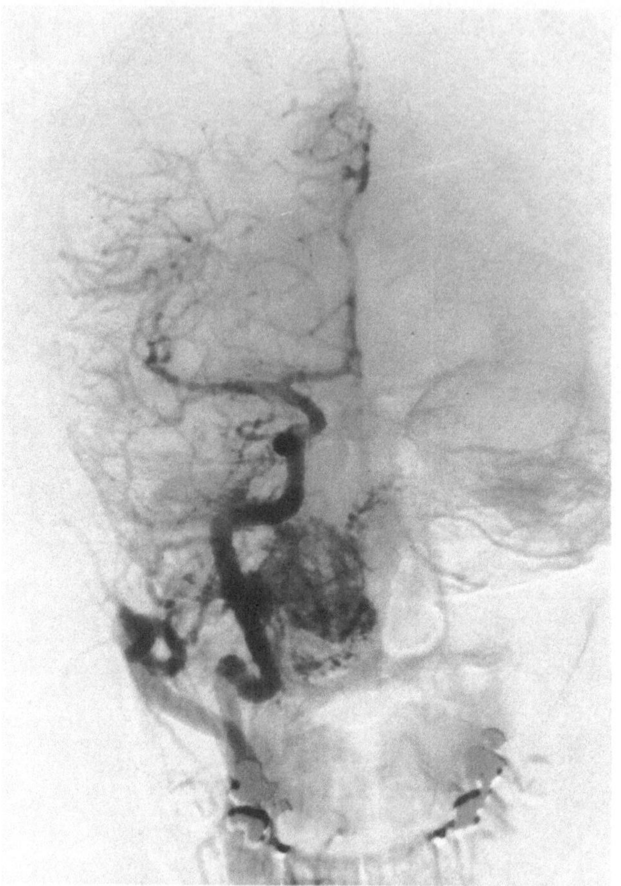

a

Abb. 158a–c. Präoperative Embolisation.
15 Jahre, männl., juveniles Nasen-Rachen-Fibrom. **a** Karotisangiographie in Blattfilmtechnik,
konventionelle Subtraktion: großer, hypervaskularisierter Tumor. **b** Prätherapeutische i.a. DSA
der rechten A. carotis externa, seitliche Projektion. **c** I.a. DSA nach Embolisation u.a. mit GAW-
Spiralen: nur geringe Tumorrestperfusion

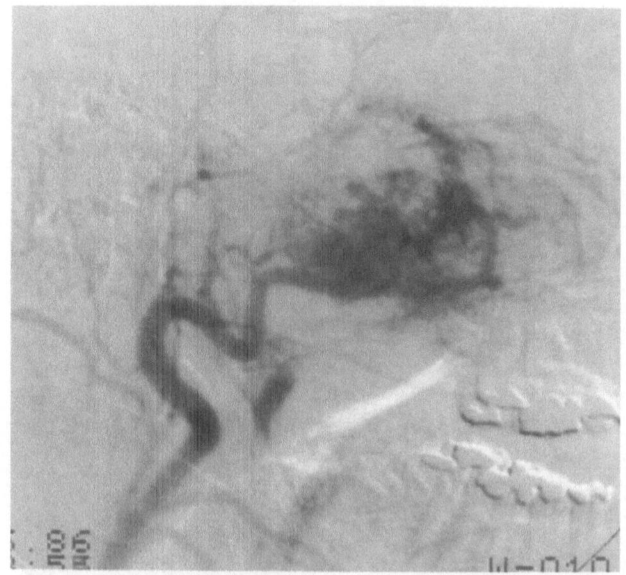

b

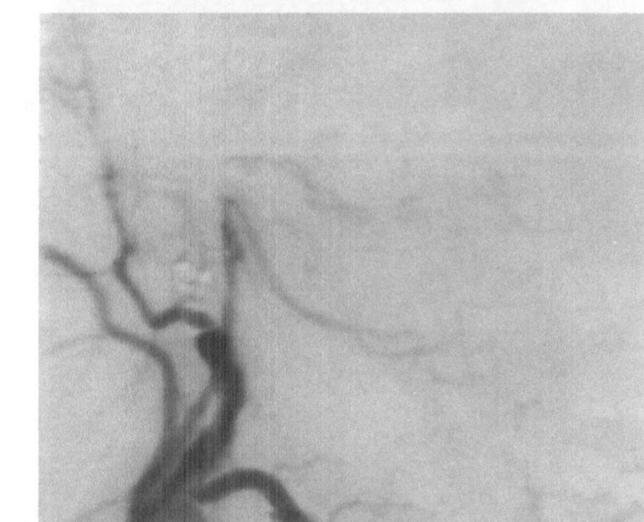

c

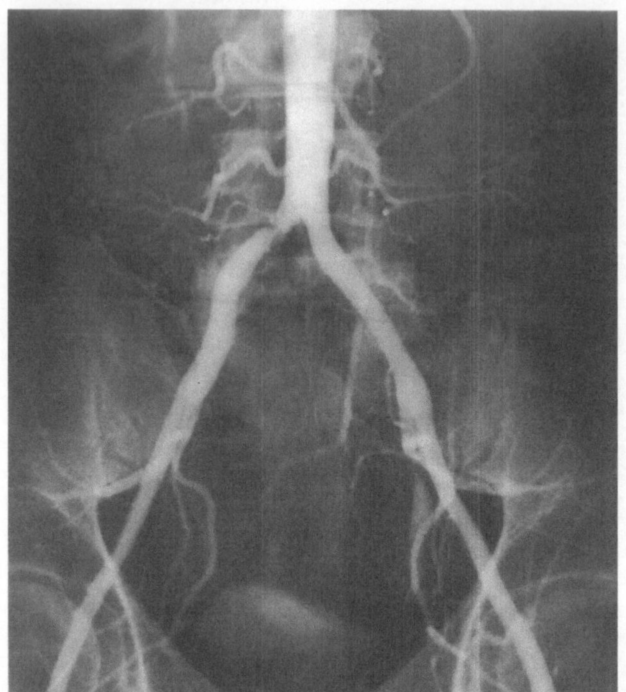

a

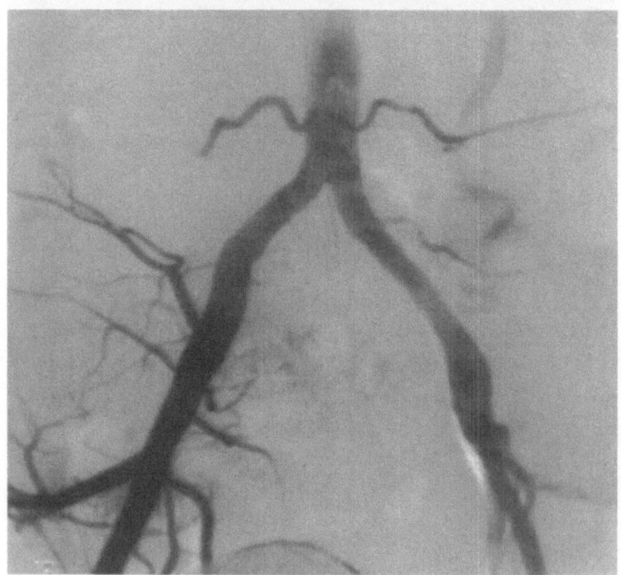

b

Abb. 159 a–c. Kontrolle interventioneller Maßnahmen.
42 Jahre, männl., AVL IIb rechts. **a** Ausgangsbefund, Blattfilmtechnik: hochgradige Stenose der
A. iliaca communis dextra. **b** I. a. DSA, Kontrolle unmittelbar nach PTA der A. iliaca communis
dextra. **c** I. v. DSA 3 Monate nach PTA: keine Restenosierung. Klinik: beschwerdefrei

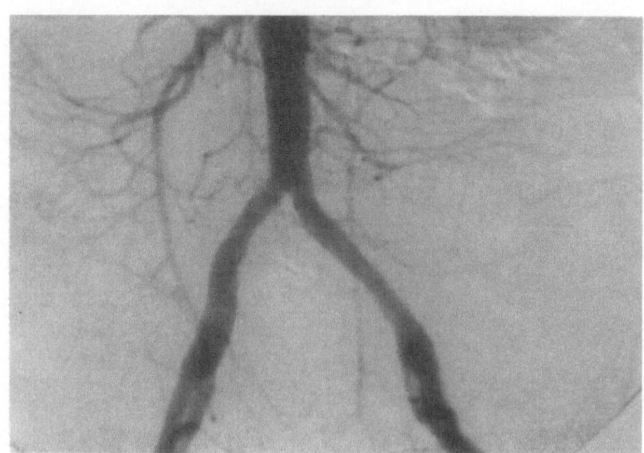

c

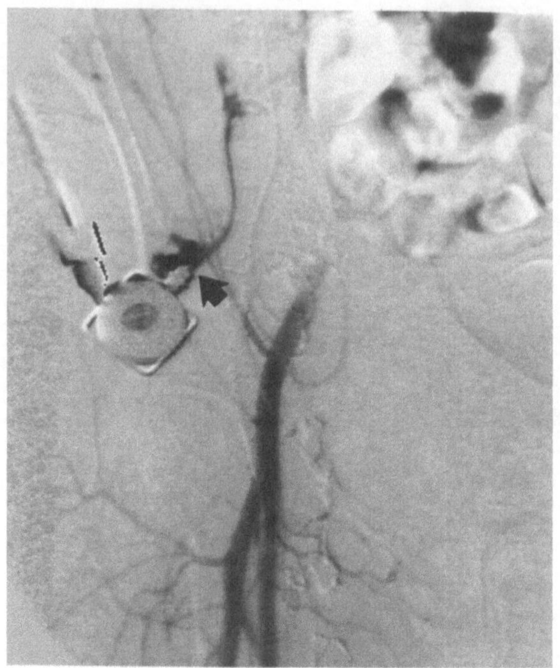

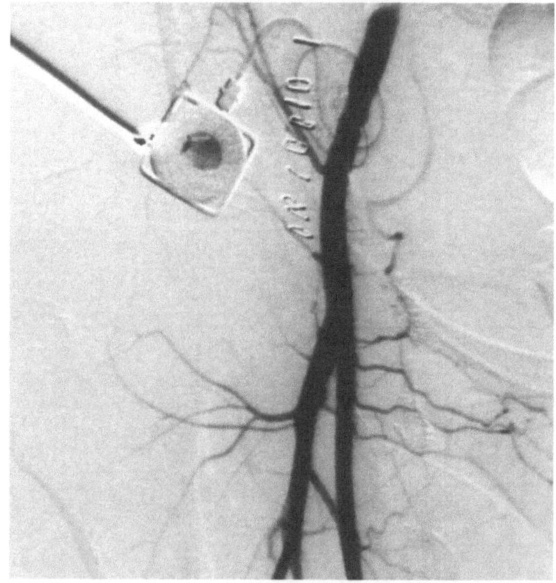

Abb. 160 a, b.   Lokale Chemoperfusion.
40 Jahre, weibl., malignes Histiozytom, rechter Unterschenkel. **a** Darstellung eines implantierten Kathetersystems nach Punktion der Infusionskammer, 1. postoperative Kontrolle, DSA: Leckage am Katheteransatz (→) mit deutlichen Kontrastmittelaustritt. Regelrechte Lage der Katheterspitze in der A. femoralis superficialis dextra. Kontrastmittelreflux nach proximal. **b** Nach operativer Revision regelrechte Funktion des Kathetersystems

3.11 Venensystem

K. F. R. Neufang, D. Beyer

Die digitale Subtraktionstechnik kann die konventionelle Aufnahmetechnik teilweise auch bei der Phlebographie großer Körpervenen ersetzen: Digitale Subtraktions-Phlebographie (DSP).

Vorteile
- Geringere Kontrastmittelkonzentration, dadurch
- geringerer KM-Verbrauch.
- Niedrigere Osmolarität, blutisotone KM-Lösung möglich.
- Minimale Venenreizung, Abnahme der Thrombosegefahr, kein Hitzegefühl.

Nachteile
- Bewegungsartefakte: Darmgas im Abdomen und Becken; Herzpulsationen und Atmung im Thorax und Schulterbereich; beim Lösen der Kompression am Oberarm oder Oberschenkel.
- Sättigungsartefakte: Großer Absorptionsunterschied zur Lunge bei Phlebographie des Mediastinums und des thorakoabdominalen Überganges sowie an den Extremitätenrändern, vor allem Oberarm, Schulter, Axilla.
- Subtraktionsartefakte: Niedriger Blutfluß im peripheren Venensystem der Extremitäten verhindert raschen Kontrastmittelabstrom: KM-Reste im Maskenbild können Verschluß oder Thrombus vortäuschen.
- Kein Zweiebenenbetrieb im Thorax und Abdomen möglich, evtl. mehrere Schrägserien erforderlich.

Merke: Die Beinphlebographie kann nicht mit digitaler Technik erfolgen, da infolge des langsamen KM-Abstroms nach erster Injektion keine kontrastmittelfreien Bilder mehr möglich sind, und die meisten DSA-Anlagen Angiographiearbeitsplätze ohne Kipptisch sind.

Damit ergeben sich folgende Anwendungsbereiche:
- Arm- und Schultervenen,
- obere Hohlvene und mediastinale Venen,
- Becken-, untere Hohlvene und retroperitoneale Venen,

- Hämodialyseshunts (S.332ff.)
- Beckenstrombahn nach Thrombose und Anlegen einer arteriovenösen Fistel
  s. S.212.

Merke: Bei den genannten Indikationen kann die digitale Subtraktionstechnik
die konventionelle Filmphlebographie ersetzen.

3.11.1 Obere Extremität und Schulter

Indikationen

- Thrombose der V. axillaris oder subclavia (Abb. 152, 161–163).
- Vor Anlegen eines Hämodialyseshunts, insbesondere bei Zustand nach mehrfacher Operation und unklarer Anatomie.
- Retrograde Darstellung von Hämodialyseshunts (s. S. 334).

Technik

Punktionsort
Handrücken, Ellenbeuge.

Nadel
Butterfly 0,6, 0,8.

Kontrastmittel
Nichtionisch, 100 mg J/ml. Injektion unter stammnaher Kompression, nach Injektionsende lösen.

Aufnahmeparameter
0,5–1 B/s. Seriendauer nach KM-Füllung und KM-Abstrom nach Lösen der
Kompression unter Echtzeitsubtraktion frei wählen. 35 cm (25 cm) BV.
1(–2) µGy/Bild.

Serien
Am Unter- und Oberarm meist eine Serie, je nach Anatomie und Befund anschließend 2. gedrehte Serie.
In der Schulterregion:
1. Serie 45° abduziert, 2. Serie, ggf. folgende in 90° Abduktion, Elevation etc.

Merke: „Funktionsuntersuchungen" in verschiedenen Einstellungen erlauben
es, den hämodynamischen Schweregrad einer Abflußbehinderung abzuschätzen. Kollateralkreisläufe als Hinweis auf Alter, Ausmaß und Kompensation
des Strombahnhindernisses beachten!

Merke: Immer Einstrom in die obere Hohlvene prüfen! Bei Verdacht auf Thrombusausdehnung in die obere Hohlvene mediastinale Phlebographie anschließen (s. u.).

Fehlermöglichkeiten und besondere Probleme

Sättigungsartefakte
Treten besonders am Körperrand über der Schulter, in der Axilla und über der Lunge auf. Gut einblenden, seitlich kompensieren: DSA-Filter, Reismehlbeutel.

Bewegungsartefakte
Handgelenk mit Sandsack fixieren, Atemstillstand.

Subtraktionsartefakte
Schrittmacherkabel und zentralvenöse Katheter können Stenosen überdecken oder vortäuschen.
Venen vor nächster Serie mit physiologischer Kochsalzlösung von KM freispülen.

Merke: Länger intravasal liegende Schrittmachersysteme oder zentralvenöse Katheter induzieren häufig asymptomatische venöse Stenosen. Häufigste Lokalisation ist die Krümmung am Zusammenfluß der V.subclavia dextra mit der V.jugularis dextra zur V.anonyma dextra.

3.11.2 Mediastinum

Indikationen

Stenose, Thrombose, Verschluß der oberen Hohlvene durch fortgeleitete Schulter-Arm-Venenthrombose, Komplikation eines Zentralvenenkatheters oder einer Schrittmachersonde, Tumorkompression, Strahlenfibrose, Operationsfolge, idiopathische mediastinale Fibrose (M.Ormond) (Abb.164).

Technik

Punktionsort
Beide Ellbeugenvenen.

Nadel
Butterfly oder Viggo 0,8–1,4.

Kontrastmittel

Nichtionisch, 150–200 mg J/ml. Beidseits synchron *rasche* Injektion bei abduziertem Arm und Atemmittellage/Atemstillstand.

Merke: Der Patient darf beim Atemstillstand nicht die Bauchpresse einsetzen. Ein Valsava-Manöver behindert den KM-Einstrom durch Erhöhung des intrathorakalen Druckes! Deshalb genaue Instruktion des Patienten und vorher Atemübung!

Aufnahmeparameter

1 B/s. Seriendauer nach Befund und KM-Durchlauf in Echtzeitsubtraktion frei bemessen. 35 cm BV, 2 µGy/B (nur bei kleinen Umgehungskreisläufen kann eine Bilddosis von 5 µGy/Bild erforderlich werden).

Serien:

1. Serie p. a., obere Bildgrenze bei C_7/Th_1.
2. Serie und evtl. folgende gedreht.

Merke: Da kein Zweiebenenbetrieb möglich ist, erfordert die exakte Lokalisation der Umgehungskreisläufe (präoperativ!) ggf. unterschiedlich stark angulierte Projektionen.

Fehlermöglichkeiten und Probleme

Sättigungsartefakte

Durch starke Inhomogenitäten über Sternum, Herz, Wirbelsäule, Lunge, Thoraxapertur. Kompensation mit DSA-Filter erforderlich, Reismehlbeutel unzureichend.

Bewegungsartefakte

Herzpulsationen, Atmung. Atemstillstand in Atemmittellage, Valsalva-Manöver vermeiden.

3.11.3 Becken und Abdomen

Indikationen

Akute Becken-Beinvenen-Thrombose

- *Ipsilaterale Beckenstrombahn:*
  Bessere Darstellung der Thrombose und evtl. Kollateralkreisläufe im Anschluß an die konventionelle Beinphlebographie (Abb. 165).

- *Kontralaterale Beckenstrombahn und untere Hohlvene:*
Lokalisation des kranialen Thrombusendes und Durchgängigkeit der Gegenseite für das operative Vorgehen entscheidend (Abb. 34 c, 166 und 167). Bei jungen Patienten mit Becken-Beinvenen-Thrombose ohne Risikofaktoren nach prädisponierenden Faktoren suchen:

Fehlbildungen der unteren Hohlvene

Aplasie, Hypoplasie (Abb. 166). Gegebenenfalls anschließende *untere Kavographie* und *thorakale Phlebographie:* Kollateralkreisläufe retroperitoneal, intraspinal, Ausdehnung der Fehlbildung, Mündung der Nierenvenen und Lebervenen, „azygos continuation".

Patienten mit Tumorleiden

Vor allem gynäkologische Tumoren und Zustand nach Bestrahlung, DD Rezidiv/ radiogene Fibrose.

Merke: Bei der Fragestellung Rezidiv oder radiogene Fibrose zuerst Sonographie des Beckens und Abdomens: Nachweis oder Ausschluß von Lymphomen, Raumforderung, Gefäßverlagerung, -kompression, Harnstauungsniere. Gegebenenfalls Becken-CT. Phlebographie meist nur indiziert, wenn Sonographie und CT negativ. Mit dem injizierten KM Ausscheidungsurogramm anschließen: Ureterverlauf, -kompression!

Hypernephrom

Einbruch in die untere Hohlvene (Operationsplanung, Staging) (Abb. 138); v. a. bei zentral wachsenden und rechtsseitigen Tumoren.

Merke: Erstuntersuchung ist die abdominelle Sonographie, ggf. im Stehen und in tiefer Inspiration. Massive Befunde sind häufig auch im CT nach bolusartiger i. v. KM-Gabe erkennbar.

Röntgensymptome: Verlagerung, Weite/Durchgängigkeit der Hohlvene, Kopf des Tumorthrombus, evtl. Ausdehnung bis in den rechten Vorhof.

Lagekontrolle nach Kavaschirmimplantation

Merke: Bei Verdacht auf Migration zunächst Abdomenübersichtsaufnahme.

Kavaschirm gelegentlich auch sonographisch nachweisbar. *Cave:* Dislokation in die Nierenvenen.

Technik

Punktionsort
Leistenvene

> *Merke:* Vorteil der Direktpunktion der V.femoralis ist die gute Steuerbarkeit des Kontrastes und der dadurch geringere Einfluß von Bewegungsartefakten. Bei Vorliegen einer gleichseitigen Thrombose ist ein abweichendes Vorgehen erforderlich (s. S. 321)

Nadel
Viggo 1,4, Seldinger-Nadel.

Kontrastmittel
Nichtionisch, 150 mg J/ml. Vor Injektion 20 mg Buscopan zur Unterdrückung der Darmmotilität. 25 ml rasch per Hand oder 25 ml mit 15 ml/s maschinell. Atemstillstand in Mittellage, Valsalva-Manöver vermeiden.

Aufnahmeparameter
1 B/s. Seriendauer nach dem Befund in Echtzeitsubtraktion individuell bemessen.

> *Merke:* Bei Thrombose oder Fehlbildung muß die Serie möglichst lange ausgelegt werden, evtl. mit ½ B/s, um auch zeitlich verzögert und langsam durchströmte Kollateralkreisläufe erfassen zu können.

35 cm BV, 2–5 μGy/Bild.

Serien
- *Thrombose, Tumor im Becken:* 1. Serie Becken p.a., 2. Serie Abdomen 20–30° LAO (Wirbelsäule herausdrehen).
- Hypernephrom, Kavaschirmlage: 1. Serie Abdomen p.a. bis 30° LAO, 2. Serie evtl. thorakoabdominal.

> *Merke:* Wegen der großen Dichteunterschiede zwischen Lunge und Oberbauch muß zur Vermeidung von Sättigungsartefakten das DSA-Filter von kranial her eingefahren und angepaßt werden.

- *Fehlbildungen:* 1. Serie Becken p.a., 2. Serie Abdomen p.a., ggf. weitere Serien des Abdomens in Schrägprojektionen, thorakale Phlebographie.

Abweichendes technisches Vorgehen

zur Darstellung der gleichseitigen Beckenvenen bei tiefer Becken-Beinvenen-Thrombose:

Punktionsort
Fußrückenvene, im Anschluß an die Phlebographie.

Nadel
Wie bei der Phlebographie, Butterfly 0,8 bis 1,0.

Kontrastmittel
Nichtionisch, 50 ml, 200–250 mg J/ml, bei liegender Oberschenkelkompression injizieren. Nach Lösen der Kompression Serie auslösen.

Aufnahmeparameter
1 B/s. Seriendauer nach dem Befund in Echtzeitsubtraktion terminieren. 35 cm BV, 2 µGy/B.
Serien: 1. Serie Becken p. a., ggf. 2. Serie Becken 20–30° schräg.

Nachteile
Bewegungsartefakte beim Lösen der Kompression, Buscopan muß über Armvene injiziert werden, relativ hoher zusätzlicher Kontrastmittelbedarf.

Vorteile
Punktion der Leistenvene nicht erforderlich, im Vergleich mit der konventionellen Phlebographie höhere Kontrastauflösung.

Literatur

Herter M, Harder T, Leipner N et al. (1985) Die Kavographie in digitaler Subtraktionstechnik. RöFo 142: 46–51
Neufang KFR, Mödder U, Lorenz R (1984) Röntgendiagnostik der Venen der oberen Körperhälfte mit digitaler Subtraktionstechnik – Digitale Subtraktionsphlebographie (DSP). Röntgen-Bl. 37: 8–12
Rath M, Schuler M, Lissner J (1983) Digitale Subtraktionsphlebographie. RöFo 139: 619–625

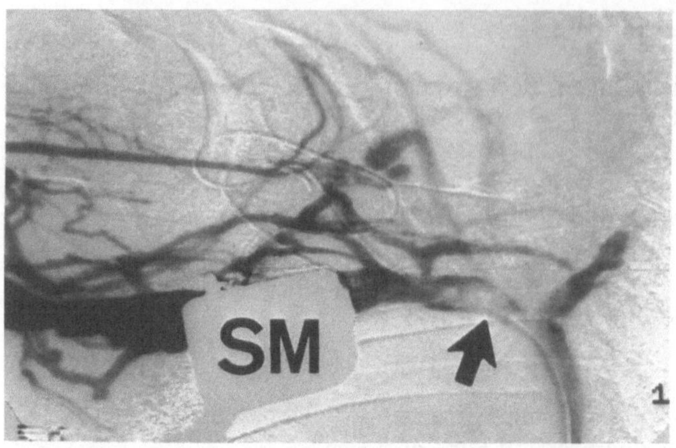

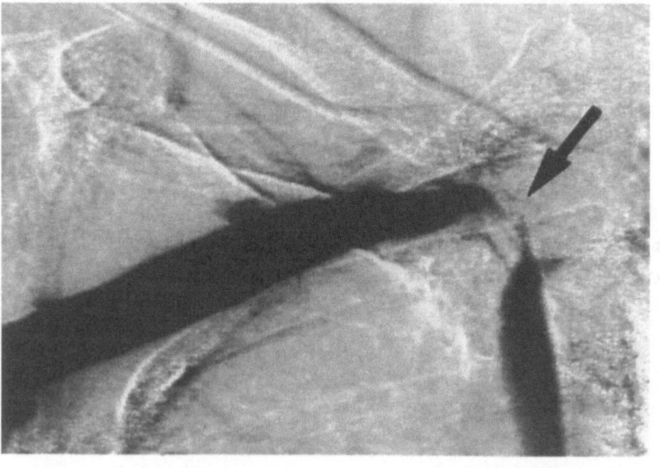

Abb. 161a–d. Schulter-Arm-Venenthrombose, digitale Subtraktionsphlebographie.
20 ml KM, 150 mg J/ml, V. cubitalis. **a** 71 Jahre, männl. Seit 3 Jahren Schrittmacher, jetzt akute
Schwellung des rechten Armes. Frischer Thrombus in der V. subclavia, in die V. brachiocephalica
reichend (➜): Prädilektionsstelle bei länger liegenden Schrittmacherkabeln, Zentralvenenkathetern
oder Port-A-Kathetern; Entstehung begünstigt durch Gefäßenge am Skalenusansatz. Der Schritt-
machergenerator (*SM*) absorbiert die Strahlung vollständig. **b** 61 Jahre, männl. Zustand nach
Langzeiternährung über Zentralvenenkatheter, jetzt Armschwellung bei Belastung. Hochgradige
venöse Stenose an der Mündung der V. subclavia dextra in die V. brachiocephalica dextra. Subintimale Fibrose und Narbenbildung durch chronischen mechanischen Reiz der von rechts einge-
führten Katheter (→). **c** 66 Jahre, männl. Postthrombotisches Syndrom. Teilrekanalisierte V. axillaris mit Synechien, Teilverschluß der V. subclavia und Umgehungskreislauf über die V. cephalica.
V. brachiocephalica dextra und V. cava superior sind frei durchgängig. **d** 63 Jahre, männl. Postthrombotisches Syndrom. Verschluß der V. axillaris und V. subclavia, guter Umgehungskreislauf
über Schultervenen zur V. jugularis externa und kollaren Venen mit offener V. brachiocephalica
dextra. Geringe Kollateralisation über Thoraxwandvenen

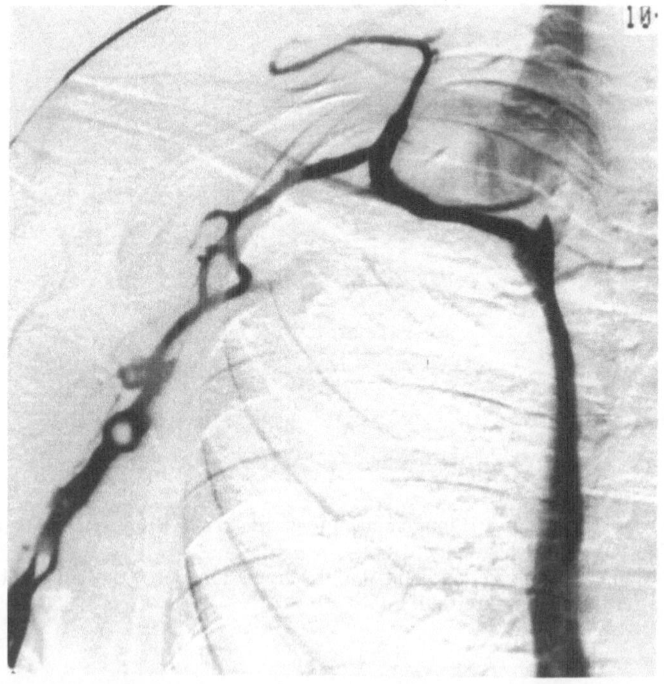

c

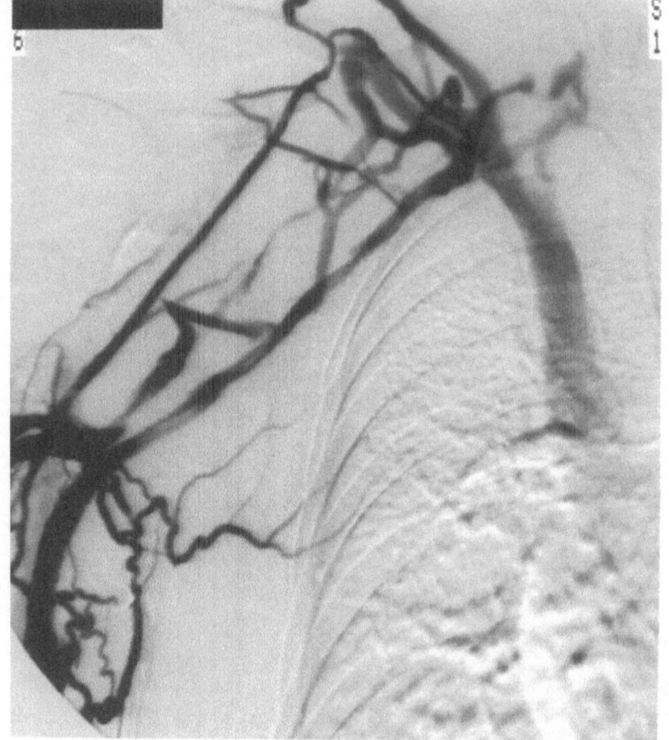

d

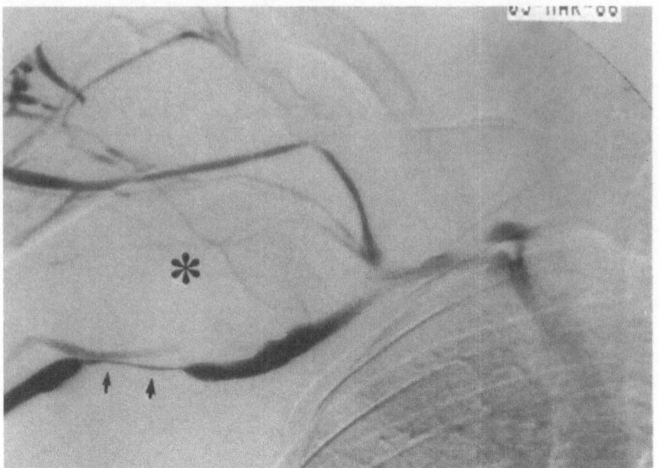

Abb. 162.   Axilläres Hämatom nach Reposition einer Schulterluxation, digitale Subtraktionsphlebographie.
24 Jahre, männl. Verlagerung und Kompression der V. axillaris (subintimale Blutung?, *, →).
Zarter Umgehungskreislauf

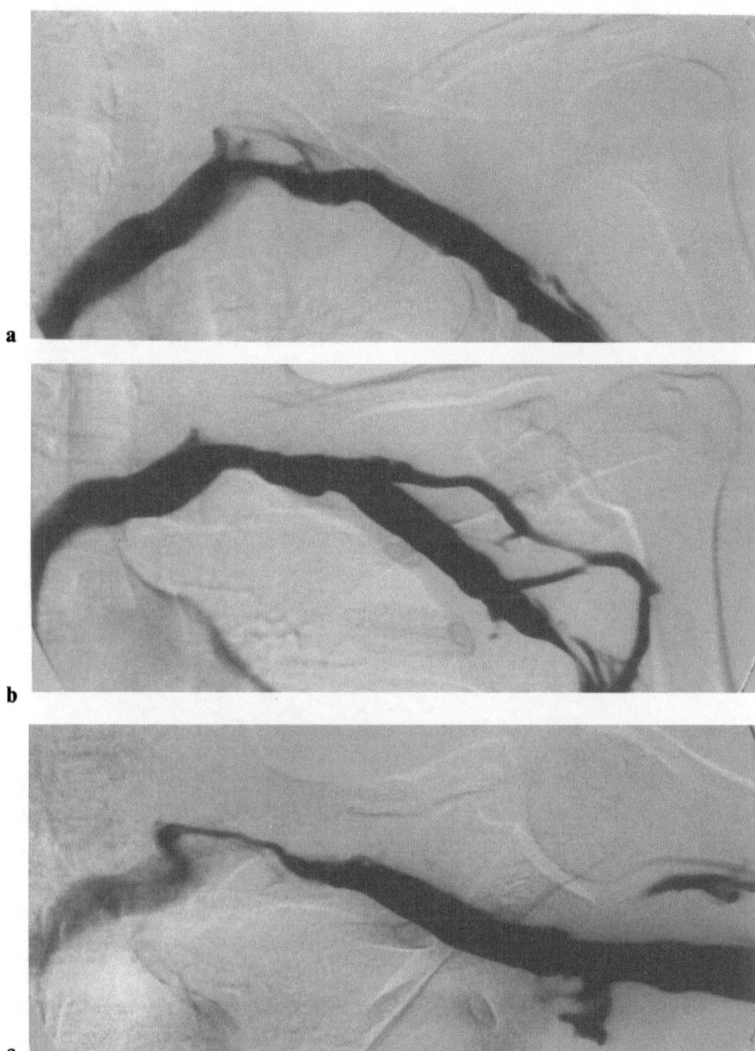

Abb. 163a–c.   Rezidivierende Schultervenenthrombose links durch Skalenussyndrom.
Digitale Subtraktionsphlebographie, je 15 ml KM, 150 mg J/ml. Die Diagnose wird durch Funktionsaufnahmen gestellt: In Adduktion (**a, b**) kurzstreckige Stenose mit Restlumen am Skalenusansatz. In Abduktion (**c**) kompletter funktioneller Verschluß mit zartem Kollateralgefäß. Die exzentrische Stenose am Skalenusansatz wird mit 35° kraniokaudaler Röhrenkippung besser erkennbar (vgl. Abb. 152)

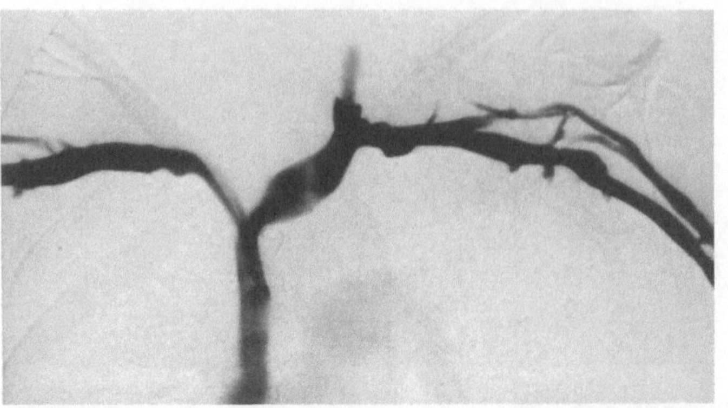

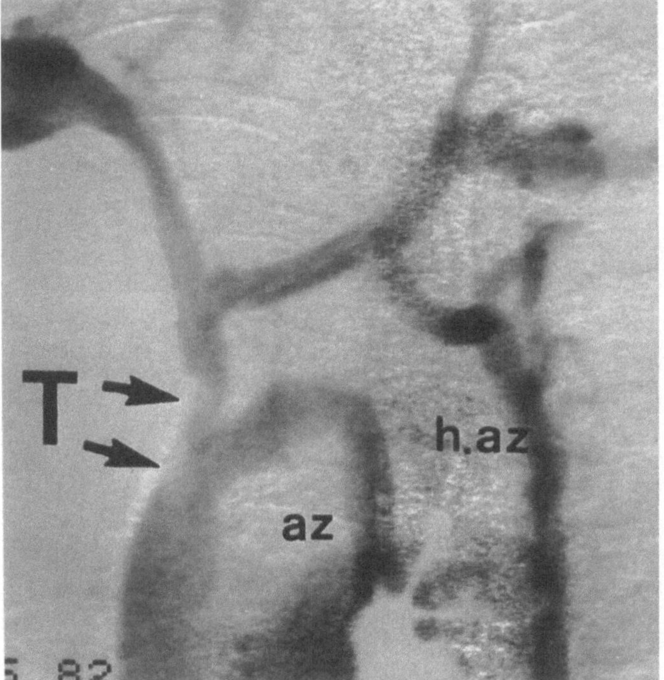

Abb. 164 a–d. Mediastinale digitale Subtraktionsphlebographie.
Beidarmige synchrone Kontrastmittelinjektion, jeweils 20–25 ml, 150 mg J/ml. **a** 52 Jahre,
männl. Zustand nach medianer Sternotomie und parenteraler Langzeiternährung. Narbige Einengung der V. brachiocephalica dextra und oberen Hohlvene ohne umschriebene Stenose. Auswaschphänomen durch Blut der rechten Jugularvene. **b** 57 Jahre, weibl. Zustand nach zentralvenösen Katheter. Obere Einflußstauung. Ausgedehnter exzentrischer, wandadhärenter Thrombus
(T, →) Kontrastmittelreflux in die V. azygos (*az*) und V. hemiazygos (*h.az*). **c, d** 30 Jahre, weibl.
Idiopathische Mediastinalfibrose (M. Ormond). Filiforme Stenose (→) der oberen Hohlvene und
ausgedehnter kutaner Kollateralkreislauf (⇒, **c**). Die Kontrolle 4 Monate später (**d**) zeigt einen
kompletten Verschluß (*) der oberen Hohlvene mit zusätzlichem Kontrastmittelabfluß über paravertebrale, im hinteren Mediastinum gelegene Venen (→)

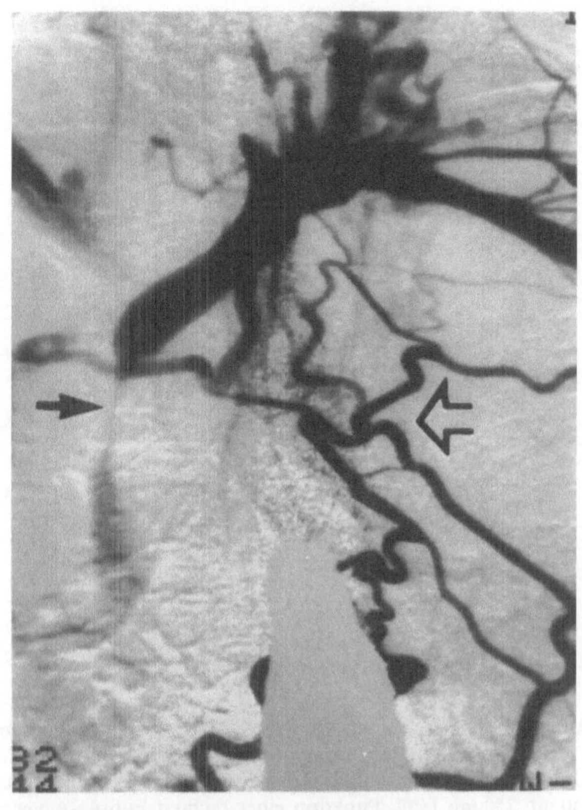

c

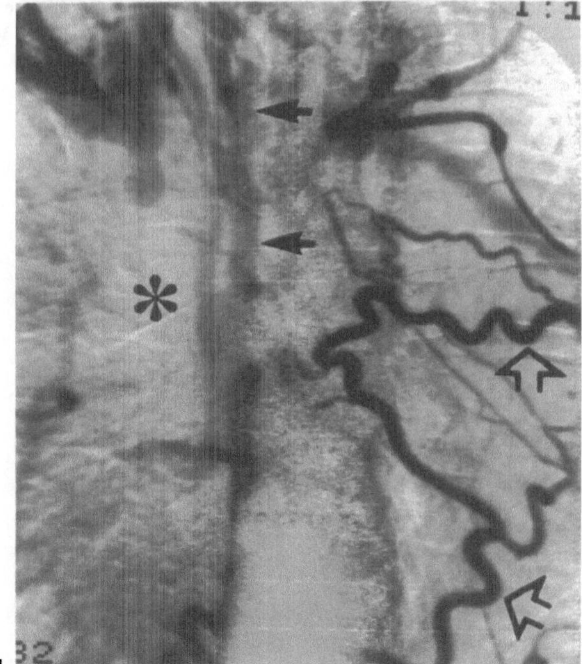

d

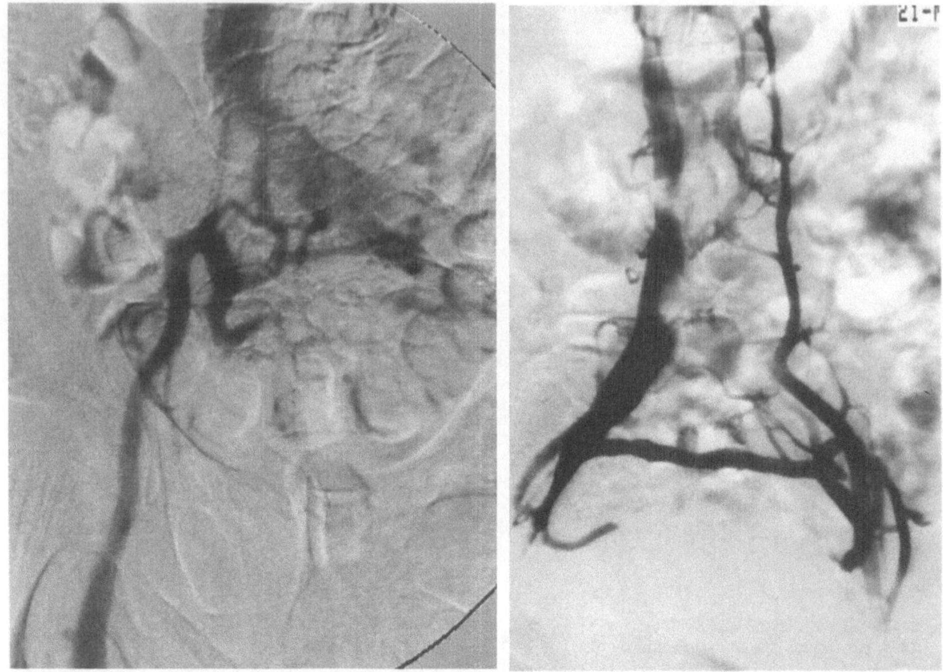

a   b

Abb. 165 a, b.   Beckenvenenthrombose, digitale Subtraktionsphlebographie.
a 76 Jahre, weibl. Postthrombotisches Syndrom mit Verschluß der V.iliaca communis dextra.
Umgehungskreislauf mit Kontrastierung der linken Beckenstrombahn und der unteren Hohlvene
(40 ml, 250 mg J/ml, Punktion einer rechten Fußrückenvene).   b 70 Jahre, weibl. Zustand nach
aortoiliakaler Gefäßoperation und axillofemoralem Bypass wegen AVL. Versuch der transfemora-
len Punktion links zur i.v. DSA der Becken-Bein-Arterien. Verschluß der linken Beckenstrombahn. Gute Kollateralen zur Gegenseite mit Darstellung der V.iliaca dextra und unteren Hohlvene. Links Fortsetzung in die V.lumbalis ascendens

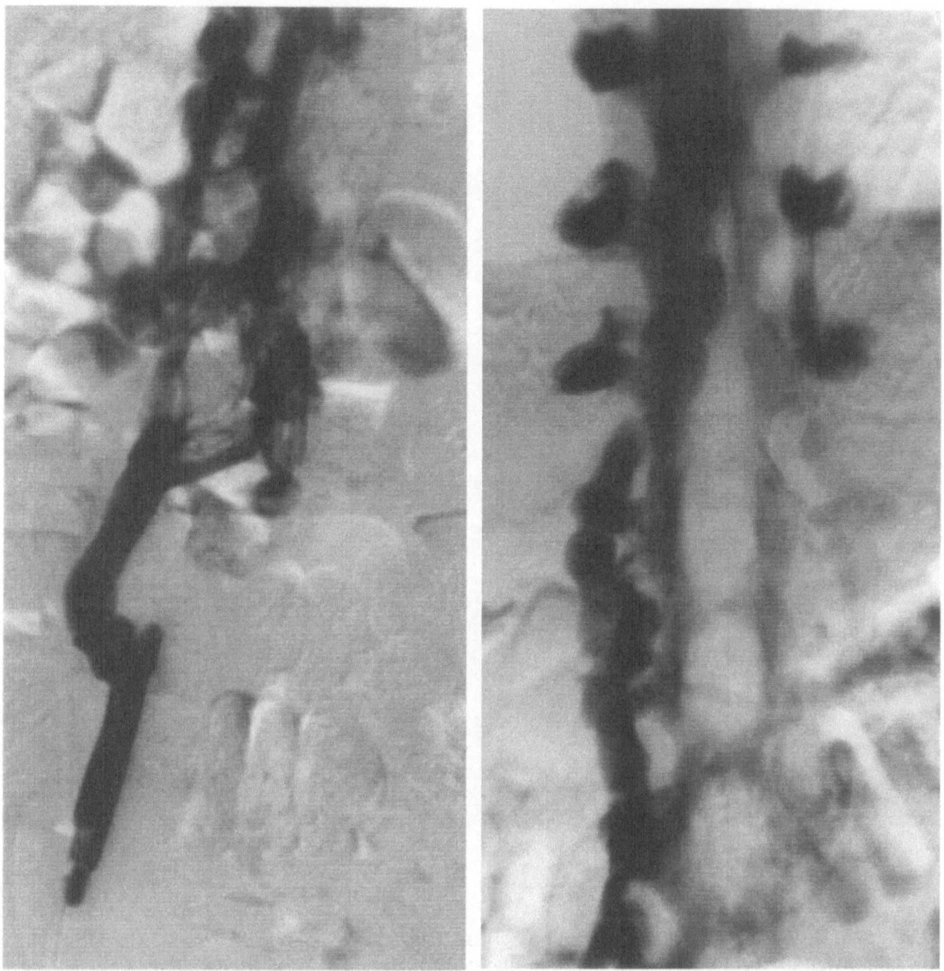

a   b

Abb. 166 a, b.   Aplasie der unteren Hohlvene, digitale Subtraktionsphlebographie.
20 Jahre, männl. Akute Becken-Bein-Venenthrombose. Kavaaplasie und Hypoplasie der rechten
Niere in Ultraschall und CT gesichert. Nach Punktion der rechten Leistenvene kompletter Kontrastmittelabstrom über die V.lumbalis ascendens dextra (a) und spinale Venenplexus zur V.azy-
gos und hemiazygos (b). Fehlende Darstellung einer unteren Hohlvene (2 × 20 ml KM, 300 mg
J/ml)

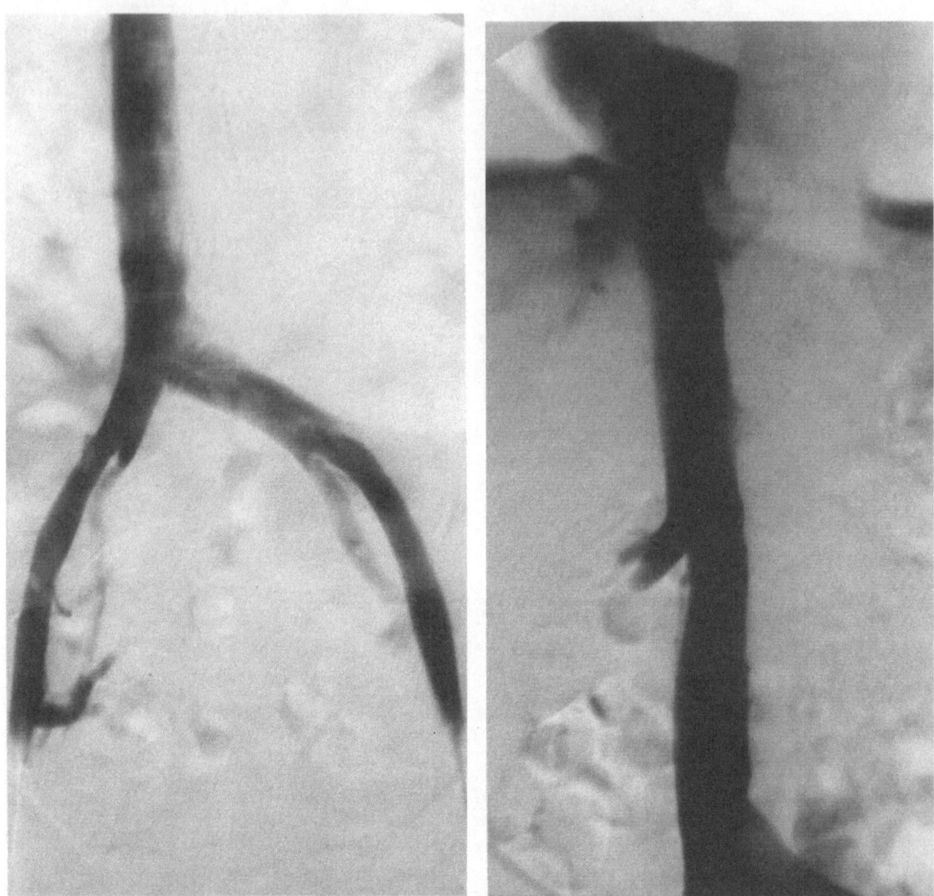

Abb. 167 a, b.   Untere Kavographie, digitale Subtraktionsphlebographie.
37 Jahre, weibl. Normalbefund. Simultane manuelle Injektion von beidseits 20 ml KM, 300 mg
J/ml, Leistenvenenpunktion. Sagittale Einstellung des Beckens, p.a. (**a**) durch relativ hohen Kontrast kein störender Einfluß des Darmgases. Typische Darstellung der Mündungsklappe der rechten Nierenvene in 20° rechtsschräger Position (**b**)

Abb. 168. Untere Kavographie, digitale Subtrak-tionsphlebographie.
67 Jahre, weibl. Zystischer Ovarialtumor, sonogra-phisch Verdacht auf Einbruch in die untere Hohl-vene. Punktion der rechten Leistenvene, 15 ml KM, 150 mg J/ml. Alte wandadhärente Thromben in der unteren Hohlvene (→), Klinik und Anamnese leer. Auch computertomographisch konnte ein Tumor-einbruch ausgeschlossen werden

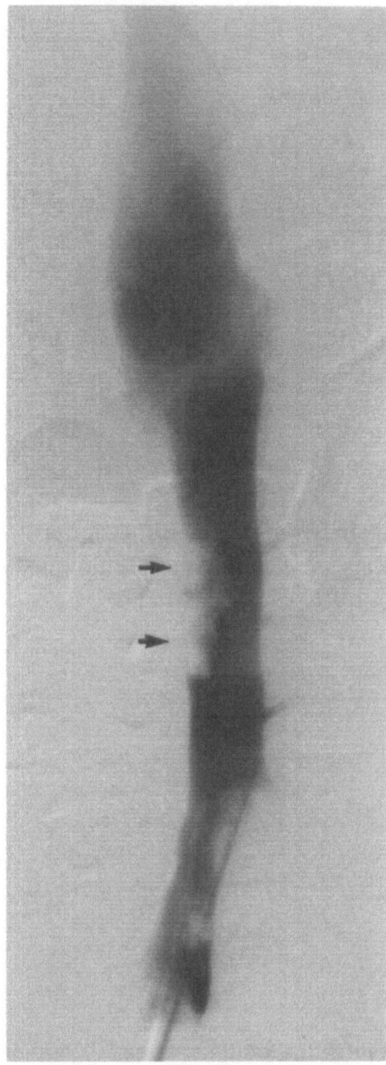

3.12 Hämodialyseshunts

K. F. R. Neufang, W. Gross-Fengels

Indikationen

Störungen der Fistelfunktion erfordern eine frühzeitige angiographische Darstellung der Anatomie zur Planung evtl. notwendiger gefäßchirurgischer Korrektureingriffe.

Merke: Wesentlich für die diagnostische Qualität der Shuntangiographie sind genaue Kenntnisse
- des klinischen Befundes,
- der vorherigen Operation(en): Operationsskizze, -bericht!
- der exakten Fragestellung,
- der verbleibenden operativen Möglichkeiten,
- des geplanten chirurgischen Eingriffs.

Häufigste Lokalisationen

- Radialisfistel (Cimino),
- Brachialisfistel,
- wenn sonst kein Shuntbau mehr möglich:
  atypische Anlage von Interponaten (Unterarm, Ellbeuge, Oberarm, Leiste, Unterschenkel, Unterbauch).

Arten der Anastomose

Seit-zu-Seit mit/ohne Ligatur der peripheren Vene, End-zu-Seit, Seit-zu-End, End-zu-End. Interponate: PTFE, autologe Vene, bovines Kollagen, Nabelschnurvene.

Klinische Fragestellungen und typische angiographisch darstellbare Befunde

Punktionsschwierigkeiten des Shunts
- Venöse Stenose/Verschluß,
- Narbenbildung, Wandsklerose;
  Besonders bei Brachialisfisteln:
- zu tiefe Lage,
- zu kurze Punktionsstrecke (meist operationstechnisch bedingt: zu kurzer Anteil
  der Vene liegt vor der Oberarmfaszie!)

Zu geringer Fluß bei Dialyse
- Venöse Stenose/venöser Verschluß mit insuffizientem Umgehungskreislauf,
- arterielle Stenose (selten).

Geringe Effektivität der Dialyse
Trotz guten Flusses:
- Rezirkulation bei venöser Stenose,
- Verschluß mit Umgehungskreislauf,

Schwellung an der Punktionsstelle

Merke: Die Sonographie erlaubt häufig die Differenzierung von Aneurysma und pathologischer paravasaler Flüssigkeitsansammlung. Die Unterscheidung zwischen Hämatom und Abszeß ist meist nicht sicher möglich.

- Aneurysma der Shuntvene,
- Hämatom→Infektion→Abszeß (Klinik: Schmerzen, Schwellung, Überwärmung, Rötung, Fieber).

Schmerzen in der Hand/Extremität unter Dialyse
- periphere arterielle Stenosen oder Verschlüsse (nach wiederholter Operation,
  Emboliefolge),
- als Steal-Phänomen bei zu großem Shunt,

Schwellung der distalen, evtl. auch gesamten Extremität
bei offenem Shunt:
- Venöse Hypertonie. Kann groteske Ausmaße annehmen,
- Shunt zu groß (Seit-zu-Seit-Anastomose, vor allem Venenligatur!)
- venöse Stenose (zentral! z. B. in der V. axillaris subclavia, anonyma).

Merke: Bei Verdacht auf Shuntinfektion besteht immer die Gefahr der Sepsis und septischen bakteriellen Embolie mit Abszeßbildung! Dann keine Direktpunktion des Shunts!

3.12.1 Untersuchungstechnik

Vorgehensweisen
- Retrograde venöse Darstellung = Shuntphlebographie (Abb. 169 und 170).
- indirekte transvenöse Darstellung = i. v. DSA (Abb. 171 und 172).
- direkte selektive arterielle Darstellung = i. a. DSA (Abb. 173).

Bildserien
Mit allen Verfahren sind in der Regel mehrere, im Mittel 3 Bildserien erforderlich.
Shuntregion:
- Shunt und zugehörige Gefäße sollen ⅔ des BV-Feldes einnehmen.
- BV-Format: 25 cm, 17 cm.
- Bei Überlagerungen mehrere gedrehte Serien erforderlich
Zusatzeinstellungen (nach Fragestellung und Befund):
- Zentrale Einstellungen: Axilla, Mediastinum/Thorax, obere Hohlvene; Leiste, Becken, untere Hohlvene.
- Periphere Einstellungen: Unterarm, Hand. 17 cm BV!

Shuntphlebographie

Punktionsort
Venöser Shuntschenkel.

Nadel
Butterfly 0,8.

Kontrastmittel
Nichtionisch, 100–150 mg J/ml.

Injektionstechnik
15–20 ml per Hand pro Serie, Injektion bei überdiastolischer Stauung (am Oberarm), nach Injektion Stau lösen.

Aufnahmeparameter
Kontinuierlicher Betrieb 5 µGy/s, 15–20 s. Gepulster Betrieb: 2 µGy/B, 2 B/s, 15–20 s. Bildverstärker: 25 cm, 17 cm.

Merke: Die hohe zeitliche Auflösung bei kontinuierlichem Betrieb ist für die Identifizierung der Gefäße vorteilhaft.

I.v. DSA

Punktionsort
Gegenseitige Armvene, V. femoralis, Sheldon-Katheter.

Katheter
F5 High-flow, V. cava superior/inferior, rechter Vorhof. Sheldon-Katheter.

Kontrastmittel
Nichtionisch, 370 mg J/ml, 40 ml, 20 ml/s.

Aufnahmeparameter
Gepulster Betrieb: 5-10 µGy/B, 1 (2) B/s, 25 s. Bildverstärker 25 cm, 17 cm.

Merke: Höhere Bildraten verbessern zwar die zeitliche Auflösung, verschlechtern aber meist den Jodkontrast, da die Aufnahmespannung zu- und die Bildverstärkereingangsdosis abnehmen können.

I.a. DSA

Punktionsort
A. femoralis (Seldinger), A. brachialis (Viggo).

Katheter
F5 selektiv, z. B. Headhunter, Sidewinder.

Kontrastmittel
Nichtionisch, 100-150 mg J/ml.

Merke: Kontrastmittelmenge, Injektionsart sowie Aufnahmeparameter sind abhängig von der Shuntgröße und Entfernung vom Injektionsort.

Am Arm 15-20 ml, manuell oder 5-10 ml/s (abhängig von der Shuntgröße).

Aufnahmeparameter
2-5 µGy/B, 1-4 B/s, 12-20 s. BV: 25 cm, 17 cm. Zur Darstellung sehr kleiner Gefäßstrukturen (Handgefäße!) können 10 µGy/B erforderlich werden.

3.12.2 Fehlermöglichkeiten und Probleme

Sättigungsartefakte
Durch Überstrahlung an den Extremitäten:
- Einblenden, evtl. Bleigummi,
- Kompensieren mit DSA-Filter, Reismehlbeutel.

Bewegungsartefakte (Unterarm!):
- Fixieren mit Sandsack oder Band (Handgelenk!),
- Atemstillstand,
- abdominelle Serie mit Kompression und Buscopan.

Ungenügende örtliche Auflösung
Bei kleinen Gefäßdetails:
- 17 cm Bildverstärker an den Extremitäten ohne Qualitätsverlust möglich (kleiner Körperdurchmesser!), insbesondere Hand!
- Kontrastmittelkonzentration erhöhen: Shuntphlebographie, i.a. DSA.
- Strahlendosis erhöhen.

Unzureichende zeitliche Auflösung (arterielle und venöse Gefäße nicht identifizierbar):
- Höhere Bildfrequenz (bei i.v. DSA nur begrenzter Effekt, da „breiter" KM-Bolus).
- Shuntphlebographie, i.a. DSA.

Unvollständige Untersuchung: „Ist die klinische Symptomatik durch den Untersuchungsbefund erklärt?":
- Ergänzende Einstellungen zum Nachweis von z.B. Verschluß von Unterarm-/Handarterien.
- Zentrale venöse Stenose (Oberarm, Schulter, Hohlvene).
- Unter „physiologischen" Bedingungen untersuchen: i.v. DSA, i.a. DSA.

Kontrastmitteltoleranz

Merke: Die Patienten sind meist dialysepflichtig: Angiographie unmittelbar vor geplanter Dialyse durchführen!

3.12.3 Wertung und Differentialindikationen

Vor- und Nachteile der drei Vorgehensweisen legen einen differenzierten Einsatz nahe (Tabelle 11).

Merke: Die angiographische Vorgehensweise richtet sich nach
- klinischer Fragestellung,
- Art und Lage des Dialyseshunts,
- zusätzlichen Gegebenheiten (Lage eines Sheldon-Katheters, erlaubte KM-Menge, Venenstatus, Alter des Patienten, Herz-Kreislauf-Situation).

Tabelle 11. Vor- und Nachteile der 3 Vorgehensweisen

	Shunt-phlebographie	i.v. DSA	i.a. DSA
Invasivität	+	+ / + +	+ + +
KM-Menge	+ / + +	+ + +	+
Ambulant	+ + +	+ + +	− / +[a]
„Physiologische" Bedingungen	−	+ + +	+ +
Variabler Kontrast	+ + / + + +	−	+ + +
Detailauflösung	+ + +	+ / + +	+ + +
Zeitliche Auflösung	+ +	+	+ + +
Serienzahl/Projektionsmöglichkeiten	+ + +	+	+ + +
Beurteilbarkeit von:			
- arterieller Seite	− / +	+ +	+ + +
- venöser Seite	+ + +	+ + +	+ + +
- zentralvenösem Abstrom	+ +	+ + / + + +	+ + +
- Shuntvolumen	+	+ + +	+ + +
Abhängigkeit von der Herz-Kreislaufsituation	−	+ + +	+
Anfälligkeit für Bewegungsartefakte	+	+ + +	+
verbleibende Venen geschont	+ + +	− / + +[b]	+ + +

[a] bei peripherer Direktpunktion vertretbar
[b] nur bei Zugang über die V. femoralis

Vorherige Absprache der Vorgehensweise und anschließende Befunddiskussion mit dem Dialysearzt oder Gefäßchirurgen verhindert

- unvollständige Untersuchungen,
- unnötig ausgedehnte und/oder belastende Untersuchungen,
- Gefährdung des Patienten durch zu hohe KM-Dosen,
- Fehlinterpretationen.

Shuntphlebographie

Vorteile
- Ambulant,
- problemloser, dem Patienten bekannter Zugang,
- unabhängig von Herz-Kreislauf-Situation,
- geringer KM-Bedarf, dadurch:
- zahlreiche Serien zur optimalen, überlagerungsfreien Darstellung, evtl. in maximaler Vergrößerung möglich.
- Hoher, steuerbarer Kontrast, dadurch:
- hohe Detailauflösung,

- geringe Störung durch Bewegungsartefakte,
- niedrige Strahlendosis,
- verbleibende Venen werden geschont,
- geringe Volumenbelastung.

Nachteile
- Keine physiologischen Untersuchungsbedingungen durch Kompression und retrograden KM-Fluß.
- Arterieller Schenkel nur eingeschränkt/teilweise beurteilbar.
- Distal des Shunts gelegene Gefäße (z. B. Handarterien, häufig unzureichend).

Indikationen
- Methode erster Wahl bei offenem, gut zugänglichem Shunt zur Klärung von Problemen am venösen Abfluß.
- Bei Kindern wegen geringer Invasivität, niedriger Strahlendosis und geringer Artefaktanfälligkeit besonders geeignet.
- In über 70% diagnostisch ausreichend, da Probleme in der Punktionsstrecke/ am venösen Schenkel am häufigsten sind.

I.v. DSA

Vorteile
- Ambulant,
- problemloser Zugang bei liegendem Sheldon-Katheter,
- physiologische Untersuchungsbedingungen,
- arterielle und venöse Seite darstellbar.

Nachteile
- Hoher KM-Bedarf,
- beschränkte Serienzahl, optimale Freiprojektion nicht immer möglich,
- geringer, nicht steuerbarer Kontrast,
- geringe Detailauflösung,
- schlechtere Zeitauflösung (langer Bolus!): Strömungsrichtung in Gefäßen oft unklar, Identifizierung von Arterien und Venen erschwert,
- Qualität abhängig von der Kreislaufsituation,
- hohe Volumenbelastung,
- höhere Strahlendosis,
- bei kubitalem Zugang werden Venen, die für spätere Shunts nötig sein können, gefährdet.

Indikationen
- Methode erster Wahl bei schlecht zugänglichem Shunt.
- Bei Verdacht auf arterielle Probleme: Arterieller und venöser Schenkel sowie Umgehungskreislauf darstellbar.
- Bei Verdacht auf großen Shunt: Größe des Shuntvolumens gut abschätzbar.
- Interponate, auch an atypischer Lokalisation.

I. a. DSA

Vorteile

- „Physiologische" Untersuchungsbedingungen,
- arterielle und venöse Seite darstellbar,
- weitgehend unabhängig von Herz-/Kreislaufsituation,
- geringer Kontrastmittelbedarf, dadurch
- zahlreiche Serien zur optimalen, überlagerungsfreien Darstellung, evtl. in maximaler Vergrößerung.
- Hoher, steuerbarer Kontrast, dadurch
- hohe Detailauflösung,
- geringere Störung durch Bewegungsartefakte,
- niedrige Strahlendosis,
- geringere Volumenbelastung,
- hohe zeitliche Auflösung durch kurzen Bolus.

Nachteile

- Meist stationär,
- Komplikationsmöglichkeit wie bei selektiver Seldinger-Technik,
- Nachblutung unter Dialyse.

Cave: Katheter erst *nach* Dialyse ziehen!

Indikationen

- Nur selten erforderlich.
- Shuntphlebographie oder i. v. DSA-Technik nicht möglich oder nicht diagnostisch.
- Komplizierte, unübersichtliche Gefäßanatomie.
- Zentralvenöses Abflußhindernis mit venöser Hypertonie: Umgehungskreislauf mit i. v. DSA meist nicht darstellbar, Shuntphlebographie wegen Punktionsschwierigkeiten nicht immer möglich.

Literatur

Erasmi H, Neufang KFR, Schmitz-Rixen T et al. (1985) Erfahrungen mit der digitalen Subtraktionsangiographie (DSA) bei Dialyse-Shunt-Komplikationen. Vasa 14: 144–148
Langer M, Fiegler W, Claussen C et al. (1984) Arterielle digitale Subtraktionsangiographie zur Darstellung von Hämodialyseshunts. Radiologe 24: 576–578
Neufang KFR, Erasmi-Körber H, Wimmer G (1983) Verfahren zur Shuntdarstellung bei Dialysepatienten unter besonderer Berücksichtigung der digitalen Subtraktionsangiographie. Röntgen-Bl. 36: 145–151
Zieger M, Schneider R (1985) Die Bedeutung der digitalen Subtraktionsangiographie bei der Kontrolle von Dialyseshunts. RöFo 142: 540–542

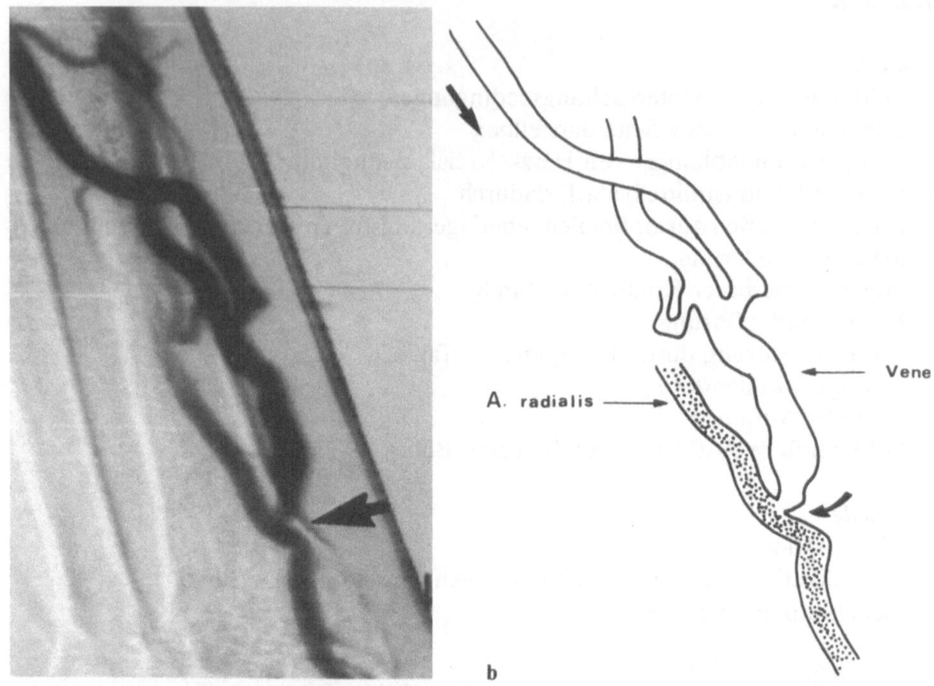

a

b

Abb. 169 a–d.   Shuntphlebographie – DSA nach Direktpunktion der arterialisierten Vene.
15 ml KM, 150 mg J/ml. **a, b** 68 Jahre, weibl. Zustand nach Neuanlage einer Radialisfistel. Kontrolle nach 4 Wochen. Narbige Verziehung der A. radialis an der relativ engen End-zu-Seit-Anastomose mit der Vene (⌒↘). **c** 14 Jahre, männl. Brachialisfistel, Rückgang des Flow. Langstreckige thrombotische Einengung (<) der arterialisierten Vene mit aneurysmatischer Aufweitung an der End-zu-Seit-Anastomose (→). Retrograde Füllung der A. brachialis. **d** 18 Jahre, männl. Brachialisfistel, tastbar pulsierende Schwellung, seit 6 Monaten langsam zunehmend. Gute Funktion. Aneurysmatische Degeneration und vermehrte Schlängelung der arterialisierten und kurzstreckig vor die Faszie verlagerten V. brachialis. Retrograde Füllung der A. brachialis über die breit offene Anastomose

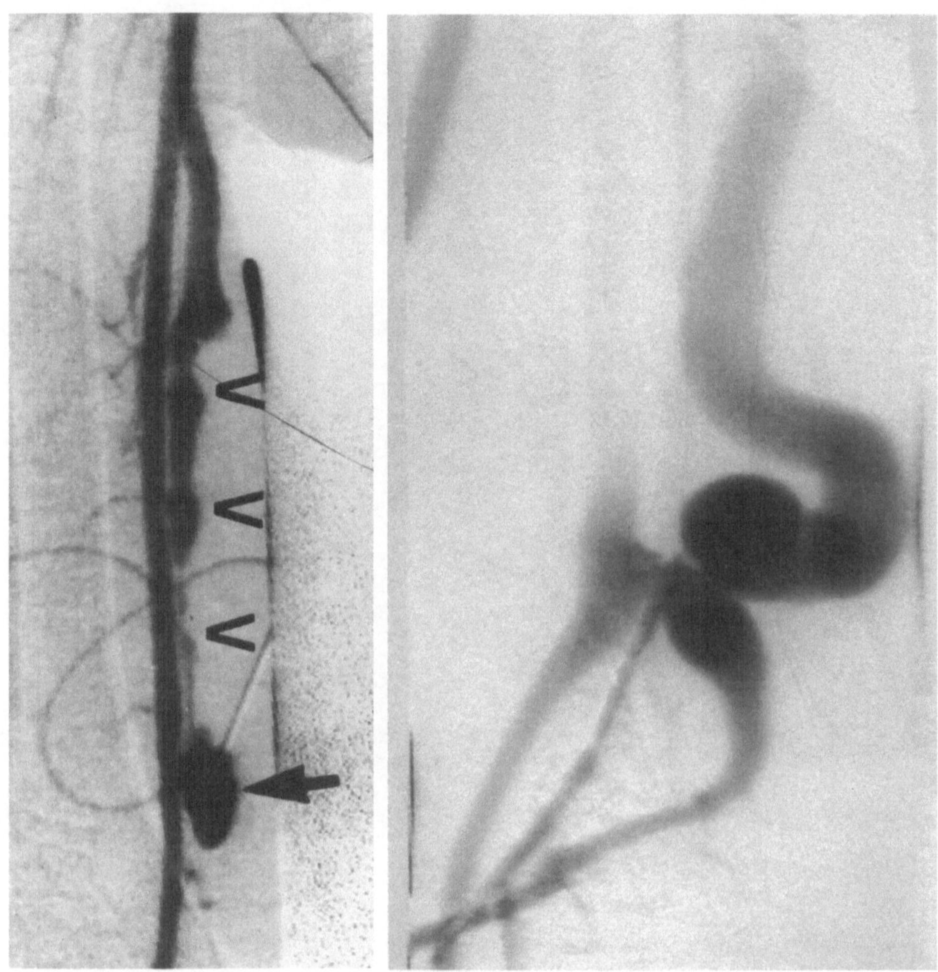

c

d

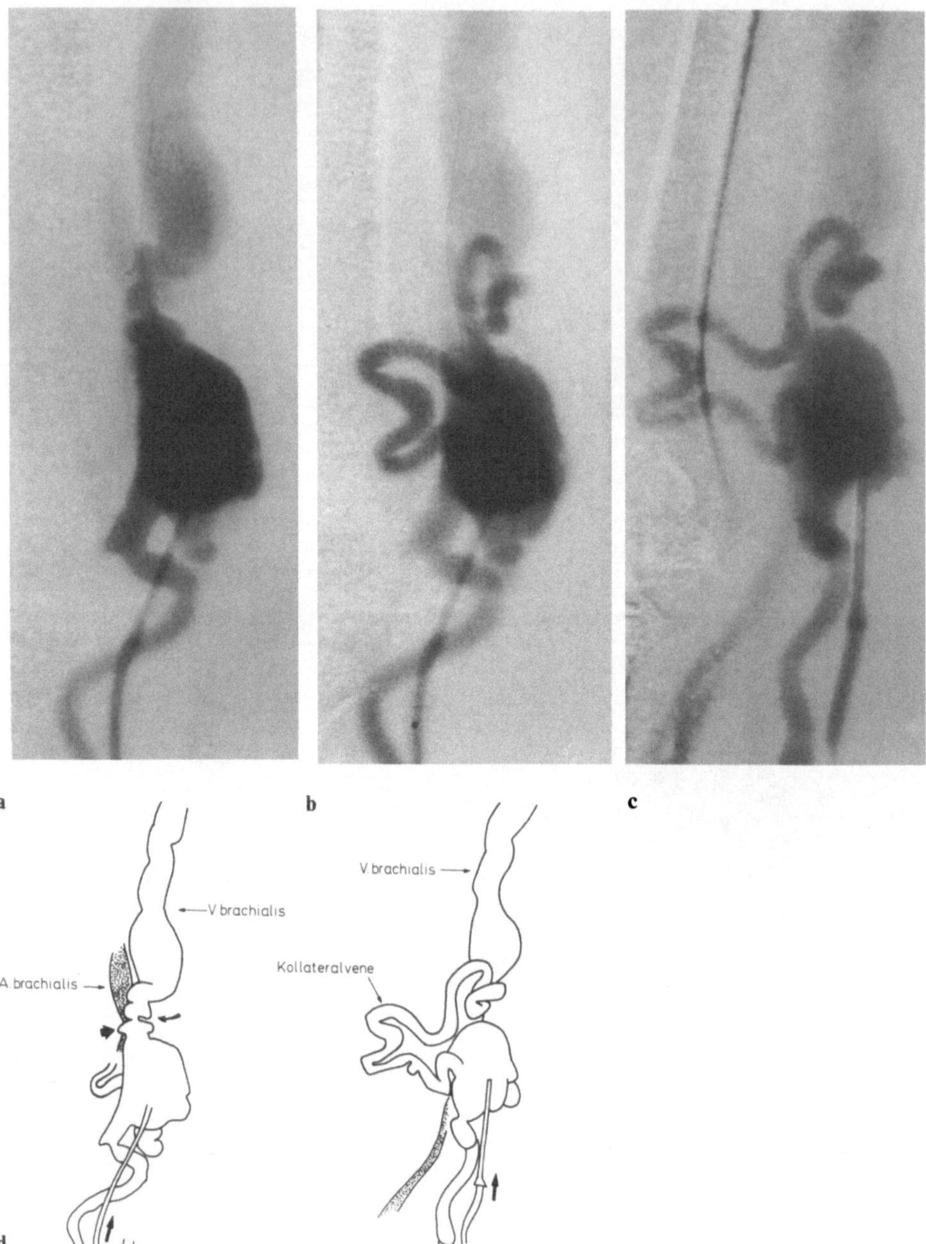

Abb. 170a-d. Shuntphlebographie - DSA nach Direktpunktion der arterialisierten Vene.
15 ml KM, 150 mg J/ml. 13 Jahre, männl. Erst mit mehreren, in gering unterschiedlichen Projektionen angefertigten Schrägaufnahmen (**a-c**) kann die komplizierte Anatomie (**d**) geklärt werden: Brachialisfistel mit End-zu-Seit-Anastomose (➡), aneurysmatische Degeneration der arterialisierten Vene. Proximales Abflußhindernis mit bandförmiger Stenose (⌒) und erweiterte Kollateralvene in Höhe der Fistel (→)

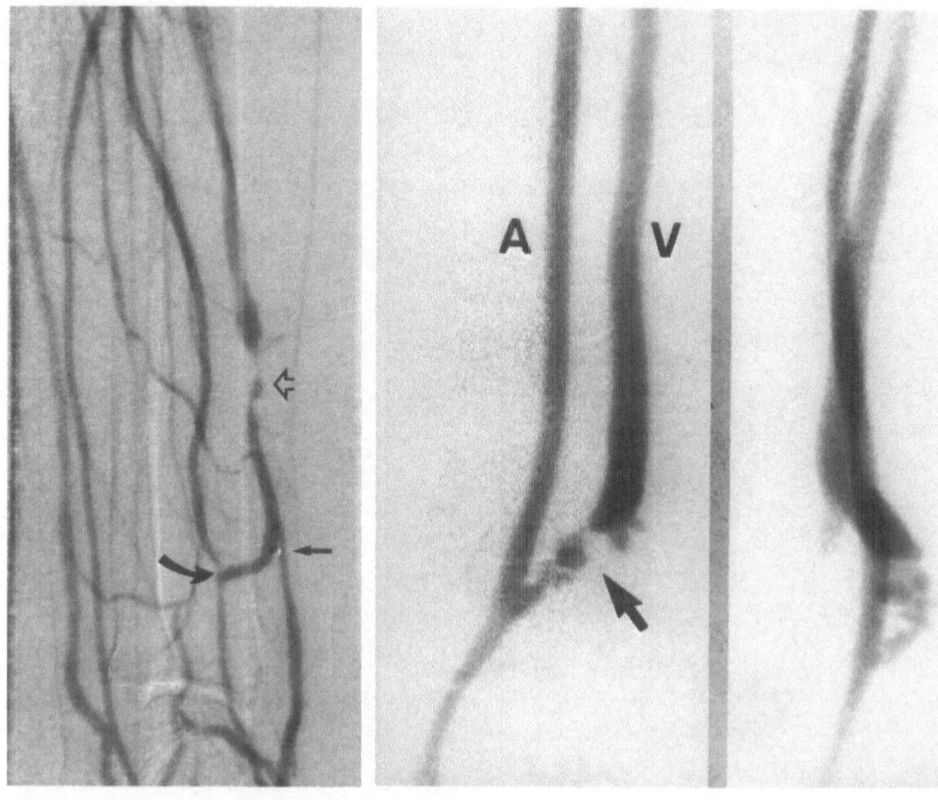

a   b   c

Abb. 171 a–e.   I. v. DSA von Hämodialyseshunts.
a 60 Jahre, männl. 11 Wochen alter Cimino-Shunt am linken Unterarm. Geringer Flow. Geringe narbige Verziehung im Anastomosenbereich (⌒↘). Shunt (→, markiert) offen. An der venösen Punktionsstelle umschriebene thrombotische Auflagerungen mit hochgradiger Stenose (⇒). **b, c** 54 Jahre, weibl. Zwei Jahre alte Brachialisfistel, langsame Abnahme des Flow seit 4 Monaten. Hochgradige Stenosierung der arterialisierten Vene auf den proximalen 4 cm (→). Die exzentrischen Stenosen werden auf den 2 nahezu senkrecht aufeinander stehenden Bildebenen besser beurteilbar.

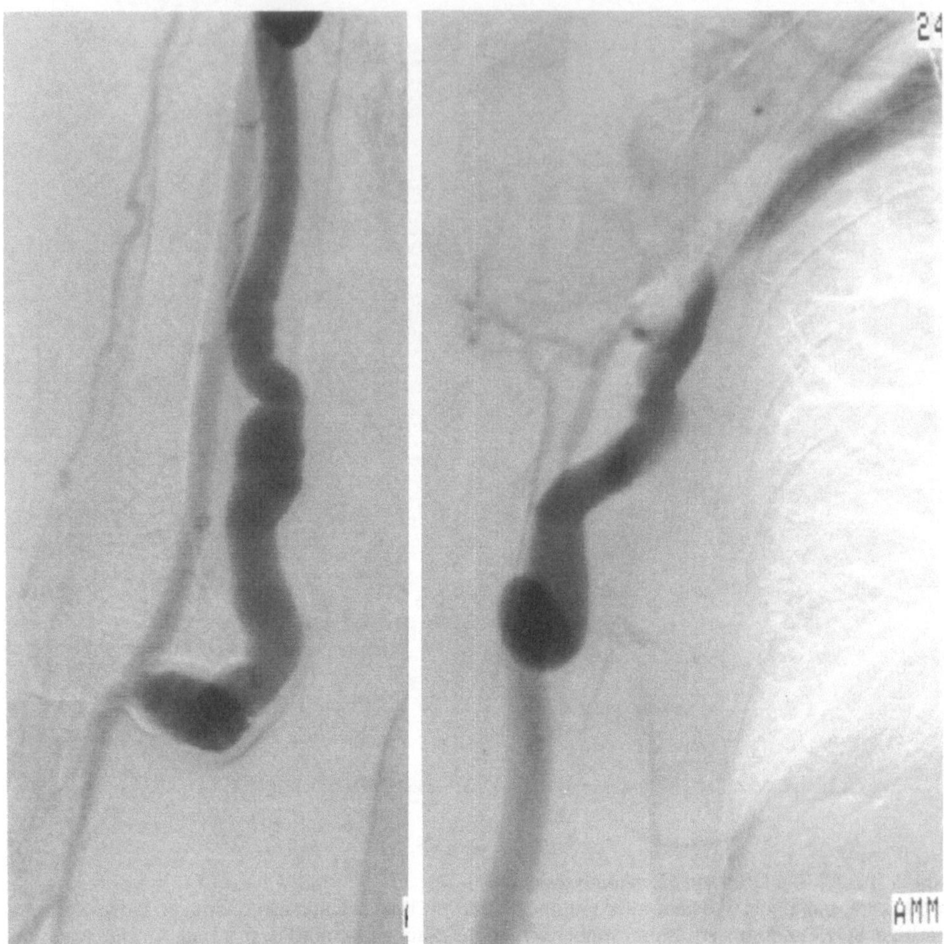

d   e

Abb. 171 d, e. 56 Jahre, weibl. Brachialisfistel am mittleren Oberarm, tastbar pulsierende Schwellung im Bereich der Punktionsstrecke. Punktionsprobleme, Rückgang des Flow. Aneurysmatische Degeneration des arterialisierten Interporates ohne Stenose oder Thrombose, relativ langsamer Abstrom (d); erst die auf die Axilla zentrierte Einstellung (e) zeigt die hochgradige Stenose an der distalen Anastomose mit beginnendem Umgehungskreislauf über Schultervenen

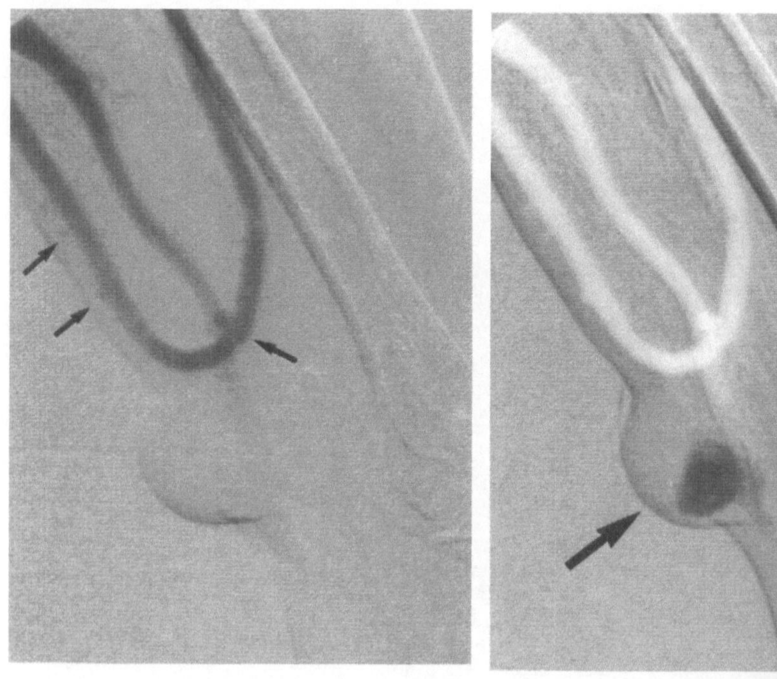

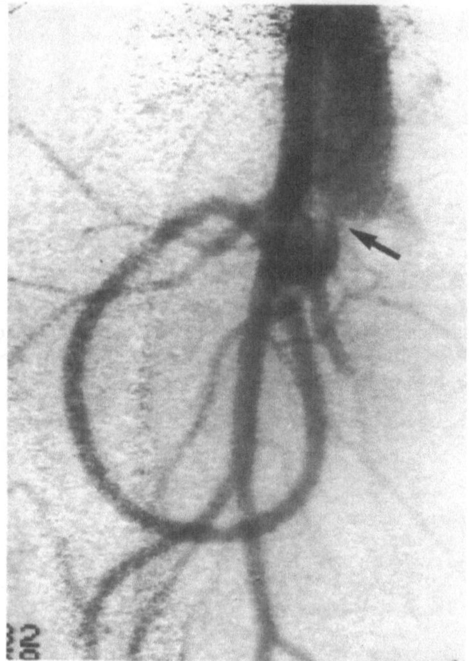

Abb. 172 a–c. I. v. DSA bei Interponaten.
a, b 44 Jahre, weibl. Zustand nach multiplen
Shuntoperationen. Jetzt Loop am linken Oberarm, tastbare Schwellung in der Ellbeuge.
Kleine Aneurysmen im Loop, keine Stenose
(**a**, →). Die tastbare Schwellung entspricht
einem teilthrombosierten Aneurysma der
A. brachialis dicht über dem Ellbogengelenk-
spalt (**b**, →). Zwei zartkalibrige Unterarmarte-
rien sind offen. **c** 47 Jahre, männl. Zustand
nach multiplen Shuntoperationen, jetzt Loop
in der rechten Leiste. Bei Zustand nach ausge-
dehntem Hämatom bogige narbige Verziehung
des Loop nach kranial. Einstromphänomen an
der venösen Anastomose (→, Venturi-Effekt).
Verschluß der A. femoralis superficialis

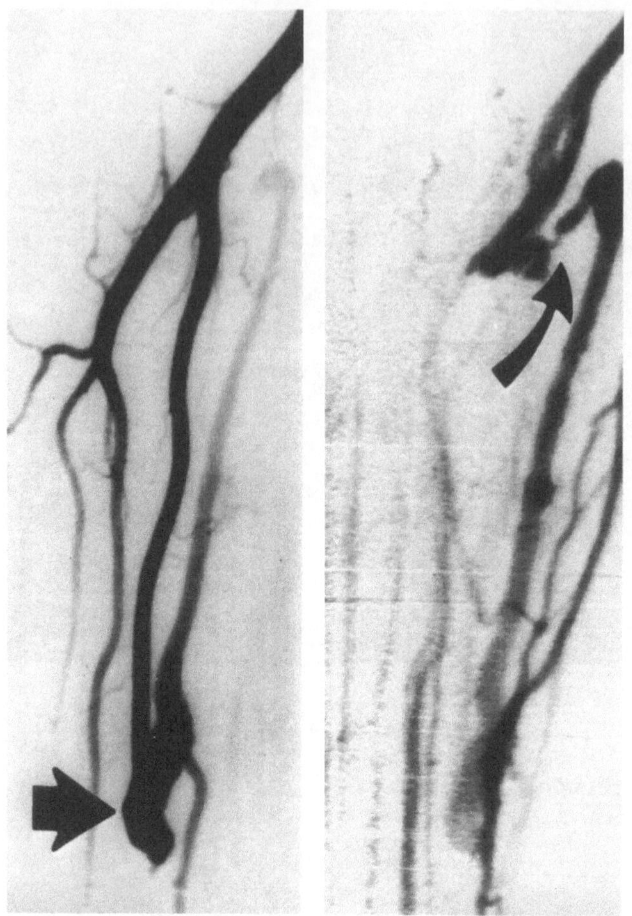

Abb. 173.   I. a. DSA bei Cimino-Shunt.
54 Jahre, weibl. Rückgang des Flow. Wegen der komplizierten Anatomie ist die i. v. DSA nicht
diagnostisch. Selektive i. a. DSA der A. brachialis dextra, 15 ml, 150 mg J/ml. Offener Shunt (→),
Verschluß der arterialisierten Vene shuntfern in der Ellbeuge und hochgradige Stenose der Kollateralvene zur V. cephalica (⌣⃗)

Die Radiologische Klinik

D. Beyer, R. Köster

Bildgebende Diagnostik akuter intestinaler Durchblutungsstörungen

Ein klinisch-radiologisches Konzept

1985. 32 Abbildungen in 87 Einzeldarstellungen. X, 107 Seiten. Broschiert DM 56,-. ISBN 3-540-13440-9

H. Botsch

Galliumszintigraphie

Diagnostik bei entzündlichen Erkrankungen und Tumoren

1985. 40 Abbildungen, IX, 90 Seiten. Broschiert DM 64,-. ISBN 3-540-13809-9

C. Claussen, B. Lochner

Dynamische Computertomographie

Grundlagen und klinische Anwendung

Unter Mitarbeit von R. Schmiedel

1983. 71 Abbildungen. IX, 157 Seiten. Broschiert DM 56,-. ISBN 3-540-12526-4

W. Fiegler

Ultraschall in der bildgebenden Diagnostik

1984. 123 Abbildungen. XII, 163 Seiten. Broschiert DM 68,-. ISBN 3-540-12963-4

G. W. Kauffmann, W. S. Rau

Röntgenfibel

Praktische Anleitung für diagnostische Eingriffe in der Röntgendiagnostik

Geleitwort von W. Wenz

1984. 50 Abbildungen. XV, 296 Seiten. Broschiert DM 80,-. ISBN 3-540-12586-8

R. Otto, J. Wellauer

Ultraschallgeführte Biopsie

Unter Mitarbeit von H. R. Burger, H. J. Einighammer, R. Hauke, G. Pedio

Mit Zeichnungen von S. Nil

1985. 91 Abbildungen. XI, 170 Seiten. Broschiert DM 85,-. ISBN 3-540-13407-7

P. Reindl

Die transrektale transversale Sonographie der Prostata

1984. 121 Abbildungen. VIII, 89 Seiten. Broschiert DM 78,-. ISBN 3-540-11888-8

Springer-Verlag
Berlin Heidelberg New York
London Paris Tokyo

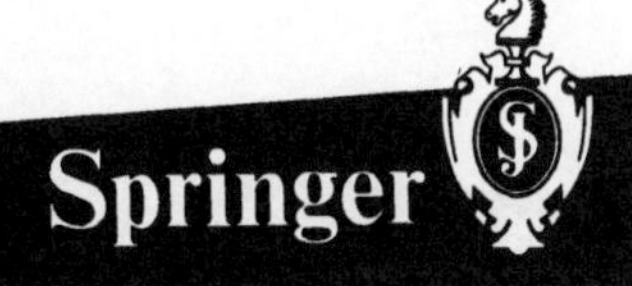

Springer

Radiodiagnostische Übungen

P. Bourjat

Radiologie der Hand

147 diagnostische Übungen für Studenten und praktische Radiologen

Übersetzt aus dem Französischen von E. Bromhorst und E. Hauenstein

1987. 284 Abbildungen. IX, 204 Seiten. Broschiert DM 35,-. ISBN 3-540-16538-X

J. L. Dietemann

Radiologie des Schädels

103 diagnostische Übungen für Studenten und praktische Radiologen

Übersetzt aus dem Französischen von E. Bromhorst

1985. 302 Abbildungen. VII, 168 Seiten. Broschiert DM 35,-. ISBN 3-540-13759-9

M. Megret

CT des Kopfskeletts (Gesicht und Schädel)

58 diagnostische Übungen für Studenten und praktische Radiologen

Übersetzt aus dem Französischen von E. Bromhorst und E. Hauenstein

1986. 147 Abbildungen. VIII, 168 Seiten. Broschiert DM 35,-. ISBN 3-540-15460-4

M. Runge

Knochen und Gelenke

170 diagnostische Übungen für Studenten und praktische Radiologen

Übersetzt aus dem Französischen von E. Bromhorst und E. Hauenstein

1987. 407 Abbildungen. VII, 168 Seiten. Broschiert DM 35,-. ISBN 3-540-16543-6

A. Wackenheim

Schädel-Hals-Übergang (RX, CT)

158 diagnostische Übungen für Studenten und praktische Radiologen

1985. 334 Abbildungen. IX, 192 Seiten. Broschiert DM 35,-. ISBN 3-540-15391-8

A. Wackenheim

Röntgendiagnostik der Wirbel des Erwachsenen

125 diagnostische Übungen für Studenten und praktische Radiologen

1983. Nachdruck 1987. 250 Abbildungen. VI, 176 Seiten. Broschiert DM 35,-. ISBN 3-540-11865-9

Springer-Verlag
Berlin Heidelberg New York
London Paris Tokyo

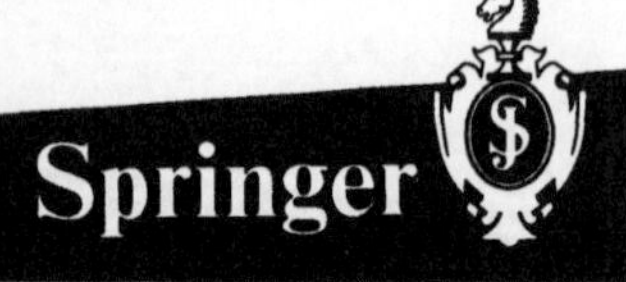